Warten, aber richtig!

Warten, aber richtig!

German Quernheim

German Quernheim

Warten, aber richtig!

Praxishandbuch zum Management
wartender Patienten

hogrefe

German Quernheim. Dr. rer. medic., Gesundheits- und Krankenpfleger, Diplom-Pflegepädagoge (FH), Dozent, Trainer und Coach, Montabaur
E-Mail: kontakt@german-quernheim.de

Bibliografische Information der Deutschen Nationalbibliothek
Die Deutsche Nationalbibliothek verzeichnet diese Publikation in der Deutschen Nationalbibliografie; detaillierte bibliografische Daten sind im Internet über http://www.dnb.de abrufbar.

Anregungen und Zuschriften bitte an:
Hogrefe AG
Lektorat Pflege
z. Hd.: Jürgen Georg
Länggass-Strasse 76
3000 Bern 9
Schweiz
Tel: +41 31 300 45 00
Fax: +41 31 300 45 93
E-Mail: verlag@hogrefe.ch
Internet: www.hogrefe.ch

Lektorat: Jürgen Georg, Katharina Steinhauer, Prisca Derungs
Herstellung: René Tschirren
Umschlagabbildung: Martin Glauser
Umschlag: Claude Borer, Riehen
Satz: Claudia Wild, Konstanz
Cartoons: Angelika Kramer
Druck und buchbinderische Verarbeitung: Finidr s. r. o., Český Těšín
Printed in Czech Republic

1. Auflage 2017

(E-Book-ISBN_PDF 978-3-456-95516-2)
ISBN 978-3-456-85516-5
http://doi.org/10.1024/85516-000

Inhalt

Geleitwort

Das Warten und die Zeit

Die Zeit ist ein Phänomen, das alles anders macht und nichts beim Alten belässt. Menschen altern in der Zeit, Blumen verblühen, Reiche entstehen und gehen unter. Dennoch gibt es beharrende Kräfte, die der Zeit nicht einfach zum Opfer fallen. Zu ihnen gehört das Warten. Es kann einer Person Orientierung und Perspektive geben, sofern das Warten durch das Eintreten des im Vorgang des Wartens Erwarteten Sinn macht.

In seiner Phänomenologie des Wartens unterscheidet Maurice Blanchot mehrere Dimensionen des Wartens voneinander. Das einfache Warten ist ein Ausharren angesichts einer bloßen Verzögerung, die aber das Eintreten eines intendierten Ereignisses nicht in Frage stellt. Der Zug kommt, aber fünf Minuten später. Das schwere Warten bezieht sich hingegen auf etwas, das nie eintreten wird und das dennoch erwartet wird. Samuel Beckett zufolge wird damit das Dasein selbst zum Warten.

Das Warten bezieht sich nicht nur auf das Erleben einer Person, sondern auch auf ein Etwas, das auf eine Person wartet. Am Ende des Lebens wartet der Tod auf den Menschen. Da der Tod kein Zufall ist, verleiht er dem Dasein einen Sinn. Der Sinn ist die Einsicht in die Kürze des Lebens. Häufiger als der Tod ereilt eine Person im Alltag das Unerwartete, eine Nebenfolge, die nicht vorhersehbar gewesen ist. Aus ökologischen Gründen verzichtet man auf das Auto und steigt auf den Zug um. Da sehr viele Menschen dieselbe Idee teilen, kann der Zug nicht alle Reisewilligen mitnehmen.

Heute haben wir es mit einer Zunahme des ungewissen Wartens zu tun, denn soziale Prozesse unterliegen Beschleunigungen und Instabilitäten. Die Warteschleife ist eine Normalität. In ihr wird der Wartende auf dem Laufenden gehalten. Ansagen oder Musik sollen dem Warten Sinn und Kurzweil verleihen.

In den USA ist das Warten in der Warteschlange kapitalisiert worden, wie Michael Sandel hervorhebt. Wenn der Kongress Anhörungen zu Gesetzesvorschlägen abhält, reserviert er immer auch Sitze für die Presse und die Allgemeinheit – nach dem Prinzip *„Wer zuerst kommt, mahlt zuerst“*. Da Lobbyisten ungern Wartezeit in einer Schlange verbringen, rekrutieren sie Warteprofis. Rentner, Kurierfahrer und auch Obdachlose besetzten einen Platz in der Schlange. Kurz vor dem Einlass übernimmt der Lobbyist den Warteplatz und bezahlt dem Platzhalter 60 Dollar für jede gewartete Stunde.

Besonderheiten des Wartens im Bereich des Gesundheitswesens bestehen darin, dass sie vulnerable Personen in Institutionen betreffen. Institutionen wie das Krankenhaus haben eine Eigenzeit, die vom Zeitempfinden der Patienten und deren Angehörigen erheblich stark abweichen kann. Sätze, wie *„Ich komme gleich“* oder *„Der Arzt wird sich das heute Mittag ansehen“*, fallen auf der Seite eines Patienten stets auf einen bestimmten Erwartungshorizont. Anhand der im vorliegenden Buch von German Quernheim beschriebenen Wartetypologie wird deutlich, dass bei einer übergroßen Differenz zwischen institutioneller Eigenzeit und Erwartung eine Unzufriedenheit von Patienten eintreten kann. Die Institution und deren Vertreter sind sich dessen nicht bewusst, weil die Eigenzeit keinen Abstand ermöglicht.

Diese und andere Aspekte lassen es sehr sinnvoll erscheinen, das Warten in Institutionen der Gesundheitsversorgung als Phänomen in den Blick zu nehmen und Hilfestellungen aufzuzeigen, die die unerfreulichen und ärgerlichen Aspekte des Wartens abmildern oder gar beheben könnten. Im vorliegenden Praxisbuch bedient German Quernheim beide Perspektiven. Seine Ausarbeitungen und Handreichungen sind nicht nur für Patienten und Heilberufler relevant, sondern auch für Vertreter von Management und Ökonomie. Der Detailreichtum der Aufweisungen zeigt, dass das Warten viele Dimensionen hat. Das liegt daran, dass das Warten ein Phänomen der Zeit ist und daher überall gegenwärtig sein kann. Speziell im Gesundheitswesen gilt, wie auch in ähnlich strukturierten Bereichen der Gesellschaft, dass Zeit Geld ist bzw. Geld kostet. Das berühmte Lebensmotto von Benjamin Franklin besagt in diesem Zusammenhang, dass die Behandlung von Menschen, die als Patienten auftreten, Geld kostet und erwirtschaften lässt. Patienten sind nicht nur Kunden, aber wenn sie korrekt als Kunden behandelt werden, dann kann sich dadurch ihre Behandlung als Mensch verbessern. Das ist die zentrale Einsicht der Ausführungen von German Quernheim.

Univ.-Prof. Dr. Martin W. Schnell, M.A.
Lehrstuhl: Sozialphilosophie und Ethik, Fakultät für Kulturreflexion
Direktor: Institut für Ethik und Kommunikation im Gesundheitswesen (IEKG)
Fakultät für Gesundheit
Universität Witten/Herdecke

Vorwort

Dieses Buch ist bewusst populärwissenschaftlich geschrieben und soll Sie, die Leserinnen und Leser, direkt ansprechen. Im Rahmen einer Doktorarbeit sollte man sich nur auf ein bearbeitbares und damit begrenztes Themengebiet beziehen. Umso mehr gestatte ich mir nun auch andere Facetten des Wartekontextes zu untersuchen, zu beschreiben und auszuprobieren. Im Buch wurden viele Eindrücke und Ergebnisse aus meinen Seminaren zum Umgang mit wartenden Patienten integriert. Darum danke ich an dieser Stelle den Teilnehmerinnen und Teilnehmern für unsere gemeinsame Kreativität und den Willen und die Freiheit darin querdenken zu dürfen. Die umgesetzten Ergebnisse sind beachtlich.

Genauso danke ich vielen Menschen, die an der Entwicklung dieses Buches tatkräftig mitgeholfen haben. An erster Stelle möchte ich Martina Schaar, meiner klugen Mitarbeiterin, für ihr Engagement und ihre guten Worte bedanken. Sie hat in zielstrebiger Art und Weise die Buchentstehung begleitet und immer wieder forciert. Ich danke Prof. Dr. Anne Meißner, Christa Flerchinger und Karsten Kastner für die kritische Durchsicht einer der letzten Gesamtversionen und ihre hilfreichen Anmerkungen. Für ihre Expertise bezüglich der jeweiligen Fachfragen danke ich: Benedikt Dörner, Jürgen Frenzel, Mario Friedrich, Carmen Fromme, Susanne Herzog, Lisa Hanz, Christian Johannßen, Dr. Gisela Lopp, Dr. Tobias Mai, Andrina Nef, Dr. Maria Kern, Daniel Ortseifen, Prof. Dr. Wilfried Schnepp, Jan Schwemmer, Dr. Monica Vazzaz und Birgit Zange. Es konnten nicht alle Anregungen und Vorschläge angenommen werden, weil es als reines Praxishandbuch eher auf wissenschaftsorientierte Anmerkungen verzichtet. Für die freundliche Druckerlaubnis des Wimmelbildes danke ich dem Künstler Heiko Wrusch und dem Bachem Verlag in Köln.

Prof. Dr. Martin Schnell danke ich sehr für sein Geleitwort. Herrn Jürgen Georg vom Verlag Hogrefe möchte ich ganz besonders danken, weil er dieses Buch nicht nur möglich gemacht, sondern auf die Fertigstellung auch geduldig gewartet hat. Frau Katharina Steinhauer begleitete als Lektorin die Schlussphase intensiv. Auch ihr ein herzliches Dankeschön.

Als Letztes danke ich der Deutschen Bahn. Nicht nur durch die angenehmen Arbeitsmöglichkeiten beim Schreiben während der Fahrt, sondern auch durch die häufigen Verspätungen durfte ich mein Erfahrungswissen aus der Perspektive des Wartenden reichhaltig vergrößern.

Wenn nur eine Leserin bzw. ein Leser nach der Lektüre sagt, dadurch nützliche Hinweise für den Berufsalltag erhalten zu haben, dann hat dieses Buch seinen Sinn erfüllt. Nun wünsche ich Ihnen spannendes Lesen.

German Quernheim
Montabaur, im Oktober 2016

Sprüche

„Nur wer nicht fähig ist, die Zeit zu nutzen, muss warten.“
(unbekannt)

„Der gegenwärtige Moment ist die einzige Zeit, die uns jemals gegeben ist.“
(Jon Kabat-Zinn)

„Die Europäer haben die Uhr, wir haben die Zeit.“
(afrikanisches Sprichwort)

„Wie bringt man Gott zum Lachen? Erzähle ihm von deinen Plänen.“
(unbekannt)

Hinweise

Grundsätzlich werden alle wörtlichen Zitate kursiv und mit Anführungszeichen dargestellt. Durch diese Hervorhebung von Wörtern, Wortgruppen und Teilen des Textes soll der Lesefluss erleichtert werden.

Das Buch enthält drei Teile: Im ersten werden die theoretischen Grundlagen und der Forschungsstand im Kontext des Wartens (beispielsweise Anlass, Zeitgefühl, Einflussfaktoren, das Erleben und die Folgen) vorgestellt. In dieser Einführung werden zentrale Aussagen durch Fettdruck kenntlich gemacht. Der umfangreiche zweite Teil beschreibt Ihnen die vielfältigen praktischen Umsetzungsmöglichkeiten (Inszenierung und Procedere) und bietet Impulse und Ideen zu Ablenkungsmöglichkeiten, Terminplanung, persönlichem Auftreten, Preframing, Krisenstory usw. Im letzten Teil werden organisatorische Veränderungsmöglichkeiten mit Hilfe von Change-Management-Themen wie Führungseigenschaften, Querdenken, SWOT-Analyse und Engpassmanagement gezeigt. Manche der Buchinhalte werden somit unter verschiedenen Perspektiven beleuchtet.

Dabei stellen einige Abschnitte auch Idealsituationen vor. Der Autor weiß natürlich, dass leider nicht immer bestmögliche Arbeitsbedingungen mit 100-prozentiger Personalbesetzung vorliegen. Es wäre ein unzureichendes Praxishandbuch, wenn aus einem solchen Grund hier als „State of the Art" nur 80 Prozent der Möglichkeiten dargestellt würden. Darum wird im Text auch das Maximum an Verbesserungsmöglichkeiten aufgezeigt. Abstriche daran darf der Leser aufgrund ungünstiger Konstellation vor Ort selbst machen und seine Umsetzungsmöglichkeiten daran anpassen.

Zur sprachlichen Vereinfachung und damit zur Verbesserung der Lesbarkeit werden im Text unterschiedliche Geschlechtsformen verwendet. Das jeweils andere Geschlecht ist ausdrücklich mit gemeint. Ganz bewusst wird darum hin und wieder der Begriff „Mitarbeitende" statt Mitarbeiter gewählt. Dieses soll eine Hommage an den 83-prozentigen Frauenanteil im Pflegeberuf darstellen. Bei den Medizinischen Fachangestellten (MFA) liegt dieser bei 99 Prozent und bei Ärzten bei 48 Prozent (Destatis am 28.08.2016).

In diesem Buch werden unter dem Begriff „Pflegefachfrau" die Mitglieder der verschiedenen Pflegeberufe (Altenpflegerinnen, Gesundheits- und Krankenpflegerinnen, Gesundheits- und Kinderkrankenpflegerinnen) angesprochen. Natürlich sind damit auch die akademischen Kolleginnen und Kollegen gemeint, die über eine Hochschulqualifikation in einem pflegebezogenen Studiengang verfügen.

Zur Veranschaulichung kommen verschieden Kästen zur Anwendung: Entweder erhalten Sie Fallbeispiele oder Praxistipps und Übungen oder die Zusammenhänge werden im Rahmen einer Übersicht präsentiert.

Gelegentlich werden Inhalte mehrfach aufgeführt. Damit wird insbesondere den Lesern entsprochen, die im Buch querlesen, also nicht chronologisch von vorne nach hinten durcharbeiten. Beispielsweise wird die Bedeutung der „Kontrolle durch den Patienten" sowohl vorne in den Grundlagen erklärt, als auch später im Praxisteilkapitel „Umgang mit Schmerzen" der Vollständigkeit halber erneut erwähnt. Diese Wiederholungen sollen das Wissen festigen. Manches Bedeutsame muss eben mehrfach gesagt/geschrieben werden.

Thesen zu Beginn

Direkt zum Start erlaube ich mir die nachfolgenden Thesen aufzuführen:

1. Wer im Gesundheitswesen warten lässt, zeigt, dass er oder das Team nicht optimal arbeitet.
2. Wer sich nicht um die positive Einflussnahme des Wartezeiterlebens seiner Patienten kümmert, hat Kundenorientierung nicht verstanden.
3. Wer Kundenorientierung ernst meint, muss das Wartezeiterleben seiner Patienten positiv gestalten.

1 Wer wartet, orientiert sich an der Zukunft

Nun hat Ihr etwaiges Warten auf den Buchinhalt ein Ende. Sie vertiefen gleich im ersten Teil Ihr Wissen aus den Bereichen der Wartepsychologie, Pflegewissenschaft und Medizin sowie aus Disziplinen wie Soziologie, Pädagogik und Ökonomie. Die Nennung der unterschiedlichen Definitionen und Beschreibungen soll Ihnen die jeweilige Perspektive verdeutlichen. Warten wir es ab – ob und gegebenenfalls wie sich Ihre Einstellung zum Warten verändert ...

1.1 Einleitung

Was ist eigentlich Warten? Ist es etwas genauso Reales wie ein Buch oder ein Hämatom? Hat Warten etwas mit mentalen oder emotionalen Qualitäten wie Freude oder Nervosität zu tun? Oder lässt „es" sich ähnlich klar fassen wie eine Entzündung oder eine Fraktur? Ja, Warten hat viel mit Emotionen zu tun. Vielleicht denken Sie, gegen das Warten und die damit verbundenen Gefühle nur wenig oder gar nichts ausrichten zu können, diesem ausgeliefert zu sein? Aber das stimmt nicht. Warten ist eine subjektive Empfindung. Sie werden später sehen, dass sich solche subjektiven Gefühle genauso (un-)bewusst steuern lassen wie Wut, Angst oder Ekel.

Wenn Sie Techniken zur sinnvollen Wartezeitnutzung für sich und Ihre Patienten kennenlernen möchten, lade ich Sie zum Weiterlesen ein. Denn hier erfahren Sie etwas über die Zusammenhänge des Wartens und das könnte nicht nur für Ihr berufliches Wirken interessant sein, sondern Ihnen einige neue Erkenntnisse über Ihre eigene Warte-Haltung und Ihre Warte-Gewohnheiten vermitteln.

Gerade im Gesundheitswesen erleben viele Warten als etwas Negatives oder gar als Zumutung und geben den Verantwortlichen, also den Mitarbeitenden von Klinik, Praxis oder dem Eigentümer dieser Einrichtung, eine Mitschuld. Darum soll hier systematisch das Wissen um Zusammenhänge veranschaulicht werden.

1.2 Was ist Warten?

Wartesituationen können nach ihrer Art differenziert werden: Zum einen gibt es das Warten auf **feststehende** Termine wie auf einen Geburtstag, den Jahreswechsel oder bei Terminen zur Untersuchung und Therapie. Zum anderen tritt Warten auch bei erhofften, aber **unbestimmbaren** Ereignissen wie dem Warten auf die Genesung, den Lottogewinn oder auf einen Geburtstermin auf. Warten entsteht im Gesundheitswesen vor allem dann, wenn sich geplante und in Aussicht gestellte Ereignisse verzögern. Menschen möchten in solchen Situationen, dass die Zeit schnell verstreicht, damit das ersehnte Ereignis erreicht ist, um „ihre Zeit" für andere Aktivitäten zu nutzen. Die geschärfte Bewusstheit auf den Zeitfluss und die Dauer gelten als charakteristisches Merkmal des Wartens. Paris verdeutlicht: „Wartende achten auf die verrinnende Zeit und registrieren penibel, wie lange sie schon gewartet haben. Mechanische Zeit verwandelt sich in Erlebenszeit." (Paris 2001, S. 706). Diese Zeit wird von Patienten positiv, negativ oder neutral bewertet. Die Natur zeigt uns, dass vieles „seine Zeit" benötigt. So warten wir am Meer auf das Eintreten der Flut, im Sommer auf das Reifen des Korns oder die Schwangere auf den Beginn der Wehen. Leben ist das, was alle tun und alle warten; somit ist das ganze Leben in gewisser Weise Warten (Werner 2011).

1.2.1 Zeitgefühl und Zeitbegriff

Wartende Menschen lassen sich durch ihre ErWART-ungen und die subjektiv wahrgenommene Zeit beeinflussen. Diese Wahrnehmung ist abhängig vom Lebensalter. Wenn ein Kind auf die Welt kommt, hat es noch kein Gefühl für Zeit und darum erlebt es jeden Moment als eine Ewigkeit. Wir erinnern uns an das endlose Warten auf den eigenen Geburtstag oder auf die Schulferien. Fast ein Jahrzehnt benötigt der Mensch, um ein Zeitgefühl zu entwickeln (Klein 2011, S. 149). Levine beschreibt Situationen, in denen die Zeit schneller zu vergehen scheint, dabei fehlt den Betroffenen jeglicher Zeitdruck. Das Beschäftigtsein wird, so Levine (2009), als positive, angenehme Erfahrung und Abwechslung erlebt.

Der Wartekontext im Gesundheitswesen unterscheidet sich in einigen Bereichen vom Alltagskontext. Sucht ein Patient ohne Termin eine Arztpraxis oder Klinikambulanz auf, kalkuliert er in den meisten Fällen Wartezeiten ein, denn Kenner wissen: Warten ist im Gesundheitssetting systemimmanent. Auf den Punkt bringt das die Mitarbeiterin am Empfang, die bereits am Telefon dem Interessenten ankündigt: *„Sie müssen heute aber Zeit mitbringen!“*, wenn dieser ohne Termin erscheint. So als ob man Zeit paket- oder kilogrammweise in der Tragetasche mitbringen kann. Hat hier Zeit oder das Zeitempfinden also eine Bedeutung? Eine leichte Zeit, die ganz locker vergeht oder ein schweres, bleiernes Zeitgefühl wie vor existenziellen Diagnosegesprächen oder Entscheidungen? Untersuchungen zeigen, dass depressive Patienten in einem Experiment gesetzte Zeitspannen von 30, 60 oder 90 Sekunden länger erleben als sie wirklich sind (Kern 2000, S. 189).

Auf die Frage, was Zeit ist, kann auch heute noch keine befriedigende, einheitliche und zweifelsfreie Antwort gegeben werden. Laut Duden sind die am häufigsten gebrauchten Substantive der deutschen Sprache „Jahr“, „Uhr“ und an sechster Stelle das Wort „Zeit“ (Duden 2016).

Das Gehirn registriert Zeit nicht passiv, sondern konstruiert diese, je nach Umständen, aktiv. Die Zeit ist nach Eagleman metasensorisch. „Sie hat, anders als Sehen, Hören, Riechen, Schmecken und Tasten, keinen identifizierbaren Punkt der Wahrnehmung. Sie sitzt gewissermaßen auf allen Empfindungen wie ein Reiter“ (Eagleman 2012, S. 110). Daher ist das Zeitempfinden zutiefst subjektiv und ihre Wahrnehmung ein Konstrukt (Eagleman 2012b, S. 65). Unsere Zeitwahrnehmung wird von Teilen des Gehirns erzeugt und unterliegt der vielfältigen Täuschung. Zu diesen Anteilen haben wir keinen Zugang.

In der linken Gehirnhälfte wird über die Zeit nachgedacht, während die rechte Hälfte mithilfe des Raumes Verbindungen schafft (Levine 2009, S. 81). Ontogenetisch entwickeln sich zu Beginn der Raumsinn und die räumliche Orientierung des Kindes und erst danach der Zeitsinn. Die Fähigkeit zeitliche Abstände oder die Dauer von Ereignissen einzuschätzen, ist vielschichtiger und abstrakter als beim Raumsinn und prägt sich laut Rosa erst zum Zeitpunkt der Pubertät voll aus (Rosa 2005, S. 61).

Nur die menschliche Spezies wartet. Wenn beispielsweise eine Katze vor dem Mauseloch sitzt, wartet sie nicht. Ihr fehlt die Möglichkeit einer selbstreflexiven Vergegenwärtigung der Zeiterfahrung (Paris 2001, S. 705). Während Tiere in einem eher profanen Sinne Zeit erleben, „erkennen“ Menschen ihre Zeit als begrenzte Ressource. Gerade beim Warten kommt es auf den Blickwinkel an. Geißler erklärt süffisant: „Die Zeiterfahrung hängt davon ab, auf welcher Seite der Klotür man sich befindet“ (Geißler 2007, S. 3). Für diejenigen, die vor der Tür stehen, vergeht die Zeit äußerst langsam, während für die Person auf der anderen Seite der Tür Zeit keine Rolle spielt.

Seit der Renaissance messen Menschen die Zeit **bewusst** mit Uhren und vereinbaren verbindliche Termine mithilfe des Chronometers. Und doch verfügen wir im Gehirn durch den sogenannten suprachiasmatischen Nucleus über ein Zentrum aus winzigen Nervenknoten, welches unser Körpergeschehen synchronisiert und als Taktgeber fungiert. Diese „Master-Clock", auch als innere Uhr bezeichnet, kontrolliert die zirkadianen (d.h. inneren Zeit-)Rhythmen und damit unser Zeitgefühl. Zeit zählt zur vierten Dimension und lässt sich nicht verändern (Plüss 2006). Ein ereignis**reicher** Zeit-„raum" erscheint kurz und „vergeht wie im Flug"; hingegen werden ereignis**arme** Zeiträume manchmal als quälend lange erlebt.

Zeit fällt nicht in einzelne Teile oder Zeitpunkte auseinander, sondern wird als Kontinuum erlebt. Die Hirnforschung verweist darauf, dass das Gegenwartsfenster der Wahrnehmung eine Länge von drei Sekunden hat. In dieser (kurzen) Zeit verknüpft das Bewusstsein den soeben vergangenen Moment (Retention) mit dem Zukünftigen (Protention). Diese Eindrücke ergeben eine Zeitspanne und nur diese ermöglicht die Wahrnehmung als Verbindung zwischen Sinnesorgan und Gehirn. Der Mensch nimmt Zeit also nicht punktförmig wahr, sondern im Rahmen einer Spanne. Somit scheint der Ausdruck „die Zeit schreitet voran" eher deplatziert – besser wäre es, so Safranski, würden wir vom Zeitfluss sprechen (Safranski 2015, S. 197).

1.2.2 Definitionen von Zeit und Warten

Zeit definiert das Aufeinanderfolgen von Ereignissen oder wie Albert Einstein meinte: „Zeit ist das, was man an der Uhr abliest" (Padova 2015, S. 55). Zeit wird immer dann ein Thema, wenn der erwartete Verlauf des Lebens ins Stocken gerät (Schnell 2012). Sie tritt dann ins Bewusstsein, wenn etwas geschieht oder ein Ereignis aussteht und man von einem Davor oder Danach sprechen kann. Gerade in Wartesituationen wird kranken Menschen der Ablauf der Zeit besonders bewusst. Sie sind auf etwas ausgerichtet, das zeitlich bevorsteht. Betroffene erleben die Zeit als ein Gefühl der Spannung, welches sich auf ein Noch-nicht oder ein Nicht-mehr ausrichtet.

Warten ist das bewusste Erleben, wie Zeit verstreicht und dabei die erwartete und/oder in Aussicht gestellte Leistung/Person oder das Ereignis ausbleibt. Warten ist also das Verharren im Augenblick, bei dem ein erwartetes Ereignis noch nicht eingetroffen ist. Sobald die Aufmerksamkeit vom Zeiterleben abgelenkt ist, wartet die Person nicht mehr, sondern fokussiert sich auf etwas anderes; das heißt, der Mensch sieht dann fern, liest im Internet, unterhält sich usw. In der Pflegewissenschaft lässt sich das Warten auch mit dem Konzept der Hoffnung verbinden. Hoffnung wird dabei umschrieben als der Glauben an ein Morgen, das besser ist als der heutige Tag (Kolcaba 2014, S. 91).

Warten beschreibt gemäß dem altgermanischen Verb „warten" ein „ausschauen, aufpassen, erwarten" bzw. im Mittelhochdeutschen (11. bis 14. Jhd.) ein „auf etwas Acht haben" (Duden Herkunftswörterbuch 2007). Wer wartet, sieht Bevorstehendem entgegen, auf das er wenig oder keinen Einfluss hat. Auch wenn er aktiv würde, kann er oftmals wenig ausrichten, um das Eintreten des Ereignisses zu beschleunigen. In einem Wartezimmer kann er noch so oft nachfragen; wenn der Behandler aktuell mit anderen Patienten beschäftigt ist, hat der Patient nur zwei Optionen: warten oder gehen. Wer wartet, orientiert sich an der Zukunft.

Warten kann im Verständnis als etwas Passives bezeichnet werden, denn es bedeutet den „Blick auf etwas richten" (Grimm und Grimm 2016). Der Mensch wartet „auf" etwas. Er erwartet das Eintreffen oder Eintreten von Personen, Dingen oder Situationen. Warten geschieht immer dann, wenn sich „zwischen dem Aufkommen eines Bedürfnisses und seiner Befriedigung eine Verzögerung einstellt" (Fraisse 1985, S. 203). Der Fokus der Wahrnehmung ist somit auf ein zukünftiges Ereignis ausgerichtet, auf das sich die Betroffenen vorbereiten.

Menschen haben nicht unendlich Zeit und darum ist vielen diese kostbar. Schon Heidegger verweist hier auf den Tod als Schranke, die „die Illusion eines unbegrenzten Fortgangs im Disponierenkönnen über die Zeit" zerstört (Heidegger in Kern 2008, S. 98). Allerdings gab es auch „andere Zeiten": Um das Jahr 1840 gehörte es zum guten Ton, sich bewusst Zeit zu nehmen und durch Gelassenheit der immer stärker werdenden Geschäftshektik entgegenzutreten. So wird berichtet, dass man mit Schildkröten in den Passagen flanierte und sich bei einem solchen Spaziergang von den Tieren das Tempo diktieren ließ (Benjamin 1974, S. 52 in Kern 2008, S. 60). Nach Kern werden Warten, Langeweile und Ungeduld als „zeitbezogene Gefühle" und gleichzeitig auch als emotionale Zustände bezeichnet (a. a. O., S. 111).

1.3 Arten des Wartens

Im Gesundheitswesen erleben Patienten häufig Wartesituationen, die sich nach Zeit und Ereignisorientierung unterscheiden. Steht das zu erwartende Ereignis, nicht aber der genaue Zeitpunkt fest, wird von **zeitorientiertem** Warten (Bellebaum und Hettlage 2014, S. 238) gesprochen. Dabei ist es nur eine Frage der Zeit, bis der Patient zum Beispiel von der Medizinschen Fachangestellten (MFA) aus dem Wartezimmer aufgerufen oder der stationäre Patient in den OP gefahren wird. Beim **ereignisorientierten** Warten steht der Zeitpunkt fest, nicht jedoch, was sich ereignet. So wird nach 268 Tagen Schwangerschaft ein Kind geboren, ob Junge oder Mädchen, ob einzeln oder Mehrlinge, das wird sich (frühestens und bestenfalls in der Diagnostik) spätestens bei der Geburt zeigen. Beim ungewissen Warten wie bei Organtransplantationen sind Ereignis und Zeitpunkt fraglich: Der Patient weiß beispielsweise nicht, ob und wann er eine neue Leber bekommt.

Warten wird im Verhältnis zu einem zukünftigen Zeitpunkt gesehen: Wann bekomme ich den Termin, wann werde ich aufgerufen, wann geht es los? Patienten warten nicht um des Wartens willen, sondern immer auf ein zukünftiges Ereignis. Zum Teil macht es ihnen vor einem Eingriff Schwierigkeiten, die Gegenwart zu genießen. Selten denken Betroffene: *„Noch bin ich schmerzfrei, noch weiß ich nicht, was ich später erfahre, noch kann ich die Zeit nutzen, um mich zu beschäftigen."* Stattdessen wird diese Zeitdauer als Raum-Vakuum wahrgenommen, in dem jede sinnvolle Handlung unmöglich erscheint. So denkt zumindest die Mehrzahl der Zeitgenossen und fühlt und äußert sich unzufrieden (Schmid 2006).

1.3.1 Termin

Die lateinische Bezeichnung „terminus" bedeutet Grenzzeichen, gilt als festgelegter Zeitpunkt und wird anhand eines Datums im Kalender und einer Uhrzeit konkretisiert (Duden 2015). Damit werden ausstehende Leistungen oder Zahlungen zeitlich festgelegt. Die Dauer der Wartezeit im Gesundheitswesen ist nicht frei wählbar, weil sie von externen Einflussmöglichkeiten abhängt, z. B. dem Dringlichkeitsgrad akut eintreffender Patienten, dem Ausmaß der Behandlung usw. Das Wort Galgenfrist hat mehrere Bedeutungen: So definiert der Duden Galgenfrist als „kurzen Aufschub, die letzte Frist, die jemandem vor einem entscheidenden Ereignis noch bleibt oder gewährt wird." Die „Deadline" (engl.: Fristablauf) gilt als eine Linie, die nicht überschritten werden darf, ähnlich im juristischen Sinne dem Stichtag. Im Zeitungsjournalismus bestimmt sie den letztmöglichen Zeitpunkt, an dem ein Redakteur den Text in die Druckerei gibt. Verstrichene Fristen führen juristisch zu Säumniszuschlägen, Mahngebühren oder Zinsen. Eine Galgenfrist kann aber auch Aufschub bedeuten. So erfuhren die Delinquenten den Aufschub der Vollstreckung ihrer Todesstrafe um Stunden oder Tage.

1.3.2 Systembedingtes Warten

Immer wenn es mehr Patienten als Behandlungskapazitäten gibt, kommt es für den Einzelnen zum Warten. Eine Ambulanz mit 25 wartenden Patienten hat vermutlich keine 25 Behandlungsplätze mit der entsprechenden Anzahl von Mitarbeitenden; so entstehen systembedingt Verzögerungen und Warteschlangen. Warteschlangen werden dabei in zwei Formen differenziert: physische und virtuelle. Bei der physischen sieht bzw. hört der wartende Patient die anderen Mitwartenden und kann in etwa abschätzen, wie stark an diesem Tag der Andrang ist und wann er an der Reihe ist. Bei einer virtuellen Warteschlange sieht er die anderen Wartenden nicht. Dieses betrifft auch stationäre Patienten in ihren Krankenzimmern, die nicht sehen können, wie stark zum Beispiel die OP-Auslastung ist oder wie beschäftigt das Personal gerade ist. Moderne Kliniken bauen darum ihre Ambulanzen mit ausladenden satinierten Scheiben. So sehen die Wartenden schemenhaft, was dahinter passiert und die Mitarbeiter müssen (ihr Tun) weniger mit den Wartenden kommunizieren.

1.3.3 Dauer der Reaktion nach Anfrage

In der Dienstleistungsbranche weiß man, dass Kunden ungeduldiger reagieren, wenn ihr Anruf verzögert oder gar nicht entgegen genommen wird. Beispielsweise wenn Patienten von zu Hause aus die Klinik oder Praxis anrufen, sie dort aber wegen Überlastung keinen Ansprechpartner finden oder ihre auf dem Anrufbeantworter hinterlassene Nachricht auch nach Stunden ohne Reaktion bleibt. Ähnliches gilt für stationäre Patienten in Kliniken oder in Senioreneinrichtungen, die den Serviceruf (früher „Klingeln" oder „Glocke betätigen") auslösen, aber keine Reaktion erfahren. Sie stellen fest, dass ihre Anfrage keine Konsequenz hat und befürchten, dass sie in einer etwaigen Notsituation nur verspätet oder gar keine Hilfe erhalten. In solchen Fällen spielt die Dauer des Wartens eine große Rolle.

Wie viel Wartezeit darf vergehen bis ein solcher Serviceruf beantwortet wird? Dazu ist die Rechtslage eindeutig (vgl. Böhme 2016). Die Mitarbeitenden sollten unverzüglich, d.h. ohne schuldhaftes Verzögern die anfordernde Person aufsuchen. Ein begonnener Arbeitsvorgang sollte unterbrochen werden, wenn er unterbrochen werden kann, denn es könnte beim Patienten um Leben und Tod gehen. Die einzige Ausnahme ist eine aktuelle Notfallversorgung. Fast alle Pflegenden kennen Patienten, die häufig klingeln, ohne dass bei diesen eine Dringlichkeit vorliegt. Hier besteht die Gefahr, „die Dringlichkeit abstrakt zu verneinen, ohne die konkrete Situation zu kennen" (a.a.O., S. 83). Lässt man in einem solchen Falle den Patienten warten und diesem passiert etwas, gilt die vorangegangene Verhaltungsweise des Patienten keinesfalls als Entschuldigungsgrund für das strafbare Wartenlassen der Mitarbeitenden. Allerdings kann eine Art Triage vorgenommen werden (s. Kapitel 7.4.1). Das heißt, es werden Prioritäten gesetzt, indem die Personalressourcen nach Dringlichkeit aufgeteilt werden. Keinesfalls ist der der am häufigsten klingelt oder am „lautesten schreit" an erster Stelle zu behandeln, denn das subjektive Dringlichkeitsempfinden des Anfordernden ist dabei nicht maßgebend.

1.3.4 Verpflichtung zur Behandlung

Ein Klinikrahmenvertrag besagt, dass Patienten behandelt werden müssen. Demgegenüber können Inhaber von Arzt- oder sonstigen Therapiepraxen frei entscheiden, welchen Patienten sie behandeln wollen. Andere Voraussetzungen liegen bei Praxen vor, deren Ärzte als Vertragsärzte der Krankenkassen tätig sind. Hieraus leiten sich Verpflichtungen zu Not- oder Bereitschaftsdiensten ab. Die Muster-Berufsordnung der Bundesärztekammer (Stand 2015) besagt in § 11, dass ein angenommener Patient auch behandelt werden muss. „Mit der Übernahme der Behandlung verpflichten sich Ärztinnen und Ärzte den Patientinnen und Patienten gegenüber zur gewissenhaften Versorgung mit geeigneten Untersuchungs- und Behandlungsmethoden“ (a.a.O.).

Wie viel Zeit Patienten bis zum Arzttermin einplanen müssen, um einen Termin zu erhalten, hängt nach einer Befragung im Auftrag der Kassenärztlichen Vereinigung zunächst vom Wohnort ab: „Nach wie vor sind keine oder kurze Wartezeiten im Westen der Republik deutlich häufiger als im Osten“ (Forschungsgruppe 2014, S. 14). Privat Versicherte bekommen schneller Arzttermine als Befragte, die gesetzlich versichert sind, wobei die Unterschiede bei den Fachärzten besonders eklatant sind. Hier bekamen rund die Hälfte der privat Versicherten, aber weniger als ein Drittel der gesetzlich Versicherten innerhalb von drei Tagen einen Termin. Bei letzteren dauerte es meist über drei Wochen. Die Wartezeiten bis zum Termin variieren je nach Facharztrichtung. Beim Haut- oder Frauenarzt erfordert es beispielsweise mehr Geduld als beim HNO-Arzt oder in der Chirurgie-Praxis (a.a.O., S. 15).

1.3.5 Deklaration „Notfall“, um nicht warten zu müssen

Aus dieser Verpflichtung leitet sich eine zeitlich verbindliche Behandlung ab. Somit ist im Einzelfall zu prüfen, welche Wartezeiten dem Patienten zugemutet werden können. Einige Kassenärzte haben ihre Öffnungszeiten so ausgedünnt, dass weniger Patienten behandelt werden als nötig. Vielleicht ist dies auch ein Grund für eine neu zu beobachtende Misere: Kliniken bemerken, dass immer mehr Patienten statt zum Bereitschaftsdienst der Kassenärzte, direkt in die Notaufnahme einer Klinik kommen (Bohsen 2015). Obwohl der Grundsatz herrscht, dass Kliniken nur für Notfälle (Telefonnummer in Deutschland und der Schweiz: 112, in Österreich: 144) zuständig sind. Für alle Fälle unterhalb des Notfalls gibt es, z.B. in Deutschland den Bereitschaftsdienst der niedergelassenen Ärzte (Tel. 116117). Ein Drittel aller Patienten, die im Jahr in die Notaufnahme eines Krankenhauses kommen und nach erfolgter medizinischer Erstversorgung wieder gehen können, hätten sich zuerst dem Bereitschaftsdienst der Hausärzte vorstellen müssen. Das führt in den Klinikambulanzen vor allem an Wochenenden, Feiertagen, Mittwoch- und Freitagnachmittagen zu langen Wartezeiten. Für die deutschen Kliniken ist es nach Angaben der Deutschen Krankenhausgesellschaft ein Verlustgeschäft, weil diese pro Fall nur 32 € erhielten, aber jeweils durchschnittlich 120 € Kosten verursachten; somit ergebe sich ein Fehlbetrag von 88 € pro Fall[1]. Im Gegensatz zu einem Freizeitpark, wo die Dauer der Attraktion klar bestimmt ist und sich durch Angaben von Zeitdauer, Kapazität und Anzahl der Parkbesucher ziemlich genau vorbestimmen und über Anzeigetafeln erkennen lässt, wann für den wartenden Gast das Anstehen endet, existieren im Gesundheitswesen Abteilungen, in denen durch Notfallversorgung, aufwändige Rückfragen, unerwartete Komplikationen und Wechselwirkungen ein genau getakteter Ablaufplan nicht möglich ist. Und doch lässt sich, wie wir später sehen werden, ein Teil der Eventualitäten einbeziehen (s. Kapitel 7.3).

1.4 Anlass des Wartens

Das Warten unterscheidet sich je nach Anlass. Nachfolgend wird es verdeutlicht.

1 http://www.dkgev.de/media/file/19401.2015-02-17_Gutachten_zur_ambulanten_Notfallversorgung_im_Krankenhaus_2015.pdf

1.4.1 Diagnostik

Ein Patient bzw. seine Angehörigen möchten erfahren, welche Befunde zu welcher Diagnose führen und was dies konkret für ihn bedeutet. Der Patient kennt seine Symptome meist recht gut und vermutet möglicherweise eine konkrete Krankheitsursache. Durch die Diagnostik verspricht er sich die Abklärung durch einen Fachkundigen bzw. Spezialisten, um gegebenenfalls notwendige Schritte in die Wege zu leiten.

Jetzt ist allerdings etwas Entscheidendes zu beachten: Beim Warten auf die Diagnostik kennt der Patient seine Diagnose noch nicht. Er überlegt, welche Ursachen seine Beschwerden haben könnten. Pessimistische oder ängstliche Menschen gehen dabei oftmals vom schlimmsten anzunehmenden Fall aus. Sie rechnen mit gravierenden Krankheiten wie Krebs und sonstigen aktuell in der Gesellschaft diskutierten Diagnosen (Ebola, Multiple Sklerose usw.). Je länger ihr Warten dauert, desto intensiver steigern sie sich dabei möglicherweise hinein und verstärken die subjektiv empfundenen Krankheitssymptome.

1.4.2 Therapie

Wartesituationen entstehen vor Interventionen wie Operationen, Chemotherapien, Punktionen, Implantationen, Impfungen, Strahlen- und Gesprächstherapien, Röntgenaufnahmen, vor Geburten u.a. Darum sollte das Ablaufprocedere bei diesen Maßnahmen professionell gemanagt sein. Orientiert sich die allgemeine Therapie (altgriechisch: Dienst, Pflege, Heilung) am Gesamtzustand eines Patienten, so fokussiert die spezielle Therapie Details einer Behandlung. Patienten berichten erfreut von ihrer reibungslosen Operation, sind aber verärgert, wenn die Nachbehandlung (Metallentfernung, Fäden ziehen usw.) mit Verzögerungen vonstatten gehen. Interessanterweise können diese negativen Gefühle ausschlaggebend für ihre spätere Gesamtbewertung sein, d.h. die subjektive Zufriedenheit mit der Gesamtbehandlung ist abhängig von Verzögerungs- und Wartesituationen der Teilbehandlung. Die Patientenzufriedenheit beschreibt die subjektive Beurteilung der wahrgenommenen Behandlungsqualität auf der Grundlage eines Vergleichs zwischen erwarteter und erbrachter Leistung.

Eine Besonderheit birgt das Warten auf eine ambulante Psychotherapie. Hier sind die Plätze besonders rar und es gibt Wartezeiten oftmals bis zu drei Jahren. Aus diesem Grunde führt nur noch die Hälfte aller Psychotherapeuten überhaupt eine Warteliste (Tomas 2015). In einer anonymen Onlinebefragung der Deutschen Depressionsliga sagt ein Drittel der Patienten, dass sich durch die fehlende Behandlung ihr Gesundheitszustand teilweise stark verschlechtert habe. Vor allem ältere Menschen sind beim Warten und auf der Suche nach einem Therapeuten mit regelmäßigen Anrufversuchen der Praxen in der Region überfordert. Dieses scheint in der Tat ein „Spiel mit dem Leben", denn einige Patienten begehen zwischenzeitlich Suizid (a.a.O.). Vor allem leiden Patienten darunter, dass sie nicht wissen, was sie während dieser monatelangen Wartezeit machen und wie sich gegebenenfalls ablenken oder Ressourcen aktivieren können. Viele finden noch nicht einmal einen Platz in einer Selbsthilfegruppe. Hier plant die deutsche Bundesregierung nachzubessern, indem sie im Koalitionsvertrag ankündigt: „Wir wollen in der psychotherapeutischen Versorgung Wartezeiten reduzieren und mehr Betroffenen ein zeitnahes Angebot für eine Kurzzeittherapie eröffnen" (Bundesregierung 2013). Warten wir es ab!

1.4.3 Warten auf Entlassung

Das Warten auf die Entlassung kann einerseits Vorfreude auf das „normale Leben" bedeuten, andererseits aber auch Ängste und Unsicherheit bergen. Betroffene Patienten, oft aber auch ihre Angehörigen, fragen sich dann, ob und wie ein normales Leben mit einer Krankheit aussehen kann. Patienten äußern während des Wartens Sätze wie: „*Komme ich zu Hause klar? Ich will meine Angehörigen nicht belasten! Wie geht's für mich im Berufsleben weiter?*“ Der Patient wartet dann auf das Entlassungsgespräch mit dem Arzt und die Informationen zur weiteren Behandlung. Schließlich wartet er darauf, dass Angehörige ihn abholen.

Manchmal sitzen oder liegen die Betroffenen in ihren Zimmern und wissen nicht, ob vor der Entlassung noch eine Visite erfolgt und wann diese stattfindet. Dann kommt es ihnen so vor, dass der Fokus von der Gesundheit abrupt auf formal-bürokratische Dinge weggerichtet wird. Diese Kriterien sind für die Betroffenen nicht immer erkennbar. Die Entlassung verzögert sich, wenn beispielsweise noch Untersuchungsergebnisse abgewartet werden müssen oder sie geschieht im Gegenteil viel zu rasch. Dann fehlt den Angehörigen die Zeit, um zu Hause die Rückkehr vorzubereiten und die veränderte Gesundheitssituation dabei zu berücksichtigen.

Vor dem Klinikaufenthalt hatte der Patient keine/n PEG oder Blasenkatheter – wird aber jetzt damit entlassen. Die Angehörigen wurden nicht informiert bzw. angeleitet und Zuhause liegt kein entsprechendes Material dafür bereit. Dies erleben die Betroffenen negativ, weil sie vor vollendete Tatsachen gestellt werden. Aussage der Pflegefachfrau zu den Angehörigen: „Der Krankenwagen für Ihren Vater kommt gleich!“

1.4.4 Die Zeit des Wartens auf das Gesundwerden

Das Wesen des Genesungserlebens besteht nicht im Warten auf das Gesundwerden, sondern die Gesamtheit sorgenden Tuns als „Tätigsein“ zwischen Geburt und Tod kann für Patienten im stationären Setting lang werden. In ihrer pflegewissenschaftlichen Dissertation beschreibt Vazzaz (2016), wie Patienten mit zystischer Fibrose Genesung erleben. Eine betroffene Patientin beschreibt dabei die erlebten Wartezeiten im Kontext von medizinischen Kontrollen: „*Ich habe auch schon Leute kennengelernt, die einfach keine Geduld haben. Man muss manchmal lange warten. (...) Ich finde, man muss Zeit mitnehmen.*“ (a. a. O., S. 135).

Vazzaz beschreibt diese Situation eindrücklich: „Wenn die Zeiten am dunkelsten sind, schützt eine geistige Ausrichtung auf etwas Besseres vor dem Zerbrechen. Das lange Warten auf die neue Lunge ist mit großer Anspannung verbunden. (...) Das Bewusstsein um die bedrohte Existenz lässt kaum Emotionen zu, und ein Erstarren in Gefühllosigkeit verhindert, dass Erlebtes in Worte gefasst werden kann. Der Kontakt mit persönlichen und mitfühlenden gemeinschaftlichen Kraftquellen hilft durchzuhalten bis zur Not wendenden medizinischen Intervention und über diese hinaus“ (a. a. O., S. 178). Wenn Menschen krankheitsbedingt von Störendem oder Gefährlichem überwältigt werden, besteht die Aufgabe der Pflegenden darin, das fachspezifische Vorwissen der Patienten zu aktualisieren (Vazzaz 2016, S. 228). Als wichtigster Indikator für Genesung gilt ein aus subjektiver Sicht des Patienten verbesserter gesundheitlicher Zustand auf dem Kontinuum zwischen Kranksein und Gesundsein (a. a. O., S. 230). Barker (2001 in Vazzaz, S. 214) lädt die Pflegenden ein, sich zu fragen: „Wie stimmen wir die Pflege auf die spezifischen Bedürfnisse der Person, ihrer Geschichte sowie ihrer gelebten Erfahrung ab, dass sie ihre Genesungsreise beginnen oder fortsetzten kann?“ (a. a. O., S. 214).

Dazu empfiehlt Watkins (2009) die folgenden Strategien:

- Dem Patienten gegenüber ein Verhalten zeigen, das Hoffnung vermittelt, vor allem wenn dieser keine Hoffnung mehr hat. (Es geht aber nicht darum, „falsche“ Hoffnung zu zeigen.)
- Glaube an die Fähigkeit und an das Potenzial des Patienten.

- Wertschätzung und Anerkennung der Patientenerfahrungen.
- Einen gemeinsamen Versuch, den Sinn der zermürbenden Erfahrungen zu entschlüsseln.
- Der Persönlichkeit des Patienten mit Respekt begegnen.
- Den Fokus auf die Stärken und Ressourcen der ganzen Lebensgeschichte ausrichten anstatt auf Probleme und Defizite.
- Das Selbstbestimmungsrecht des Patienten und die Förderung seiner Selbstwirksamkeit beachten (Watkins, 2009 in Vazzaz 2016, S. 223).

1.4.5 Warten auf Organtransplantation

Im Gegensatz zur Implantation künstlicher Substanz (wie bei einem Kniegelenk aus Kunststoff und Keramik) warten Patienten hier auf eine geeignete Transplantation organischen Materials. Postmortale Transplantationen, die einem anonymen Spender nach dessen Hirntod entnommen werden, unterscheiden sich gravierend von Lebend-Organtransplantationen (z. B. Stammzellen, Nieren- oder Teillebertransplantationen). Wie lange ein Patient auf ein Spenderorgan warten muss, hängt von mindestens zwei Faktoren ab: die Blutgruppenverträglichkeit und die Dringlichkeit. Je schlechter es einem Patienten geht, desto schneller steigt er in der Warteliste auf einen vorderen Platz. Rein statistisch beträgt beispielsweise die Wartezeit auf ein Spenderherz 110 Tage und ist wiederum stark von der Blutgruppe abhängig (Collialti 2014).

Betroffene berichten, dass das Warten und das subjektiv empfundene Ende der eigenen Kräfte den Patienten extrem beeinträchtigen, denn nicht nur der Patient selbst, sondern Kinder, Familie, Freunde und Nachbarn fragen auch immer wieder, wann denn das ersehnte Spenderorgan „endlich" kommt. Die Ambiguität während des Wartens beschreibt ein Patient:

> *„Dabei war ich hin- und hergerissen; auf der einen Seite wünschte ich mir, nicht mehr Tag für Tag warten zu müssen. Ich wollte so sehr nach Hause. Auf der anderen Seite wollte ich aber doch gar nicht, dass einem anderen deshalb etwas Schlimmes passiert."* (a. a. O., S. 3)

Eine Studie zum Erleben der Wartezeit auf eine Spenderlunge ergab, dass die Betroffenen diese Wartezeit mit Gefühlen der Ungewissheit charakterisierten. Das „Leben in der Schwebe" beschreibt das Warten bis zum Telefonanruf, dass ein passendes Organ gefunden wurde. Manche falschen Alarme erzeugten dabei Stress und weitere Ungewissheit (Macdonald 2006). Die untersuchten Patienten mit zystischer Fibrose erleben sich während der Zeit bis zur Transplantation als Leidende in einem Körper, der das Leben kaum mehr zu erhalten vermag. Ausgeliefertsein erobert Raum. Das Tun reduziert sich auf warten und aushalten (Vazzaz 2016, S. 118). Aus der vormals bestehenden Ungewissheit wird die ultimative Gewissheit, bald sterben zu müssen. Und diese erzwingt die Entscheidung für die „invasivste medizinische Intervention" (a. a. O., S. 120).

Bei aufkommender Hoffnungslosigkeit kann durch ausgesprochene Ideen, wie das Leben verbessert werden könnte, ermutigt werden. Dieses kann zu positiven Veränderungen im Selbstmanagement führen (a. a. O.). Anbar und Murthy (2010) postulieren: die Wiederherstellung von Hoffnung kann dem Patienten das Überleben bis zur Transplantation ermöglichen.

1.4.6 Warten bei Krebserkrankungen

Mathews et al. (2015) identifizierten die Dimensionen der wartebezogenen Zufriedenheit von Krebspatienten. Sie schlagen Strategien vor, um die Patientenzufriedenheit durch weniger Warten zu verbessern. Diese Strategien unterteilen die Autoren in drei Arten. Als Erstes benennen sie die Notwendigkeit einer Verbesserung der

Arzt-Patienten-Interaktion. Krebspatienten erwarten von ihrem Arzt, einfühlsam auf ihre körperlichen und seelischen Beschwerden einzugehen. Sie erwarteten, dass ihre Ärzte in einer Art und Weise sprechen, handeln und Informationen bereitstellen, die die Sorge für den Patienten zum Ausdruck bringt. Sie wünschen Termine und Verfahren so, dass nur **minimale Verzögerungen** entstehen und der Arzt nicht das Gefühl erkennen lässt, gehetzt zu sein.

Bei der Koordination und Versorgung erwarten Krebspatienten aufgrund ihres Krankheitsbildes bei Maßnahmen der Diagnostik und Therapie **verringerte** Wartezeiten. Sie schätzen insbesondere Mitarbeitende, die die einzigartige Situation verstehen und diesen Patienten darum einen **früheren Zugang** zu anstehenden Terminen ohne größere Wartezeiten ermöglichen. Auch sollten diese Maßnahmen **koordiniert** und alle entstehenden Ergebnisse gemeinsam genutzt werden. Sie erwarten einen Austausch der Befunde und Diagnosen der verschiedenen Anbieter. Von den Pflegenden dagegen wünschen sie **Geschwindigkeit und Effizienz**. Sie haben den Wunsch, dass Verzögerungen ganz vermieden oder, wenn nicht möglich, abgemildert werden. Die Erwartung an die Pflege in Bezug auf Pünktlichkeit und Rechtzeitigkeit beziehen Patienten auf:

- die Reaktion auf die Symptome,
- rechtzeitige Folgemaßnahmen,
- Vorkehrungen für den Informationsfluss, wenn ein Behandler abwesend ist (z. B. wenn der Hausarzt im Urlaub ist),
- und vor allem auf ein gemeinsames Gefühl der Dringlichkeit.

Patienten wünschen, dass die erforderlichen Maßnahmen ihrer Pflege und Behandlung zügig umgesetzt werden. In den Interviews würdigen Patienten, dass Pflegende sie aufgrund ihrer Diagnose ernst nehmen und sie deswegen Termine früher als andere erhalten (Mathews et al. 2015).

1.4.7 Warten auf den Tod

Vier Konzepte beziehen sich auf das Verständnis von Tod: Irreversibilität, weil der nahende Tod dauerhaft ist. Nichtfunktionalität, weil mit dem Tod jedes Funktionieren des Körpers erlischt. Die Kausalität, dass durch die Ursache des physiologischen Komplettausfalls nur eine Wirkung folgen kann, nämlich der Tod. Und letztlich die Universalität, dass nicht nur alle Menschen, sondern jegliches Lebendige irgendwann sterben werden. Dieses Bewusstsein kann sich in betroffenen Patienten und ihren Angehörigen entwickeln (Lewis und Schonfeld 2002). Manchmal warten stationäre Patienten auf den Tod. Hier ist es eine vornehmliche Fähigkeit der Mitarbeiter, sich für den sterbenden Patienten und für seine Anliegen Zeit zu nehmen. Vor allem in seinen letzten Tagen steht der sterbende Mensch im Fokus des Teams. Die verbleibende Zeit ist kostbar, denn zu klärende Beziehungsprozesse entwickeln sich weiter, oft bis zur letzten Sekunde des Lebens. Besteht noch Klärungsbedarf, wird die verrinnende Zeit als existenziell angesehen.

Im Gesundheitswesen hat sich in den letzten Jahren die wahrheitsgetreue Gesprächsführung mit onkologischen Patienten durchgesetzt. Vor allem bei infauster Prognose ist dabei die Balance zwischen Wahrheit und Hoffnung zu halten. Dieses verpflichtet Mitarbeitende dazu, wahrheitsgemäß aufzuklären, jedoch ebenso zu akzeptieren, wie die Patienten mit der Wahrheit umgehen beziehungsweise deren Wunsch zu respektieren, nicht alles erfahren zu wollen (Kronberger 2010). Haben Patienten dagegen mit allem abgeschlossen, sehen viele dem Tod gelassener entgegen. Trotzdem bleiben Ängste. Wie gehen Sie als Dienstleister damit in Ihrer beruflichen Rolle um? Planen Sie deshalb entsprechende Zeitressourcen ein und überlegen Sie im Vorfeld, welche hilfreichen Maßnahmen und Gesprächsangebote in diesem Zeitraum angeboten werden (können)?

Zahlreiche terminale Erkrankungen gehen mit Schmerzzuständen einher. Die Ursache des malignen Schmerzes (Tumorschmerz) liegt in der bösartigen Neubildung. Bei diesen Indikationen werden starke Schmerzmittel eingesetzt. Dies ist Voraussetzung, um mit einem sterbenden Patienten über sein Leben und seine Emotionen zu sprechen. Fast immer brauchen auch die Angehörigen, die manchmal genauso auf den Tod warten, Unterstützung. Lebensqualität bietet eine sanfte und wirksame Schmerztherapie mit entsprechendem Symptommanagement.

Aufgrund der nahen Begleitung und Pflege sind die Sterbephasen auch für die Teammitglieder belastend. Wenn nicht durch Intervision (z. B. kollegiale Beratung innerhalb der Gesundheitsberufe) oder Supervision (z. B. Coaching und Beratung durch einen externen Supervisor) gegengesteuert wird, kommen die Profis manchmal auch in einer emotionalen Bedrängnis.

Spiritual Care

Beim Warten von Patienten mit der Diagnose einer terminalen Krankheit gehen Betroffenen oftmals „gravierende" Gedanken durch den Kopf. Die nicht verstreichende Zeit gewinnt in diesem Augenblick eine alles bestimmende Präsenz im Leben. Anstelle der vertrauten häuslichen Umgebung sind Betroffene gezwungen, z. B. auf Station oder in der Notaufnahme zu verharren. Anstelle eines offenen Horizonts des zukünftigen eigenen Lebens wird die enge Befristung, die die Krankheit diesem Leben setzt, immer bewusster. Und weil verbleibende Zeit dadurch begrenzt ist, führt jegliche weitere Verzögerung zur Belastung. Das Konzept von Spiritual Care zielt besonders auf die Präsenzerfahrung einer Erkrankung. Beim Warten und in vielen anderen Situationen äußern sich spirituelle Anliegen mit der Frage nach dem Sinn und der Bedeutung des Erlebten und Erlittenen (Fischer 2012, S. 1673). Spiritual Care verdeutlicht, wie zerbrechlich und fragil das Leben ist und gibt dem Behandlungsteam Impulse, um mit solchen belastenden Situationen besser umgehen zu können (Frick und Roser 2011). Wenn Wartende dann beispielsweise über spirituelle Dinge sprechen möchten, lernen die Teammitglieder durch diesen Ansatz eine professionellere Umgangsweise in der Auseinandersetzung mit kritischen Lebensereignissen. Dabei zeigen die geschulten Mitarbeitender eine Grundhaltung, auf spirituelle Bedürfnisse von Patienten zu hören. Es ist also weniger eine Frage der Zeit, sondern es geht mehr um Präsenz und Wahrnehmung solcher Anliegen.

Nachdem wir uns bisher mit diversen Definitionen und verschiedenen Anlässen des Wartens beschäftigt haben, betrachten wir im Folgenden die spezielle Wartepsychologie im Setting der Gesundheitsberufe. Dabei werden insbesondere die Faktoren Beeinflussung des Zeiterlebens, die Zufriedenheit der Patienten und andere Aspekte beleuchtet.

1.5 Allgemeine Wartepsychologie

Warten zählt sicher zu den häufigen Alltagserfahrungen und gerade im Gesundheitswesen können die Folgen für den Betroffenen extrem unterschiedlich sein. Beginn und Ende sind charakteristisch für jegliches Warten. Es kann in einer Entwicklungskurve dargestellt werden und enthält unterschiedliche Gemütszustände und Stimmungen (Paris 2001, S. 714; auch Abbildung 2-1, S. 44). Vor allem Patienten, die sich dem System ausgeliefert erleben, berichten von negativen Warteempfindungen. Wie aber kann ganz allgemein das Zeiterleben von Wartenden verändert werden, welche positiven und negativen Qualitäten hat Warten und was bewirken dabei Ablenkungsmaßnahmen? Interessante Forschungsergebnisse aus anderen Branchen können uns im Gesundheitswesen möglicherweise Anregungen geben.

1.5.1 Beeinflussung der Zufriedenheit beim Warten

Die subjektive Wartezeit, die unter Umständen verkürzt werden kann, wird bestimmt durch die objektive Wartezeit in Minuten mal der Wartequalität (zum Beispiel der Annehmbarkeit von Wartezeiten) (Paris 2001).

Objektive Wartezeit (in Minuten) × Wartequalität = subjektive Wartezeit

Anwendungen

Patienten nehmen 45 Minuten Warten in positiver Stimmung wie 30 Minuten wahr

Patienten nehmen dagegen 45 Minuten Warten in negativer Stimmung wie 90 Minuten wahr

Das bedeutet dreimal so lange wie in positiver Stimmung!

Nachfolgend zwei Praxisbeispiele dazu, die Ihnen vielleicht Appetit auf den Praxisteil machen:

Frau Müller, eine selbständige Steuerberaterin, vereinbart einen Termin für 14 Uhr in der Praxis ihres Gynäkologen. Um diesen wahrnehmen zu können, nimmt sie für diesen Nachmittag keine Mandanten-Termine an. Sie betritt pünktlich die Praxis und soll im Wartezimmer Platz nehmen. Dort findet sie zerfledderte und ausgelesene Zeitschriften, deren jüngstes Exemplar vier Wochen alt ist. Um 14:15 Uhr denkt sie sich, dass es nach der akademischen Viertelstunde nun sicher losgehe. Ihr wird die trockene Heizungsluft immer bewusster und sie merkt, dass sie Durst hat. Um 14.30 Uhr wird sie ungeduldiger. Als um 14.45 Uhr eine andere Wartende aufgerufen wird, obwohl diese Patientin nach ihr das Wartezimmer betreten hat, wird Frau Müller ärgerlich. Sie nimmt sich vor, sich um 15 Uhr zu beschweren, da wird sie um genau 15 Uhr aufgerufen. Im Sprechzimmer empfängt sie Ihr Facharzt ohne eine weitere Entschuldigung und ohne Angabe des Grundes für die Verzögerung. Frau Müller empfindet die Behandlung nur als Standard, weil sie insbesondere die Empathiefähigkeit des Arztes und seiner Mitarbeiterinnen für ihre spezifischen Probleme vermisst. Noch auf dem Heimweg entscheidet sie sich, zukünftig eine andere Gynäkologenpraxis auszuwählen.

Frau Müllers Gleichung lautet:

60 Minuten × erlebte schlechte Qualität (keine Info, schlechtes Unterhaltungsangebot, keine Getränke, keine Empathie, keine Entschuldigung) = negatives Warteerleben

Wie es erfolgreich gelingen kann, wird im nächsten Beispiel gezeigt:

Herr Schmidt, ein Herrenfriseur, vereinbart einen Termin für 14:00 Uhr in der Praxis seines Urologen. Um diesen wahrnehmen zu können, nimmt er am Nachmittag einen halben Tag Urlaub. Er betritt pünktlich die Praxis und soll im Wartezimmer Platz nehmen. Um 14:05 Uhr betritt eine Praxismitarbeiterin das Wartezimmer, stellt sich vor und informiert Herrn Schmidt, der alleine im Raum ist, dass der Facharzt gerade im Moment zu einem urologischen Notfall gerufen wurde. Dieser könnte bis etwa 15:00 Uhr andauern. Aus diesem Grunde wird ihm angeboten, entweder einen neuen Termin zu vereinbaren, oder diese Zeit zu nutzen und sich hier im Wartezimmer, bei frischem Kaffee oder Tee bzw. Mineralwasser, mit den neuesten Magazinen abzulenken bzw. TV zu sehen, in der Worklounge nebenan in Ruhe den vorhandenen Computer zu nutzen oder sich mittels eigenem PC über das WLAN einzuwählen oder jetzt bei dem schönen Wetter in die Fußgängerzone zu gehen, mit diesem Gutschein im Straßencafé gegenüber ein Heißgetränk seiner Wahl einzunehmen und via SMS ca. 10 Minuten vor dem Behandlungsbeginn verständigt zu werden. Herr Schmidt entscheidet sich für den Spaziergang und setzt sich anschließend in das Café. Wie angekündigt erhält er um 14.50 Uhr eine Textnachricht, betritt um 15:00 Uhr entspannt die Praxis und kann sich nun direkt in das Sprechzimmer begeben, wo ihn sein Urologe erwartet. Dieser erklärt ihm, dass er in der letzten Stunde einen Patienten mit einem Harnleiterstein und stärksten Koliken behandelt habe. Der Arzt entschuldigt sich für die Verzögerung und bietet Herrn Schmidt für den nächsten Behandlungstermin eine kostenlose Warte-App an. Darüber kann er sich bereits von Zuhause aus einloggen, muss erst nach Aufforderung die Praxis aufsuchen und kann ohne das Betreten des Wartezimmers sofort in das Sprechzimmer kommen.

Herr Schmidts Gleichung lautet:

60 Minuten Wartezeit × erlebte gute Qualität = positives Warteerleben

In beiden Fallbeispielen konnte der vereinbarte Termin nicht eingehalten werden und es kam zu einer Verzögerung von einer Stunde. Trotzdem wird die gleiche Wartezeit unterschiedlich erlebt.

1.5.2 Erleben von Zufriedenheit

Eine deutsche Studie aus dem Bereich der Röntgendiagnostik (Hoffstetter et al. 2012) stellte sich die Frage, inwieweit dienstleistungstypische Servicemerkmale Einfluss auf die Patientenzufriedenheit von Wartenden hatten. Dabei erhielt die eine Hälfte der untersuchten 50 Patienten eine personalintensivierte Betreuung mit persönlicher Ansprache und kontinuierliche Information durch eine MFA, Getränke, Lektüre usw., die anderen 50 Patienten erhielten das nicht. Bei einer durchschnittlichen Wartezeit von 90 Minuten ließen sich in dieser Untersuchung keine signifikanten Unterschiede der Patientenzufriedenheit zwischen den beiden Gruppen feststellen. Allerdings schätzten die Patienten mit intensiverer Betreuung durch die MFA ihre Wartezeit um 24 Minuten kürzer ein. Das bedeutet, dass die subjektive Qualitätswahrnehmung einen Einfluss auf die Wartezeitakzeptanz haben könnte. In der Studie von McCarthy et al. (2011) kommt man zum Ergebnis, dass die Zufriedenheit in erster Linie von der tatsächlichen Wartezeit abhängt und darüber hinaus die Sozialkompetenz der Anbieter als entscheidend bezeichnet wird. Inwieweit die Erkenntnisse von Hoffstetter et al. (2012) auf die Situation von wartenden Patienten außerhalb der Radiologie übertragen werden kann, bleibt kritisch zu betrachten. Die Autoren geben selbst den Hinweis, dass ihre Patienten wahrscheinlich die medizinische Kernkompetenz der Radiologen als wichtiger wahrnehmen, als das Qualitätsmerkmal der Servicefreundlichkeit (S. 1047). Entgegengesetzt steht dazu eine Studie von Engel und Zimmermann, die das Handelsblatt (23.02.2015) zitiert. Deren Ergebnisse zeigen, dass die Berufsgruppe der Pflegenden das Image eines Krankenhauses am stärksten prägt, während bisher Ärzte und Geschäftsführer der Ansicht waren, die Medizin sei entscheidend.

Die Tiefe und Intensität der Kommunikation zwischen Patienten mit einer diplomierten Pflegefachfrau könnte sich von der Kommunikation mit einer Medizinischen Fachangestellten differenzieren. Denn die Unterschiede in der Berufsausbildung von MFA und diplomierter Pflegefachfrau sind gewichtig. So unterscheiden sich der Anteil an theoretischen Stunden und die Tiefe der vermittelten Ausbildungsinhalte zwischen beiden Berufen sehr. Viele Pflegeschulen schließen Kooperationsverträge mit Hochschulen – oder es wird ein grundständiger Studiengang zur Bachelorqualifikation an Hochschulen angeboten. In welcher Art und Weise die bei Hoffstetter et al. (2012) genannte Medizinische Fachangestellte den Kontakt zu den wartenden Patienten gestaltete, welches Kommunikationsmodell benutzt wurde, mit welchen Informationen und durch welche Tools (= Instrumente) die Patienten konkret betreut wurden, blieb leider unerwähnt. Die sehr langen durchschnittlichen Wartezeiten von 90 Minuten wurden in der Studie durch Geräteausfälle u. a. verursacht. Darum wird von mir die Hypothese aufgestellt, dass möglicherweise ein dezidiertes Training der Medizinischen Fachangestellten oder anderer Mitarbeiter zum Wartemanagement die Zufriedenheit der befragten Patienten signifikant gesteigert hätte.

Die Zusammenhänge zwischen Zeitdauer und Zufriedenheit von Kunden werden von Bruhn und Meffert (2001) anschaulich dargestellt. So wurde in einem Feldexperiment untersucht, durch welche Maßnahmen die Wartezeit für Bankkunden subjektiv angenehmer gestaltet werden kann (Bruhn und Meffert 2001, S. 227 ff.). Einer Kontrollgruppe präsentierte man über einen Monitor wechselnde aktuelle Nachrichten, während die andere Gruppe über eine elektronische Uhr nur die Anzeige zur voraussichtlichen Wartezeit erfuhr. Die Kunden wurden befragt, wie kurz oder lang bzw. wie langweilig oder interessant und wie stressig oder entspannend die Wartezeit dabei erlebt wurde. Die Autoren berichten, dass intensive Ablenkungsmaßnahmen über den Bildschirm die Zufriedenheit der Kunden erhöhte und eine gesteigerte Wahrnehmung der Wartezeit die Kundenzufriedenheit senkte. Die Untersucher warnen zwar vor pauschaler Generalisierung der Ergebnisse, verweisen jedoch auf interessante Möglichkeiten, das interne Erleben von Wartezeiten positiv zu beeinflussen (a. o. O.). Je öfter ein Wartender die ggf. immer gleichen Informationsinhalte sieht, desto schneller kommt es zur regelrechten Abnutzung dieser Ablenkungsmaßnahmen.

Voraussagen, wie lange die Wartezeit etwa dauern könnte, haben eine deutlich geringere Aussagekraft zur abschließenden Patientenzufriedenheit als andere Faktoren. Dazu zählt die tatsächlich verbrachte Zeit in der Wartezone und die erlebte Qualität durch die behandelnden Mitarbeiter (McCarthy et al. 2011). Welche weiteren Einflüsse darauf wirken und welche Möglichkeiten Sie als Anbieter haben, erklären Studienbefunde im Kontext des Gesundheitswesens (siehe Kapitel 2.1). Wie die Logistik von Terminplanung und Organisation funktionieren könnte, damit es gar nicht erst zu Verzögerungen und Verdruss kommt, wird im Praxisteil erörtert.

Warten stellt für den Patienten eine Leistung dar. Diese Bereitschaft zu warten muss der Patient erbringen und sich dazu als „Vorleistung" gedulden. Viele Patienten erhoffen sich im Gegenzug etwas für die erbrachte Leistung, quasi das Behandeln oder Kümmern als Gegenleistung. Patienten gehen trotz erlebter Verzögerung immer dann mit einem positiven Gefühl aus der Klinik, Ambulanz oder Praxis, wenn sich ihr Warten gelohnt hat. Alle Mitglieder des therapeutischen Teams sind aufgefordert, dem Patienten ein solches Gefühl zu geben.

Wie lässt sich das erreichen?

- Sobald der Patient an der Reihe ist – beginnt für ihn die Gegenleistung und hier ist eine gelebte Patienten-Kundenorientierung wichtig. Hat der Patient den Eindruck, im Mittelpunkt zu stehen und konzentriert von den Mitarbeitern behandelt oder gepflegt zu werden, dann reduzieren sich umgehend Ärger und Aggressionen.
- Sorgen Sie für entspanntes Arbeiten, fallen Sie dem Patienten nicht ins Wort, lassen Sie ihn in Ruhe ausreden.
- Erlebt ein Patient, der jetzt endlich im Behandlungszimmer sitzt, die nächste Unterbrechung des Ablaufs, weil dem Arzt jetzt ein Telefonat zugestellt wird oder der Arzt zum Behandlungszimmer nebenan delegiert wird, so verstärken sich vielfach die vorher schon angestauten negativen Gefühle. Patienten verbitten sich manchmal sogar solche Störungen und äußern (Zitat eines Seminarteilnehmers über typische Patientenaussage): *„Jetzt habe ich fast zwei Stunden darauf gewartet mit Ihnen sprechen zu können und schon verlassen sie das Untersuchungszimmer. Jetzt soll doch mal der Andere warten ..."*

Daraus resultiert der Grundsatz: Der gegenwärtige Patient hat Vorrang. Denn wenn der vormals wartende Patient nun endlich an der Reihe ist und in seinen Ausführungen durch ein Telefonat für den Arzt oder eine Frage eines Mitarbeiters unterbrochen wird, kann es nicht nur als respektlos empfunden werden, sondern die Behandlung dauert auch länger. Ein Patient als berichtender Laie braucht oftmals viel mehr Zeit, bis er den verlorenen Faden wieder aufgenommen hat und seine Ausführungen fortsetzen kann.

Als Appetitanreger auf den zweiten Buchteil an dieser Stelle einige weitere Anregungen für wartende Patienten am Telefon. Manchmal geschieht es, dass Sie sich gerade mit einem Patienten unterhalten, während das Telefon zu klingeln beginnt. Hier sollten Sie ihn kurz bitten, das Gespräch annehmen zu dürfen. Danach begrüßen Sie den Anrufenden freundlich, bitten um Geduld, weil Sie sich gerade im Gespräch befinden und bieten einen Rückruf an. Denn der vor Ihnen stehende Patient sieht, dass ein Telefonat eingeht – der Wartende in der Leitung weiß nicht, dass Sie gerade im Gespräch sind.

1.6 Einflussfaktoren seitens des Patienten

Welche Einflussfaktoren wirken im Kontext des Wartens und wie unterscheiden sie sich?

1.6.1 Erwartungen und Einstellungen

Psychologisch wird unter Erwartung (engl. expectation) die Annahme eines zukünftigen Ereignisses verstanden. Mit unserer inneren Einstellung bewerten wir Abläufe, Personen und Dinge aus unserem Umfeld (Kern 2009, S. 108). Einstellungen sind nützlich, um schnelle Einschätzungen einer Situation vorzunehmen. Wir können diese auch als subjektives „Wissen“ der Person bezeichnen: Die Patientin „weiß“, wie sie zu etwas steht, kann sich selbst mit einer Gruppe identifizieren, welche die gleiche Einstellung hat oder sich abgrenzen gegen Meinungen, die nicht mit ihren eigenen übereinstimmen (Gollwitzer und Schmitt 2006). So ist bekannt, dass Ärzte und Pflegende, die auf Urlaubsreisen durch eine Erkrankung selbst zu Patienten werden, sich vor Ort in kürzester Zeit mit der Gruppe der Mitpatienten solidarisieren und erwartete Unterstützungsleistungen einfordern. Sie wechseln also ihre Einstellung bzw. Sichtweise abhängig vom Kontext. Vielleicht kennen Sie das auch: Wenn Sie als Fußgänger oder Radfahrer unterwegs sind, regen Sie sich über die Autofahrer auf; sitzen Sie aber in ihrem PKW, nerven Sie die Fußgänger und Radfahrer. Die Bereitschaft zu warten, wird begünstigt oder erschwert durch das individuelle Persönlichkeitsprofil und Verhaltensmerkmale wie Bildung, Entwicklung, Geschlecht und Alter. Bei jedem Menschen prägt sich ein individuelles Erwartungslimit als persönliche Toleranzgrenze aus. Gehörten Rituale des Wartens (z.B. in der Adventszeit) zur gewohnten Erziehung, kann davon ausgegangen werden, dass dies im Alter besser bewältigt werden kann als von Kindern, die sich wünschen, dass alle ihre Wünsche so schnell wie möglich bzw. sofort erfüllt werden.

Beim ersten Kontakt betreten Patienten zuversichtlich die Praxis oder Klinik und gehen davon aus, dass der ihnen genannte Termin jetzt zustande kommt. Sie warten nur dann auf die Behandlung, wenn sie sicher sind und die Erwartung haben, dass sie irgendwann aufgerufen werden. Medienberichte von Klinikambulanzen (aus Australien), in denen durch Personalausfälle Hunderte von Patienten in der Notaufnahme warten, beschreiben, dass Betroffene schon nach kurzer Zeit das Warten abbrechen und zu einer anderen Klinik, zum Teil in anderen Städten oder Regionen, fahren. Stellen Betroffene fest, dass es in ihrem Wartesetting nicht weiter geht, wechseln mobile und transportfähige Patienten die Warteschlange oder den Zielort. Somit ist Warten grundsätzlich prospektiv, d.h. auf die Zukunft ausgerichtet (Klapproth 2010, S. 18f.). Retrospektiv kann man nicht warten. Negativ erlebtes Warten begründet sich oftmals in falschen Erwartungen der Betroffenen, aufgrund falscher Informationen oder unrealistischer (Werbe-)Aussagen.

Soziologisch beschreibt „Erwartung“ die Annahme eines Handelnden darüber, was andere tun würden oder er selbst tun sollte. In vielen Fällen führen enttäuschte Erwartungshaltungen zu Veränderungen im Verhalten oder Handeln. So wechseln Patienten den Anbieter, wenn sie dort mehrfach Versäumnisse im Wartemanagement erleben (s. Kapitel 3.4).

> In der Physiotherapiepraxis arbeiten üblicherweise drei Therapeutinnen. An diesem Tag ist durch Krankheit/Urlaub zweier Kolleginnen nur eine im Dienst. Dies erfahren die Wartenden und rechnen vom Eintritt in die Praxis an mit einer längeren Wartezeit, d.h. ihre Erwartung geht an diesem Tag von einer Verzögerung aus und lässt sie somit die Wartezeit leichter ertragen.

Immer ist eine Erwartung auch eine Haltung zu etwas, also der oben verwendete Begriff „Erwartungshaltung" somit ein Pleonasmus (Verbindung von bedeutungsgleichen Ausdrücken in einer Wortgruppe), denn dieser verdoppelt nur den Ausdruck. Darum wird hier nachfolgend nur der Begriff „Erwartung" verwendet. International haben Notaufnahmen immer mehr Druck, weil mehr Patienten kommen, die häufig höhere Ansprüche haben – aber zugleich die Ressourcen begrenzter werden (Innes et al. 2015). Eine entscheidende Rolle spielt die Erwartung des Patienten und seine subjektiv wahrgenommene Dauer der Verzögerung. Eine Verzögerung beginnt immer dann, wenn die Uhrzeit des Termins verstrichen ist.

Die akademische Viertelstunde

Einige Patienten erwarten durch Idealbilder der Medien für sich eine „just in time"-Behandlung, andere tolerieren die sogenannte akademische Viertelstunde. Diese 15 Minuten bezeichnen jene Zeit, um die eine akademische Veranstaltung später als angegeben beginnt (Duden 2016). In diesen Viertelstunden kann pausiert oder der Raum gewechselt werden. Anderen Quellen zufolge wurde in der ersten Viertelstunde einer Vorlesung der Stoff der letzten Einheit wiederholt; wer sich zutraute, diesen bereits zu wissen, konnte eine Viertelstunde später erscheinen (ZEIT online Hochschule vom 24.07.15). Die meisten Patienten reagieren erfahrungsgemäß ab der 30. Minute mit Unverständnis. Eine deutsche Studie kommt zum Ergebnis, dass verlängerte Patientenwartezeiten von über 30 Minuten einen negativen Einfluss auf die individuelle Patientenzufriedenheit mit dem jeweiligen Krankenhausaufenthalt haben (Jehle et al. 2010). Aus diesem Grunde sollten Patienten grundsätzlich nicht länger als maximal 15 Minuten in einem Wartebereich sitzen müssen (Wasner 2011, Schüller und Dumont 2013). In einer Untersuchung von McCarthy et al. (2011) zur Zufriedenheit von Patienten wird die Formel postuliert: Jeder 10-minütige Anstieg der verbrachten Zeit im Wartebereich führt zu einem Rückgang der abschließend gemessenen Zufriedenheit der Patienten von 8 Prozent. Bei einer halben Stunde reduziert sich die Outcomequalität demnach um etwa ein Viertel – nach einer Stunde sogar um die Hälfte.

Zeitangaben

Unbestimmte Wartezeiten erleben Patienten dabei länger als bestimmte (Maister 1985). Haben Sie selbst beispielsweise einen Zahnarzttermin um 10:00 Uhr vereinbart und erscheinen eine Viertelstunde zu früh, so akzeptieren Sie in der Regel diese Vorzeit ohne Einschränkung. Versetzt Sie allerdings der Arzt und Ihre Behandlung beginnt nicht um 10:00 Uhr, so ist die Zeit bis zu seinem Eintreffen nicht abschätzbar und kommt ihnen subjektiv länger vor (a.a.O., S. 118). Erfährt ein Patient beim Betreten der Abteilung, dass sich sein Untersuchungstermin für 10:00 Uhr um eine halbe Stunde verzögert, ist er zunächst verärgert, wird aber in den meisten Fällen die unvermeidbare Wartezeit akzeptieren (Maurer 2011, S. 13). Daraus resultiert eine weitere Formel zu den Einflussfaktoren des subjektiven Warteerlebens.

> Richtige Info + bestimmte Wartezeit
> = angenehme Situation

Informiert man den gleichen Patienten in derselben Situation beim Betreten der Abteilung, der Arzt käme jeden Augenblick, dann wird dieser Patient die dreißig Minuten in einem angespannten und nervösen Zustand verbringen. Dieses führt zur Unzufriedenheit, denn:

> Falsche Info + unbestimmte Wartezeit
> = unangenehme Situation

Der Umstand, dass ein Patient wartet, muss nicht nur negative Aspekte haben. Diese treten allerdings dann besonders hervor, wenn mit der Wartezeit falsch umgegangen wird (Bertram 1999, S. 28). Laut Helbig et al. (2009) und Harrisson (1988) können erfahrene Patienten ausreichend präzise abschätzen, wie viel Zeit die Behandlung in der Arztpraxis ungefähr benötigt. Darum sollten diese Ressourcen bei der Terminplanung unter Umständen mit berücksichtigt werden. Als wesentliches Merkmal für die Voraussage der Patientenzufriedenheit gilt nicht die tatsächliche Wartezeit, sondern die Wahrnehmung, dass die Wartezeit kürzer als erwartet ist (Thompson et al. 1996a). Die nachfolgende Kreuztabelle 1-1 bietet dazu abschließend eine Übersicht.

Die Erwartungen von Hotelgästen unterscheiden sich vom Gesundheitswesen. Hier gilt viel eher punktgenaues Arbeiten, Anliefern, Ein- und Auschecken. Dieses macht für die Arbeit im Hotel Spielregeln notwendig. Beispielsweise sollen die Gäste bis 11:00 Uhr auschecken (oder einen Aufpreis zahlen) und frühestens ab 14:00 Uhr einchecken; dadurch werden beim Gast Erwartungen aufgebaut. Dieser geht davon aus, dass um 14:00 Uhr sein bestelltes Zimmer fertig ist und er einchecken kann. Erreicht er um diesen Zeitpunkt die Rezeption und sein Zimmer ist nicht fertig – reagieren viele Gäste mit Enttäuschung. Dieses führte dazu, dass einige Hotels spätere Eincheckzeiten angeben.

	Richtige Info	**Falsche Info**
Bestimmte Wartezeit	*Angenehm*	*unangenehm*
Unbestimmte Wartezeit	*Wird länger erlebt, aber angenehm*	*unangenehm*

Tabelle 1-1: Wahrnehmung der Wartezeit

Selbstwirksamkeitserwartung

Eine weitere Erwartung ist die Selbstwirksamkeitserwartung eines Menschen. Sie beschreibt seine Annahme, er könne gezielt Einfluss auf die Abläufe in Praxis oder Klinik nehmen, statt auf positive Umstände (Personalbesetzung, Patientenaufkommen usw.) und Glück/Zufall zu hoffen, um zügig dran zu kommen. Solche Patienten verlassen schnell ihren Platz im Wartebereich und fragen am Empfang/Rezeption zum Teil in forscher Weise nach, wann sie konkret an der Reihe sind und bestehen ggf. nach Ablauf weiterer Wartezeit darauf, umgehend mit dem Arzt oder Vorgesetzten zu sprechen. In Warteschlangen drängen sie sich nach vorne (Bellebaum und Hettlage 2014, S. 234) oder sie überlegen grummelnd, wie sie im Anschluss an die Behandlung die von ihnen negativ erlebte Wartesituation ihren Freunden, Kollegen und Familienmitgliedern mitteilen bzw. ihre Kritikpunkte der (virtuellen) Öffentlichkeit bekannt geben (s. Kapitel 3.1). Menschen, die sich an Zeitspannen gewöhnt haben, können diese überaus präzise wiedererkennen (Klein 2011, S. 63). An dieser Stelle darf schon postuliert werden: Je seltener Patienten Warteerfahrungen haben, desto intensiver wird gewartet, d.h. Menschen mit chronischen Krankheiten mit zahlreich erlebten Situationen im Gesundheitswesen warten geduldiger als Patienten, die erstmals einen Behandler aufsuchen. Noch deutlicher wird der Aspekt der Selbstwirksamkeitserwartung, wenn wir später die Bedeutung der Kontrolle (s. Kapitel 4.6) betrachten, wie Patienten trotz Warten Einfluss über ihre Situation erhalten können.

Erwartung versus Überzeugung

Im Gegensatz zu Erwartung meint Überzeugung (engl. beliefs) eine stärkere subjektive Gewissheit. Manche Patienten sind von ihren zum Teil falschen Annahmen so überzeugt, dass auch mehrere aufklärende Gespräche mit den Mitarbeitern an der vorliegenden Einstellung nicht rütteln können. Ebenso wirken auf die subjektive Überzeugung eines Patienten auch das Ausmaß seines Optimismus bzw. Pessimismus.

Geduld

Warten muss nicht immer als belastend erlebt werden, vor allem wenn der Betroffene sich in Geduld (Langmut) und Gelassenheit (Gleichmut) üben kann. Im Wort Geduld steckt dulden/erdulden, das bedeutet ein stilles Leiden oder Ertragen, Nachsicht üben, zulassen, klaglos hinnehmen (Bellebaum und Hettlage 2014, S. 234). Wer geduldig ist, kann warten und zeigt, dass er mit unbefriedigten Wünschen und Sehnsüchten leben kann. Kinder lernen diesen Triebverzicht schon in Kindergarten und Schule. Wenn etwas Angenehmes, z.B. Süßigkeiten an alle Kinder verteilt werden, drängelt sich das geduldige Kind nicht vor, sondern vertraut seiner Zuversicht, dass es später an die Reihe kommt. Es lässt anderen Kindern den Vortritt. Gelassen sind Menschen, die äußere Umstände und Probleme mit Standhaftigkeit ertragen und ihre Ruhe und Haltung bewahren. Das Gegenteil sind Stress, Aufgeregtheit und Unruhe.

Entspanntes Warten entsteht meist dann, wenn das ausstehende Ereignis bekannt und nicht mit unangenehmen Gefühlen oder Assoziationen besetzt ist, und dieser Zustand nicht negativ als Langeweile erlebt wird. Warten kann entspannender sein, wenn die Umfeldbedingungen stimmen. Dann wartet der Betroffene beharrlich, lässt die Zeit ohne negative Gefühle verrinnen und genießt im wahrsten Sinn des Wortes den Augenblick, ohne etwas tun zu müssen. Er ist im meditativen Sinne „gegenwärtig". Er muss nichts tun oder machen, er kann loslassen.

Wenn der Wartende erfährt, was die Ursache der Verzögerung ist und der Eintritt des Ereignisses für ihn neu berechnet werden kann, besteht eine Wahrscheinlichkeit, dass die betroffene Person ruhig bleibt. Kommen Verzögerungen häufig vor und ist es den Betroffenen deshalb irgendwann gleichgültig, ob die genannte Ursache der Verzögerung für sie plausibel klingt, sind sie ab einem bestimmten Zeitpunkt nur noch genervt und wollen nicht mehr warten.

Geduld üben kann man lernen. Schon im Kindergarten lauten die Lernziele für die Kleinen:

- „Vertieft sich über längere Zeitdauer in eine Aktivität,
- beendet angefangene Aufgaben,
- lässt sich von Störungen nicht ablenken".

Dadurch sollen Ausdauer und Konzentrationsfähigkeit trainiert werden.

Warten heißt im Sinne von Achtsamkeit, dass man in dieser „leeren Zeit" die eigenen Gedanken, körperlichen und seelischen Empfindungen und vielleicht Er-WART-ungen wahrnimmt. Naturgemäß verändern sich diese Zustände alle paar Sekunden und so ist Warten keine vom sonstigen Leben unterschiedliche Situation, denn es geht um die anhaltende, nicht-wertende Präsenz im gegenwärtigen Augenblick, unabhängig davon, was im äußeren Umfeld gerade passiert.

2 Wie erleben Patienten Warten?

2.1 Studienergebnisse

In meinen Jahren als Krankenpfleger, Praxisanleiter und Pflegepädagoge beschäftigte mich in mehreren Kliniken der Umgang mit wartenden Patienten. Ich entwickelte meine eigenen Hypothesen und suchte nach einer wissenschaftlich fundierten Antwort. Die Studienlage sah bis dato folgendermaßen aus: Untersuchungen in klinischen Settings zeigen eine allgemeine starke Unzufriedenheit aufgrund von vielfältigen Wartesituationen innerhalb der Kliniken (Bain, Kelly, Snadden und Staines 1999), bei Nierentransplantationen (Seidl und Walter 2005) oder bei gastroenterologischen Eingriffen (Eckhardt-Abdulla 2007). An dieser Stelle wird kurz auf einige Ausschnitte der Studien eingegangen. Der interessierte Leser findet die ausführlichen Daten in der angegebenen Literatur. Handlungsleitende Empfehlungen für Pflegende existierten 2012 nicht. Im Rahmen des Doktorandenkollegs am Department für Pflegewissenschaft der Universität Witten/Herdecke entschloss ich mich daher, unter anderem die nachfolgenden Fragen systematisch zu erforschen:

- Was unterscheidet Alltagswarten (am Flughafen, an der Kasse) vom Warten auf die Operation?
- Wie erleben prämedizierte Patienten vor elektiven Eingriffen das Warten?
- Wie unterscheidet sich das Erleben bei gesetzlich Versicherten und bei Privatpatienten?

Aus dieser Dissertationsstudie ist ein Buch entstanden (Quernheim 2013), aus dem nachfolgend einige Basisdaten aufgeführt werden. Die Forschungsfrage lautete: „Wie erleben Patienten am Tag der geplanten elektiven orthopädischen Operation (z. B. Hüft- oder Knie-TEP, Wirbelsäulen-Eingriffe u. a.) eine OP-Verzögerung oder -Verschiebung?“ Es wurden zwischen Februar 2010 und August 2011 Interviews mit 25 Patienten in zehn Kliniken in vier deutschen Bundesländern geführt. Nachfolgend wird ein kleiner Ausschnitt der Ergebnisse skizziert.

Den meisten Patienten wird der genaue OP-Zeitpunkt, auch auf ihre Nachfrage hin, nicht genannt. Trotzdem geht die Mehrzahl der Patienten in der Regel davon aus, am Vormittag – wenige rechnen damit bis zum frühen Nachmittag – operiert zu werden. Niemand rechnete mit regulären OP-Laufzeiten bis 23 Uhr.

2.1.1 Durchhalten

Patienten, die auf einen elektiven Eingriff warten, erleben ihre OP-Verzögerung als Durchhalten. Diesem Durchhalten kann sich der Patient nicht entziehen, denn sonst müsste er auf die anstehende Operation verzichten. Während ein Teil der Betroffenen die Situation als das (Zitat[2]): „*Normalste auf der Welt*“ beschreibt und ein solches Warten mit „*Wellness*“ und gelassenem „*nichts tun müssen*“ gleichsetzt, fühlen sich andere der Klinikinstitution gegenüber hilflos ausgeliefert: „*... das war furchtbar und schrecklich*“.

Ob der Patient die Verzögerung als positiv oder negativ erlebt, ist dabei von verschiedenen Faktoren abhängig. Zu den Einflussfaktoren ge-

2 Alle kursiven Texte sind Original-Interviewaussagen aus der Dissertationsstudie

hören die Dauer der OP-Verzögerung, patientenbezogene Bedingungen, wie z.B. der Versichertenstatus, krankheitsbezogene Faktoren, z.B. die präoperative Schmerzsituation und klinikbezogene Bedingungen, z.B. die Prämedikation oder die Dauer der Flüssigkeits- und Nahrungskarenz.

> *„Ja also der Hunger ist gar nicht das Schlimmste an den Tagen, der Durst, das ist viel schlimmer. Weil sie dann kaum noch reden können, weil der Mund so trocken ist, weil sie ja den ganzen Tag nix zu trinken kriegen, […]. Das ist das Schlimmste.“*

Die Patienten sprechen mit unterschiedlichen Strategien auf diese Bedingungen an, welche wiederum zu verschiedenen Konsequenzen führen. Abbildung 2-1 zeigt die Zusammenhänge dieses als Wartedramaturgie bezeichneten Prozesses.

2.1.2 Dramaturgie des Wartens

Patienten kommen mit einer Erwartung zu ihrer geplanten elektiven Operation, die von ihren bisherigen Erfahrungen im Gesundheitswesen geprägt ist (McCarthy et al. 2011). Das Warten beginnt, wenn es für den Patient beginnt. Ein Teil der Wartenden behält die anfängliche Einstellung bis zur endgültigen OP bei und erlebt diesen Zustand entweder unverändert nervös und ängstlich oder unverändert ruhig und gelassen. Ab Überschreiten des tolerierten Erwartungslimits wird das Warten als quälend und frustrierend empfunden. Die Wartenden, die zwischen beiden Zuständen hin und her wechseln, werden als „Switcher“ bezeichnet. Diese Patienten beschreiben die Veränderung ihrer Einstellung von ruhig zu ängstlich und zurück. Bei einer weiteren Gruppe bricht deren bisherige Einstellung zusammen und mündet in einen „Breaking Point“ (engl.: Punkt des Zusammen-

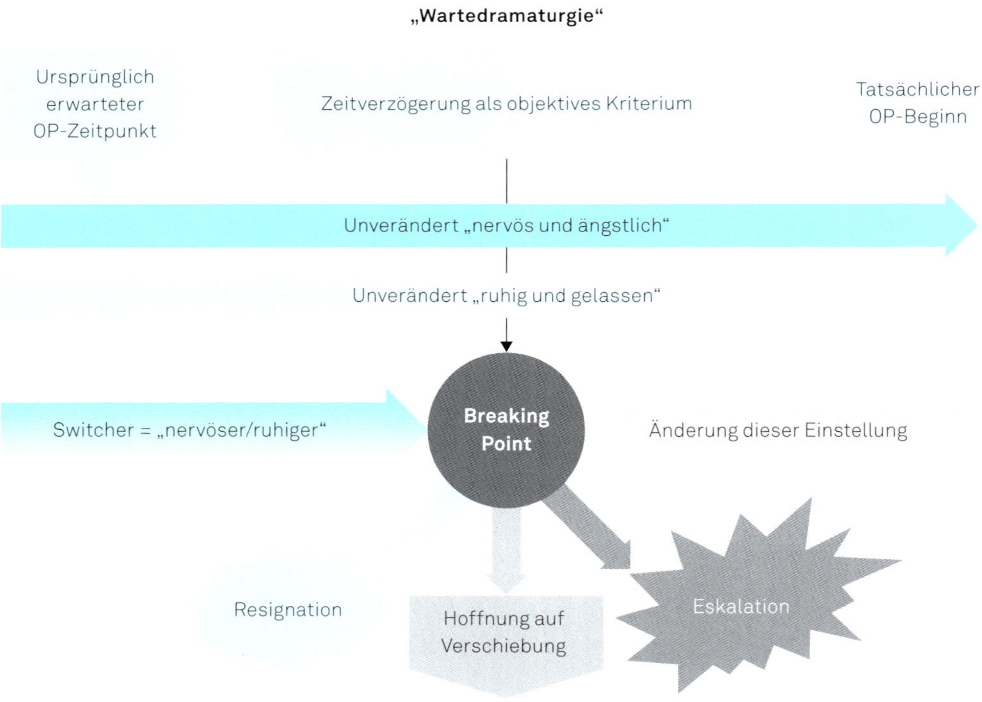

Abbildung 2-1: Wartedramaturgie.

bruchs). Dabei wird das Erwartungslimit der Patienten überschritten, was zum Verlust der ursprünglichen Einstellung führt. Nach Überschreiten dieses Breaking Points kann es zu drei unterschiedlichen Ausprägungen kommen:

- Wenn Patienten resignieren, verlieren sie ihre Energie und ihr Selbstwirksamkeitsempfinden und sind nicht mehr in der Lage, sich zu beschweren oder nachzufragen. Sie zeigen depressive Züge. Die Tatsache, dass sich Patienten im Zustand der Resignation kaum beschweren, begründet eine Probandin wie folgt:
  „Ne, ne, da hast du keine Kraft mehr. Ich glaub, man ist so abhängig und man ist so erschöpft von dem Ganzen.“

- Wenn Patienten auf Verschiebung hoffen, befürchten sie, dass das OP-Team ab einem gewissen Zeitpunkt bereits müde und unkonzentriert sei:
  „Und dann sagt man sich, warum werde ich jetzt so spät noch operiert, dann sind ja die Kräfte von den Ärzten ja meistens verbraucht.“

- Eine andere Gruppe von Wartenden eskaliert lautstark und wird aggressiv, weil ihnen mit zunehmendem Maße das Verständnis für die Verzögerung fehlt. Diese Patienten drohen, die Klinik zu verlassen und werden „pampig“; Adressaten dieser Gefühlsausbrüche sind die Pflegenden.
  „Um 14 Uhr hab ich zu einer Schwester gesagt, wenn jetzt nichts passiert, gehe ich nach Hause. Ich kann einfach nicht mehr warten. Die Schwester meinte, das müsste ich selbst wissen: ‹Wir können sie nicht halten.› Ja, das war von mir emotional – nicht rational. Ich habe mich später bei dieser Schwester entschuldigt.“

Hier stellt sich die Frage, warum manche Patienten so extrem und zum Teil emotional reagieren? Zum einen berührt diese Verzögerung auf sehr zentrale Werte von Menschen. Denn dadurch wird die persönliche Freiheit eingeschränkt, weil der Betroffene nicht mit dieser Verzögerung gerechnet hat und nun in seiner Lebensgestaltung eingeengt wird: menschliche Grundbedürfnisse, wie Schlafen, Essen, Trinken, sich bewegen, sind plötzlich außerhalb der eigenen Kontrolle. Wer Verzögerung erlebt und warten muss, überträgt negative Gefühle auf denjenigen, der ihn warten lässt (Wentzel 2015). Zum anderen kann das Gerechtigkeitsempfinden einer Person negativ tangiert werden. Schon Kinder lernen, dass es bei Andrang häufig nach der Regel „Einer nach dem Anderen“ geht. Einige westeuropäische Länder unterscheiden sich beim disziplinierten Anstehen, so beispielsweise in Großbritannien und den deutschsprachigen Ländern stark von südeuropäischen und arabischen Ländern, wo es ein vergleichbares geordnetes Schlange stehen nicht in dieser Ausprägung gibt.

In den anschließenden Kapiteln werden neben den Einflussfaktoren, die in der Dissertation beschrieben werden, weitere Erkenntnisse der Wissenschaft aus anderen Studien aufgeführt, welche sich nicht nur auf das Warten auf die elektive Operation, sondern auf bislang untersuchte Wartesettings fokussieren. So unterscheidet sich die Situation in der Arztpraxis von derjenigen in einer Klinik. Wenn sich dort Patienten über zu lange Wartezeiten beschweren, bezieht sich ihr Ärger meistens auf die MFA, nicht auf den Arzt (Bertram 1999, S. 67), denn Patienten wissen, dass die MFA die Sprechstundentermine vergeben und meinen darum, diese müssten eben besser planen. Eine interviewte MFA bestätigte die These im Interview: Zitat: *„... tja, vielleicht haben sie ja auch nicht ganz Unrecht“* (a.o.O., S. 67). Beim Eintritt des Patienten ins Wartezimmer ist seine Selbstregulation noch hoch und er kann seine Impulse kontrollieren. Übersteigt die Verzögerung seine Toleranz, will der Betreffende nur noch drankommen, um endlich fertig zu werden und Gewissheit zu erhalten. Die Mitarbeiterin ist vermeintlich das einzige, was zwischen dem Patienten und seiner „Freiheit“ steht.

Als Reaktion auf lange Wartezeiten gibt es eine große Bandbreite, die sich von eher ergebenem Nachfragen bis hin zu Wutausbrüchen von Patienten äußert. Bei ersterem handelt es sich um Dissonanzen, die in normalem Tonfall vorgetragen werden und bei denen die Auseinandersetzung nur relativ kurz andauert: *„Ich sitze hier schon eine Stunde - wann komme ich dran?"* (Bertram 1999, S. 116). Problematischer entwickeln sich Auseinandersetzungen, die stark emotional geladen sind, länger andauern und in Lautstärke und Tonfall auch von Umgebenden beobachtet werden. Dabei können Drohungen und Beschimpfungen ausgesprochen werden, es wird *„herumgeschrien"* oder *„Türen werden geknallt"* oder Patienten werden *„ausfallend"* (a.a.O., S. 116 - in dieser Dissertation einer Medizinerin ging es um die Wartezeiten in der Hausarztpraxis als Qualitätsaspekt).

Nach Veröffentlichung meiner Dissertation und der Themenvertiefung im Rahmen von Seminaren, Vorträgen, Beratungsleistungen und Workshops wurde die Suche nach Literatur ausgedehnt. Nun lag der Fokus nicht mehr nur auf dem präoperativen Warten bei elektiven Eingriffen, sondern auf dem gesamten Wartesetting. Dadurch konnten neue Schwerpunkte gefunden und bearbeitet werden. Die Ergebnisse und die Datenlage werden in den nachfolgenden Kapiteln dargestellt.

2.1.3 Angst im Kontext des Wartens

Angst wird als ein Gefühlszustand definiert, der mit Beklemmung, Bedrückung und Erregung angesichts einer Gefahr einhergeht. Angst warnt den Menschen vor Situationen, die Schmerz, Verletzung und Tod zur Folge haben könnten. Sie alarmiert den Organismus und veranlasst ihn, alle Energien zu mobilisieren. Angstauslösend ist nicht eine bestimmte Wahrnehmung, sondern die Art und Weise, wie wir diese Wahrnehmung bewerten. Deshalb beginnt die Angstreaktion in einem Gehirngebiet, das für die Bewertung unseres Erlebens zuständig ist. Die sogenannte Amygdala ist verantwortlich für das Gefühl von Angst und Bedrohung. In Zuständen von Angst kommt es zu **Wahrnehmungsverzerrungen** und die Zeit scheint für die Betroffenen, gerade in Situationen des Wartens, stillzustehen. Auslöser von Angst können dabei angenommene Bedrohungen, z.B. der eigenen Existenz, der körperlichen Unversehrtheit, der Selbstachtung oder des Selbstbildes sein. Aber auch Gedanken an ein mit Angst verbundenes Ereignis können körperliche Merkmale von Angst auslösen, ohne dass diese Situation real eingetreten ist.

Ein besonderes Kennzeichen von Angst ist die Aufhebung der willens- und verstandesmäßigen Steuerung der betreffenden Person. Angst löst in den Betroffenen einen starken Impuls aus, eine (erwartete) Gefahr zu überwinden. Im Gegensatz dazu ist Furcht eher rational begründbar und realitätsgerecht. Vermutlich ist auch Angst ein Grund, dass Patienten Behandlungstermine nicht wahrnehmen oder unbewusst „vergessen".

Angst ist einer der zentralen als „negativ" bewerteten Gefühlszustände des Menschen. Im Gegensatz zu depressiven und traurigen Gefühlen, die sich eher auf die Vergangenheit beziehen (auf bereits eingetretene Verluste), ist Angst fast immer auf die Zukunft gerichtet, insbesondere die Angst vor einer medizinisch-pflegerischen Behandlung. Ängstliche Menschen empfinden das Warten als länger (Maister 1985). Wer aufgrund seines Krankheitszustandes emotional labil ist, tendiert eher zu Sorge und Angst und damit zum Erleben von negativen Emotionen. Steigert sich die Angst einschneidend, kann dies zu einer panikartigen Stressreaktion des gesamten Körpers führen. Diese äußert sich mitunter in lähmender Starre und dem Unvermögen, klar denken zu können oder körperlich in irrationalen, d.h. für diese Situation, unangemessenen Kampf- oder Fluchtreaktionen.

Ursachen

Wie entsteht bei wartenden Menschen konkret Angst? Die Aufmerksamkeit wird (teilweise unbewusst) von der eigenen Wahrnehmung gesteuert. Worauf der Wartende den Fokus seiner Wahrnehmung richtet, entscheidet er selbst. Oftmals stimmen seine Befürchtungen in Bezug auf das Gesundheitswesen nicht und beruhen auf falschen oder unzureichenden Informationen (von Erzählungen, aus dem Fernsehen oder Internet). Einige Patienten steigern sich in mentale Negativbilder hinein und blenden Tatsachen aus.

Sogenannte „positiv“ bewertete Basisemotionen wie Freude, Hoffnung oder Dankbarkeit haben vor allem zwei Auswirkungen auf die Psyche: sie **erweitern** zunächst den Blick – nicht mehr nur die Details einer Angelegenheit sind sichtbar, sondern vielmehr das „ganze Bild inklusive seinem Horizont“ oder sogar darüber hinaus. Im idealen Falle stellt man sich beim Warten auf die Behandlung seine geglückte Heilung in allen Facetten vor. Diese positiv bewerteten Emotionen sind also das Gegenteil von Angst, denn beim Fürchten **verengt** der Betroffene mit einem sogenannten Tunnelblick seine Aufmerksamkeit nur auf einzelne Details der bevorstehenden Situation. Manche Patienten malen sich dieses Bild in allen Facetten so negativ aus, dass ihre gesamte Stimmung ins Negative kippt. Andererseits gibt es Menschen, bei denen allein die Tatsache, in vier Wochen einen Zahnarzttermin zu haben, Angst auslöst. Auch hier ist es sinnvoll, die mit großer Sorge verbundene Wartezeit wohltuender zu arrangieren (Davis und Heinecke 1994, S. 30).

Angst im Wartekontext des Gesundheitswesens wird beeinflusst durch Faktoren wie Dringlichkeit der Behandlung, Schwere des Eingriffs und dessen Erfolgschancen. Dabei unterscheidet sich das Warten im Krankenhaus vom Warten in einer Arztpraxis; bei ersterem durch die stark technisierte Umgebung, die eingeschränkten Kommunikationsmöglichkeiten und gerade in Mehrbettzimmern das Miterleben von Leiden, Krankheit oder Tod von Mitpatienten. Angst auslösend kann auch die unvertraute Umgebung mit unbekannten Menschen, die einem körperlich sehr nahe kommen, sein. Stammpatienten und häufige Nutzer haben in der Regel weniger Angst und Unbehagen als Erstpatienten.

Angst kann durch innere oder äußere Faktoren ausgelöst werden und zeigt sich an diversen Symptomen (s. Abbildung 2-2).

Nach Lotz (2000) zählt Angst bei Erkrankungen mit einer Operationsindikation zu den kritischen Lebensereignissen und steht an dritter Stelle nach dem Tod des Partners und einer Scheidung.

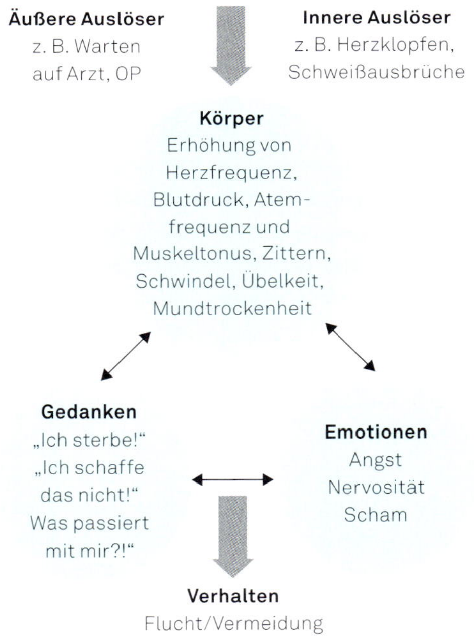

Abbildung 2-2: Angstauslöser (Kaul 2014, S. 9)

Wovor haben wartende Patienten Angst?

Patienten berichten über ihre präoperative Angst davor, nicht mehr aufzuwachen bzw. der Furcht vor einer schmerzvollen Behandlung, vor einer gravierenden Diagnose, vor dem Kontrollverlust, vor Scham auslösenden Situationen und dem Ausgeliefertsein. Richter berichtet über die

Schwierigkeit des Umgangs mit Operationsängsten mit ihren zahlreichen unbewussten Anteilen, welche durch die Patienten nur zum Teil oder sehr spät – buchstäblich fast schon auf dem OP-Tisch – verbalisiert und ausgedrückt werden (Richter 2014, S. 92).

Ausprägung/Symptome

Der Betroffene verspürt die Angst je nach Ausprägungsgrad von leichter Unsicherheit und Sorge bis hin zur Panik. Dabei spielen die Aussagen der Patienten, ihr Verhalten wie Mimik und Gestik, Zittern des Körpers und der Stimme, Schweißausbrüche, Übelkeit oder Durchfall, trockener Mund, erweiterte Pupillen, Herzklopfen und physiologische Parameter wie neuro-endokrinologische, muskuläre und immunologische Indikatoren eine Rolle (a.a.O., S. 88). Betroffene geben manchmal an, vor allem Herz und Magen zu spüren. Diese Organe erweisen sich als besonders sensibel. Denn so klagen Patienten im Wartezimmer, dass ihnen das Warten auf den Magen schlägt oder ihr Herz bei aufregenden Ereignissen ins Rasen gerät.

Das Erleben der Angst ist sehr individuell und nur bedingt verbalisierbar. Ob Menschen Ängste äußern, hängt von verschiedenen Faktoren, auch ihres Umfeldes, ab (Johannßen und Frenzel 2014, S. 186), beispielsweise von der Narkoseform, vor dem Anblick großer Wunden und den eigenen Erfahrungen. Darum sollte es zur pflegerischen Kompetenz gehören, das Angsterleben und den jeweiligen Intensitätsgrad von Patienten zu erkennen und ihnen passende Bewältigungsmöglichkeiten anzubieten (Käppeli 2004).

Was beeinflusst die Äußerung von Ängsten?

Im Kapitel 4.1 wird aufgezeigt, dass sich in den letzten Jahren die Bereitschaft verändert hat, Beschwerden zu äußern. Mitarbeiter erleben einerseits Patienten, die sehr schnell ihre Ängste und Erlebnisse verbalisieren, aber auch andere, die ihre Befürchtungen „in sich hinein fressen“ und sich gegenüber dem Personal nicht äußern. Wovon ist dies abhängig?

Ein Faktor ist die soziale Stellung der Patienten: Menschen mit geringem oder keinem Einkommen sind tendenziell gesellschaftlichen Kränkungen ausgesetzt: ihre Teilhabe am kulturellen Leben ist begrenzt, sie verfügen über weniger Güter und Sozialprestige, sie und ihre Nachkommen erreichen nicht das erstrebenswerte bzw. durchschnittliche oder gar höhere Bildungsniveau usw. (Bliersbach 2014, S. 28). Sie befinden sich zum Teil in asymmetrischen Beziehungen und Abhängigkeiten von staatlichen Institutionen, so auch im Gesundheitssystem. Außerdem sind sie häufiger von Erkrankungen betroffen. Wenn in einer Einrichtung des Gesundheitswesens diese Asymmetrie noch betont wird, zum Beispiel durch akademische Sprache, die Patienten nicht verstehen oder durch eine herabwürdigende Behandlung, fällt es Menschen dieser Bevölkerungsgruppe umso schwerer, ihre Emotionen und Ängste beim Warten zu äußern, weil sie – aus Erfahrung – nicht damit rechnen, dass mit diesen in verständnisvoller und hilfreicher Weise umgegangen wird. Zusätzlich zum niedrigeren sozialen Status führt die Zugehörigkeit zu einer kulturellen Minderheit zu erhöhtem Angstpotential (Richter 2014, S. 87). Patienten mit Migrationshintergrund, von denen derzeit in Deutschland 16 Millionen leben (Bundeszentrale für politische Bildung 2016), bei denen je nach Aufenthaltsdauer weder die Sprache noch die kulturellen Gepflogenheiten vertraut sind, halten ihre Emotionen gegenüber den Mitarbeitenden zurück. Dies bestätigen vielfältige Rückmeldungen von Pflegenden mit dem gleichen Migrationshintergrund, die z.B. während des Wartens in ihrer Dienstzeit als Vertrauenspersonen angesprochen und manchmal mit Problemanzeigen überhäuft werden.

Sicher hat auch das Geschlecht einen Einfluss auf die Äußerung von Ängsten. Im hiesigen Kulturkreis ist es für Frauen üblich, Ängste zu haben und darüber zu sprechen, während es für

Männer eher inakzeptabel ist. Nach gängigem Klischee sind Männer stark und angstfrei, während Furcht bei Frauen ein durchaus übliches Gefühl ist, dessen Äußerung in der Regel unterstützende Handlungen bei anderen (insbesondere Männern) hervorruft. Bei Männern äußert sich Angst, bedingt durch die gesellschaftliche Ächtung, unter anderem durch einen Rückzug in Sprach- und Gefühllosigkeit oder in eine der Situation unangemessene Aggressivität. Solche Reaktionen erschweren den Mitarbeitern eine adäquate Reaktion und einen unterstützenden Umgang mit dem Patienten.

Angstmessung

Die Messung des subjektiven Gefühls der Angst ist anspruchsvoll. Während des Anamnesegesprächs lässt sich das Angsterleben eines Patienten verbal durch folgende Instrumente erfassen:

- Spielberger State Trait Anxiety Inventory (STAI),
- Hospital Anxiety and Depression Scale (HADS),
- Angstsubskala des Brief Symptom Inventory (BSI),
- Beck Angst-Inventar BAI – ein Multiple-Choice-Selbstbewertungsverfahren, dessen Validität und Reliabilität, wie auch bei den vorgenannten Angst-Skalen überprüft wurde (Johannßen und Frenzel 2014, S. 186f).

Alternativen mit nur einer einzigen Fragestellung bieten:

- die visuelle Analogskala (VAS, siehe unten),
- die numerische Rating-Skala (NRS),
- die Faces Anxiety Scale, eine Gesichterskala.

Die Visual Analogue Scale (VAS = visuelle Analogskala) ermöglicht es Patienten, ihren Grad an Angst auf einer horizontalen Linie (ähnlich wie bei der Schmerzskala) zu markieren (a.a.O., S. 187). Dabei wird der Patient aufgefordert, den derzeitigen Angstzustand auf einer Skala von 0 bis 10 einzutragen, wobei 10 für die größte denkbare Angst stehen soll. Diese drei Skalen werden im Kapitel Umgang mit Schmerzen im Praxisteil erläutert.

Angst kann zu Persönlichkeitsentwicklung führen. Manche Patienten möchten gegen ihre Angst beim Warten etwas unternehmen. Ob und was sie tun, hängt von ihren bisherigen erfolglosen oder erfolgreichen Bewältigungsversuchen ab (Richter 2014, S. 87). Ängste sind existenzielle und manchmal radikale Emotionen, die zudem das Schmerzerleben verstärken. Wenn Menschen sich ihnen stellen und sie nicht verdrängen, kann dieser Prozess sie reifen lassen, denn sie lernen dadurch, mit Neuem umzugehen. Außerdem lässt eine solche Auseinandersetzung bzw. erfolgreiche Bewältigung die Selbstwirksamkeit und das Selbstvertrauen wachsen.

2.1.4 Ungewissheit, das Ungeklärte der Zukunft

Menschen, die warten, sind abhängig. Nicht sie beenden das Warten, sondern das Eintreten eines Ereignisses. Dadurch fühlen sich Wartende oftmals ausgeliefert. Patienten sorgen sich um ihren Gesundheitszustand. Gerade beim Warten werden ihnen ihre „Sorgen“ (zum Teil erstmals) bewusst. Das heißt, einige stellen sich subjektiv eine Verschlimmerung vor; dies beeinträchtigt ihr Denken und Fühlen. Denn in der Regel sorgen sich Menschen um etwas, was (noch) in der Zukunft liegt. Beim Warten auf eine Operation ist das Erhoffen des glücklichen Ausgangs, beispielsweise wieder wach zu werden und das Befürchten von Unglück und Komplikationen untrennbar miteinander verbunden (Paris 2001, S. 709). Die Ungewissheit über die Dauer des Wartens belastet; es mündet manchmal in „endlose Warterei“. Nur das langsame Vorrücken von anderen Wartenden erlaubt eine diffuse fragile Orientierung (a.a.O.). Diese Unsicherheit belastet Menschen. Bei einer pessimistischen Grundhaltung können sich Betroffene regelrecht hineinsteigern und befürchten, z.B. hinter leichten körperlichen Beeinträchtigungen die drohende Krebsdiagnose. Entsprechend angespannt erwarten sie den klärenden Untersuchungstermin.

Stationäre Patienten, die auf eine OP warten, wünschen sich explizit Auskünfte und Aufklärung von Pflegenden zum laufenden OP-Programm. Sie begründen diesen Wunsch damit, dass Ärzte auf Station oft nicht greifbar sind. Darum möchten sie vom Stammpersonal der Pflegefachfrauen und -männer informiert werden.

2.1.5 Gelassenheit

Nicht allen Menschen ist Warten ein Gräuel. Manche nervösen und ungeduldigen Personen reagieren wie oben dargestellt auf Warten mit negativer Aufregung – andere nehmen es gelassen hin. Gelassenheit oder Gleichmut beschreibt eine innere ruhige und vertrauensvolle Einstellung. Dabei bewahren Betroffene ihre Contenance, sprich ihre Fassung. Sie ist das Gegenteil von Unruhe, Aufgeregtheit, Nervosität und Stress. Sie zeichnet sich aus durch eine stoische Haltung zu Zeit und ist dabei ein Warten ohne zu warten (a.a.O., S. 713). Die Wartezeit wird als wohltuend erlebt, indem man mit anderen angeregt plaudert, ein spannendes Buch liest, eine dringende Arbeit erledigt oder entspannt vor sich hin döst. Der Anlass des Wartens wird zeitweise vergessen. Einige Patienten gaben im Interview an, dass sie während des Wartens „gar nichts" gemacht hätten (Quernheim 2013, S. 139). Allerdings gibt es nur wenige „Genießer", die sich freuen, im Moment einfach nur faulenzen zu können oder nichts tun zu müssen. Gelassene Menschen warten nicht, sondern sind bewusst im gegenwärtigen Augenblick und empfinden die fortwährende Wahrnehmung ihrer selbst und ihrer Umgebung in dieser Situation als einen Sinn stiftenden Zeitvertreib. Manche Könner sind in der Lage, kontemplative Gedanken anzunehmen. Kontemplation (lat.: „anschauen") bezeichnet einen besonderen und ruhigen Empfindungszustand. Dabei zeigt der Wartende eine be**sinn**liche Aufmerksamkeit. Profis in Sachen Gelassenheit berichten dabei von kurzzeitigen Bewusstseinserweiterungen.

2.1.6 Ortsgebundenheit und Bewegung

Bewegung ist für alle Menschen, nicht nur für Patienten, ein zentrales Grundbedürfnis. Beim Warten in einer reizarmen und gefahrlosen Umwelt kann sich das Bedürfnis nach Bewegung potenzieren. Denn nach Bellebaum (1990, S. 161) entladen sich die Energiehormone erst bei ausreichender Bewegung und Verausgabung, kurzum wenn der bekannte Flucht- oder Kampfmechanismus aktiviert wird. Darum kann der Verlust der Mobilität gravierende Folgen für das Leben der Betroffenen und deren Stimmungslage haben. So konnte die Pflegewissenschaft erst 2005 aufzeigen, dass die zunehmende Immobilisierung von Patienten zum großen Teil iatrogene Ursachen hat (Zegelin 2005). Wir sollten uns daher immer die Patientenperspektive vergegenwärtigen: Warten verlangt körperliche Präsenz und beschneidet den motorischen Ausgleich (Paris 2001, S. 707). Im Gesundheitswesen ist Warten in der Regel ortsgebunden und wird als stationäres Verweilen erlebt. Der Patient kann nicht weg, denn gerade in diesem Moment könnte er ja aufgerufen werden (Schilling 2002, S. 24). Obwohl Wartende meist ein mobiles Telefon dabei haben, vereinbaren sie nur selten solche Mobilitätsoptionen oder werden zur Inanspruchnahme einer solchen Option animiert. Viele Patienten erleben es beispielsweise einschränkend, wenn sie bei schönem Wetter in den angrenzenden Park schauen und sich vorstellen, dort die Zeit verbringen zu können, statt Stunden oder den gesamten Tag im Raum zu verharren.

Patienten, die leichte Bewegungseinschränkungen aufweisen, werden von Pflegenden, Ärzten und Medizinischen Fachangestellten zum Teil unbewusst, oftmals aber auch bewusst in ihrem Bewegungsradius weiter eingeschränkt. Möglicherweise liegt die Ursache für die fehlende Wahrnehmung von Bewegungsmangel in der Einstellung zur Mobilität. Für manche Mitarbeiter scheint es bequemer, wenn sie ihre Patienten an festgelegte Sitzplätze, im Bett oder auf einer Liege platzieren und sie bitten, dort zu warten. Solche Patienten laufen nach Ansicht dieser Mitarbeiter nicht umher, stören keine anderen bzw. sie selbst oder drohen zu stürzen und sich zu verletzen. Und ganz wichtig: Sie sind sofort zur Stelle bzw. abrufbereit.

Gerade für die Kreislauftätigkeit ist es wichtig, dass Patienten auch noch kurz vor ihrer OP in gewohnten Bewegungsmustern bleiben. Je länger eine Ortsfixierung anhält, desto größer sind nach Zegelin (2005) die Gefahren von, z. B. Thrombose, abnehmender Herzauswurfleistung, Verminderung der Atemvolumina, Sekretstau, Obstipation, verminderter Wahrnehmung sowie einschränkender kognitiver und psychischer Veränderungen. Es ist bekannt, dass sich durch vorherige ausreichende Bewegung später die Risiken von intra- und postoperativen Komplikationen reduzieren lassen (a. a. O.).

Selbst Fluggesellschaften fordern Passagiere bei Langstreckenflügen dazu auf, öfter im Gang umherzugehen, damit sich deren Thrombosegefahr reduziert[3]. Dagegen werden im Gesundheitswesen Patienten in Wartebereichen manchmal für Stunden platziert, ohne diesen im wahrsten Sinne des Wortes „passiven" Patienten zwischendurch einen ausreichenden und wohltuenden Bewegungsradius anzubieten. Selbst Flughäfen reduzierten durch Bewegung deutlich die subjektiv erlebten Wartezeiten, die Passagiere am Gepäckstand erlebten, bis ihr Koffer eintraf. Dazu wurde die Flughafenorganisation verändert: Die Passagiere mussten längere Wegstrecken zurücklegen, bis sie am Gepäckband eintrafen. Dort lief dann meistens schon das Band mit ihren Koffern.

2.1.7 Ablenkung

Warten ist nicht sichtbar, denn auch Nicht-Wartende zeigen ähnliches Ablenkungsverhalten. Bei aufmerksamer Beobachtung von wartenden Patienten lassen sich dabei vielfältige Möglichkeiten identifizieren. Denn selten verharren sie in stoischer Ruhe, sondern meistens sind sie beschäftigt. Sie schauen auf die Uhr, nutzen ihr Smartphone, checken neue Einträge in sozialen Netzwerken oder posten ihre derzeitige Situation im Internet, versenken sich in Lektüre oder unterhalten sich. In solchen Ablenkungssituationen warten sie nicht mehr bewusst, sondern haben ihre Wahrnehmung auf einen anderen Fokus verlagert. Schon Fraisse und Fraisse (1974) verweisen darauf, dass jegliche Ablenkung entscheidend das Erleben von Zeit beeinflusst. Und Maister (1985) postuliert: Wenn während des Wartens etwas gelesen wird, was im Zusammenhang mit dem Ziel des Wartens steht, vergeht für die Betroffenen die Zeit schneller. Trotzdem vermuten Thompson et al. (1996a), dass Patienten eher dazu neigen, die Wartezeit zu überschätzen. Dagegen nimmt Bertram an, dass ein Praxisteam dazu neigt, die Wartezeit der Patienten kürzer einzuschätzen als diese tatsächlich messbar ist.

Aber sind alle Aktivitäten nicht doch ein bisschen fahrig, weil man nicht so richtig bei der Sache ist? Jeden Moment könnte das Warten abgebrochen werden, weil man aufgerufen wird. Darum ist das Bewusstsein vordringlicher mit dem Außen beschäftigt als mit der Ablen-

3 Zitat Lufthansa-Webseite 27.07.2015: *„Versuchen Sie, sich während des Fluges zu bewegen: Nehmen Sie zum Beispiel aktiv an dem Bewegungsprogramm „Flyrobic" von Lufthansa teil, das Ihnen bei Langstreckenflügen über die Monitore angeboten wird."*

kung. Es ist, als ob die Vorherrschaft des Zukünftigen mit der Erwartung bald an der Reihe zu sein, die Gegenwart aufzehrt und ihr den Eigenwert raubt. Als ob Wartende gar nicht richtig im Hier und Jetzt leben, sondern nur gebannt zum Horizont blicken und der Vordergrund dabei verschwimmt, als wäre er nicht da (Werner 2011).

In der Marktwirtschaft werden Wartesituationen für einen Kunden verbessert, indem man ihm eine Infrastruktur und Ablenkungsmöglichkeiten zur Verfügung stellt, damit er während der Wartezeit an seinen spezifischen Aufgaben arbeiten kann. So bieten Wartehallen an Flughäfen oder die Lounge der Deutschen Bahn Tische, Stromanschlüsse und Internetzugang, Getränke und Snacks, um die reisefreie Zeit, zum Beispiel durch Arbeit, Lesen oder Unterhaltung angenehm und effizient zu nutzen (Raupold 2009, S. 54).

Dort kommen nur solche Aktivitäten in Frage, die mit dem ‚festgenagelnden' Charakter des Wartens vereinbar sind. Beim Warten auf eine Untersuchung oder Operation verbieten sich Ablenkungsmöglichkeiten wie Spaziergänge in der Stadt oder im Park, weil einige Patienten nur mit einem Untersuchungskittel bekleidet sind oder sich im nüchternen Zustand solche Wege nicht zutrauen bzw. aus Sicherheitsgründen nicht machen (sollten). Somit verbleiben für diese Betroffenen lediglich ortsgebundene Ablenkungsmöglichkeiten wie Lesen, Rätseln, Internet, Gespräche, Musik oder Radio hören und Fernsehen. Lesen ist im Allgemeinen die beliebteste Wartebeschäftigung, egal ob diese in sozialen Netzwerken, auf Nachrichtenseiten, E-Mails oder in gedruckten Medien (Zeitungen, Zeitschriften, Bücher) stattfindet (Schilling 2002, S. 26). An zweiter Stelle der Warteaktivitäten kommt das Beobachten, zumeist von Mitmenschen, also anderen Wartenden bzw. von Mitarbeitern des Dienstleisters. Ein einzelner Patient in seinem Zimmer oder alleine im Untersuchungsraum, hat keine Möglichkeit, Menschen zu beobachten. Nachdenken wurde am dritthäufigsten genannt (a.a.O., S. 16). Ob diese Ergebnisse (veröffentlicht im Jahre 2002) auch heute noch stimmen, kann bezweifelt werden. Der Gebrauch von Smartphones hat extrem zugenommen. Beobachtet man wartende Patienten heute, wird zunehmend festgestellt, dass diese kaum noch miteinander sprechen, sondern viele schweigend auf ihr Display schauen und sich zudem mittels Ohrhörern noch stärker von der Umwelt abschirmen. Viele MFA berichten, dass der akustische Aufruf in einem Wartezimmer häufig misslingt. Der Patient hört den Aufruf nicht. Darum ist es manchmal sogar erforderlich, diesen durch eine Berührung darauf aufmerksam zu machen, dass er nun an der Reihe ist. Vor Ähnlichem warnte bereits Paris (2001, S. 707), indem er ausführte, dass das intensive mentale Beschäftigt-sein jedoch nicht dazu führen dürfe, den ersehnten Aufruf und damit das Ende des Wartens zu versäumen.

In meiner eigenen Studie wurden stationäre Patienten nach Ablenkungsmöglichkeiten gefragt. Die nachfolgenden Nennungen (s. Tabelle 2-1) wurden danach unterschieden, ob man die Ablenkungen alleine oder mit anderen durchführen kann.

Im Wartebereich einer Klinikambulanz oder Arztpraxis kommen für ambulante Patienten gegebenenfalls noch weitere Ablenkungsmöglichkeiten dazu: das Aufsuchen des Kiosks oder das kurzzeitige Verlassen des Gebäudes.

Menschen, denen zu viel Entertainment geboten wird, haben nur wenige Chancen, ihre eigenen Interessen zu entwickeln. Dazu gibt Safranski (2015, S. 27) einen interessanten Hinweis für alle Arten von Ablenkung. Er warnt in seinem von ihm so bezeichneten „Grundgesetz der Unterhaltung: Langeweile lauert in den Mitteln, mit denen sie vertrieben werden soll". Das heißt: all das, mit dem man sich gerne ablenkt und das anfänglich als interessant empfunden wird, kann – über einen längeren Zeitraum ausgeübt – langweilig werden. Aber was genau ist Langeweile?

Allein	Gemeinsam mit Anderen
Berufliche Tätigkeit erledigen (z. B. am Notebook arbeiten)	Besuch empfangen
Fernsehen	Fernsehen – nach Mitsprache anderer Patienten bei der Wahl des Programmkanals
Lesen	Gespräche führen
Musik hören	Nachfragen bei Mitpatienten, Pflegenden, Ärzten, Angehörigen
Sich informieren im Internet	Spielen
Beziehungen spielen lassen, um schneller operiert zu werden	Physiotherapie/Bewegungsübungen durchführen
Umhergehen	
Mit Entlassung drohen	
Rätsel lösen, am PC spielen	
Rauchen, um Nerven zu beruhigen	
Schlafen	
Sich Gedanken machen	
Telefonieren	

Tabelle 2-1: Möglichkeiten der Ablenkung von stationären Patienten vor ihrer Operation

2.1.8 Langeweile

Der Begriff definiert eine Zeitstrecke, die dem Betrachter aus seiner Sicht lang erscheint. „Lange-Weile“ resultiert aus meist unfreiwilligem Nichtstun oder einem Überdruss an bekanntem Handeln und beschreibt einen Modus des Gewahrwerdens der Zeit (Schnell 2012). Schon Kant berichtet vom Zeitparadox, wenn ereignisarme und als langweilig erlebte Zeiträume retrospektiv als kurz empfunden werden (Kant in Kern 2009, S. 33). Dies würde die Annahme stärken, dass einige Patienten sich im Moment des Wartens zwar langweilen und solche inhaltsleeren Momente negativ erleben, später aber, in der Nachbetrachtung nach Beendigung der Behandlung diesen Zeitraum als kurz empfinden. Später sehen wir, dass diese Aussage nicht immer stimmt. Sobald nämlich zusätzlich zu einer längeren Wartezeit aufgrund der OP-Verzögerung Komplikationen auftreten, erleben die Betroffenen diese Zeiten auch retrospektiv als unzumutbar lange (Quernheim 2013, S. 165). Langeweile ist keine Basisemotion, wie zum Beispiel Furcht, Ärger, Freude, Traurigkeit, Ekel, Vertrauen, Überraschung usw. (Kern 2009, S. 53 f.). Die Psychologin Kern beschreibt Langeweile eher als eine Stimmung, zumindest aber als ein negatives emotionales Konstrukt (a. a. O., S. 179). Studien weisen darauf hin, dass unter anderem Intelligenz und Bildung relevante Faktoren für Langeweile sein dürften. Demnach langweilen sich beispielsweise Menschen mit niedrigem Erkenntnisstreben mehr als Wissensdurstige (Watt und Blanchard 1997). Auch wenn Patienten ihr Leben als wenig sinnvoll empfinden, langweilen sie sich stärker. Langeweile hat in vielen Fällen also weniger mit dem Umfeld als mehr mit der betroffenen Person zu tun; denn Langeweile existiert nicht für sich, sondern entsteht immer erst im Erleben eines Menschen.

Ist also alles, was wir zur Genüge kennen, langweilig? Keinesfalls. Selbst schon vielfach wiederholte Lieblingsfilme, -texte oder Musikstücke müssen nicht zwangsweise langweilen, denn der Beteiligte bringt diesen positive Gefühle entgegen, er entdeckt möglicherweise immer wieder neue Facetten und lässt sich von diesen wiederholt fesseln. Bei wartenden Patienten, die sich langweilen, tritt ungeplant(e) Zeit in ihr Wertesystem ein; weil ihre Zeitverwendung fremdbestimmt ist (vgl. Kern 2009, S. 25). Es geht dabei auch um das Statussymbol warten zu lassen. Das führt zu Frustration und Ärger, weil man sich minderwertig und ohnmächtig fühlt. Der Satz des bekannten Theaterkritikers Alfred Derr, übertragen auf wartende Patienten könnte lauten: *„Als ich durstig am OP-Tag wartend um 12 Uhr auf die Uhr schaute, war es erst halb neun und ich wurde noch immer nicht abgeholt“* (Doehlemann 1991, S. 39). Nur manchen Patienten wird es beim Warten langweilig. Gerade die, die erstmals vor einem Eingriff stehen, erleben mehr Spannung als verharrende Zeit. Denn ihr Bewusstsein richtet sich auf den erwarteten Eingriff. Dagegen langweilt sich manch wartender Patient, der das Procedere kennt und es ersehnt, aufgerufen zu werden. Er verspürt ansonsten keinerlei Interesse an jeglicher Form der Ablenkung. Je länger dieser Zustand anhält, desto eher kann es beim Betroffenen zu Enttäuschung oder Aggressionen führen. Man weiß nichts mit der eigenen Person anzufangen. Der Moment der Leere wird bewusst wahrgenommen und möglicherweise entwickelt sich etwas Neues.

Doch erleben (junge) Menschen heute wirklich noch Langeweile oder verhindern sie systematisch deren Aufkommen? Diese jungen Wartenden beschäftigen sich meist mit Aktivitäten an eigenen Bildschirmen und kapseln sich mit Ohrhörern von ihrer Umwelt ab; Unterhaltungen im Wartezimmer mit anderen Patienten reduzieren sich. Derartige Abschirmungsmaßnahmen werden von manchem Mitwartenden, der nicht digital bzw. elektronisch aktiv ist, als arrogante Unnahbarkeit oder Desinteresse interpretiert, obwohl dies gar nicht so sein muss. Schon Russell warnt bereits 1930 vor einem Übermaß an Unterhaltungskonsum: „Eine gewisse Fähigkeit, Langeweile zu ertragen, ist daher unerlässlich zu einem glücklichen Leben“ (Russell in Kern 2008, S. 66). Er kommt zum Schluss, dass Jugendliche sich nicht mit Ablenkung überfluten, sondern sich an eine gewisse Monotonie des Daseins gewöhnen sollten. Langeweile gehört zum Leben, man muss mit ihr Leben und kann es lernen. Brodsky fordert, wenn sich mit der Langeweile das Fenster zur Unendlichkeit der Zeit „einmal öffnet, versuchen Sie nicht es zu schließen; im Gegenteil, öffnen Sie es so weit wie möglich. Denn Langeweile spricht die Sprache der Zeit und gibt Ihnen die wertvollste Lektion Ihres Lebens – [...] –, die Lektion von Ihrer völligen Bedeutungslosigkeit.“ (Brodsky 2000, S. 212).

Die positiven Seiten des Wartens

Ist das nun erstmals technisch mögliche permanente Ablenken mittels Smartphone und Co das Ende des Wartens und der Langeweile? Hat Warten nicht auch genügend positive Aspekte, um es attraktiv zu machen? Ein Zustand der Pause, der Kontemplation?

Ist es nicht paradox: tagsüber eilen und hetzen wir von einem Date und Meeting zum nächsten, um abends gerade noch rechtzeitig den Sport, Meditations- oder Yogatermin zu erreichen um dann endlich in Ruhe zu verharren und aufzutanken? Wäre es anders nicht besser? Achtsamer im Moment zu leben, Pausen einzuhalten – Verzögerungen zu spüren, damit der eigene Akku gar nicht erst tiefentladen wird (Quernheim 2010a, S. 120)? Wenn wir nicht mehr Warten könnten, ginge das mit dem Verlust eines Kulturguts einher. Warten können ist Selbstdisziplin, Triebverzicht, ungeplantes Auftanken. Warten regt an zum Nachdenken. Menschen brauchen diese Phasen des Nichtstuns und der Langeweile, um kreativ etwas (Neues) zu entwickeln. Man betrachtet beim Verharren eine Landschaft, eine Situation oder hört still in sich und plötzlich – „Heureka!“ – ist eine Idee geboren. Hindern uns die pausenlosen Online-News, WhatsApp-Mitteilungen oder Facebook-Likes sogar daran?

Warteten Menschen früher am Bahnhof auf ihren Zug, so fielen ihnen am Folgetag Veränderungen zum Vortag auf. Beispielsweise Abweichungen in der Umgebung, der Natur und bei anderen Wartenden. Man tauschte sich aus, lernte neue Menschen kennen und unterhielt sich. Durch das Aufkommen der Smartphones wird weniger miteinander gesprochen. Das Signal, die Ohren mit Ohrhörern verschlossen zu haben, und der dauerhaft gesenkte Blick auf das Display zeigen Wirkung und Umgebende interpretieren nicht selten: „Sprechen Sie mich bitte nicht an." Wer so ein „Nicht-Warte-Verhalten" seit Monaten und Jahren gewohnt ist, könnte bei einem Ausfall des Netzes (oder einem leeren Akku) in große Nöte kommen.

Haben wir echtes Alleinsein-können gelernt? Denn dabei geht es um das Gewahr-werden unserer selbst und der Situation, in der wir uns befinden, darum, uns selbst zu spüren und unsere Verhaltensweisen oder Empfindungen ohne Bewertung zu betrachten. Damit erreichen Menschen Zustände von Gelassenheit und innerer Ruhe, ohne diese auch nur im Entferntesten als Langeweile zu erleben. Wir sind bestens ausgestattet für längere Phasen des Nichtstuns und benötigen sie zur Regeneration. Dabei hat unser Gehirn die Fähigkeit, die Fantasie anzuknipsen, innere Filme ablaufen zu lassen, in Probeszenarien Aufgaben zu lösen, in Lebenserinnerungen zu schwelgen oder auch auf Sparmodus zu schalten und vor sich hin zu träumen (Ernst 2015). Viele Patienten nutzen diese Möglichkeiten nur zum Teil oder sind sich ihrer (Chancen) gar nicht bewusst. Die technischen Möglichkeiten der allzeit verfügbaren Elektronik lassen den Menschen immer weniger zur Ruhe und zu sich kommen. Es wird kaum mehr (über sich selbst) nachgedacht oder inne gehalten, weil der Nutzer permanent im und mit dem Außen beschäftigt ist. Vielleicht könnte deswegen Langeweile sogar positiv, als intelligente Antwort auf ein erdrückendes Angebot an flacher und inhaltsleerer Unterhaltung, interpretiert werden? Die Homöostase des Warten-müssens quasi als etwas Heilsames? In solchen Fällen kann das Warten aufgrund des Behandlungsprozesses zur Selbstreflexion genutzt werden.

Sicherheit ermöglicht Langeweile

Welche Patienten sind beim Warten im Gesundheitssetting eher von Langeweile betroffen? Die Antwort ist eindeutig: Das subjektive Gefühl der Langeweile kann sich nur dann bemerkbar machen, wenn der Betroffene Sicherheit erlebt. Patienten, die das Reglement der Behandlung zur Genüge kennen, wie Menschen mit chronischen Erkrankungen, die also schon beim Eintreten wissen, was von wem an welcher Stelle gemacht wird, erleben eher Langeweile. Patienten, die in einem angstvollen Zustand warten, erleben Ungewissheit, Angst, Unsicherheit usw., aber sie erleben keine Langeweile!

Das Gegenteil von Langeweile ist Leidenschaft, Begeisterungsfähigkeit und Interesse. Darum erlebt, wie oben beschrieben, gerade derjenige Patient beim Warten keine Langeweile, der seine Behandlung mit großer Aufregung herbeisehnt. Je aufgeregter und emotional aufgeladener der Patient ist, desto weniger Langeweile erlebt er. Doch auch etwaige befürchtete Ereignisse wie eine anstehende Operation rufen ein Spektrum an Vorgefühlen hervor, die in der Regel Langeweile nicht entstehen lassen. Menschen mit hoher Tendenz zur Langeweile neigen eher zur Überschätzung der Zeitdauer als andere mit geringer Tendenz (Kern 2008, S. 116). Wenn im Wartezimmer beispielsweise fünf Minuten vergangen sind, glauben sie, bereits etwa fünfzehn Minuten gewartet zu haben. Solche Wartenden werden aufgrund ihrer realitätsverzerrten Einschätzung schneller unruhig. Darum sollten im Gesundheitswesen sich langweilende Personen rechtzeitig identifiziert und gegebenenfalls mit Ablenkungsmaßnahmen zu einem positiveren Gemütszustand verholfen werden (Ausführungen dazu im zweiten Buchteil). Die Früherkennung ist ein wesentliches Element, um Langeweile zu diagnostizieren. Nicht immer gelingt es durch Beobachtung, Rückschlüsse zu ziehen, ob sich Wartende im Moment langweilen. In einem solchen Zustand können sich die Gesichtszüge im Bereich der oberen Gesichtshälfte entspannen. Zeigen sich bei wartenden Patienten Unruhezustände, könnte äußerlich der Eindruck entstehen, dass sich die Betroffenen ärgern – obwohl das nicht stimmt und sie sich (noch) langweilen. Kern beschreibt weitere Symptome der Langeweile mit unterschiedlichen Verhaltensweisen, die sich beispielsweise durch einen ziellos umherschweifenden Blick und dem Trommeln mit den Fingern – oder aber als „Dumpfheit" mit adäquater Mimik, Gestik, Stimme und Körperhaltung darstellen (Kern 2008, S. 286).

Hinzu kommt ein weiterer Aspekt: Solche Zeiten sind auch Mußezeiten und das Nichtstun bei der Langeweile sind für Gehirn und Körper pure Notwendigkeiten. Nur in solchen Zuständen der Passivität kann Neues entstehen. Nietzsche spricht von der Langeweile als „unangenehme Windstille der Seele, welche der glücklichen Fahrt und den lustigen Winden vorausgeht: Der Mensch muss sie ertragen, muss ihre Wirkung bei sich abwarten" (Nietzsche 2013, S. 401 f.). Am besten wäre es also, sich der Langeweile im Wartesessel hinzugeben. Psychologen raten ihren Klienten zum Aushalten von Langeweile, um nach und nach herauszufinden, wer sie als Mensch wirklich sind (Ernst 2015).

Verweilen statt „langweilen"

Menschen, die unabhängig vom Warten im Gesundheitswesen in ihrem Leben viel unter Langeweile leiden, könnten vielleicht einmal probieren, ihre ungeteilte Aufmerksamkeit einer Sache zuzuwenden, in der sie „aufgehen". Bei dieser „Beschäftigung" sollten sie „verweilen", denn ein gelangweilter Mensch ist auf die Zeit fixiert und möchte dieser entfliehen. Dagegen tritt der „verweilende" Mensch aus dem Fluss der Zeit heraus, weil ihn diese (Zeit) nicht mehr interessiert (Zöllner 2004, S. 140). Ein solcher Mensch ist nicht mehr auf die Zukunft fixiert, sondern auf sein aktuelles Erleben bzw. gegenwärtiges Tun. Erst in Situationen von Langeweile wird für ihn die Zeit auffälliger, je länger diese dauert. Beim Aufkommen von Langeweile sehen Patienten oft nur eine Lösung in der Zukunft und eilen mental dorthin. Manchmal kann es besser sein, solche Zeiten als Chance zu nutzen, um dem „zielorientierten" und ruhelosen Denken zu entweichen. Zuweilen bleibt es allerdings auch nur ein frommer Wunsch, diese vorgeschlagenen Punkte umzusetzen, denn dies kann je nach Prägung für einzelne Menschen nicht einfach sein.

2.1.9 Hoffen auf Verzögerung („Galgenfrist")

Wenige Patienten warten sogar gerne, wünschen sich aus Angst vor dem Eintreffen des befürchteten Ereignisses noch viel mehr Zeit und hoffen auf eine „Galgenfrist". So bittet in meiner Studie zum Erleben bei OP-Verzögerung ein Proband die Klinik darum, möglichst lange mit seiner OP zu warten, damit er erst ans Programmende kommt, um die darauffolgende Nacht besser durchschlafen zu können (Quernheim 2013, S. 135). Bei entsprechend langer Wartezeit keimt in manchen auf eine OP Wartenden die Hoffnung, dass es vielleicht nicht mehr heute geschehe, sondern diese Unbehagen auslösende Situation auf morgen verschoben und ihm damit eine „Galgenfrist" eingeräumt werde. Für ambulante Patienten hat eine kurze Wartezeit beim Ankommen auch positive Aspekte: Damit gelingt es Betroffenen, sich von der alltäglichen Hektik etwas zu lösen, sich zu beruhigen und gedanklich auf die Untersuchung und das Gespräch vorzubereiten. Diese Zeit ist umgekehrt für den Betrieb auch eine Art Pufferzone, die der Praxis quasi garantiert, dass bei einem Terminausfall bereits weitere Patienten im Wartebereich sind (Lamers 2002, S. 20).

2.1.10 Versichertenstatus des Patienten

Die Art der Krankenversicherung von Patienten hat Auswirkungen auf ihr Erleben. Denn nicht zuletzt wegen ihres Status als privat Versicherte (11 Prozent aller Versicherten) haben einige Patienten gegenüber gesetzlich Versicherten (89 Prozent) einen höheren Anspruch, gar nicht erst warten zu müssen (Quernheim 2013, S. 114). Viele Medienberichte haben in den letzten Jahren auf deutlich verlängerte Wartezeiten von Kassenpatienten auf einen Termin beim Facharzt, im Vergleich zum Privatpatienten, hingewiesen. Selbst der Bundestag bestätigte in einer Anfrage diese Tatsache (Deutscher Bundestag 2014).

Tritt nun für Privatpatienten eine Verzögerung „wider Erwarten" ein, sind sie besonders enttäuscht und konsterniert, weil sie bislang Verzögerungen im Gesundheitswesen kaum gewohnt waren und aus ihrer Rolle als Privatpatient eine gewisse Anspruchshaltung entwickeln. Pünktlichkeit gewohnt, irritiert es sie beispielsweise in der Klinik, wenn ihre elektive OP nicht planmäßig durchgeführt wird. Einerseits haben sie Verständnis für das Vorziehen von dringenden Notfall-Operationen, andererseits vermissen sie die gewohnte Vorzugsbehandlung. Diese Erwartung führt zu einem negativen Erleben der Betroffenen.

Für gesetzlich Versicherte ist Warten in einem gewissen Rahmen eine gewohnte Erfahrung. Zukünftig sind hier gesundheitspolitische Änderungen geplant. Dazu kündigt die Deutsche Bundesregierung an, dass für gesetzlich Versicherte die Wartezeit auf einen Arzttermin deutlich reduziert werden soll. Patienten sollen sich seit 2016 bei Überweisung an einen Facharzt, an eine zentrale Terminservicestelle bei der Kassenärztlichen Vereinigung (KV) wenden können. Diese vermittelt innerhalb einer Woche einen Behandlungstermin. Für den Termin soll im Regelfall eine Wartezeit von vier Wochen nicht überschritten werden. Gelingt dies nicht, wird von der Terminservicestelle ein Termin – außer in medizinisch nicht begründeten Fällen – zur ambulanten Behandlung in einem Krankenhaus angeboten. Die Behandlung erfolgt dann zu Lasten des jeweiligen KV-Budgets. Diese Terminservicestellen können in Kooperation mit Krankenkassen betrieben werden.

Hier kommen auch soziale Normen und Einflussfaktoren wie Gleichheit und Fairness zum Tragen. Einige gesetzlich versicherte Patienten beschrieben auf die Frage, warum es bei ihnen zu einer OP-Verzögerung gekommen ist, ihre Annahme, dass Privatpatienten vorgezogen wurden; dies bezeichnen Betroffene als unfair. Maister (1985) bezieht sich auf Fairness und postuliert, dass erlebte Ungerechtigkeit bei Wartenden diese den Zeitraum subjektiv als länger erleben lässt. Wenn Menschen in einer Schlange stehen und gemeinsam warten, ist die soziale Gerechtigkeit ein entscheidender Aspekt (Zhou und Soman 2006). Dabei geht es um das Sprichwort: „Wer zuerst kommt, mahlt zuerst[4]" (vgl. das englische Prinzip: First in and first out „FIFO"). Unabhängig davon ist es für die Kunden wichtig, dass jeder ungefähr gleichlang ansteht. Wenn sie das Gefühl haben, dass sie beim Anstehen mehr Zeit verbracht haben als jemand anders, sind sie weniger zufrieden (a.a.O.).

2.1.11 Warten bei Schmerzen

Schmerzen entstehen, vom biopsychosozialen Krankheitsmodell her betrachtet, aus unterschiedlichen Gründen, sind von Außenstehenden nicht zuverlässig messbar und werden von der Person als real empfunden. Je stärker und

4 Wurde erstmals in Mittelniederdeutsch im „Sachsenspiegel" genannt, einer Sammlung von Rechtsprinzipien, die Eike von Repkow im 13. Jahrhundert dokumentierte (vgl. Scheerer 2004).

belastender Patienten einen Schmerzzustand erfahren, desto negativer werden Wartesituationen erlebt. Ein Patient ohne Termin hat aufgrund einer geäußerten Schmerzproblematik fast immer die Chance, einen „akuten“ Termin zu erhalten. Schmerz ist subjektiv und von Betroffenen und Behandelnden nicht immer durch nachvollziehbare Beeinträchtigungen „nachweisbar“.

Noch immer gilt der Goldstandard der Schmerzermittlung (nach McCaffery et al. 1997): „Schmerz ist das, was der Betreffende sagt und er ist immer dann da, wenn der Betreffende sagt, dass er Schmerzen hat“.

Jemand, der mit starken Schmerzen in eine Klinik oder Praxis kommt, kann nicht einfach nach Hause gehen, sondern benötigt eine Behandlung und fühlt sich infolgedessen oft der Klinik ausgeliefert.

Eine kanadische Studie (Watt-Watson et al. 2009) ermittelte beispielsweise zu postoperativem Schmerzmanagement eine Diskrepanz zwischen der Einschätzung von Patienten und ihren betreuenden Pflegenden. Dabei wurden 225 Patienteninterviews am dritten postoperativen Tag nach einer Herzbypass-OP geführt. Zusätzlich wurden 94 Pflegende interviewt und anschließend die Daten mit der Methode des Paarvergleichs analysiert. Die Forscher ermittelten, dass die Schmerzeinschätzung der Pflegenden in den meisten Fällen unzutreffend war, d. h. nicht mit der subjektiven Schmerzwahrnehmung des Patienten übereinstimmte. Patienten erhielten nur 47 Prozent der verordneten Schmerzmedikation. Patienten schätzen die Aufmerksamkeit der Pflegenden in Bezug auf ihre Schmerzen sehr gering ein (Thoke-Colberg 2003). Es scheint immer noch Ärzte, Pflegende und andere Mitarbeiter zu geben, die wartenden Patienten mit Schmerzen mitteilen, dass vor Abschluss der Diagnostik keine Analgetika verabreicht werden dürften. Diese Vorgehensweise ist fachlich obsolet.

2.1.12 Termintreue

Es lassen sich verschiedene Arten von Patienten unterscheiden: die Überpünktlichen mit dem sogenannten „Verabredungssyndrom“. Das heißt, sie kommen deutlich früher als der Termin angesetzt ist und beginnen dann auch schon mit dem Warten. Ursache für das Verhalten der Überpünktlichen kann in einer generell übervorsichtigen Einstellung oder auch in perfektionistischen Ansprüchen an sich selbst und andere liegen. Solche Menschen haben häufig Angst, etwas zu verpassen, ihren Alltag nicht kontrollieren zu können oder der Unpünktlichkeit beschuldigt zu werden und sind darum prinzipiell früher da.

Natürlich darf bei einem Praxisbeginn um 8:00 Uhr die Eingangstüre nicht erst um 8:00 Uhr geöffnet werden. Denn aus Gründen des Service ist den Patienten, die beispielsweise mit öffentlichen Verkehrsmitteln anreisen, ein trockener und warmer Aufenthaltsort im Praxisgebäude zu gewähren. Aber mehr noch, ein „pünktliches“ Öffnen um 8:00 Uhr stellt bereits eine Verzögerung dar. Denn es zeigt dem Patienten mit einem 8:00 Uhr-Termin, dass ein genauer Beginn gar nicht vorgesehen ist. Denn bis ein neuer Patient aufgenommen, im Dokumentationssystem erfasst und informiert ist, vergeht eine gewisse Zeit. Wenn in einem solchen Fall der Behandler darum erst um 08:15 Uhr starten kann, kommt es auch bei jedem Folgepatienten zu Verzögerungen von mindestens 15 Minuten. Chronisch Kranke oder andere „Dauerpatienten“ kennen die Abläufe in Arztpraxen und wissen: die Reihenfolge wird nicht nach Termin, sondern nach dem Zeitpunkt der Anmeldung festgelegt und kommen deshalb absichtlich früher. Letztlich ist auch Zu-früh-Kommen eine Form der Unpünktlichkeit und kann den Termingeber ungehalten werden lassen, weil er noch nicht entsprechend vorbereitet ist. So berichten Reti (1994) und Bertram (1999), dass ein großer Teil der Patienten zu früh, d. h. vor Beginn des geplanten Termins erscheint, was wiederum ihre effektive Wartezeit erhöht.

Viele der Patienten unternehmen große Anstrengungen oder stellen ihren Alltag um, um rechtzeitig zu erscheinen. Sie erwarten eine entsprechende pünktliche, d.h. wie geplante Behandlung, werden spätestens nach der akademischen Viertelstunde unruhig und fragen sich, ob ihr Aufwand sich gelohnt hat oder überhaupt notwendig gewesen wäre. Sie selbst erfüllen die an sie gestellten Anforderungen, das Gegenüber der Verabredung aber nicht.

In einer älteren Untersuchung aus dem deutschsprachigen Raum antworteten Patienten auf die Frage, wie lange sie bereit sind zu warten, im Durchschnitt mit 38,5 Minuten, wenn sie einen Termin haben und 68 Minuten ohne Termin (Bertram 1999, S. 28). Laut Bertram existieren Gerichtsurteile, die eine Wartezeit von 30 Minuten als unzumutbar einstufen (a.a.O.). Es darf vermutet werden, dass sich diese Zahlen in der Zwischenzeit weiter reduziert haben. Dies könnte an der allgemein gestiegenen Anspruchshaltung liegen.

Unpünktliche Patienten, die zu spät erscheinen, entschuldigen sich für ihre „Schuld“, den Anderen warten gelassen zu haben. Zuweilen geben sie als Gründe dringende Telefonate, den Straßenverkehr, die fehlerhaften Verbindungen oder Verspätungen von Bussen/Bahnen und Ähnliches an. Viele Menschen leben mit dem Zu-spät-Kommen aber auch innere Konflikte aus. Gerade im Gesundheitssystem kann dies mit unbewussten Ängsten zu tun haben, dem Nicht-wahrhaben-Wollen (einer Diagnose oder Erkrankung) usw. Nicht selten sanktionieren einige Mitarbeiter solches Verhalten, indem sie den Zu-spät-Gekommenen länger warten lassen. Getreu dem Motto: „Wer zu spät kommt, den bestraft die Praxis!“.

Leichter lässt es sich ertragen, wenn niemand Schuld am Warten hat. Obwohl es in der Regel keine echten „Täter“ gibt, fühlen sich viele Wartende als Opfer (Paris 2001). Sie äußern, dass irgendetwas Organisatorisches nicht stimme und sie selbst nun darunter leiden müssten.

Immer dort, wo Angebote rar sind, z.B. beim Facharzt auf dem Lande, der im Umkreis von 50 Kilometern keinen Mitbewerber hat, steht Warten trotz Terminvereinbarung, oftmals auf der Tagesordnung. Zum Teil sind Patienten bereit, dort zu warten, weil sie um die Alleinstellung des Anbieters wissen. Genauso kann sich dieser Grundsatz in das Gegenteil verkehren, wenn genügend Kliniken oder Arztpraxen in der Region vorhanden sind (Bellebaum und Hettlage 2014, S. 239). Manchmal wirkt sich ein volles Wartezimmer positiv auf das Image des Anbieters aus; Besucher könnten interpretieren: „Der Andrang hier zeigt, wie begehrt diese Einrichtung ist“ (Bertram 1999, S. 23).

Diejenigen, die zu einem vereinbarten Termin nicht erscheinen, können ganz unterschiedliche Gründe haben, die entweder in ihnen selbst oder aber auch in der „Abwehr“ der geplanten oder bisherigen Behandlung liegen können:

- Angst vor der Behandlung, aber gleichzeitig auch vor Absage des Termins
- Negative Vorerfahrungen mit dem Behandler oder dem Team
- Ungewissheit über das Bevorstehende
- Termin wurde vergessen oder nicht notiert
- Termin war ungelegen, Absage wurde aber unterlassen
- Die oben bereits erwähnten Hindernisse auf dem Weg zur Behandlung
- Dringende andere Tätigkeit, die die Behandlung und Absage vergessen ließen

... und sicherlich noch vieles mehr. Tatsache ist, dass die Nichterscheinenden insbesondere bei Einbestellung zur OP hohe Ausfallkosten verursachen und es inzwischen eine ernsthafte Diskussion darüber gibt, diese säumigen Patienten in (Ausfall-)Haftung zu nehmen. Weitere Details dazu finden Sie im Kapitel 6.5.11 „Ausfallregelung“ im Praxisteil.

2.1.13 Alter

Bürgel (2007) berichtet, dass ältere Patienten sich weniger über Wartezeiten beim Hausarzt beschwerten, weil diese für viele eine willkommene Abwechslung seien. Im Setting der OP-Verzögerung kam meine Studie zu anderen Ergebnissen. Patienten sind mit zunehmendem Alter weniger stark bereit, Fehler oder Versäumnisse im Krankenhaus zu entschuldigen. So erlebten nahezu alle älteren Probanden (über 70 Jahre) die Wartezeit enttäuschend und fühlten sich dadurch genervt (Quernheim 2013, S. 114). Mitarbeiter im Gesundheitswesen berichten, dass sich gerade ältere Menschen mehr über Wartesituationen beschweren als jüngere. Von ähnlichen Ergebnissen berichtet auch Bertram (1999, S. 71): Auf die Frage, welche Altersstufen sich in der Arztpraxis mehr beschweren, nennen die darin befragten MFA „Rentner" oder „Ältere". Recht häufig kommt die Interviewaussage, dass es „*immer dieselben notorischen* Nörgler" wären, die sich beschweren, auch unabhängig von der Wartezeit und es häufig gar nicht die betrifft, die wirklich krank sind. Das typische Zitat einer Rentnerin lautete: *„Wir haben eh' so wenig von unserer Zeit ... wir müssen eh' bald sterben, da will ich meine Zeit nicht beim Arzt zubringen!"* (Bertram 1999, S. 71).

Das mag daran liegen, dass unser Gehirn Informationen filtert, es vergleicht Aktuelles mit bereits Erlebtem ab, um Situationen aufgrund vorhandener Erfahrungen richtig einzuschätzen. Je älter der Mensch wird, umso umfangreicher wird die vergangene Erfahrung im Vergleich zum Augenblick. Je kürzer also der gegenwärtige Moment im Verhältnis zu erlebten Zeitspanne erscheint, desto schneller vergeht aus subjektiver Sicht die Zeit. Besonders wichtig sind hier die Informationen, die neuartig erscheinen.

Kinder und Jugendliche

Am Anfang hat alles den Charakter der Neuartigkeit und wird gerade von Kindern neugierig aufgesaugt. Wenn ein Kind warten muss, ist diese Situation anders als für einen Erwachsenen. Ein ganzes Jahr bedeutet für einen Zehnjährigen ein Zehntel seines Lebens, für eine Fünfzigjährige ist es nur ein Fünfzigstel (Speck 2010, S. 2). Während mit zunehmendem Lebensalter Menschen Wiederholungen erleben, passiert im Kinder- und Jugendalter vieles zum ersten Mal, z. B. irgendwann als Kind alleine zum Zahnarzt zu gehen. Jugendliche haben eine höhere Neigung zur Langeweile (Kern 2008, S. 329) und eine geringere Fähigkeit, (geduldig) „mit dem Zeitverlauf zu ‹leben›" (a. a. O., S. 498). Durch ihre Neugier und ihre leistungsfähige mentale Aufnahmefähigkeit erleben Kinder in Situationen, die ohne eine Veränderung längere Zeit andauern, schnell Langeweile in dem Sinn, dass sie sich beschäftigen oder „animiert" werden möchten.

Erwachsene und Ältere

Als Erwachsener kann man dagegen auf eine Fülle von Erfahrungen bei Arztbesuchen, sei es zur Routinekontrolle oder zur Behandlung, zurückgreifen. Diese Ereignisse verlieren irgendwann den Zauber der Neuartigkeit und werden zur Normalität. Routine erlaubt es uns, Situationen schnell als „üblich" oder als etwas „Besonderes" einzuschätzen. Patienten, die immer mehr als 15 Minuten auf den Behandlungstermin warten müssen, kennen nichts anderes und haben eine entsprechende Erwartung entwickelt. Ältere Menschen schätzen aus ihrer Erfahrung schneller eine Entwicklung ein und reagieren verärgert, wenn ihr Erwartungsniveau überschritten wird. Für Ältere vergeht Zeit auch deshalb so eilig, weil sie spüren, dass sie sich auf das Ende ihres linearen Zeiterlebens hin bewegen (Geißler 2007). Mit zunehmendem Lebensalter lassen sich Emotionen wie Ungeduld, Überdruss und Ähnliches, die oft gepaart sind mit Langeweile, besser unter Kontrolle halten. Andere Quellen sprechen im Gegensatz dazu gesunden älteren Menschen eine ausgeprägtere Gelassenheit zu. McCarthy et al. (2011) kommen zum Ergebnis, dass Patienten, die 35 Jahre oder älter sind, Wartesituationen zufriedener erleben als Patienten zwischen 18 und 34 Jahren. Im Unterschied zu jüngeren Menschen, so vermutet wiederum Köhler (2007, S. 36), freunden sich die Älteren möglicherweise mit dem Warten an, wie mit einem Bekannten. Eine italienische Untersuchung von Lovato et al. (2013) kommt dagegen zum Ergebnis, dass Faktoren, wie Geschlecht, Alter, Bildungsniveau, zumindest bei Zufriedenheitsüberprüfungen keinen Einfluss haben. Aber gibt es Unterschiede zwischen wartenden Männern und Frauen?

2.1.14 Warten aus der Gender-Perspektive

Damit in der deutschen Sprache eine Differenzierung zwischen biologischem („sex") und sozialem („gender") Geschlecht getroffen werden kann, wurde der Begriff „Gender" aus dem Englischen übernommen. Denn im Deutschen wird das Wort „Geschlecht" für beide Bedeutungen verwendet. Auf die Frage, ob im Gesundheitswesen Frauen anders warten als Männer, bietet die gesichtete Literatur bisher keine Antworten. Deshalb habe ich mich entschlossen, meine Seminarteilnehmenden (Pflegende, Ärzte, MFA, Mediziner, MTA, Physiotherapeuten u.a.) diesbezüglich anonym zu befragen. Die Stichprobe mit 128 ausgefüllten Fragebögen aus Deutschland, Österreich und der Schweiz wurde im Zeitraum von Oktober 2015 bis März 2016 abgeschlossen. Folgende Tendenzen zeigen sich: Prinzipiell erleben sich die Befragten jeden Alters und Geschlechts als Patienten im Gesundheitswesen weniger besorgt und nervös beim Warten auf eine Behandlung, sondern beschreiben sich eher als ruhig und entspannt. Männer haben zumindest im Krankenhaus eine geringere Bereitschaft zu warten (im Schnitt 2,2 Stunden), während Frauen maximal etwas über drei Stunden Wartezeit akzeptieren würden. In einer Arztpraxis fänden beide Geschlechter eine Wartezeit von etwas unter zwei Stunden (1,7 bzw. 1,8 Stunden) akzeptabel. Interessant sind die Angaben bei der Frage: „Was erleichtert Ihnen das Warten?". „Gewinner" bei den Männern ist hier das Spazierengehen draußen, während Frauen am liebsten Bücher oder Zeitschriften lesen (diese Präferenz ist in allen weiblichen Altersgruppen relativ hoch, während Männer den Gebrauch elektronischer Geräte dem Lesen vorziehen). Alle Geschlechts- und Altersgruppen möchten unbedingt regelmäßig von den Mitarbeitenden über die voraussichtliche Wartezeit informiert werden (Bewertung von 1,7 auf einer deutschen Schulnotenskala). Am wenigsten gewünscht sind unter weiblichen und männlichen Befragten die Einnahme von Medikamenten. Unter den selbst gewählten Warteerleichterungen werden mehrfach genannt: Musik, bequeme Sitzgelegenheiten/Sessel, gute Atmosphäre und die Möglichkeit der Unterhaltung mit Mitwartenden. Interessanterweise scheinen die befragten Mitarbeitenden beiderlei Geschlechts im Gesundheitswesen deutlich längere Wartezeiten zu tolerieren als befragte Patienten.

2.1.15 Warten allein oder in Gemeinschaft

Warten in der Gruppe vergeht schneller, als alleine zu warten (Maister 1985). Bertram berichtet von Patienten, die sich auf die Sozialkontakte im Wartezimmer freuen (Bertram 1999, S. 23). Die sozialen Umstände des Wartens haben Auswirkungen auf das Erleben. Das glauben Sie nicht? Dann lesen Sie bitte den unteren Beispielkasten:

Frau Kurz kommt morgens als erste Patientin in das Wartezimmer ihres Arztes. Im leeren Raum sitzt sie ruhig und entspannt. Etwas später betritt Patientin Frau Schmidt das

Wartezimmer. Unmittelbar verändert sich das Erleben von Frau Kurz. Unabhängig davon, ob beide Damen miteinander kommunizieren oder sich ignorieren, wartet Frau Kurz ab diesem Moment anders, denn die Tatsache, dass jetzt ein anderer Mensch mit im Raum ist, führt zur Änderung ihres Verhaltens.

Allein die Anwesenheit einer weiteren Person im gleichen Raum löst bei ersterer vielfältige Verhaltensmuster aus, selbst wenn kein Blick- oder verbaler Kontakt zwischen beiden stattfindet:

- Frau Kurz beobachtet Bewegungsmuster verbaler und nonverbaler Art und zieht daraus Schlüsse über ihr Gegenüber und ihre eigene Handlungs- und Verhaltensweise.
- Sie registriert: Werde ich begrüßt? Wenn ja, mit welchen Worten, welcher Stimmlage, welchem Gesichtsausdruck, welcher Mimik usw.?
- Die Gedankenkette läuft an: Warum ist sie wohl hier? Ist sie ein schwierigerer oder dringenderer Fall als ich? Wird sie vor mir an die Reihe kommen? Wenn ja, wie versuche ich dann, zu meinem Recht als „Vorrang-Patientin" zu kommen, weil ich zuerst hier war? usw.

Diese in Millisekunden überwiegend unbewusst ablaufenden Prozesse bestimmen das Verhalten und Empfinden eines Menschen, wenn ein anderer in einen bisher allein belebten Raum betritt. Durch Anwesenheit von Mitpatienten kann die eigene Wahrnehmung positiv oder negativ bewertet werden.

Im stationären Setting sind dabei die Zimmerbelegung und die Auswahl der Mitpatienten entscheidend. Angenehm wird die Situation häufig mit Menschen gleichen Alters und mit ähnlichen Erkrankungen erlebt. Negative Gefühle lösen Mitpatienten mit großem Altersunterschied und akutem Krankheitsbild aus.

Fallbeispiel

Ein 34-jähriger Patient wartete sieben Stunden in seinem Zimmer auf seine OP. Er wünschte sich einen etwa gleichaltrigen Zimmergenossen. Stattdessen wurde zwischenzeitlich ein ca. 80-jähriger Patient mit einem akuten Darmverschluss ins Zimmer eingeschoben. Dieser Patient erbrach sich und kam in eine lebensbedrohliche Situation, aufgrund derer er aus dem Zimmer verlegt wurde. Der interviewte jüngere Patient beschrieb diese Situation als sehr belastend (Quernheim 2013, S. 129).

Manchmal werden alle anderen Mitpatienten eines Mehrbettzimmers der Reihe nach in den OP abgeholt und operiert. Auch dies wirkt sich später auf das Erleben aus, denn der übrigbleibende Patient rechnet nun umso intensiver mit seiner Abholung. Auch sollten stationäre Patienten, die auf eine Transplantation des gleichen Organs warten, nicht auf dasselbe Zimmer gelegt werden, weil dies Neid und Ängste hervorrufen kann: *„Warum bekommt dieser Mensch das Organ vor mir? Ist er etwa „mehr Wert" als ich? Wann wird wohl das nächste Organ dieser Art zu Verfügung stehen?"*

Die Anwesenheit von Mitpatienten kann Auswirkungen auf die Möglichkeiten der Ablenkung beim Warten haben. Beispielweise müssen sich mehrere Patienten auf die Wahl eines Fernseh- oder Radioprogramms einigen. Ähnliches gilt für das gemeinsame Warten in einem Wartezimmer. Trinken oder essen auf der Station Mitpatienten im Raum und der nüchterne und wartende „nächste OP-Kandidat" nimmt hungrig und durstig den Anblick und Duft dieser Getränke und Speisen wahr, wird sein Warteerleben negativ beeinflusst. Mitpatienten können sowohl als angenehme Gesprächspartner als auch als zusätzliche Stressoren erfahren werden. So erlebte eine Patientin die siebenstündige Wartezeit auf ihre OP gerade durch die Mitpatientin im Zimmer als angenehm.

> *„Ich fand das wirklich positiv, denn sie hat mir eben auch erzählt, wie sie so behandelt worden ist und das hat mir schon ein bisschen Ruhe gebracht."* (Quernheim 2013, S. 129).

Wenn Patienten **vor** dem Behandlungstermin ihre Mitpatienten kennen lernen und ein eher freundschaftliches Verhältnis zu ihnen haben, erleben sie das Vorziehen solcher Patienten nicht als problematisch. Sie sollten die Position und Anordnung der Stühle in ihrer Wartezone nicht dem Zufall überlassen. Die meist bekannte Stuhlkreisanordnung (alle Stühle mit dem Rücken an der Wand) ermöglicht zwar gute Kommunikation, diese wird allerdings nicht immer wahrgenommen. Darum empfiehlt sich eine segmentierte Gruppenanordnung, wie in einem Kaffeehaus. Hier kann der eintretende Patient wählen, ob er sich lieber gesellig in den Stuhlkreis setzt oder sich separieren möchte (Lamers 2002).

Einige MFA berichten von interessanten Konstellationen. So steigerten sich zwei Stammpatienten bei Behandlungsverzögerungen im Wartezimmer immer mehr in negative Annahmen hinein. Dies hatte zur Folge, dass andere Mitpatienten von der Negativstimmung angesteckt wurden. Metzger (2015) berichtet, dass sobald sich zwei Menschen in die Augen schauen, diese unbewusst ihre Körpersprache einander angleichen. Dieses Phänomen wird auch als Bezugskontakt bezeichnet (Quernheim, 2013 b; Chartrand und Bargh 1999). Diese Verhaltensweisen sorgen dafür, dass man sich gegenseitig sympathischer findet. Die unbewusste Botschaft lautet: „Ich bin nicht dein Feind" (Metzger 2015, S. 23). Patienten lieben andere Patienten, die so ähnlich sind wie sie, darum achtet man in der oben beschriebenen Arztpraxis seither darauf, dass die oben erwähnten Stammpatienten nicht mehr zum gleichen Termin einbestellt werden. Grundsätzlich kann in Wartebereichen schnell eine empörte und ungeduldige Stimmung entstehen, wenn Patienten den Eindruck haben, dass sie zu lange warten müssen oder dass die Organisation nach ihrem Eindruck mangelhaft ist. Dann schaukelt sich eine negative Stimmung hoch, in die unter Umständen der Neuankömmling mit hineingezogen wird und die sich auf emotionale Weise beim Personal entladen kann (Bertram 1999, S. 118).

2.1.16 Integration der Angehörigen

Angehörige haben häufig eine eigene Erwartung, die durch individuelle Vorerfahrungen im Gesundheitswesen, durch Schilderungen von Freunden oder durch (Pseudo-)Dokumentationen in den Medien aufgebaut wurde; diese teilen sie im Vorfeld mit ihren kranken Verwandten/Freunden oder sie übertragen sich manchmal auf den Patienten. Manche Besucher haben einen beruhigenden Einfluss und unterstützen damit ein gelassenes Warten, andere stacheln den Patienten regelrecht auf. Sie verwenden beispielsweise Aufforderungen wie: *„Jetzt unternimm doch endlich mal was und beschwer' dich über die lange Wartezeit!"*.

Sobald Patienten in einer Wartesituation von ihren Angehörigen durch Gespräche, Spiele, Spaziergänge abgelenkt werden, vermindert sich der Fokus auf das Warten; hier haben Angehörige oft einen positiven Einfluss. Doch meist nutzen Kliniken diese Ressourcen nicht. So kam meine Forschung zum Ergebnis, dass in keiner anderen Phase während der stationären Behandlung die befragten Patienten ihre Angehörigen so sehr benötigten wie beim Warten und Durchhalten bei OP-Verzögerungen (Quernheim 2013, S. 113 f.). Viele der Befragten berichteten, dass sie selbst „den Fehler" gemacht hätten, ihren Angehörigen zu empfehlen, am OP-Tag nicht zu erscheinen.

> *„Ne, also an den* [aufgrund OP-Verschiebungen] *drei Tagen wo ich operiert werden sollte, da hat mich die Familie nicht besucht, weil ich gesagt hab, wenn ich dran komme, bis ich wieder wachwerde und so, dann bin ich ja auch nicht grade so ansprechbar ..."* (Quernheim 2013, S. 114)

Hätten diese Patienten allerdings gewusst, dass sie bis zum Abend auf die Abholung in den OP-Saal warten müssen, so hätten sie gerade für den OP-Tag ausdrücklich die ihnen nahen Personen als Besucher einbestellt. Mehrere Patienten berichteten, dass sie sich selbst nur dann erlaubten zu weinen bzw. Schwäche und Leid zu zeigen, wenn ihre Angehörigen oder Freunde am Bett saßen oder via Telefon oder Skype kontaktiert wurden. Eine ältere Patientin bezeichnete ihr Weinen wegen der OP-Verzögerung als *„fehlende Contenance“*. Dieses „Verlieren ihrer Haltung“ wollte sie sich selbst gegenüber Pflegenden oder Ärzten nicht eingestehen, in Anwesenheit der Familie konnte sie dann weinen.

Eine andere Perspektive zeigt sich bei Patienten, die in ihrem häuslichen Umfeld hohe soziale Verantwortung tragen. Haben diese Wartenden beispielsweise zu versorgende Angehörige zu Hause (Kinder, Pflegebedürftige, Behinderte), erleben sie jegliche Verzögerung als *„vertane Zeit“*. Manchmal ist dabei der Terminplan der Angehörigen so eng getaktet, dass aufgrund des Zeitdrucks durch eine Verzögerung im geplanten Ablauf erhöhte Stresssituationen entstehen, beispielsweise weil Ersatz-Betreuungspersonen nur für einen bestimmten Zeitraum einbestellt wurden oder der Kindergarten schließt usw.

Eine österreichische Studie (Nagl-Cupal 2011) untersuchte den Umgang mit Angehörigen auf Intensivstationen. Familienangehörige oder nahe Freunde und Bekannte von Patienten, die stationär eingeliefert werden, sind vor allem durch Unsicherheit und eigenen „emotionaler Aufruhr“ (Jamerson et al. 1996) belastet: Sie wissen oder verstehen meist nicht (genau), was ihr Familienmitglied überhaupt hat, ob er oder sie überleben oder eventuell schwer beeinträchtigt bleiben wird. Häufig gerät ihr eigenes Leben in eine existenzielle Krise und mindestens für die ersten Tage des Krankenhausaufenthalts stellen Angehörige eigene Bedürfnisse komplett zurück.

Das Warten im entsprechenden Bereich der Station oder zu Hause wird zur größten Qual und kann am besten dadurch erleichtert werden, dass die Angehörigen bei ihren Familienmitgliedern persönlich anwesend sind, um sich einer guten Pflege und Versorgung zu versichern, sich aber auch immer wieder persönlich ein Bild davon zu machen, wie es dem geliebten Menschen geht. Hierbei ist die regelmäßige, verständliche, ausführliche, ggf. selektive und sensible Informationsweitergabe der Pflegenden an die Begleitpersonen enorm bedeutsam (Nagl-Cupal 2011).

2.1.17 Kulturelle Gemeinsamkeiten und Unterschiede

Nicht erst durch den Jahrzehnte alten „Gastarbeiter“ – und den aktuellen Flüchtlingszuzug – ist das deutschsprachige Gesundheitswesen damit konfrontiert, dass andere Kulturen andere Werte einbringen, die den Berufsalltag zwar vielfältig, zumindest aber auch „holprig“ machen und diverse Missverständnisse verursachen können. Dies gilt sowohl auf Seiten der Profis, immer mehr Teams in der Pflege setzen sich aus Menschen unterschiedlichster Herkunft zusammen, als auch auf Seiten der multikulturellen „Kundschaft“. Bose (2014) sieht in den folgenden vier Voraussetzungen die Grundlagen für erfolgreiches interkulturelles Handeln:

- „Empathie, die Fähigkeit, sich in andere hineinzuversetzen,
- Geduld, die Fähigkeit zuzuhören,
- Flexibilität im Denken,
- Kompromissbereitschaft“ (2014, S. 5).

Ob kultursensibel, trans- oder interkulturell anerkannt ist, dass für ein gelingendes Miteinander zunächst das Bewusstsein über – sowie das Kennenlernen und Respektieren – der jeweils unterschiedlichen kulturellen Eigenarten wichtig ist. Die eigenen Klischees oder Vorurteile sollten zurücktreten zu Gunsten der differenzierten Wahrnehmung des jeweiligen Individuums mit seiner kulturellen Biografie. Menschen, die über Jahr(zehnt)e in der Aufnahmegesellschaft leben, verhalten sich anders als solche, die gerade erst oder vor einigen Monaten gekommen sind; Menschen, die gut ausgebildet im jungen Alter gekommen sind, verhalten sich wiederum anders als ältere Migranten aus niedrigen Bildungsschichten oder Menschen mit streng religiösem Hintergrund.

In den westlichen Industrienationen wird ein lineares Zeitbewusstsein mit abstraktem Zeitverständnis vorausgesetzt. In den deutschsprachigen Ländern herrscht ein monochromer Zeitbegriff (a.a.O., S. 61f.), das heißt, Aufgaben werden nacheinander – ggf. nach Prioritäten sortiert, in jedem Falle effizient – erledigt und die eigenen Bedürfnisse den Zeiterfordernissen untergeordnet, während beim polychromen Zeitbegriff vieler anderer Kulturen Zeit nicht der vorherrschende Faktor für die Tagesplanung ist. Hofstede (in Bose 2014, S. 63) sieht im Umgang und in der Bewertung von Zeit eine der wichtigsten Kulturdimensionen. Dies ist u.a. eine Erklärung für die im Gesundheitswesen zum Teil erlebte (Un-)Pünktlichkeit bei Migrant/innen. Respektlos gilt im deutschsprachigen Raum, wer seine Mitmenschen, Freunde, Familie, Kunden, Bewohner, Mitarbeiter oder Führungskräfte warten lässt. Jegliche Verzögerungszeit jenseits der 15 Minuten gilt im hiesigen Sprachraum als Ärgernis. Für Patienten und Angehörige aus Entwicklungs- und Schwellenländern ist die Zeitwahrnehmung „tendenziell zyklisch, konkret und polychron" strukturiert (a.a.O.). In vielen arabischen und lateinamerikanischen Ländern ist das Wartenlassen nur für den Gastgeber akzeptierter Teil der Geschäftskultur. Dies bedeutet, dass Zeitverzögerungen gar nicht ärgerlich und dramatisch erlebt werden; sie gehören zur Lebensart.

Während man hierzulande Pünktlichkeit eher eng definiert und unter äußersten Umständen die akademische Viertelstunde toleriert, ist es in den südeuropäischen, afrikanischen und lateinamerikanischen Ländern durchaus normal, eine halbe Stunde oder noch später nach dem vereinbarten Zeitpunkt zu erscheinen. Darüber hinaus ist eine konkrete Zeitangabe nur eine ungefähre und eher ungenaue Festlegung, die von den Beteiligten in dieser Form weder ernst gemeint noch ernst genommen wird.

Religiöse Vorgaben und Gewohnheiten können bei Migranten eine große Rolle spielen. Bei türkischen Patienten traditioneller Prägung beispielsweise dient ein für unsere Begriffe ausführliches Aufnahmegespräch auch dazu, herauszufinden, wie strenggläubig die jeweilige Person ist (a.a.O., S. 39). Migrantinnen aus streng muslimischen Familien haben besondere Probleme in der Behandlung zu überwinden: Der Körper ist ein Tabubereich, ihre Sprachkenntnisse sind oft mangelhaft und die Männer haben das Vorrecht beim Sprechen. Im Wartebereich werden also die Männer dominant kommunizieren. Umso wichtiger ist es bei diagnostischen Maßnahmen und Gesprächen, dass weibliches Personal zur Verfügung steht, ggf. auch als Dolmetscher, dass aber der männliche „Beschützer" die Möglichkeit hat, jederzeit Auskunft über die Gesundheit seiner Angehörigen zu bekommen (Bose 2014, S. 64).

Um Missverständnisse in der verbalen Kommunikation zu minimieren, ist von uns allen – den Profis im Gesundheitswesen – ein hohes Maß an Sensibilität gefordert: in deutschsprachigen Ländern leben wir mit einer „Low-context-Kultur", das bedeutet, es wird sehr direkt kommuniziert und Sprache dient als Medium, Ziele zu erreichen und seine Bedürfnisse oder Meinungen klar und deutlich zu äußern. Viele Migranten gehören Volksgruppen an, die eine „High-context-Kultur" pflegen: das Gesagte ist vieldeutig, es werden Andeutungen gemacht, Harmonie und Gesichtswahrung rangieren über allem anderen (a.a.O., S. 107f.). Auch nonverbale Missverständnisse können den Alltag erschweren. Hier hilft eine wohlwollende und gelassene Herangehensweise, gegenseitige Wertschätzung und die Vermeidung von aggressivem Verhalten (a.o.O., S. 113).

In der auflagenstärksten Pflegefachzeitschrift Die Schwester/Der Pfleger wird im Zusammenhang mit Schutzbefohlenen/Asylanten von seltenen, dann aber doch brenzligen Situationen beim Warten berichtet (Millich 2016). Dabei käme es hin und wieder zu Rangeleien im Wartezimmer, weil manche nicht verstünden, warum jemand, der nach ihnen kam, vorher zum Arzt darf. Als weibliche Mitarbeiterin sei es dann schwierig, ernst genommen zu werden. Frauen seien in den Augen mancher Männer anderer Kulturen keine Autoritätspersonen, so die Verfasserin. Das führte dazu, dass Emotionen hochkochen und Türen eingetreten werden. Im Rahmen dieses Buches ist es unmöglich, auf kulturelle Eigenheiten angemessen differenziert einzugehen; es gibt auch keine „Patentrezepte". Hintergrundwissen über die kulturellen Muster oder Eigenheiten Ihrer gängigen „Kundschaft" ist unerlässlich für ein konfliktarmes Miteinander. Präventive Aufklärung, nicht nur über medizinische, sondern auch kulturelle Gegebenheiten in Ihrer Einrichtung, scheinen ebenfalls sinnvoll zu sein. Klären Sie doch, z. B. Ihre Patienten-Kunden im Wartezimmer mehrsprachig über die Bedeutung eines Händedrucks oder über die „deutsche" Eigenart der Pünktlichkeit auf. Ganz sicher lohnenswert sind auch entsprechende Weiterbildungen, die Ihnen oft eine ganz neue Sicht auf altbekannte und meist nervtötende Konflikte geben und konkrete Möglichkeiten vermitteln, um einen befriedigenderen und stressfreieren Umgang miteinander zu finden.

2.1.18 Wartende Menschen mit Demenz

Ob und wie weit ein wartender Patient orientiert ist, spielt für die Gestaltung des Wartemanagements eine große Rolle. Menschen mit Demenz leiden an einem neurologischen Syndrom, welches auf Einschränkungen ihrer kognitiven, emotionalen oder sozialen Fähigkeiten schließen lässt. In den Anfangsstadien erkennt das Gegenüber in manchen Fällen nicht, dass beim Patienten bereits Beeinträchtigungen im Denkvermögen vorliegen, denn dieser scheint aufgrund seiner Motorik und Sprache gesund zu sein.

Viele Menschen mit Demenz sind je nach Stadium der Erkrankung mental nicht mehr zu erreichen. Sie können die Anweisungen und Informationen der Mitarbeiter: „*Gehen Sie bitte in Kabine 1*" oder „*Machen Sie bitte Ihren Oberkörper frei*" nicht mehr nachvollziehen. Nicht immer bemerken die Mitarbeiter diesen Zustand und werden vielleicht ungeduldig, weil sie meinen, der Patient sei unwillig und folge ihren Anweisungen nicht.

In einer Wartesituation fühlt sich ein an Demenz erkrankter Mensch in seinem Bett oder auf seinem Stuhl ganz plötzlich nicht mehr wohl, verschwindet und irrt umher, tritt in Behandlungsräume ein, verlässt das Gebäude oder Gelände und verletzt sich möglicherweise dabei.

Es ist wichtig, dass man diese Patienten nicht alleine lässt, weil sie die Situation selbst nicht mehr oder schlecht einschätzen können, ihre Orientierung verlieren und sich damit selbst gefährden.

Wartende Menschen mit Demenz mit Schmerzen zeigen bestimmte Verhaltensweisen, um auf sich aufmerksam zu machen; diese besonderen Verhaltensweisen unterscheiden sich von dem gewohnten Verhalten des Patienten. Um diese zu erkennen und somit einschätzen zu können, sollten Angehörige oder eine vertraute Pflegefachperson aus dem Seniorenheimbereich gefragt werden. Aufgrund dieser oftmals auffälligen Verhaltensweisen (z. B. schreien, schlagen) möchten Klinik- oder Praxismitarbeiter solche Patienten möglichst schnell wieder loswerden, um den Praxis- oder Klinikbetrieb nicht zu stören. Patienten mit Demenz können aber auch äußerlich ruhig und gedankenversunken auf andere Mitwartende wirken. Oftmals sind diese Menschen aber dann schwer zu motivieren, die wartende Situation zu verlassen.

Manche Patienten mit Demenz nesteln an etwas herum (Taschentuch, Kleidung oder an der Jacke von ihren Sitznachbarn) oder machen fortwährend immer gleiche Bewegungen, Aussagen oder Töne und können dadurch Mitwartende irritieren.

2.2 Einflüsse von Seiten der Mitarbeitenden

Neben den Einflussfaktoren, die ein Patient mitbringt, wirken die Gegebenheiten der Klinik oder Praxis ganz besonders auf die erlebte Qualität.

2.2.1 Verhalten und Informationen der Mitarbeitenden

Werden Patienten aus ihrer subjektiven Sicht zuverlässig, rechtzeitig und nachvollziehbar informiert und erleben sie dabei freundliche Mitarbeiter, werden sogar ausgeprägte OP-Verzögerungen von, z.B. 72 Stunden toleriert (Quernheim 2013). Bei unfreundlichen Mitarbeitenden und/oder bei anschließenden Komplikationen, erleben sie selbst bei einer OP-Verzögerung von „nur“ einer Stunde den gesamten Klinikaufenthalt nachhaltig negativ.

Patienten erwarten von uns einerseits (regelmäßige) Informationen über den Grund der Behandlungsverzögerung, zum anderen erwarten sie eine Einschätzung *„wann sie endlich dran kommen“*. Sie reagieren verärgert, wenn sie im Nachhinein erfahren, dass beispielsweise die Pflegenden von der OP-Absetzung wussten, aber *„nichts sagen durften“*. Sie wünschen sich freundliche und respektvolle Mitarbeiter, die sie wie Erwachsene behandeln. Patienten geben an, sie hielten sich selbst an alle Vereinbarungen und fänden es *„unmöglich“*, dass sie selbst laufend nachfragen müssten, um zu erfahren, *„wann es los geht“*. Ebenso erwarten sie, dass die Pflegenden für sie da sind, sich um sie kümmern, bei Bedarf auch trösten und ihre wartenden Angehörigen über Verzögerungen informieren. Einige stationäre Patienten äußerten in den Interviews Verständnis und meinten, dass ihre hohen Erwartungen an regelmäßige Informationen bei der angespannten Pflegepersonalsituation kaum zu erfüllen seien (Quernheim 2013, S. 117). Aufgrund dieser vorherrschenden Defizite wird am Ende des ersten Teils dieses Buches ein eigenes Kapitel die Auswirkungen von Patientenorientierung bzw. Kundenorientierung auf ein Wartemanagement darstellen.

Die schon erwähnte und täglich in den Praxen und Ambulanzen verbalisierte Aufforderung: *„Bitte nehmen Sie Platz!“* oder *„Sie dürfen noch kurz Platz nehmen“* soll an dieser Stelle besprochen werden. Es wird die Aufforderung ausgesprochen, etwas zu tun (nämlich Platz zu nehmen) und durch das „Bitte“ versucht man gleichzeitig, die in diesem Moment eingeschränkte Freiheit und Autonomie wettzumachen. Diese sprachliche Verkleidung vermeidet für den Mitarbeitenden, eine direkte Anordnung, z.B. *„Jetzt hinsetzen“*, auszusprechen. Darum ist die obige Aufforderung, **bitte** Platz zu nehmen, nicht wortwörtlich als „anmaßende Erteilung einer Erlaubnis“ aufzufassen, sondern als sprachlich etwas unangemessene Möglichkeit, eine direkte Aufforderung, die ja trotz des Wortes „Bitte“ eher ein Befehl ist, zu vermeiden. Deshalb sollte darin auch keine Arroganz, sondern im Gegenteil von Seiten der Mitarbeitenden Höflichkeit im Vordergrund stehen (Erlinger 2015).

Kritiker unterstellen, Patienten würden im Gesundheitswesen durch die *„Sie dürfen noch …“*-Aussagen zunehmend angesprochen, als seien sie nicht ganz zurechnungsfähig. Sie fragen sich, wieso es freundlich sein soll, wenn man als geistig gesunder Erwachsener nicht in den normalen Höflichkeitsformen, sondern – so unterstellt Labudek (2016): „als offenbar beschränkt angesprochen wird“. Er meint, dass die falsche Verwendung des Wortes „dürfen“ sogar ein Überlegenheitsanspruch impliziere, als Ausdruck von Machtungleichheit. Labudek beendet seinen Leserbrief mit der Aussage: „Denn der, der so spricht, setzt die Regeln und sagt damit, wann er allein etwas erlaubt und wann nicht. Das mag allenfalls bei sehr kleinen Kindern angemessen sein. Ansonsten ist es anmaßend und übergriffig“ (Labudek 2016, S. 52).

2.2.2 Macht

Das Gegenteil der von einigen Patienten erlebten Ohnmacht ist Macht. Meistens warten die „Schwachen“ und „Abhängigen“ auf die „Mächtigen“ und „Einflussreichen“. Bei einigen Menschen meldet sich in Wartesituationen eine Art leise Kränkung, denn der Wartende fühlt sich als Unterlegener (Safranski 2015, S. 24). Wirtschaftlich begüterte und gesellschaftlich einflussreiche Menschen sind relativ immun hinsichtlich des Warten-müssens (Bellebaum und Hettlage 2014, S. 240). Ein kranker Bischof wartet beispielsweise nicht auf ein Einzelzimmer in einer karitativen Einrichtung, sondern man erwartet ihn dort schon. So ließ im Jahre 2016 in einem Münchner Grandhotel der saudi-arabische Außenminister die Journalisten des „Spiegel“ volle sechs Stunden auf ein Interview warten (Spiegel 2016 Heft 8, S. 93) oder die „Queen of Pop“ Madonna ließ ihre australischen Fans vier Stunden im Regen auf den Konzertbeginn warten. Nach Unmutsäußerungen der Wartenden im Internet postete die Künstlerin: „Eine Königin ist nie zu spät. Ihr seid nur zu früh dran“ (Dorner 2016).

Führt der Arzt zwischen Patiententerminen ein Privatgespräch oder eine Unterredung mit Kollegen, so hat der Patient dies hinzunehmen. Zum Teil wird es von den Wartenden negativ als Willkür erlebt. Wartenlassen wird auch von den Helfer- und Assistenzberufen manchmal als Disziplinierungsmittel eingesetzt, wenn ein Patient verspätet die Praxis betritt und dies damit begründet, dass er beim letzten Termin ja auch zwei Stunden warten musste.

Generell sollte man davon ausgehen, dass dem betreuenden Mitarbeiter das Warten „seiner“ Patienten unangenehm ist und dass er versucht die Situation im Wartebereich, so unkompliziert wie möglich zu gestalten. Andererseits haben die Kollegen an der Rezeption oder im Wartebereich selbst meist wenig Einfluss auf die Wartezeiten, sind aber den Stimmungen der Patienten am stärksten ausgesetzt. Im späteren Praxisteil des Buches wird aufgezeigt, mit welchen Instrumenten die Mitarbeiter der Rezeption bereits bei der Terminplanung durch die Forcierung von bestimmten Erwartungen wirkungsvolle Möglichkeiten haben, um das Erleben der Patienten in positive Bahnen zu steuern.

Je nach Höhe des Stresspegels werden Wartende dann auch schnell als „unverschämt“ empfunden, wenn sie „zu viel“ fragen oder fordern. In einer solchen Situation kann es durchaus sein, dass Pflegende und MFA die „kleine Portion Macht“, die sie haben, ausüben, indem sie, z. B. ihnen nicht genehme Patienten später in der Reihenfolge aufrufen. Wie erwähnt beschreiben viele Patienten ihre Emotionen bei langen Verzögerungen mit einer Art „Ausgeliefertsein“ und „Machtlosigkeit“. Und genau hier dockt ein professionelles Wartemanagement an, indem den Patienten trotz des Wartens genau das Gegenteil geboten wird: Nämlich die bewusste Entscheidung, was sie während der Verzögerung machen, wie sie diese Zeit gestalten oder ob sie sich ganz bewusst gegen das Warten entscheiden und es abbrechen. Im Kapitel 4.7 ‚Empowerment‘ werden diese Optionen vertieft.

Weitere Ursachen die Warten und Verzögerungen hervorrufen:

- Solche Fehlerquellen treten auf, wenn Mitarbeitende das Terminvergabesystem nicht konsequent umsetzen oder lautstark nachfragende Patienten bzw. „unangenehme“ Patienten „zur Strafe“ länger warten lässt (Bertram 1999, S. 21).
- Oder es kommt zum Warten, weil besonders aufwendige Untersuchungen nicht im Plan berücksichtigt wurden oder durch falsches Eintragen des Termins, oder Patienten wurden im Wartezimmer vergessen (a.a.O., S. 21).
- Nicht bewältigte Konflikte im eigenen OP-Saal oder zwischen Teams und Disziplinen; Leidtragende sind dabei meist Mitarbeitende von OP und Anästhesie. Diese sind durch

Streitigkeiten zwischen den Operateuren, hohem Arbeitsanfall durch „eingeschobene“ OP’s und Machtspiele besonders ausgeliefert. Infolgedessen entstehen Verzögerungen im Prozessablauf. Unbewältigte Konflikte können (gerade im OP) Folgekosten im sechsstelligen Bereich entstehen lassen.
- Teammitglieder werden vom Chef angewiesen (Bertram 1999, S. 22), bestimmte V.I.P.-Patienten „jederzeit ohne Termin vorzulassen“ (s. Kapitel 7.6.3.).
- Fehlplanung: zu wenig Personal bei zu erwartender stärkerer Nachfrage (z.B. Großveranstaltungen, Grippewelle).
- Nicht-Berücksichtigung, dass ein bestimmter Arzt bei der Maßnahme unabdingbar anwesend sein muss.
- Fehler in Arbeitsabläufen, z.B. nicht vorhandene Slots (Zeitfenster) im OP aufgrund nicht durchgeführter oder nicht abgeschlossener Diagnostik; infolgedessen eine Behandlung nicht vorgenommen werden kann.
- Keine den personellen und sonstigen Ressourcen angemessene Arbeitsverteilung innerhalb oder zwischen den therapeutischen Teams.
- Fortbildungsmaßnahmen oder Veranstaltungen werden bei der Einsatzplanung nicht berücksichtigt.
- Ein „Plan B“ bei Ausfall von Mitarbeitenden existiert nicht.

Es ist bekannt, dass die Überlastungen in Kliniken derzeit Überhand nehmen. So schildert ein Notarzt die Situationen in Münchner Notaufnahmen: *„Patienten stehen auf dem Gang, weil es keinen Platz gibt. Es mangele an Betten für Pflegebedürftige und Isolierpatienten“* (Scharnagl und Karowski 2016). Aufgrund von zu wenigen Mitarbeitern kommt es zu langen Wartezeiten und Patienten würden oft nur noch notdürftig versorgt. Es käme bisweilen vor, dass bettlägerigen Patienten Windeln verpasst werden, weil Zeit und Personal für einen Toilettengang fehle. Die massive Überlastung führe zudem zu mehr Fehlern (z.B. Vertauschung von Laborergebnissen). Der Arzt resümiert: *„Ich habe schon Mitarbeiter gesehen, die wegen der Überlastung während der Arbeit einen Nervenzusammenbruch erlitten haben“* (a.a.O.).

Wir sehen: Es gibt seitens der Mitarbeiter und ihrer Arbeitsbedingungen unzählige Fehlermöglichkeiten. Wie „schön“, dass dennoch Ihre Terminlogistik hin und wieder funktioniert! Wie schade allerdings, dass ein solches problemloses Funktionieren im Alltag **nicht** gewürdigt wird, obwohl diese zu äußernde Wertschätzung zum definierten Aufgabenbereich einer jeden Leitungskraft (Chef- und Oberärzte, Team-, Abteilungs- und Pflegedienstleitung, Kaufmännischer Direktor) gehört. Leider sparen hier die meisten Führungskräfte mit Lob und Anerkennung für ganz und gar nicht alltägliche Selbstverständlichkeiten, die Sie und Ihre Mitarbeitenden immer wieder erbringen.

2.2.3 Informationsmanagement

Bei der Mitteilung über den Wartestatus geht es nicht nur um die pure Informationsvermittlung, sondern gerade das „Wie“, das „Wann“ und die professionelle Haltung im Informationsmanagement spielen eine große Rolle. Studien belegen, dass wartende Patienten kontinuierlich informiert werden möchten (Messina et al. 2015, Quernheim 2013, McCarthy et al. 2011, Frank-Soltysiak und Court 2002). Viele negative Erlebenszustände von Patienten beruhen auf Kommunikationsfehlern und haben zur Folge, dass Vertrauen zerstört wird. Patienten, die zum Beispiel am Morgen des OP-Tages von zu Hause aus um 06:00 Uhr nüchtern erscheinen, kein Bett, sondern nur einen Stuhl zugewiesen bekommen, den gesamten Vormittag dort warten müssen und erst am späten Nachmittag tatsächlich operiert werden, verlieren jegliches Verständnis (Quernheim 2013, S. 131). Die ärztliche Begründung einer Verschiebung zweifeln einige Patienten an und hegen beispielsweise den Verdacht, dass Privatpatienten vorgezogen werden (a.a.O.). Hier wird deutlich, wie wichtig ein sorgfältiges Informationsmanagement ist. Professionelles Krisenmanagement lehrt, dass sie in einer solchen Engpass-Situation immer mehrere Möglichkeiten der Kommunikation haben (Steinke 2014, S. 80f.) und es ist auch bekannt, welche Vorgehensweise die Betroffenen eindeutig bevorzugen. Denn entweder können die Mitarbeitenden zum Beispiel beim Ausfall eines Behandlers aktiv die Wartenden informieren. Dabei liefern diese alle verfügbaren aktuellen Informationen und stehen für Gespräche zur Verfügung. Oder sie bleiben passiv, das bedeutet: Anfragen von Patienten und Angehörigen werden zwar beantwortet, aber nur zurückhaltend und meist mit Standardsätzen. Manche Mitarbeiter „stellen sich tot". Sie hoffen, dass die Situation von selbst vorübergeht und sich bis zu einem späteren Zeitpunkt die Beschwerden oder die aufgeladene Stimmung wieder gelegt haben. Im Praxisteil werden wirkungsvolle Vorschläge gemacht, mit welcher Botschaft, in welcher Reihenfolge und welche Informationen mit den Wartenden über OP- oder Behandler-Ausfälle bzw. die Priorisierung anderer Patienten kommuniziert werden sollte. Die Ergebnisse von McCarthy et al. (2011) legen nahe, dass die Aktualität einer der wichtigsten Faktoren der Patientenzufriedenheit ist.

2.3 Ablauforganisation und Räumlichkeiten

2.3.1 Einfluss der Karenz

Je länger die Dauer einer Nahrungs- und Flüssigkeitskarenz anhält, umso belastender empfinden Patienten die Situation. Entgegen der Anästhesiestandards, welche bis zwei Stunden vor der Operation Trinken und bis sechs Stunden vorher Essen erlauben (Furrer et al. 2006, S. 643), mussten in meiner Untersuchung 24 von 25 Patienten eine Flüssigkeits- und Nahrungskarenz seit Beginn des Vorabends, in einem Fall sogar seit dem Mittagessen des Vortages, einhalten. Durst wird dabei belastender empfunden als Hunger. Dies illustriert die Aussage einer 54-jährigen Patientin, die zwei Mal jeweils 26 Stunden nüchtern bleiben musste und erst am fünften Tag nach nochmaliger 28 Stunden Flüssigkeits- und Nahrungskarenz, operiert wurde:

> *„Ja also der Hunger ist gar nicht das Schlimmste an den Tagen, der Durst, das ist viel schlimmer. Weil Sie dann kaum noch reden können, weil der Mund so trocken ist, weil Sie ja den ganzen Tag nix zu trinken kriegen, [...]. Das ist das Schlimmste.*" (Quernheim 2013, S. 130).

Eine andere 80-jährige Patientin wartete von 8:00 Uhr bis 18:00 Uhr auf die Operation ihrer Hüft-TEP. Dann bekam sie die Information, dass ihre OP auf den Folgetag verschoben wurde. Sie erhielt zum Abendessen eine Scheibe Brot mit Käse und ein Glas Tee (200 ml). Am nächsten Tag wiederholte sich das Gleiche. Wieder um 18:00 Uhr erhielt sie die Info über die erneute OP-Verschiebung auf den Folgetag mit Käsebrot und 200 ml Tee. Am dritten Tag, bei spätsommerlichen Temperaturen, konnte sie den Durst nicht mehr aushalten und intervenierte bei den Pflegenden:

> *„... das war Freitagnachmittag, um 14 Uhr hab ich noch gesagt, ‹Schwester, wenn das nun wieder nichts wird, ich verdurste, ich vertrockne.› Ich darf ja auch nichts trinken. Und da hat sie* [die Gesundheits- und Krankenpflegerin] *mir dann einen Flüssigkeitstropf verabreicht ...*" (a.a.O., S. 128).

Die Abweichung von den Empfehlungen der Anästhesie-Experten zu Nahrungs- und Flüssigkeitskarenz erstaunt umso mehr, weil zahlreiche weitere Studien und Berichte zur Patientenzufriedenheit belegen, dass gerade die präoperative Nüchternheit aus Patientenperspektive besonders belastend erlebt wird (Mantovan 2010;

Furrer et al. 2006). Die rigorose Nahrungs- und Flüssigkeitskarenz ab Mitternacht setzte sich mehr als 130 Jahre in den Kliniken durch, ungeachtet dessen, ob Patienten am Morgen oder Nachmittag für eine Operation geplant waren (Schmitz und Schmidt 2014, S. 1381). Seit der Liberalisierung dieser Vorgaben in den 1980er-Jahren sind zwischenzeitlich auch wieder über 30 Jahre vergangen. Trotzdem gibt es auch heute noch Zweifler, bequeme oder konservative Behandler, die sich nicht an diese Richtlinien halten. Es ist damit zu rechnen, dass Patienten zukünftig von solchen Anästhesieempfehlungen erfahren und Kliniken dann Schadenersatzforderungen befürchten müssen. Überlange Nahrungs- und Flüssigkeitskarenz kann eine unnötige und vermeidbare Belastung für die Patienten darstellen. Für den immateriellen Schaden, der dadurch entsteht, könnte der Patient Schmerzensgeld fordern; dies dürfte nach Aussage eines Fachanwaltes maximal im Bereich von € 500,00 pro Tag liegen (Keller in Quernheim 2014).

2.3.2 Prämedikation

In meiner Studie erhielt nur ein geringer Teil der wartenden Patienten am OP-Tag eine Prämedikation. Manche Patienten zweifeln allerdings an der Korrektheit des erlebten Procederes. So können sie nicht verstehen, wenn ihnen das Medikament erst **Sekunden** vor dem Transport in den OP appliziert wird, weil sie die rechtzeitige Wirkung bezweifeln.

> *„Da hat sie [die Gesundheits- und Krankenpflegerin] mir noch schnell eine Beruhigungstablette gegeben, die man immer vor der OP bekommt, aber die hat ja gar nicht gewirkt …"* (Quernheim 2015, S. 126)

Der Wirkungseintritt der Prämedikation ist von Applikationsform und Medikament abhängig. Beispielsweise werden Dormicum®-Tabletten etwa 30 Minuten vor der OP verabreicht und entfalten dann bereits die gewünschte Wirkung. Unter Umständen ist diese Information bereits bei der Applikation wichtig. Patienten, die eine ausreichende Zeit vorher prämediziert wurden, erlebten die Wartezeit in einem Zustand der Gelassenheit. Auch berichten Betroffene, dass die am Vorabend erhaltene Schlaftablette während der Wartezeit Nachwirkungen zeigte und sie sich dadurch in einem angenehmen Dämmerzustand befanden. Sie beschreiben ihr Erleben als angstfrei und sicher. Einige träumten und wurden nach eigenen Angaben schlafend in den OP gefahren. Durch eine ausreichende und konsequente Prämedikation gelingt es, die Wartezeit für die Patienten angenehmer zu gestalten.

2.3.3 Wartelogistik

Hat der Patient im Vorfeld einen Termin erhalten und sind Datum und Uhrzeit erreicht, betritt er zielstrebig die Praxis oder Klinik, erwartet ein Anmeldeprocedere, danach ggf. Maßnahmen der Diagnostik und anschließend die entsprechende Therapie. Wie der Patient innerhalb dieses Prozesses die Wartezeit erleben wird, ist auch von seinen bisherigen Erfahrungen in ähnlichen Situationen, seinen Erwartungen und den Umgebungsfaktoren abhängig.

Auswirkungen des Wartens auf die Grenzverweildauer

In Ländern wie Deutschland oder der Schweiz mit einem DRG-System („Diagnosis Related Groups" werden in Kliniken für ein pauschaliertes Abrechnungsverfahren verwendet) kann sich eine verlängerte Verweildauer, also die Tage, die der Patient in der Einrichtung aufgrund von Verzögerungen länger verbringt, negativ auf die wirtschaftlichen Erlöse der Kliniken auswirken. Denn es wird nach Fallpauschalen vergütet. Je länger aber ein Patient in der Klinik bleibt, umso mehr Kosten verursacht er bei gleichzeitig sinkender Kostendeckung, die nicht erstattet werden. Deshalb haben Krankenhausträger aus monetären Gründen ein großes Interesse daran, Patienten so bald wie möglich in die ambulante Weiterbehandlung oder nach Hause zu entlassen. Im Volksmund werden diese frühen „Freigaben“ von Patienten als „blutige Entlassungen“ bezeichnet. Sie bergen nicht nur für die Betroffenen hohe Risiken, sondern auch für die Krankenkassen, denn solche Patienten sind ein höherer Kostenfaktor in der anschließenden ambulanten oder häuslichen Behandlung und sind manchmal sogar gezwungen, sich wegen Komplikationen noch einmal in den stationären Aufenthalt zu begeben.

Das heißt aber auch, dass Patienten, die stationär aufgenommen – aber Tage lang auf ihre OP warten, unter Umständen ihre Verweildauer aus diesem Grund ausreizen und daraufhin die notwendige Genesungszeit nicht mehr zugestanden bekommen. Hier erhöhen ausgedehnte Warte- und Verzögerungszeiten das Komplikationsrisiko für den Patienten, weil dieser die Klinik und ihre postoperativen Überwachungsleistungen deutlich früher verlässt. Bei den Kliniküberprüfungen lautet die konkrete Fragestellung der Krankenkasse: War die Überschreitung der uGVD medizinisch notwendig oder hätte der Patient auch früher entlassen werden können? Die Krankenkassen fordern also ganz frühe Entlassungen, damit sie nicht die volle Fallpauschale bezahlen müssen, sondern sich den uGVD-Abschlag sparen. Die Entscheidung bleibt natürlich beim behandelnden Arzt, der eine möglicherweise vorschnelle Entlassung aus monetären Gründen der Krankenkasse gegenüber verantworten muss.

Planungsfehler

Immer wieder werden in Kliniken OP- oder Behandlungsplanungen erarbeitet, bei denen täglich bis zu 20 Prozent der geplanten Eingriffe aufgrund diverser Ursachen nicht vorgenommen werden. Das bedeutet, es werden 20 Prozent der zum Teil angstvollen, prämedizierten, durstigen und hungrigen Patienten enttäuscht, nur weil sie auf einen OP- oder Terminplan gesetzt wurden, der in ihrem Fall nicht mit der Realität übereinstimmt. In diesem Zusammenhang wird häufig mit den Unwägbarkeiten von Notfällen und Unfällen argumentiert. Wenn allerdings eine Klinik weiß, dass sie pro Tag die Anzahl X an Notfall-Eingriffen leistet, dann ist es fahrlässig diese („garantierten“) Notfälle oder auch den Durchschnittswert der Krankheitsausfälle und Abwesenheiten durch Urlaub und Fortbildung des Teams inklusive der Operateure, bei der Planung nicht zu berücksichtigen. Da werden OP-Pläne mit einer Anwesenheit von 100 Prozent angefertigt, obwohl Mitarbeitende gar nicht im Dienst sind. Der Urlaubs- und Fortbildungsplan dazu wurde Monate vorher eingereicht und genehmigt. Durch den OP-Ausfall verärgerte Patienten berichten, dass sie seit Wochen den Termin für ihre OP herbeisehnten und dann erst in der Klinik (Zitat) *„Unglaubliches“* erfuhren: nämlich, dass ihre OP verschoben werden musste, weil der Operateur im Urlaub sei. Es darf zynisch angemerkt werden, dass wohl nicht alle Operateure ausschließlich Last-Minute buchen. In manchen Zahnarztpraxen läuft es stattdessen vorbildlich. Man weiß, dass pro Tag/Woche die Summe X an Patienten mit akuten Zahnschmerzen kommen. Also werden nicht 100 Prozent der möglichen Behandlungstermine vergeben, sondern aufgrund der Erfahrungswerte beispielsweise nur 80 Prozent. Bei sehr großen Kliniken (mit mehr als 20 OP-Sälen) relativiert es sich manchmal mit den Slots für Notfälle. Denn dort werden jeden Tag Patienten des laufenden OP-Programms aus vielerlei Gründen abgesetzt. Darüber wird eine Statistik angelegt und ausgewertet. Damit werden im Regelfall Pufferzeiten geschaffen, um Notfälle behandeln zu können.

Ein negatives Gegenbeispiel aus einer großen deutschen Klinik: Hier wurden auch 2016 immer noch jeden Montag 40 Patienten für 8:00 Uhr morgens zur Anästhesie-Sprechstunde in den Flur einer Bettenstation einbestellt. Nach

Aussagen der Pflegenden dauert es erfahrungsgemäß bis 15:00 Uhr, bis für alle diese Patienten die Voruntersuchung für ihre anstehende ambulante OP abgeschlossen ist[5]. Warum durch eine solche Logistik Patienten systematisch belastet werden, ist nicht nachvollziehbar, nähere Details dazu im Beispielkasten.

Jeden Montag kommt es in dieser Klinik schon seit Jahren zur nachfolgenden Situation: Es gibt kaum Platz für die Anzahl der 40 Wartenden, nur 10 Stühle stehen zur Verfügung, wenn die Anästhesistin kurzfristig abberufen wird, kommt es zu langen Unterbrechungen. Fehlende Vorinformationen an den Patienten haben zur Folge, dass die Eingriffe mangels vollständiger Befunde erneut verschoben werden müssen. Auf Nachfrage, wer dafür ursächlich verantwortlich ist, werden die MFA und Sekretärinnen der operierenden Chefärzte genannt, die diese Termine vergeben.

Eine gute Möglichkeit besteht darin, Patienten, die am OP-Tag aufgenommen werden, erst für einen Zeitpunkt, ca. zwei Stunden vor der geplanten OP-Zeit, einzubestellen. So muss der Patient nicht schon frühmorgens da sein und dann stundenlang warten.

Unpünktliche Behandler

Die Ursachen von Wartezeiten im Gesundheitswesen sind vielfältig und können neben einer zu großen Anzahl von Patienten auch im Zeitmanagement (weil 100 Prozent aller möglichen Termine vergeben werden), in mangelnden Absprachen bei der Terminvergabe (z.B. fehlerhafte Info an Patient, wann er kommen soll), in Disziplinlosigkeiten (z.B. Operateur erscheint zu spät zur Sprechstunde (Bertram 1999, S. 109; Keller et al. 1975), bei Notfällen und Epidemien, Ausfall von Geräten der Diagnostik und veränderten Umweltbedingungen (z.B. Unfallhäufung durch Wetterlage) liegen. Bertram zeigte auf, dass ein Grund für Wartezeiten in der Arztpraxis im verspäteten Sprechstundenbeginn liegt (Bertram 1999, S. 88). Die meisten der zeitlich „undisziplinierten" Ärzte würden ihr Problem schon seit Jahren selbst kennen, aber sie hätten es noch nicht in den Griff bekommen (a.a.O., S. 109). Auch Welk und Bauer (2006, S. 109) bezeichnen den gelungenen morgendlichen OP-Beginn nicht nur als einen Indikator für die Disziplin der Teamkollegen, sondern auch für die passgenaue Harmonisierung des Arbeitszeitbeginns der anderen verschiedenen Berufsgruppen.

Angst vor dem leeren Wartezimmer

In einigen Praxen und Klinikabteilungen scheint zudem ein erstaunliches psychologisches Phänomen zu existieren: die Angst des Arztes vor dem leeren Wartezimmer. Bertram kommt bei der Ursache von Wartezeiten zum Ergebnis, dass in vielen Gesundheitseinrichtungen nahezu alle Termine komplett ohne Pausen vergeben werden. Legt der Behandler jetzt beispielsweise am Vormittag eine (aufgrund § 4 Arbeitszeitgesetz notwendige) Pause ein, die aber in der Terminvergabe nicht berücksichtigt wird, konnten Wartezeiten nachgewiesen werden, die bis in den Nachmittag anhielten (Bertram 1999, S. 101). Wird ein unrealistischer Startzeitpunkt vorausgesetzt, der aber niemals eingehalten wird, weil beispielsweise Gespräche vor oder nach der Stationsvisite erforderlich sind, startet das Terminmanagement mit Negativ-Minuten, die sich stundenlang fortsetzen. Ähnliches dürfte auch für den OP-Betrieb gelten, wenn der erste Schnitt statt um 8:00 Uhr erst um 08:20 Uhr beginnt.

Mangelnde Synchronisation

Damit Gesundheitsanbieter ökonomisch arbeiten, sollten die bereitgehaltenen Gerätschaften der Diagnostik und Therapie optimal ausgelastet sein. Nur wenn aus betriebswirtschaftlichen

5 Überzeugende mehrfache Berichte unterschiedlicher Seminarteilnehmer des gleichen Klinikums

Gründen ein Mindestmaß der Untersuchung X oder Therapie Y vorgehalten wird, lohnt sich deren Betrieb; Leerlauf ist zu vermeiden. Sind unterschiedlichen Abteilungen in den Behandlungsprozess involviert, aber nicht miteinander synchronisiert, herrscht beispielsweise in der Abteilung Diagnostik Zeitnot und eine Vielzahl von Patienten stauen sich, so muss in der Abteilung Therapie gewartet werden. In solchen Fällen tritt Warten symptomatisch auf, als „Resultat mangelnder zeitlicher Synchronisation" (Bellebaum und Hettlage 2014, S. 234). Nicht immer werden bei Behandlung von Notfällen die Terminpatienten rechtzeitig zu Hause oder auf der Station angerufen und ihr Behandlungstermin verlegt. Auch zwischengeschobene Patienten lassen ein realistisches Terminvergabesystem scheitern. Dieses ist umso schlimmer, je mehr Patienten mit **Terminketten** betroffen sind. Diese Ketten beziehen sich entweder innerhalb eines Behandlungs- oder Diagnostiktages aufeinander oder vernetzen sich im Rahmen von mehreren Besuchen; hier ist also eine Chronologie vorgegeben. Beispielsweise muss in der Radiologie bei Terminketten innerhalb eines Tages zuerst im Bereich A der venöse Zugang gelegt werden, bevor B das Kontrastmittel verabreicht und C die Aufnahme anfertigt.

Nachdem Kliniken feststellten, dass eine stärkere OP-Auslastung ökonomisch sein kann, verlängerten manche Häuser ihre OP-Laufzeiten. Statt bis zum Nachmittag wird dort werktags in zwei Schichten, von der ersten Einschleusung um 06:30 Uhr bis 23:00 Uhr operiert. Diese Informationen werden nicht immer den Patienten gegeben, die sich dann ab dem Nachmittag sorgen, weil sie befürchten, dass das OP-Team um diese Zeit bereits erschöpft und unkonzentriert sei (Quernheim 2013, S. 100). Wurden früher die frischoperierten Patienten spätestens am Nachmittag ausgeschleust und vom Spätdienst abgeholt und versorgt, muss dieses jetzt vom Nachtdienst übernommen werden. Nicht immer wurde auch hier der Personalschlüssel angepasst.

Wir sehen: Es gibt viele Ursachen, aber auch genauso viele Möglichkeiten Wartezeiten zu verringern, die in der Terminplanung, der Logistik und auch im Einflussbereich der Behandler selbst liegen. Hierfür sind Analysen der komplexen, ineinandergreifenden Abläufe notwendig, auf die im zweiten Teil des Buches weiter eingegangen wird.

Weitere Ursachen können sein:

- niemand weiß, wo sich der nächste Patient innerhalb oder außerhalb des Gebäudes aufhält, der auf Abruf für die nächste OP ansteht,
- es existieren zu wenig Aufzugs- und Transportkapazitäten, bzw. wird an den Aufzügen kein Vorzugssystem bei Bettentransporten vorgehalten,
- zu wenige Schleusen, (so reichen, z. B. bei 22 OP's zwei Schleusen nicht aus),
- Nicht-Berücksichtigung von Renovierungsarbeiten und entsprechenden Verzögerungen, Behinderungen oder Wartungsterminen von Anlagen, Geräten, Heizung usw.,
- Umweltfaktoren wie extreme Wettersituationen, z. B. Glatteis, Naturkatastrophen, aber auch bestes Ausflugswetter kann zum Anstieg von „unerwarteten" Unfällen führen.

3 Folgen des Wartens

3.1 Empfehlungsverhalten

Patienten erwarten im Krankenhaus eine gewisse Analogie zu anderen Dienstleistungsbereichen, wie z.B. in der Gastronomie. Hierdurch kommt es zum Wechsel aus der Rolle des passiven Teilnehmers, also vom „Erduldenden" zum „Kundigen" und damit zum potenziellen „Käufer von zusätzlichen Dienstleistungen" in Klinik, Heim oder Praxis. Noch vor wenigen Jahrzehnten war es so, dass Patienten einer Klinik die Treue hielten. Dort wurden sie geboren, bekamen beispielsweise als Kind die Mandeln entfernt und entschieden sich, auch dort im Alter die anstehende Hüft-TEP-Operation vornehmen zu lassen. Jetzt verringert sich eine solche Patientenbindung massiv: Die konkurrierenden Mitbewerber, d.h. die Kliniken oder Praxen der Region werben ganz bewusst mit ihren spezialisierten Angeboten um neue Patienten. Forscher haben festgestellt, dass auch Stammkunden, obwohl sie bislang mit den Leistungen zufrieden waren, abwandern. Dieses wird als **„Variety Seeking"-Motiv** bezeichnet, und benennt den Wunsch nach Abwechslung: auch langjährige Patienten, die bislang zufrieden waren, wechseln zum Alternativanbieter, um etwas Neues auszuprobieren (Gouthier 2013, S. 5). Dazu meinen Welk und Bauer: „Genügte es vor 25 Jahren noch, einen Patienten erfolgreich zu operieren und Linderung zu verschaffen, so wird dies heutzutage stillschweigend vorausgesetzt und die Beurteilung der Qualität der medizinischen Versorgung vielfach an sekundären Parametern wie Freundlichkeit, kurzen Wartezeiten und Komfort festgemacht" (Welk und Bauer 2006, S. 111).

Wenn eine Übereinstimmung zwischen der erwarteten und tatsächlichen Wartezeit auftritt, hat dieses nicht nur positive Korrelationen zur Bewertung dieser Wartezeit, sondern auch auf die Absicht von Patienten, sich in dieser Einrichtung wieder behandeln zu lassen und diese Einrichtung anderen weiterzuempfehlen (McCarthy et al. 2011; Billing et al. 2007). Die einzigen Patienten, die sich auch zukünftig bewusst für die Einrichtung entscheiden, sind die **begeisterten** Kunden. Kundenbegeisterung beschreibt eine Emotion, die aus einer positiven Überraschung und einem Übertreffen der Erwartungen heraus entsteht (Hieronimus et al. 2010). Ein kleines Beispiel soll dieses verdeutlichen:

> Als zusätzlichen Service bietet die Apotheke dem chronisch Kranken, der dort regelmäßig seine Medikamente in dem von ihm gewünschten Gebinde erhält, an, einen Beleg für seine jährlichen Ausgaben für Medikamente auszudrucken, damit der Kunde sie auf einen Blick erfassen und bei seiner Krankenkasse (oder dem Finanzamt) einreichen kann. Dies bindet zusätzlich den Kunden, seine Medikation regelmäßig in dieser Apotheke abzuholen.

Patienten möchten selbst überprüfen, ob die Werbung der Konkurrenz zutrifft und ob die positiven Empfehlungen aus dem Freundes- und Bekanntenkreis stimmen. Originalzitat: *„Man hört ja so viel Gutes über deren Ärzte."* Oder: *„Die Pflegenden im Nachbarkrankenhaus haben viel mehr Zeit für die Patienten, die kümmern sich richtig um einen."* Beziehungsweise: *„Das Essen ist dort ganz hervorragend!"* Das heißt, Mundpropaganda bzw. Werbung verfehlen hier nicht ihre

Wirkung, sondern bringen Menschen dazu, auch andere Anbieter selbst auszuprobieren.

Vor allem Patienten mit anstehenden Wahleingriffen erkundigen sich vor der Behandlung über die Leistungen und den Ruf der Klinik oder des Facharztes. Selbst die Stiftung Warentest empfiehlt, vor anstehenden Operationen Bewertungsportale im Internet als zusätzliche Informationsquelle zu nutzen. Hier kann nicht nur nach Einrichtungen gesucht werden, sondern es können auch Bewertungen eingesehen werden: Arztpraxen, z. B. unter www.jameda.de, Kliniken, z. B. unter www.klinikbewertungen.de; in Österreich www.arztbewertung.at, www.docfinder.at, www.arztsuche24.at; in der Schweiz www.Medicosearch.ch, www.DocApp.ch oder www.spitalfinder.ch.

Neben Empfehlungen etwa aus dem Bekanntenkreis stellen solche Portale eine der wenigen Möglichkeiten dar, um vor einem Arzt- oder Klinikbesuch Informationen über die Qualität zu bekommen; auch wenn diese zum Teil extrem subjektiv und nicht repräsentativ sind. Die Fragen, die von den Portalanbietern eingesetzt werden, sind in der Regel nicht wissenschaftlich geprüft. Das schränkt die Aussagekraft beispielsweise zur empfundenen Pflegequalität in den Bewertungen stark ein – was ein „Laienleser", der sich, z. B. auf einen Klinikaufenthalt oder Arztbesuch vorbereitet, nicht weiß; er nimmt diese Informationen unter Umständen als „erwiesen" und „wahr" an.

Studien analysierten Internetbewertungen (Coker 2012; Black und Kelley 2009) und schlussfolgerten:

- Menschen lassen sich unterschiedlich stark von den Bewertungen anderer beeinflussen. Bei Männern erzeugt allein die Tatsache, dass man auf einer Webseite sein Urteil äußern kann, schon Zutrauen zum Anbieter. Dagegen finden es Frauen Vertrauen erweckender, wenn sich zwischen den Konsumenten ein Dialog entspannt, wenn also andere Kunden auf Rückmeldungen antworten.
- Bei einem nützlichen Produkt wie einer Matratze finden Leser negative Kritik tendenziell hilfreicher als positive. Bei einer lustvollen Aktivität wie Übernachtung in einem Wellness-Hotel ist es genau umgekehrt.
- Darum empfinden Leser die Beschreibung eines misslungen Hotelaufenthaltes als weniger hilfreich als eine positive. Wenn allerdings durch eine überzeugende Wiedergutmachung des Hotels alles zum Positiven gewendet wird, finden Leser eine solche Information wiederum nützlich.
- Je mehr Internetbewertungen zu einer Einrichtung vorliegen, desto stärker lässt sich der Leser von ihnen beeinflussen, aber nur, wenn das Gesamtbild der Kritiken einhellig ist.
- Erstaunlicherweise stufen die Personen, die von gut nach schlecht lesen, ein Hotel besser ein als die Leser, die umgekehrt von schlecht nach gut lesen. Wenn interessierte Leser zunächst Positives im Kopf haben, fällt es ihnen schwer, ihre Einschätzung nachfolgenden negativen Infos anzupassen.

Einige Krankenkassen haben darum ähnliche Bewertungsforen eingerichtet und versuchen, Qualitätsgrundsätze stärker zu berücksichtigen. So werden zum Beispiel bei der Deutschen Techniker Krankenkasse die Zufriedenheitswerte für einen Arzt erst dann veröffentlicht, wenn mindestens fünf Patienten ihre Bewertungen abgegeben haben. Damit soll die Verlässlichkeit der Aussagen gesteigert werden. Darüber hinaus kann jeder Versicherte einen bestimmten Arzt nur einmal beurteilen. Wird ein Arzt von einem Versicherten ein zweites Mal beurteilt, so wird die frühere Bewertung automatisch überschrieben. So werden Manipulationen verhindert (www.tk.de am 06.08.2015).

Als ein Ergebnis meiner Studie ist es von verschiedenen Faktoren abhängig, ob Patienten ihre Erfahrung der OP-Verzögerung relativieren und trotzdem die Klinik weiter empfehlen. Sofern es zu einer erfolgreichen Heilung gekommen ist, wird die Einrichtung empfohlen. Ein unverändert „ruhiger und gelassener" Patient, der an drei Tagen zunächst 4, dann 8 und dann 24 Stunden warten musste, war vor allem von der Zuvorkommenheit der Pflegenden begeistert und begründet sein Empfehlungsverhalten für diese Klinik:

> *„Also da in der X-Klinik da bin ich wirklich gut aufgehoben. So was von [...] Zuvorkommenheit habe ich noch nicht erlebt, echt nicht."*
> (Quernheim 2013, S. 154)

Anders ist die Situation, wenn das Erwartungslimit in Bezug auf die persönliche Toleranzgrenze deutlich überschritten **und** die Mitarbeitenden unfreundlich erlebt wurden. Nicht empfohlen wird die Klinik vor allem dann, wenn zum Warten auf die Operation noch **Wundheilungsstörungen und Komplikationen** entstehen. Hier stellt die zusätzlich entstandene OP-Verzögerung für den Patienten ein so starkes Ärgernis dar, dass er in seinem Freundes- und Bekanntenkreis von dem Besuch der Klinik abrät und sogar warnt. Es ist interessant, dass Patienten bei den nacherhobenen Interviews meiner Studie auch nach acht Monaten bei ihrer ursprünglichen Meinung geblieben sind: obwohl in der Zwischenzeit die endgültige Wundheilung abgeschlossen ist, empfehlen sie die jeweilige Klinik **nicht** weiter. Lange Wartezeiten führen insbesondere bei einem Behandlungsverlauf mit Komplikationen zu einer miserablen Reputation (Ruf und Glaubwürdigkeit), welche sich nicht nur im direkten regionalen Umkreis des Anbieters, sondern zukünftig auch stärker in den sozialen Netzwerken und Bewertungsforen im Internet widerspiegeln wird.

Durch die Veränderung des Machtverhältnisses Arzt-Patient zeigen informierte Patienten eine deutlich stärkere Wechselbereitschaft. So gerät nach Bertram gerade bei der jungen berufstätigen Bevölkerung eine lange Wartezeit zunehmend in die Kritik (Bertram 1999, S. 23). Billinghurst und Whitfield (1993) befragten über 1400 Patienten, warum diese ihren Hausarzt gewechselt haben. 36 Prozent führten dafür lange Wartezeiten und Unzufriedenheit mit der Praxisorganisation an (vgl. auch Knight und Lembke 2014).

3.2 Medizinische Auswirkungen

Lange Wartezeiten können bei Patienten zu Stress und Frust führen. Ihr Gesundheitszustand kann sich durch das Warten verschlechtern (Ballini et al. 2015). OP-Verzögerungen haben zum Teil gravierende medizinische Auswirkungen. Seit 2006 steigt beispielsweise die Dauer der OP-Verzögerung bei akuten Schenkelhalsfrakturen sogar an. Besonders hoch ist das Risiko einer verzögerten Operation mit 20 Prozent aller Patienten mit Schenkelhalsfraktur an Freitagen (Smektala et al. 2010). Hier können klinikinterne Gründe vermutet werden (Caesar et al. 2014). Der GKV Spitzenverband kritisiert: „In einem Land mit einer hohen Dichte an Krankenhäusern und Krankenhausbetten muss es möglich sein, dass Patienten in einem Krankenhaus behandelt werden, das sein Personal so organisiert, dass Notfalloperationen bei Schenkelhalsfrakturen frühzeitig durchgeführt werden können" (GKV Spitzenverband der Krankenkassen Meeßen Gemeinsamer Bundesausschuss, 25.11.2008).

Magnusson et al. (2011) beschreibt in seiner Studie den Unterschied zwischen 60 Patienten, die eine OP-Verzögerung bzw. -Annullierung erlebten und 60 Patienten, die nicht auf ihre OP warten mussten. Sein Forscherteam fand heraus, dass Annullierungen zu deutlich mehr Komplikationen und auch einer starken Tendenz in Richtung eines eingeschränkten langfristigen Wohlergehens führten. In seiner Untersuchung erlebte Gruppe A mit OP-Verzögerung 50 Komplikationen gegenüber Gruppe B (OP nach Plan), welche nur 33 Komplikationen erlebte. Bemerkenswert: In Gruppe A traten 4 Herzinfarkte auf, in Gruppe B keiner. Die Forscher konstatieren, dass es einen Ursache-Wirkungs-Mechanismus gibt und bezeichnen die täglichen Annullierungen von geplanten Operationen zugunsten anderer Notfälle als ein bedeutendes ethisches Problem (Magnusson et al., 2011).

Bei Senioren mit Hüftfrakturen, die innerhalb der ersten 24 Stunden nach Einlieferung operiert wurden, ereigneten sich in 12 % aller Fälle Komplikationen. Bei denen, die über 24 Stunden auf die Operation warten mussten, lag die Rate bei 16 %. Sie steigerte sich bei einer Wartezeit von 36 Stunden auf 39 % und bei einer Verzögerung von mehr als 48 Stunden auf 46 % (Lindbom et al. 2011). Laut dieser kalifornischen Studie musste in den wenigsten Fällen die OP aus medizinischen Gründen verschoben werden. Meist verursachten organisatorische Gründe die Verzögerung. Die Autoren resümieren: Für jeden Tag, der bis zur Operation vergeht, verlängere sich der postoperative Krankenhausaufenthalt um zwei Tage. Laut Smektala et al. (2010) sollte eine operative Versorgung von Patienten mit Schenkelhalsfraktur ohne Verzögerung, d.h. auch an Wochenenden erfolgen, falls keine medizinischen Gründe eine unmittelbare Operation verbieten.

In einem kanadischen Literatur-Review verglichen Simunonvic et al. 16 Studien mit über 13.000 Patienten mit Hüftfraktur, die innerhalb der ersten 24 Stunden bzw. nach 48 oder 72 Stunden operiert wurden. Die Ergebnisse weisen darauf hin, dass reduzierte OP-Verzögerungen die Sterblichkeits- und Komplikationsrate senken, eine kürzere stationäre Verweildauer zur Folge haben und für Patienten kürzere Phasen mit Schmerzen entstehen (Simunovic et al. 2010). Eine weitere Übersichtsarbeit der Universität Tokio kommt nach Sichtung von 16 Studien mit über 250.000 Patienten mit Hüft-Frakturen zum Ergebnis, dass es aufgrund von OP-Verzögerungen zu einer **starken Erhöhung der Mortalitätsrate** kommt (Shiga, Wajiima und Ohe 2008). Somit darf konstatiert werden, dass OP-Verzögerungen zu negativen gesundheitlichen Konsequenzen für die Patienten und zu höheren Kosten für die Klinik führen.

3.3 Psychologische Auswirkungen

Psychologische Auswirkungen für betroffene Patienten

Warten hat Auswirkungen auf das seelische Befinden des Menschen. In vorhergehenden Kapiteln wurde dies bereits dargestellt: Jeder, der auf etwas oder jemanden wartet, hat damit eine ErWartung, die erfüllt oder enttäuscht werden kann. Patienten die sich enttäuscht fühlen, erleben das Ende einer Täuschung. Sie täuschten sich in ihrer Erwartung, „*bis dann und dann behandelt zu werden*“. Die Palette möglicher Reaktionen, die darauf folgen, ist vielfältig: gesteigerte Unruhe, Unsicherheit und Nervosität, gehäuftes Auftreten von Ängsten, Wut, Ohnmacht, Ausgeliefert-Sein, Sich-allein-gelassen-Fühlen, in einzelnen Fällen vielleicht auch eine unfreiwillige, aber akzeptierte „Schulung“ in Sachen Gelassenheit und Hingabe. Wie ausgeprägt dieses meist emotional negativ gefärbte Erleben sein wird und sich im Verhalten des Wartenden widerspiegelt, hängt entscheidend von der Betreuung durch die Mitarbeitenden ab.

Eine interessante Studie leitete Schwerdt (2002, S. 22) mit der Fragestellung, was pflegebedürftige Menschen unter guter Pflege verstehen. Sie stellte fest, dass die **Interaktion** die größte Bedeutung hat. Die interviewten Patienten schätzten es, von Menschen gepflegt zu werden, die immer ein gutes Wort übrig hatten und die sie als höflich erlebten. Zudem liebten sie eine optimistische und fröhliche Grundeinstellung der Pflegekräfte, die ihren Beruf spürbar gerne ausübten und mit Liebe und Geduld pflegten. Sie sollten zuverlässig Absprachen einhalten, den Behandlungsplan kennen und sich auch mit den Kollegen anderer Fachbereiche absprechen. Einige Interviewaussagen aus den bislang angeführten Studien zum Warteerleben machen deutlich, dass eine feinfühlige Betreuung bestehende Ängste vor Eingriffen reduziert. Dieses sensible „Sich-kümmern" wird umso wichtiger, je länger die Wartezeit andauert.

Pohlmann (2005) fand heraus, dass sich seine interviewten Pflegenden grundsätzlich dem Ziel verpflichtet fühlen, alle Patienten mehr oder weniger gleich zu behandeln. Hier kommt es häufig zur emotionalen Dissonanz, denn in seinen Interviews wird deutlich, dass Sympathie für die jeweilige Pflegefachkraft eine wesentliche Voraussetzung für eine intensive Beziehung zum Patienten darstellt. Für Patienten, die ihnen sympathisch sind, nehmen sich die interviewten Pflegenden mehr Zeit, setzen sich stärker ein und bemühen sich mehr. Die als unsympathisch empfundenen Patienten werden demnach von niemandem im Team gerne betreut. Viel eher erledigen die Mitarbeitenden nur ihre Pflicht, d.h. alle notwendigen pflegerischen Verrichtungen, ohne längere Gespräche mit den Betroffenen zu führen. Hier halten sich die Pflegenden emotional deutlich zurück. Es darf angenommen werden, dass Angehörige anderer Berufsgruppen im Gesundheitswesen ähnliche Präferenzen haben. Bertram berichtet ähnliches für MFA und Ärzte (Bertram 1999, S. 116f.)

Eine individuelle Vorstellung bzw. Begrüßung lässt einen Patienten sich sicher und „erwünscht" bzw. „erwartet" fühlen. „Ich werde gesehen und fühle mich willkommen" bedeutet für den Betroffenen: „Mein Termin beginnt jetzt gleich, die Mitarbeitenden von Praxis oder Klinik haben alles für mich vorbereitet und sind bereit."

Thoke-Colberg (2003) berichtet, dass 15 Prozent der Pflegenden auf den Stationen sich bei Entlassung nicht von den Patienten verabschieden. Die Pflegefachkräfte in der OP-Einschleusung begrüßten Patienten nicht immer mit ihrem Namen. Dieser depersonalisierte Ablauf verstärkt das Gefühl, „eine Nummer" zu sein, statt als Mensch mit persönlicher Identität wahrgenommen zu werden. Wenn im schlimmsten Falle der Patient fehler- oder mangelhaft über den bevorstehenden Behandlungsablauf informiert ist und zusätzlich warten muss, fühlt sich der Betroffene naturgemäß ausgeliefert, unsicher und unbehaglich. Wartezeiten werden vor einem Eingriff eher toleriert, wenn Patienten viele positive Interaktionen mit den Ärzten und Pflegenden erleben. Dann wird der vorher empfundene Ärger schneller vergessen (Thoke-Colberg 2003, S. 46; Brown und Warner 1997). Eine weitere Studie kommt zum Ergebnis, dass von den Mitarbeitenden angebotene Hilfeleistungen, um mit der Situation und der Angst vor einer OP besser umgehen zu können, für die Patienten das Wichtigste waren (Hankela und Kiikkala 1996).

Psychologische Auswirkungen für betroffene Mitarbeitende

Ein unzureichendes Wartemanagement hat auch negative Auswirkungen auf die Mitarbeiter des Teams. Denn in Folge der Verzögerungen kommt es zu Zeitdruck und Stress und dadurch treten Fehler auf. Selbständige Ärzte als Eigentümer von Praxen beschreiben die Auswirkungen des Wartens:

> *„Die Wartezeit ist bei uns der unangenehmste Diskussionsfaktor, den wir haben. Er macht uns den meisten Stress, absolut. Er macht mir Gespräche kaputt oder bringt die unschönen Stimmungen rein, er bringt mich in Druck. Er macht meine Damen da vorne unruhig, weil die Leute sie anpöbeln. Das ist eigentlich der beherrschende Faktor tagein, tagaus"* (Bertram 1999, S. 10). Später illustriert ein anderer Praxisinhaber die eigene Betroffenheit: *„Ja, das [Warten] ist ja ein Problem, was auch auf mich durchschlägt, wenn die lange warten, weiß ich, dass ich lange arbeiten muss, ist ja klar."* (a.a.O., S. 67).

Auch die MFA und Pflegende haben ein Interesse, möglichst pünktlich Feierabend zu machen bzw. ihre Mittagspause zu beginnen. Hier hat eine Beruhigung des Praxisablaufs oder der Ambulanz durch ein verändertes Wartemanagement signifikante Effekte auch für die Mitarbeitenden und führt letztlich zu verringerten Wartezeiten (a.a.O., S. 108). Somit wirkt sich eine effiziente Terminplanung dahingehend aus, weil attraktive Arbeitszeiten (die eingehalten werden) beim zukünftigen „Kampf um die besten Talente" (Mitarbeitende) den Arbeitgeber in ein positives Licht rücken (s. Kapitel 12.2.2 Analyse der logistischen Abläufe in Klinik/Praxis).

Agenturmeldungen berichten über Wartezeiten aus diversen Notfallambulanzen, wo es durch ein hohes Patientenaufkommen, z.B. bei einer Grippewelle in einem Krankenhaus, zu tumultartigen Szenen gekommen ist, bei denen schließlich die Polizei eingreifen musste. An der Uniklinik Freiburg klagen Mitarbeiter über Patienten, die Ärzte und Pfleger beleidigen, die schreien, spucken, kratzen. Dabei würden nicht jene auffällig werden, denen es am schlechtesten geht. Ganz im Gegenteil, es seien vor allem die, die mit ihren Anliegen aus ihrer Sicht zu lange warten müssten, die *„nach Alkohol riechen oder Drogen eingenommen haben"* (Winter 2015). Dabei übt sich das Personal in verbaler Deeskalation; zusätzlich lernen sie Zugriffstechniken, um körperliche Angriffe gesund zu überstehen (s. Kapitel 11.7.1) Viele Notfallambulanzen benötigen inzwischen als Selbstschutz einen eigenen Sicherheitsdienst.

3.4 Finanzielle Auswirkungen und Marketing

Alle Einrichtungen im Gesundheitswesen sollten wohlüberlegte und effiziente Maßnahmen ergreifen, um Wartezeiten in ihrem System zu reduzieren. Nicht nur, dass Patienten und Mitarbeitende durch Verzögerungen unzufrieden werden und die Reputation sinkt, sondern die Zusatzkosten durch die steigende Komplikationsrate, die wie oben ausgeführt auf einem verzögerten Behandlungsbeginn beruhen können, verteuern das gesamte Setting.

In der Wirtschaft zielt der Bereich der Logistik darauf ab, ausgezeichnete Leistungen in hoher Qualität bei minimalem Zeitaufwand und maximal möglicher Kostensenkung zu erbringen. Eine logistische Kostenrechnung ermittelt auftretende Wartezeiten, errechnet deren Folgen und strebt eine nachhaltigere Kundenorientierung an. Somit wird die Kette aller zusammenhängenden und unterstützenden Prozesse, die zur Behandlung notwendig sind, zum einen über die Gesamtkosten bewertet, aber auch zum anderen über die Qualität, wie diese Prozesse durchgeführt werden. Infolgedessen kann es durchaus sein, dass die Wartezeiten, die ein Patient erfährt, ein deutlicher Indikator dafür sind, wie ineffizient die Prozesskette ist. Zudem spielt Qualität, also **wie** der Patient die Wartezeit erlebt, eine wichtige Rolle. Quantitatives Wachstum ist in einigen Bereichen des Gesundheitswesens kaum noch möglich, stattdessen sind zukünftig viel mehr Effizienz und die Ausrichtung auf die Bedürfnisse der Kunden gefragt. Denn Patienten geht es um eine möglichst geringe Wartezeit.

Wartezeiten gehören im Qualitätsmanagement zu den beeinflussbaren Komponenten eines Prozesses, die vielfältige logistische Ursachen haben können. Sie entstehen durch lange Wegezeiten oder die vermeidbare Suche nach Informationen oder Gegenständen. Safranski beschreibt: Die Knappheit der Zeit sei jedenfalls keine Eigenschaft der Zeit, sondern ein Problem, das mit ihrer Bewirtschaftung auftritt (Safranski 2015, S. 107). Eine Warteschlange ist nichts anderes als ein ungelöstes Problem der Kapazitätsplanung. Nur bei ganz teuren Kernprozessen werden Wartezeiten einkalkuliert, damit beispielsweise eine teure Maschine in der Produktion nicht stillsteht, was wiederum hohe Folgekosten verursachen würde. So simpel es auch klingt: Wartezeit entsteht in dem Moment, wenn die Nachfrage das Angebot übersteigt. Sobald sich also Behandlungen verschieben, wird es mit jeder Stunde für den Anbieter teurer. Dieses Bewusstsein sollten alle Mitarbeitenden noch viel stärker entwickeln. Die Einhaltung eines durchdachten Behandlungsplanes spart Geld und Ärger.

3.4.1 Schadensersatz wegen Warten

Wussten Sie, dass Kunden ihr Fortkommen bei mehreren Warteschlangen an Supermarktkassen genau abschätzen, um gegebenenfalls in die schnellere Schlange zu wechseln? Dass Flugpassagiere bereits ab einer Verspätung von zwei Stunden Mahlzeiten, Getränke, Telekommunikation, im Notfall sogar eine kostenlose Hotelunterkunft inklusive Transfer erhalten? Flugverspätungen ab drei Stunden werden innerhalb der Europäischen Union[6] mit 250 bis 600 Euro entschädigt, ab fünf Stunden Verzögerung haben sie Anspruch auf Abbruch der Reise und können die Teilerstattung des Flugpreises einfordern. So landeten zwei Urlauber wegen eines Sandsturms 22 Stunden später mit ihrem Flieger in Hamburg. 600 Euro Schadensersatz standen den Passagieren nach der EU-Fluggastrechteverordnung zu (Urteil Amtsgericht Hamburg Az 36a C 251). Sogar der Arbeitgeber kann bei einer Flugverspätung einer Maschine, in der einer seiner Mitarbeiter sitzt, Schadensersatz von der Fluggesellschaft verlangen. So urteilte der Europäische Gerichtshof, dass die Fluggesellschaft für Schäden hafte, die dem Arbeitgeber entstehen (DPA vom 19.02.2016 in FAZ vom 20.02.16). Dabei könne der Arbeitgeber aber nur die im Montrealer Übereinkommen festgelegte Höchstsumme von 5000 € für Verspätungsschäden einfordern. Die Ersatzleistungen für den Arbeitgeber dürfen aber nicht höher sein, also die Summe, die der betroffene Mitarbeiter alleine hätte individuell einklagen können. Dies bedeutet, dass die Rechtslage den Verursacher der Verzögerung eindeutig zu Schadensersatz und Wiedergutmachung verpflichtet. In Kliniken und Praxen gilt dieses Prinzip (noch) nicht.

6 Beziehungsweise die Fluggesellschaft hat einen Sitz in einem EU-Land

3.4.2 Auswirkungen der Nüchternheit

OP-Verschiebungen bringen meist sehr lange Nüchtern-Phasen mit sich. Es besteht ein Risiko, dass der betroffene Patient als Ursache für den Eintritt von postoperativen gesundheitlichen Schäden (z. B. Herz-Kreislaufbeeinträchtigungen oder Wundheilungsstörungen) behauptet, diese seien, z. B. wegen der iatrogenen Exsikkose aufgetreten und hierfür klage er Anspruch auf Ausgleich seines materiellen Schadens (insbesondere Einkommensausfall) und Schmerzensgeld ein. Zwar stünde in einem solchen Fall grundsätzlich der Patient in der Beweispflicht, dass die Exsikkose Ursache für seine gesundheitlichen Schäden ist, doch lassen die erwähnten Empfehlungen der Anästhesie-Fachgesellschaften eine solche Ursächlichkeit vermuten. Wenn ich in Vorträgen oder bei Seminaren diese Thematik vorstelle, erlebe ich häufig großes Erstaunen bei den Anästhesisten und Operateuren. Ihnen scheint die Tragweite solcher pauschalen Nüchternheitsgebote nicht immer bewusst zu sein.

3.4.3 Zeit ist Geld

Verlieren Menschen durch Warten Zeit? Einige der interviewten Patienten, die an mehreren Tagen jeweils nüchtern vom Vorabend bis zum Abend auf ihren Eingriff warteten, äußerten Überlegungen, die Klinik dafür haftbar zu machen. Ein Arzt äußerte mir gegenüber vertraulich, wenn er als selbstständiger freiberuflicher Arzt durch solche tagelangen OP-Verschiebungen nicht arbeiten könnte, würde er selbst anschließend auch die Klinik verklagen. „Time is money" und gerade Patienten, die selbstständig arbeiten, können durch verschobene Behandlungstermine Einnahmeausfälle erleiden. Ein selbständiger Handwerksmeister, der den geplanten Termin seiner elektiven OP so legt, dass er an den Folgetagen keine Aufträge annimmt und seine Mitarbeiter in Urlaub schickt, spürt die Auswirkungen einer OP-Verschiebung von Montag auf Mittwoch und schließlich auf Freitag faktisch in seiner Geschäftsbilanz. Während des Wartens können Menschen kein Geld verdienen und keine Familienangehörigen versorgen. Auch darum schilderten die interviewten betroffenen Patienten diese „Unerträglichkeit". Sie erlebten das Warten nicht nur als verlorene Zeit, sondern berichteten vom verlorenen Geld (Verlust eines Arbeitstages und damit der Arbeitsleistung für sich und den Arbeitgeber) durch Warten, erneute Fahrt- und Taxikosten wegen Terminverschiebung, Kosten für gebuchte Kinderbetreuung u. a.

Im Setting von Ambulanz und Praxis können im Rahmen eines erfolgreichen Change Managements Gelder durch Reduktion von Wartezeiten eingespart werden. In der Ausgangslage des von Trillinger beschriebenen Falles einer Arztpraxis beschwerten sich viele Patienten über zu lange Wartezeiten; es kam zu unterschiedlichen Auslastungen der Sprechzeiten und einer stark variierenden Patientenfrequenz. Dies führte zu circa zwanzig Prozent erhöhten Lohnkosten aufgrund hoher Personalbedarfsbereitstellung bei beeinträchtigter Arbeitsplatzauslastung und einem Umsatzrückgang zwischen 20 und 30 Prozent (Trillinger 1997). Verärgerte Patienten, die mit zunehmender Wartezeit ungeduldiger werden und im schlimmsten Fall die Einrichtung verlassen, haben finanzielle Folgen für die Klinik. Durch die entgangenen Einnahmen entstehen Kosten, die bis hin zur langfristigen Abwanderung ganzer Patientengruppen führen können. Je öfter Warten auftritt, desto eher kann sich das Thema zur echten Ertragskrise für die Einrichtung oder Praxis entwickeln.

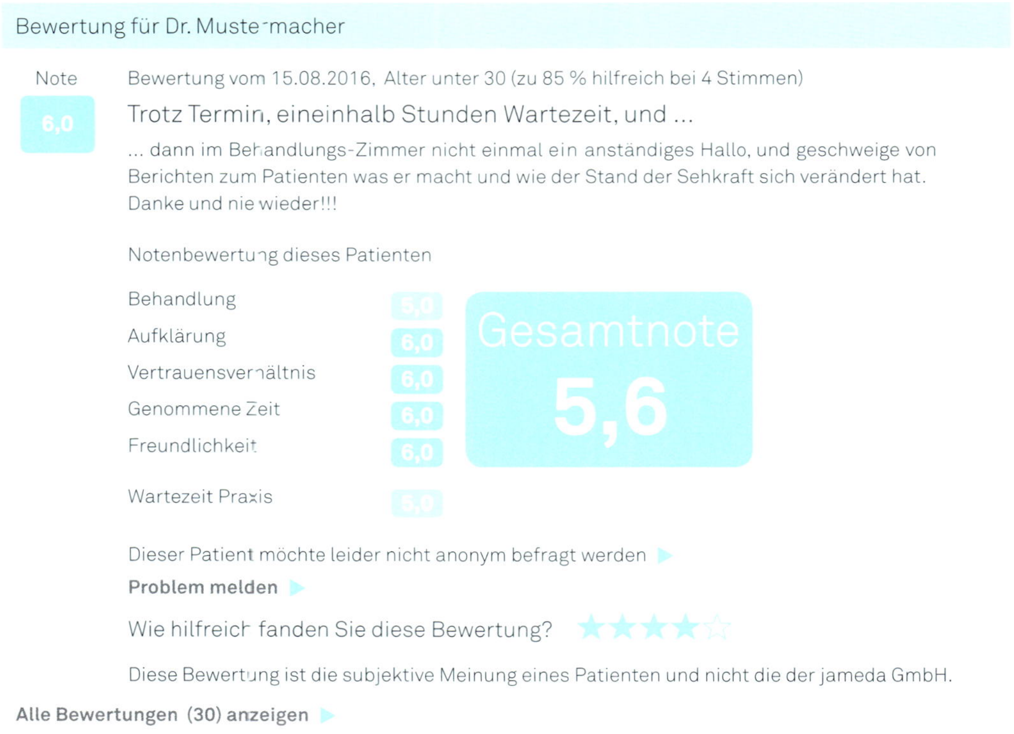

Abbildung 3-1: Beispiel Internetbewertung

Einige Arztpraxen sind bereits in die Liquiditätskrise gerutscht, weil Patienten wegen langer Wartezeiten die Praxis gewechselt haben. Wie bereits beschrieben, ist es bekannt, dass sich lange Wartezeiten negativ auf die Kundenzufriedenheit auswirken. Dies belegen zahlreiche Studien (Messina, G. et al. 2015; Goetz et al. 2011; Jehle et al. 2010; Frank-Soltysiak und Court 2002). Kundenzufriedenheit lässt sich gemäß DIN EN ISO 9000 definieren, als „Wahrnehmung des Kunden zu dem Grad, in dem die Anforderungen des Kunden erfüllt worden sind" (Gouthier 2013, S. 7). Von ihren subjektiven Erfahrungen berichten Patienten wie bereits dargestellt zunehmend in ihrem Bekannten-, Familien- und Kollegenkreis sowie in den sozialen Netzwerken im Internet und lassen zügig eine Einrichtung in negative Bewertungen abdriften. Die Einträge aus Bewertungsportalen im Internet auf den Seiten 82–84 veranschaulichen dies:

Bewertung für Dr. Muster

Note **6,0**

Bewertung vom 28.08.2016, Kassenpatient, Alter über 50 (ca. 100 % hilfreich bei 2 Stimmen)

Unmöglich

Meine eigentliche Frauenärztin war im Urlaub und Herr Dr. Muster ihre Vertretung. Ich habe zwei Tage vorher angerufen und um einen Termin gebeten, da ich unerklärliche Schmierblutungen in der Anfangsphase der Schwangerschaft hatte. Daraufhin wurde mir gesagt, ich solle einfach vorbeikommen, und das am besten so früh wie möglich (also Montag, 7 Uhr). Ich wurde auch gleich freundlich und schnell von der Arzthelferin begrüßt und eingewiesen. Und auch Herr Dr. Muster hat mich nach einer kurzen Wartezeit ins Behandlungszimmer geholt.
Aber das war es dann auch schon alles, was mir positiv aufgefallen ist.
Herr Muster wirkt arrogant und abgehoben. Ich wurde abgefertigt wie am Fließband. Er hat sich lieber mit seinem Diktiergerät unterhalten als mit mir. Auf meine Fragen gab er nur widerwillig Antwort. Und als er mich untersuchen wollte und ich noch was anmerken wollte, wurde ich in einem barschen und aggressiven Ton von ihm angeredet. Der Arzt scheint wohl schon kompetent in seinem Bereich zu sein, aber wer einen freundlichen, einfühlsamen und sich Zeit nehmenden Arzt sucht, ist bei ihm an der falschen Adresse.

Notenbewertung dieses Patienten

Behandlung	6,0
Aufklärung	6,0
Vertrauensverhältnis	6,0
Genommene Zeit	6,0
Freundlichkeit	6,0
Wartezeit Praxis	6,0
Betreuung	6,0
Barrierefreiheit	6,0

Gesamtnote 6,0

Dieser Patient möchte leider nicht anonym befragt werden ▶

Problem melden ▶

Wie hilfreich fanden Sie diese Bewertung? ★★★★★

Diese Bewertung ist die subjektive Meinung eines Patienten und nicht die der jameda GmbH.

Alle Bewertungen (30) anzeigen ▶

Abbildung 3-2: Beispiel Internetbewertung

Bewertung für Dr. Hastig

Note

4,8

Bewertung vom 06.06.2016, Privatpatient, Alter 30 bis 50

katastrophal

Wie in einer Fabrik, Wartezeit unmöglich lang, zu lange warten für nächsten Termin.

Notenbewertung dieses Patienten

Behandlung	5,0
Aufklärung	5,0
Vertrauensverhältnis	6,0
Genommene Zeit	5,0
Freundlichkeit	3,0
Wartezeit Termin	6,0
Wartezeit Praxis	5,0
Sprechstundenzeiten	5,0
Betreuung	5,0
Entertainment	3,0
alternative Heilmethode	4,0
Kinderfreundlichkeit	3,0
Barrierefreiheit	3,0
Praxisausstattung	2,0
Telefonische Erreichbarkeit	6,0
Parkmöglichkeiten	3,0
Öffentliche Erreichbarkeit	4,0

Gesamtnote 4,8

Dieser Patient möchte leider nicht anonym befragt werden

Problem melden

Wie hilfreich fanden Sie diese Bewertung? ☆☆☆☆☆

Diese Bewertung ist die subjektive Meinung eines Patienten und nicht die der jameda GmbH.

Alle Bewertungen (30) anzeigen

Abbildung 3-3: Beispiel Internetbewertung eines Privatpatienten

Potentielle Patienten, d.h. an einer Behandlung Interessierte, die sich im Internet erkundigen, werden durch solche Bewertungen[7] von ihrem geplanten Besuch abgehalten.

Ein wachsender Anteil an Patienten, die in einer Einrichtung länger als 15 Minuten warten und diese Zeit unzufrieden erleben, verbreiten ihre negativen Erfahrungen. Geschwind verliert eine Einrichtung ihren bislang guten Ruf und man hört im Umkreis überwiegend schlechte Mitteilungen. Die Auswirkungen sind finanziell zu spüren, denn die Anzahl der Behandlungen ist rückläufig. Nicht selten geraten dadurch Praxen und Kliniken in Ballungszentren in die Insol-

7 In Deutschland und Österreich bedeutet die Note 1 ein „sehr gut“ und die Note gilt 6 als „ungenügend“. In der Schweiz ist es umgekehrt.

venz. So berichtet das Ärzteblatt, dass allein in Deutschland in einem Jahr 240 Ärzte für ihre Praxis ein Insolvenzverfahren beantragt haben (Fissenewert, 2006). Einer der vielfältigen Gründe liegt im defizitären Praxismanagement. Je öfter Verzögerungen auftreten, desto eher kann sich das Thema zur echten Ertragskrise für eine Einrichtung entwickeln. Zuverlässigkeit und Vertrauen sind als die sogenannten „weichen“ Faktoren für den Unternehmenserfolg entscheidend, werden aber nicht monetär bewertet. Erste Krisenanzeichen sind Verlustbilanzen mit Abnahme des Patientenstammes. Eine Absenkung der Arzt- und Mitarbeitergehälter bzw. die Entlassung von Mitarbeitenden gehören zur Sanierung der Liquidität. Werden diese schmerzhaften Schritte unterlassen, folgt meist nur noch die Schließung der Praxis mit dem Verlust aller Arbeitsplätze. Ganz entscheidend ist darum die Implementierung eines professionellen Wartemanagements, welches wiederum zur Zufriedenheit der Patienten, aber auch der Mitarbeitenden beiträgt. Der dritte Buchteil widmet sich diesen Change-Management-Prozessen.

In einem meiner Seminare berichtete eine Praxismitarbeiterin von Verhaltensweisen zorniger Patienten, die wegen Defiziten im Wartemanagement:

> *„... stark polternd, ein volles Wartezimmer aufmischten und lautstark den Entzug der Approbation des Arztes fordern, weil dieser im wiederholten Maße unzuverlässig wäre.“*

Allerdings sind bis dato keine Fälle bekannt, dass aufgrund dieser Fehler von Seiten der Ärztekammer Schlüsse auf eine „charakterlich bedingte mangelnde Bereitschaft zur ordnungsgemäßen Ausübung des Arztberufs“ geahndet wurde. Nur in einem solchen Falle könnte die Kammer die Approbation entziehen (Fissenewert 2006).

4 Einstellung und Haltung des Teams

4.1 Kundenorientierung

Versetzen Sie sich bitte in die Lage eines Patienten. Er sucht sich eine Praxis oder Klinik zur Behandlung seiner gesundheitlichen Beeinträchtigungen aus. Er hält sich an alle Vorgaben, bleibt nüchtern, unterschreibt alle Einwilligungserklärungen, kommt pünktlich zum vorgegeben Termin und muss zu diesem Zeitpunkt erst einmal warten. Ein Teil der von mir interviewten Patienten erlebte solche Verzögerungen von bis zu 11 Stunden. Erst dann erfuhren die Betroffenen von ihrer OP-Absetzung. Irgendetwas Grundlegendes scheint beim Anbieter nicht zu stimmen. Um solche und ähnliche Missstände zu vermeiden, bestehen Staat und Kostenträger auf ein umzusetzendes Qualitätsmanagement. Ziel des Gesetzgebers ist es, die Dienstleistungen im Gesundheitswesen, also den Behandlungs-, den Betreuungs- und den Pflegeprozess, bewusster, gezielter, effektiver, aber auch kundenorientierter und wirtschaftlicher durchzuführen. Auch Gesundheitseinrichtungen begreifen zunehmend, dass Patienten ihre Kunden sind und deren Zahl nicht unendlich. Wer diese Regel konsequent umsetzt, kann sich zu Gewinnern im Gesundheitswesen entwickeln.

4.1.1 Begriffsdefinitionen

Der Begriff „Patient" stammt aus dem Lateinischen (patiens = erdulden, passio = das Leiden) und umschreibt die zugeschriebenen Eigenschaften eines **widerstandslos Leidenden** oder Erduldenden (Şahinöz 2010, S. 17). Noch vor 200 Jahren waren Patienten Bittsteller in einem Hospital. Wohlhabende Bürger wurden dagegen zu Hause verarztet oder gepflegt. Mit dem Anstieg von wissenschaftlich basiertem Wissen in der Medizin und den damit verbundenen Möglichkeiten von operativen Eingriffen entwickelten sich ab dem 19. Jahrhundert Hospitäler zu Kliniken und damit zu Stätten der Hochtechnologie.

Im Gegensatz zum Begriff „Patientenorientierung" ist nach Strobel (2001) der Begriff Kundenorientierung ein Ausdruck dafür, dass der Patient stärker als **mündiger Bürger** und **Part-**

Patient	Kunde
In akuter Situation	In geplanter Situation
Abhängig	Unabhängig
Vertraut Anweisungen	Informiert sich selbst
Stellt kaum Anforderungen	Vergleicht Leistungen/Preise
Passiv-leidend: „unterwirft" sich	Aktiver Einfluss auf Entscheidungen
Hat keine Wahl	Nutzt Wahlmöglichkeiten
Subjekt von Hilfe und Fürsorge	Verhandlungspartner
Hingabe	Verpflichtung zur Autonomie
Unterliegt der Kontrolle	Behält die Kontrolle

Tabelle 4-1: Patienten-Kunden-Unterscheidung

ner gesehen wird (Schmidt et al. 2009). Unter Kunde wird ein **autarker Verbraucher** verstanden, der sich die am Markt angebotenen Dienstleistungen oder Produkte auswählt (Duden 2016). Kundenorientierung bedeutet, die Bedürfnisse und Erwartungen der Kunden zu erfassen und sich zu bemühen, diese Wirklichkeit werden zu lassen. Die Bedeutung des Begriffs geht sogar noch weiter, da sie einem Kunden mehr Eigenständigkeit, Freiheit und Selbstbestimmung zugesteht. Oftmals fällt es Pflegenden und Ärzten schwer, die beiden Zielgruppen sauber zu trennen. Die Übersicht in Tabelle 4-1 definiert neun grobe Unterscheidungsmerkmale zwischen Patienten und Kunden.

Ob ein Mensch in der Klinik mehr Patient oder mehr Kunde ist, hängt von mehreren Einflussfaktoren ab. Als Merksatz gilt darum: Je horizontaler sie liegen, desto mehr sind sie Patienten. Je vertikaler sie stehen, desto mehr sind sie Kunden (s. Abbildung 4-1).

Demnach kann sich der Status innerhalb einer einzigen Behandlungssituation verändern. Dazu ein Beispiel:

Der Pfleger begleitet die mobile Patientin Frau A von ihrer Station in die Endoskopie zur anstehenden Gastroskopie. Sie hat sich auf Empfehlung des Arztes für die Untersuchung entschieden und unterschreibt als „Kundin" alle Formalitäten. Frau A wählt eine Wunschmusik und erhält einen Kopfhörer, um die Untersuchung angenehmer zu erleben (Kundin). Nun spritzt ihr der Arzt Diazepam® intravenös. Frau A wird im gleichen Moment zur Patientin, die nun während und nach der Untersuchung engmaschig überwacht werden muss. Sie wird anschließend im Bett auf ihre Station zurück transportiert (Patientin). Später schläft sie das Sedativum aus und erfährt die Untersuchungsergebnisse (Kundin). Gemeinsam mit dem Arzt bespricht sie anschließend die gewünschten Behandlungsmöglichkeiten (Kundin).

Die gegenwärtige Bezeichnung ist also immer von der **aktuellen Situation** des Dienstleistungsempfängers abhängig. Aufgrund dieser Ambiguität wird im weiteren Verlauf dieses Buches an einigen Stellen bewusst von „Patienten-Kunden" gesprochen. Denn ein wichtiger Punkt der Kundenorientierung besteht darin, dass Patienten zwar als Laien die medizinisch-pflegerischen Leistungen nur eingeschränkt beurteilen können; dennoch können sie sich sehr wohl eine eigene Meinung über die „Umgangsformen" und das Ambiente der Klinik oder Praxis machen: Sind sie dort höflich, freundlich, respektvoll und pünktlich behandelt bzw. gepflegt worden? Aufgrund dieser konkreten subjektiven Erfahrungen äußern sich Patienten-Kunden gegenüber ihren Familienangehörigen, Freunden, Arbeitskollegen und Nachbarn und geben bestenfalls Empfehlungen oder schlimmstenfalls Warnungen zum Besuch des Hauses ab (Quernheim 2010).

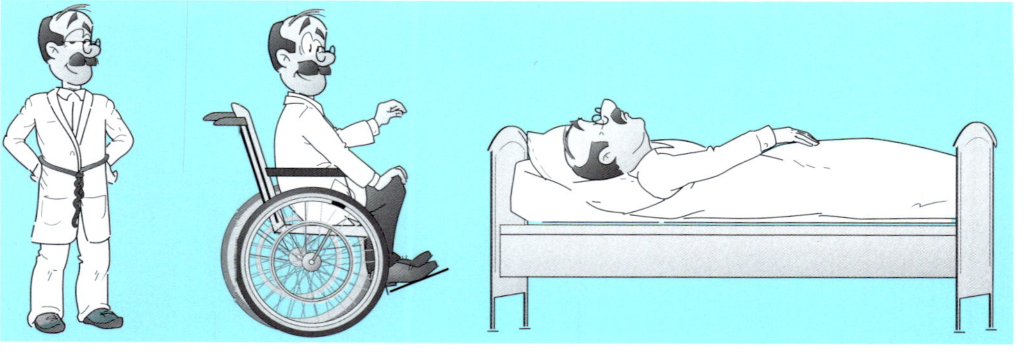

Abbildung 4-1: Patient oder Kunde?

4.2 Externe und interne Kunden

Zu den externen Kunden zählen in erster Linie natürlich die Patienten Ihrer Klinik oder Praxis mitsamt den Angehörigen. Des Weiteren zählen zur Zielgruppe auch die Ein- und Zuweiser sowie alle Unternehmen außerhalb der Einrichtung, mit denen Sie kooperieren. Dazu gehören beispielsweise Transport- und Rettungsdienste, Pflegeeinrichtungen, Praxen, Kliniken, Lieferanten, Behörden und Gesundheitsämter, Industrie- und Handelskammern, kassenärztliche Vereinigungen, politische Parteien, Ausbildungsbetriebe, Berufsverbände, die Redakteure und Leser der Lokalzeitung oder Nutzer des Lokalradios oder TV. Wer von den Genannten muss auf Sie oder Ihr Unternehmen warten?

Schon nach einem einzigen Anruf in der Abteilung, mit der die obigen externen Kunden zu tun haben, machen diese sich einen Eindruck über die wahrgenommene Freundlichkeit. Wie lange dauerte es, bis die zuständige Person am Telefon erreicht wurde? Wie ist es um die Zuverlässigkeit, Organisation und Qualität Ihrer Einrichtung bestellt? Somit sind die Anbieter im Gesundheitswesen stark abhängig von einem guten Verhältnis zu ihren externen Kunden.

Neben den direkten Kollegen in Ihrer Einrichtung haben Sie weitere **interne Kunden**. Diese arbeiten in anderen Abteilungen Ihrer Klinik oder Praxis. Jede Ihrer ausgefüllten Untersuchungsanforderungen für Nachbarabteilungen, jede Dokumentation, jede Verzögerung, jeder Abrechnungsschein hat wiederum Auswirkungen auf Ihre Kollegen.

Die stationäre Patientin wird direkt mit einem Röntgenanforderungsschein in die diagnostische Abteilung geschickt. Dort sind die Kollegen nicht in der Lage, die handschriftliche Anforderung zu entziffern. Die für diesen Zeitpunkt geplante Untersuchung muss verschoben werden, weil es trotz Anrufs zu lange dauerte, bis die entsprechende Kollegin oder der Arzt mit der unleserlichen Handschrift gefunden wurde. Erst nach einer solchen Auskunft kann die verordnete Maßnahme begonnen werden. Hierdurch kommt es neben der Verzögerung für die Patientin, die deswegen extra bis 13:00 Uhr nüchtern geblieben ist, auch zur unnötigen Verzögerung und zusätzlichen Belastung durch Stau und Rückstand für die Mitarbeitenden in der Radiologie, in diesem Falle also für die internen Kunden der Station.

Interne Kunden sind die anderen Mitarbeiter, Vorgesetzen und Auszubildenden Ihres Unternehmens. Und damit sind wiederum Sie selbst interner Kunde für Ihre Kollegen.

Ein Patient kann und wird sich in vielen Fällen bei einer Erkrankung die Praxis oder Klinik aussuchen. Ein Krankenhaus kann sich aber in der Regel seine Patienten-Kunden nicht aussuchen. Zukünftig werden darum die **wahrgenommenen Service- und Dienstleistungsqualitäten** entscheidende Auswahlfaktoren sein (Hoffstetter et al. 2012). Die Orientierung auf den Kunden ist, obwohl aktuell intensiv eingefordert, nichts neu Entwickeltes, sondern eine Fortschreibung und Intensivierung der bekannten **Ausrichtung auf Patientenorientierung**. Die in vielen Klinikprospekten propagierte Aussage: „Bei uns steht der Patient im Mittelpunkt“, wird von manchen Mitarbeitenden eindeutig missachtet. Mehr noch, man gewinnt manchmal den Eindruck, dass Patienten der reibungslosen Klinik-Organisation eher im Wege stehen, denn man lässt diese Hauptakteure warten.

Der aus Verkauf und Ökonomie stammende Kundenbegriff beinhaltet, die Bedürfnisse und Erwartungen der Zielgruppe zu erfassen und sich zu bemühen, diese Wünsche zu realisieren. Viele Studien belegen die Notwendigkeit einer praktizierten Patientenorientierung. Diese ist eine konkrete Forderung im Qualitätsmanagement und der Erfüllungsgrad dient als Qualitätsmerkmal in der Leistungserbringung. Wie wir eingangs gesehen haben, entwickeln sich die vormals „passiven“ Patienten immer mehr zu proaktiven „Kunden“, die sich „**kundig**“ machen, bevor sie einen Facharzt oder eine Klinik aufsuchen. Da nützt kein Jammern und Klagen, denn schließlich machen Sie und ich es ja auch, bevor wir kostspielige Neuanschaffungen wie Auto, Küche oder Computer tätigen. Wir erkundigen uns über den Verkäufer, die Qualität des Produktes, vergleichen, fragen Freunde und Kollegen und nutzen Test- und Bewertungsportale. Ist es dann so abwegig, dass wir Gleiches auch bei unserem wertvollsten Gut, der Gesundheit, machen? Gerade hier wollen wir informiert sein, Bescheid wissen und mitentscheiden. Kann man dabei noch vom passiven Patienten sprechen, der sich mit allem arrangiert, unwissend ist und Unwägbarkeiten einfach so hinnimmt? Glaubte man früher noch, die Patienten kämen sowieso in Klinik und Praxis, so haben viele Unternehmen erfahren müssen, dass die Konkurrenz nicht schläft und teilweise attraktivere Angebote bereithält. Erstaunt wird dann festgestellt, dass bereits einige der jahrzehntelangen treuen „Stammpatienten bzw. -kunden" abgewandert sind. Gerade im Sektor der operativen Fächer erkannten Fachleute, dass der Patient nicht mehr als schwacher und hilfloser Empfänger von Normleistungen, sondern als **selbstbestimmender** und zahlender „Verbraucher" bzw. Kunde angesehen werden muss. Im Übrigen definieren sich nahezu 100 Prozent aller Patienten selbst viel mehr als Kunden einer Klinik (Frömming-Ohmke 2000). Gebärende Frauen verbitten sich oftmals, als „Patientinnen" bezeichnet zu werden und etliche ambulante Pflegedienste (in der Schweiz als Spitex bezeichnet) verzichten vollständig auf den Patientenbegriff. Um diese Kunden (vor allem die mit elektiven Eingriffen) wird geworben, denn werden bei manchen OP-Arten die notwendigen Fallzahlen unterschritten, verliert ein Krankenhaus unter Umständen die Kassenzulassung für diese OP oder die Praxis muss mit schweren finanziellen Einbußen rechnen.

Die Politik hat festgestellt und entschieden, dass es in Deutschland im Vergleich zu EU-Nachbarländern zu viele stationäre Betten gibt. So reduzierte sich die Anzahl an Akutbetten, Verweildauer und Krankenhausfälle pro 1000 Einwohner in den letzten Jahren. Tabelle 4-2

Krankenhausbetten
Je 100 000 Einwohner

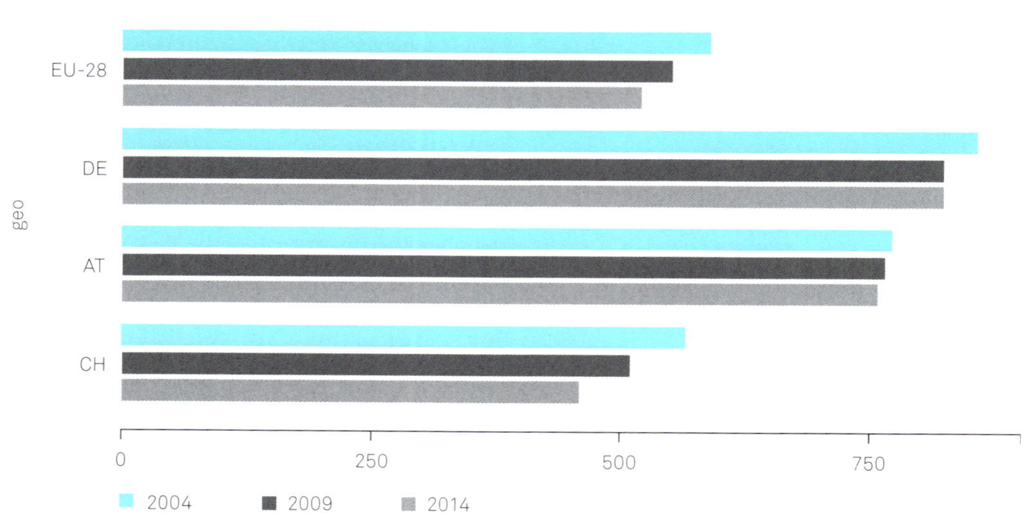

Tabelle 4-2: Entwicklung Krankenhausbetten in Europa
(Quelle: Eurostat http://ec.europa.eu/eurostat/statistics-explained/index.php/Eurostat_regional_yearbook/de)

zeigt die europäische Entwicklung der Anzahl von Krankenhausbetten (Busse 2014).

Gab es in Deutschland im Jahre 1991 noch 2411 Krankenhäuser, reduzierte sich die Anzahl im Jahr 2001 auf 2240 und liegt im Jahre 2015 noch bei 1953 (Destatis 2016). Dieser Abwärtstrend ist nicht aufzuhalten, denn Politiker fordern schon seit Jahren eine Reduktion der deutschen Krankenhausbetten um ein Drittel. Der Krankenhaus-Rating-Report 2016, den das Rheinisch-Westfälische Institut erstellt, sagt jeder neunten deutschen Klinik bis zum Jahr 2020 das Ende voraus (Einecke et al. 2016). Um Kliniken in die Knie zu zwingen, setzt man die Kostenschraube an. Während in früheren Jahren die Gesundheitspolitik stattliche Summen für Aufbau, Umbau und Modernisierungen von Kliniken bereitstellte, leiden Einrichtungen heute unter der unzureichenden finanziellen Ausstattung. So erhielten die Einrichtungen von den Kostenträgern nur geringe Budgeterhöhungen, während die Ausgaben für Energiepreise und Gehälter um ein Mehrfaches angestiegen sind und weiter steigen. Die bundesdeutschen Häuser leiden unter einem Investitionsstau von 14 Milliarden Euro. So mussten in den letzten Jahren in Deutschland viele Kliniken aufgeben, weil sich ihr Betrieb wirtschaftlich nicht mehr rentierte oder die Konkurrenz im regionalen Umfeld für Patienten attraktiver wurde.

Nun gelangen mit den Anforderungen der Kundenorientierung Lehrsätze wie *„Dienen kommt vor dem Verdienen!“* oder *„Der Patient ist Ihr Arbeitgeber, denn wenn keine Kunden mehr in Ihre Einrichtung kommen, verlieren Sie Ihren Arbeitsplatz“* (Quernheim 2010) auf den Gesundheitsmarkt. Aus dem Krankenhaus mit postulierter „karitativer Liebestätigkeit“ sind freigemeinnützige Dienstleistungsunternehmen geworden und diese benötigen Kunden, um am Markt bestehen zu können. Zudem müssen Dienstleistungsunternehmen Gewinne machen. Bleiben diese langfristig aus, ist die Insolvenz vorprogrammiert.

Unternehmen im Gesundheitswesen halten sich nur dann am Markt, wenn es ihnen gelingt, ihre Stammkunden zu hüten und zu pflegen. Zudem muss die Einrichtung über eine gute Reputation in der Region verfügen, um immer wieder neue Patienten akquirieren (lat. dazugewinnen) zu können, denn der Patient bringt als Einziger Geld in ihr Haus. Alle anderen, vom Chefarzt bis zur Auszubildenden, geben dieses verdiente Geld wieder aus (a. a. O., S. 40).

Die Veränderung zu einer kundenorientierten Einstellung im Gesundheitswesen bedarf vielfältiger Inputs. Selbstverständlichkeiten im Sinne eines höflichen und respektvollen Umgangs mit Kunden werden derzeit nur zum Teil im Gesundheitswesen gelehrt. Diese Ausbildungsinhalte lernen andere personenorientierten Dienstleistungsberufe von der Pike auf und haben den Anspruch, sie auch im Berufsalltag umzusetzen. Beispielsweise lernen angehende Hotelfachfrauen, wie sie sich exakt verhalten, wenn in einem guten Hotel Gäste auf ihr reserviertes Zimmer warten müssen. Dort gibt es klare Regieanweisungen, was nach fünfzehn Minuten, nach dreißig Minuten usw. zu erfolgen hat, um den wartenden Hotelgast aufgrund der Verzögerung nicht zu verärgern bzw. ihn im ungünstigsten Falle zu verlieren.

Gerade weil Warten negativ assoziiert wird, steht dieses Thema im Zentrum von Konsumentenforschern, um Zeitvergeudung für Kunden und Dienstleister zu reduzieren oder angenehmer zu gestalten (McGrath und Tschan 2004, S. 61). Dabei wurden Interventionen entwickelt, um Kunden von den unangenehmen Gefühlen beim Warten abzulenken (a. a. O., S. 61). Es liegt also nicht nur am Schicksal und der einschränkenden Gesundheitsgesetzgebung, ob die Einrichtung, in der Sie arbeiten, auch zukünftig am Markt bestehen wird, sondern es hängt davon ab, ob alle Mitarbeitenden Kundenorientierung verstehen und leben. Darum seien Sie froh um jede/n, der Ihrer Klinik oder Praxis etwas zu verdienen gibt.

Wenn die Pflegeschülerin in ihrer Einrichtung beobachtet, dass der Chefarzt und die Pflegedirektorin alle Besucher und Patienten auf dem Flur freundlich grüßen, wird die Auszubildende dieses in Zukunft auch tun. Darum sollten Führungskräfte Vorbilder sein. Professionelle Chefs im Gesundheitswesen sind auch gute Gastgeber, die im Hintergrund dafür sorgen, dass ihre Mitarbeitenden die besten Voraussetzungen finden, um dem Kunden das Bestmögliche anzubieten.

4.3 Kundenbedürfnisse

Bedürfnisse verändern sich. Waren noch bis in die 1980er-Jahre 6-Bett-Zimmer in vielen Kliniken vorhanden, führten solche heute zur sofortigen Abwanderung von Patienten-Kunden. Kostenloses WLAN in allen Wartebereichen, die Bereitstellung von PCs bzw. Tablet-Computern, um sich im Internet zu informieren oder zu kommunizieren, die Möglichkeit, durch elektronische Informationssysteme Benachrichtigungen in einem möglichst großen Mobilitätsradius zu informieren, sind heute zunehmend allgemeiner Standard. In Zeiten, wo es allein in Deutschland mehr Mobiltelefone als Einwohner gibt (Destatis 2015), bietet sich zum Beispiel ein sogenannter **Recall** an. Dabei vereinbart die Einrichtung mit dem Wartenden eine bestimmte Vorlaufzeit, zum Beispiel 15 Minuten. Die MFA bietet dem Patienten an, sich in der Umgebung außerhalb der Klinik oder Praxis zu bewegen. Etwa 15 Minuten vor Behandlungsbeginn wird ein Recall abgesetzt, d.h. via Anruf oder Textnachricht erfährt der Patient, dass er in Kürze an der Reihe ist.

Die Anbieter am Markt, die schneller herausfinden, was ihre Patienten-Kunden möchten und erwarten, haben Vorteile gegenüber ihren Mitbewerbern. Denn diese stillen prompter die sich verändernden Bedürfnisse. So etwas spricht sich zügig herum und macht den Anbieter zu etwas Besonderem, vielleicht sogar zur echten Marke, die sich positiv von den Mitbewerbern abhebt.

Patienten möchten als erwachsene Kunden wahrgenommen werden, sie möchten ernst genommen, respektvoll behandelt und zuvorkommend informiert werden. Erleben sie das nicht, wechselt ein Großteil. Aber wie gelingt es den Einrichtungen, herauszubekommen, welche aktuellen und welche zukünftigen Bedürfnisse Patienten-Kunden haben? Hier zahlt sich neben einer aufmerksamen Markt-Beobachtung der „gute Riecher“, d.h. die Sensibilität, neue Bedürfnisse früher zu erkennen als die Mitbewerber, auch finanziell aus. Um solche Bedürfnisveränderungen schneller wahrzunehmen, sollte das Verbesserungs- bzw. Beschwerdemanagement professionell ausgewertet werden (s. Kapitel 11). Nachfolgend einige Ergebnisse aus der Studie von Engel und Zimmermann, die das Handelsblatt (23.02.2015) zitiert. Darin wurden 10.000 Internetbewertungen der Plattform www.klinik-bewertungen.de analysiert. Die Ergebnisse sorgten für Überraschung, weil sie zeigen, dass die Berufsgruppe der Pflegenden das Image eines Krankenhauses am stärksten prägt, während bisher Ärzte und Geschäftsführer der Ansicht waren, die Medizin sei das Entscheidende (vgl. Abb. 4-2).

Dies bedeutet, Patienten-Kunden ist es sehr wichtig, kompetente Pflegefachfrauen und Pflegefachmänner anzutreffen, die freundlich sind und Zeit für ein zugewandtes Wort oder die Erfüllung eines Wunsches finden. Viele Internetbewertungen von Patienten heben kritisch die geringe Personalbesetzung der Pflegenden hervor. Die Kommentatoren befürchten, dass durch Überlastung ihre Versorgungssicherheit gefährdet sei und es zu Medikamentenverwechslungen und Fehlern kommen könnte (Haslbeck 2008).

Die Bedürfnispyramide nach Maslow gilt als klassische Strukturierungshilfe und unterscheidet wenige Arten von Bedürfnissen, die allerdings nicht alle beobachtbar sind. Auf der untersten Ebene befinden sich die physiologischen Bedürfnisse wie Hunger, Durst, Schlaf, dann das

Bedürfnis nach Sicherheit, gefolgt von sozialen, und individuellen Bedürfnissen wie Anerkennung, Wohlstand, Erfolg. An höchster Stufe steht neben dem Bedürfnis nach Spiritualität und Religiosität die Selbstverwirklichung, sprich die Entfaltung von Talenten. Nun zählen Wartesituationen nicht zu den klassischen Zeiten, in denen der Betreffende beispielsweise die Selbstverwirklichung anstreben möchte. Aber zumindest die existenziellen Grundbedürfnisse sollten von der Einrichtung erfüllt werden. Tabelle 4-3 fasst weitere Studienergebnisse zu Bedürfnissen zusammen und baut diese aufeinander auf.

Nicht alle diese Bedürfnisse sind gleich wichtig. Sie werden auf einer nächsthöheren Stufe immer nur verwirklicht, wenn die nächstniedrigere Stufe erfüllt ist. Wer unter Hunger leidet, strebt nicht nach sozialer Anerkennung. So ist bei wartenden Patienten wichtig, dass:

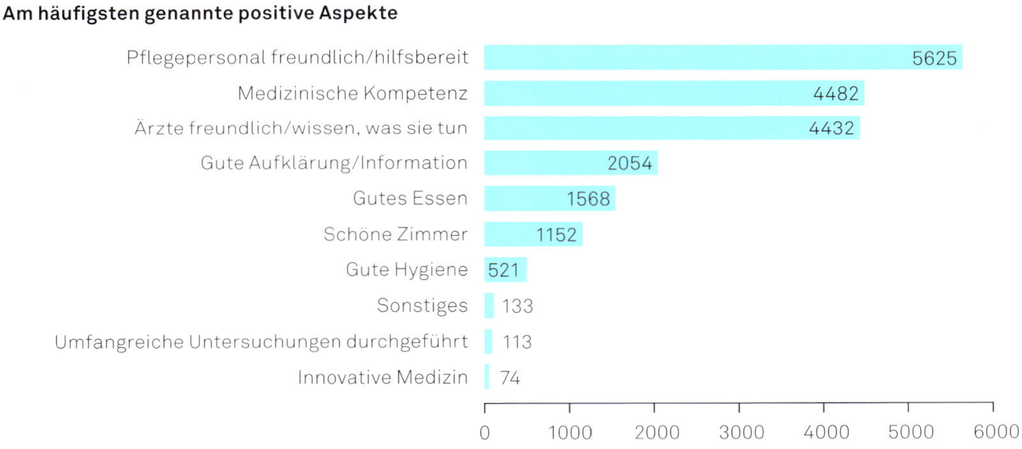

Abbildung 4-2: Internetbewertungen von Klinikpatienten (Quelle: Engel-Zimmermann, eingesehen 06/2016)

	Höhere Bedürfnisse
Transzendenz-Bedürfnisse	Sinn stiften, Anderen helfen sich selbst zu verwirklichen, im Einklang mit dem Kosmos sein
Selbstverwirklichung	Potentiale ausschöpfen, eine Identität haben, im Einklang mit dem eigenen Geschlecht, der Kultur sein
Ästhetische Bedürfnisse	Symmetrie, Schönheit , Stil
Kognitive Bedürfnisse	wissen, verstehen, Neues kennen lernen, Ordnung
Prestige- und Selbstwert-Bedürfnisse	wertgeschätzt werden, eine Rolle in der Gruppe einnehmen, kompetent sein
Soziale Bedürfnisse	einer Gruppe angehören, verbunden sein mit anderen, zugehörig sein, Liebe und Anerkennung erfahren
Sicherheits-Bedürfnisse	Sicherheit, Behaglichkeit, Bequemlichkeit, Ruhe, Angstfreiheit, Vorhersagbarkeit, Zuverlässigkeit
Grundbedürfnisse	(über-)leben: Hunger und Durst, Atmen, Sexualität, Schlaf und Entspannung
	Existenzielle Bedürfnisse

Tabelle 4-3: Zusammenfassung unterschiedlicher Bedürfnisstufen

- so wenig wie möglich und nur so viel wie notwendig Hunger und Durst erleidet werden muss,
- Ängste und Unsicherheitsgefühle vermieden oder vermindert werden,
- soziale Bedürfnisse durch Kontakt mit dem Partner, der Familie und Freunden gestillt werden,
- das Bedürfnis nach Informationen befriedigt wird.

Stellt der Wartende fest, dass seine Bedürfnisse bereits gestillt werden, bevor er diese selbst wahrnimmt, d.h. erlebt er von Seiten der Mitarbeitenden also ein **proaktives** Vorgehen, so führt dies zu besonders positivem Erleben. Hier bewertet er das „Mitdenken" und Einfühlen der Mitarbeiter als vorbildlich und ist begeistert.

Nachdem die Patienten-Kundin im Wartezimmer 14 Minuten sitzt, erscheint eine MFA und informiert sie persönlich, dass ihre Röntgenuntersuchung in etwa 5 Minuten beginnt und sie sich bis dahin gerne noch an der Getränkebar bedienen darf. Zurück bleibt eine angenehm überraschte Patienten-Kundin, die – obwohl sie mehr als 15 Minuten warten muss – den Eindruck hat, „ihre Wünsche werden ihr von den Augen abgelesen".

Eine Umfrage zum Thema Kundenzufriedenheit der Technischen Universität Berlin in den Berliner Notaufnahmen hat die Qualität und Effizienz der Behandlung untersucht. Hauptkriterien waren Leistungskompetenz, Zuverlässigkeit, Reaktionsfähigkeit, Annehmlichkeiten des Umfeldes sowie das gezeigte Einfühlungsvermögen aus Sicht der Patienten. Vor allem die Freundlichkeit und Höflichkeit der Mitarbeitenden, eine schnelle und professionelle Aufnahme und Behandlung, mitdenkendes Personal und geringe Wartezeiten hatten Priorität.

4.3.1 Zusammenhang zwischen Wartezeit und Behandlungszeit

Anderson et al. (2007) beschreiben die Korrelationen zwischen der Länge der Wartezeit und der Dauer der Behandlung. Demnach hat die **Dauer des Arztkontakts** einen größeren Einfluss auf die Zufriedenheit der Patienten als die Wartezeit bis zur Behandlung. Es scheint also für die Patientenzufriedenheit nicht nur die Länge der Wartezeit bedeutsam, sondern die **Verhältnismäßigkeit** zwischen Dauer und subjektiver Einschätzung der Qualität der nachfolgenden medizinischen Leistung. Je länger die Wartezeit ist und je kürzer die anschließende Behandlung dauert, desto geringer ist die Zufriedenheit des Patienten. In einer Studie von Feddock et al. (2005) konnte nachgewiesen werden, dass bei Patienten, die längere Zeit auf das Arztgespräch warteten und deswegen unzufrieden waren, der negative Einfluss auf die Patientenzufriedenheit durch eine Verlängerung des Arzt-Patienten-Kontaktes abgeschwächt werden konnte. Das heißt, wenn Patienten länger warten müssen, können die Behandler durch einen längeren Behandlungs- bzw. Kommunikationskontakt dennoch die Zufriedenheit steigern. Diese Patientenerwartung nach Freundlichkeit und Höflichkeit wird in vielen Umfragen immer wieder eingefordert und soll deshalb nachfolgend erläutert werden:

Freundlichkeit
Das anerkennende und liebenswürdige Verhalten eines Menschen, aber auch die innere wohlwollende Geneigtheit gegenüber seiner sozialen Umgebung wird als Freundlichkeit bezeichnet. Freundliche Menschen beweisen ihre Fähigkeit vor allem in der Begegnung mit fremden und vielleicht sogar **unsympathischen** Personen. Unter Kundenfreundlichkeit ist ein wertschätzendes und liebenswürdiges Verhalten gegenüber Kunden zu verstehen. Die gezeigte Freundlichkeit wird verstärkt, wenn dabei der Kopf leicht geneigt ist: *„Ich freue mich, Sie hier wieder begrüßen zu dürfen."*

Höflichkeit
Höflichkeit ist die soziale Dimension der Freundlichkeit. Wer höflich ist, kann sich anpassen und einordnen. Wird die Dienstleistung gegen Geld getauscht, so gehört dazu auch der Austausch von Entgegenkommen und Freundlichkeit. Höflichkeit ist ein gesellschaftliches Prinzip des zwischenmenschlichen Umgangs. Umgangsformen gelten zwar nicht als Werte, werden aber von Patienten-Kunden erwartet. Kennzeichen von Höflichkeit sind:

- Nicht unterbrechen oder „ins Wort fallen".
- Einstellungen wie:
  - „Ich korrigiere meine Patienten-Kunden nicht."
  - „Vor jeder Störung frage ich und hole mir das Einverständnis des Patienten-Kunden ein."
  - „Ich klopfe an und warte ein „Herein" ab."

Quelle: „Bedürfnis-ABC von Patienten-Kunden" in Quernheim 2010, 84 f.

Patienten-Kunden erwarten die Beachtung ihrer bestehenden Einschränkungen, und dass ihnen die Umgebungssituation, die Ablaufprozesse und der notwendige Zeitbedarf erläutert werden; hier sollten die angekündigten Zeiten keinesfalls überschritten werden (Kapitel 7.8.1). Aber auch die Respektierung und größtmögliche Erfüllung der oben genannten Bedürfnisse, die persönliche Vorstellung der betreuenden Mitarbeitenden, unter Umständen auch die Trennung von anderen Patienten oder die Abstimmung hierüber sowie die Beachtung der jeweils spezifischen Persönlichkeiten (Kultur, Religion, Herkunft usw.) sind zu berücksichtigen.

Wie oben bereits geschildert, belegen viele Studien die hohe Bedeutung einer ausreichenden Personalbesetzung und immer öfter werden Forderungen nach einer Verbesserung laut. Die Ausstattung mit einer ausreichenden Anzahl Pflegender für eine Pflegeeinrichtung hat große Bedeutung, wie eine Untersuchung von Geraeds et al. (2014) zeigt. Dazu bezog man als Grundlage die schriftliche Befragung einer repräsentativen Bevölkerungsstichprobe (1782 Probanden) im Alter von 18 bis 79 Jahren hinzu. Neben dem respektvollen Umgang mit den Patienten, der Freundlichkeit des Personals, ausreichender Zeit für die Pflege und entsprechender Qualifikation spielt die Anzahl der Pflegenden eine bedeutsame Rolle. Kommt es zu Warteverzögerungen, wurde von den Wartenden als vermutete Ursache häufig der **Personalmangel** von Pflegefachkräften genannt. Somit darf eine gewisse Sensibilität der Patienten für dieses Thema angenommen werden. Nur wenn eine bestimmte Anzahl an qualifizierten Mitarbeitern vorhanden ist, hat die Einrichtung überhaupt die Chance, auch die nachfolgend genannten Bedürfnisse von wartenden Patienten zu erfüllen:

4.3.2 Konkrete Bedürfnisse von Wartenden

Eine Erhebung zur Patientenzufriedenheit im Notfallzentrum eines schweizerischen Universitätsspitals zeigte, dass die Fachkompetenz der Pflegefachpersonen hoch geschätzt wird. Ihre Stärken liegen darin, dass sie rechtzeitig Schmerzen, Atemnot oder Übelkeit erkannten und gezielt wirksame Gegenmaßnahmen ergriffen (Stewig-Nitschke und Niebuhr 2014). Patienten wollen dabei intensiv wahrgenommen und überwacht werden. Weiterhin wünschten sie sich mehr Informationen über ihren Zustand und anstehende notwendige Handlungen. Patienten-Kunden bemängelten in der Befragung eigene Unsicherheit, Ängste und fehlende notwendige Pflegetätigkeiten. Während Dyspnoe und Schmerz von Pflegenden gut erkannt wurden und Patienten wirksame Pflegeinterventionen erhielten, wurden die nachfolgenden Situationen unzureichend erkannt: Angst, Unsicherheit, Übelkeit, Durst und Hunger. Hier bewerteten Patienten die erhaltenen Pflegeinterventionen als unwirksam. Je nach beruflicher und sozialer Herkunft, Alter, Kultur oder Patientengruppe sind die individuellen Vorstellungen über die medizinische und menschliche Behandlung unterschiedlich und erfordern umfangreiches Wissen der Handelnden in den Notaufnahmen (Müller-Staub et al. 2008). Wie zum Eingang dieses Kapitels erwähnt: Bedürfnisse und Patientenerwartungen ändern sich ständig. Darum sollten alle Mitarbeiter immer wieder gebrieft („Denglisch“: eingewiesen) werden, sich zu fragen, in welche Richtung sich die zukünftigen Bedürfnisse der Kunden entwickeln werden. Wer hier den richtigen Riecher hat – „überlebt“.

Wie werden Bedürfnisse erfasst?

Beim Erkennen der (aktuellen und potentiellen) Bedürfnisse spielt die Empathiefähigkeit der Mitarbeitenden eine große Rolle. Je ausgeprägter und häufiger die Mitarbeiter die **Perspektive** ihrer Patienten-Kunden bewusst einnehmen, desto größer ist die Wahrscheinlichkeit, dass deren Bedürfnisse richtig erkannt und befriedigt werden.

> Einer Medizinisch Technischen Angestellten (MTA) fiel auf, dass bei langwierigen CT-Aufnahmen Patienten-Kunden ausschließlich die Styropor-Platten an der Decke betrachten. Daraufhin wurden spezielle Wimmelbilder an der Raumdecke installiert. Jetzt haben alle Patienten-Kunden die Möglichkeit, während des 15-minütigen regungslosen Liegens die angeleuchteten Bilder zu betrachten und Kinder und erwachsene Interessierte erhalten beispielsweise die Quizfrage: „Wie viele Tiere sind zu entdecken?“ Später übergibt die Mitarbeiterin dem Patienten ein Lösungsblatt. Dies wird erst dann verteilt, wenn die Untersuchung abgeschlossen ist und auf das abschließende Arztgespräch gewartet wird. Am Ende der gesamten Diagnostik verlässt der Patient die Einrichtung mit dem Eindruck, dass die Zeit kurzweilig verging und ausnahmslos alle Mitarbeitenden auf seine Bedürfnisse eingegangen sind.

Wie in welcher Art, Größe und Qualität Wimmelbilder zu erstellen sind, erfahren Sie später im Praxisteil.

4.4 Qualität

Die in vielen Studien festgestellte Unzufriedenheit von wartenden Patienten lässt sich mit Maßnahmen eines konsequent umgesetzten Qualitätsmanagements verbessern.

> **Ausblick „Mitarbeiter des Monats“**
> Die Qualität der angebotenen Dienstleistungen hat im gesamten Unternehmen einen hohen Stellenwert. Im Idealfall fühlt sich jeder persönlich für die Güte seiner Arbeitsergebnisse verantwortlich. Die Professionalität, in welcher Tätigkeit auch immer, ist in Klinik oder Praxis hoch angesehen und wird entsprechend belohnt. Die Kundenbefragungen werden ausgewertet und regelmäßig wird dabei die Mitarbeiterin des Monats gewählt. Dieses kann eine Pflegefachfrau, die MFA, der Arzt oder die Auszubildende sein. Beispielsweise eine Mitarbeiterin, die für Patienten, die keinen Appetit haben, eine Lieblingsspeise aus der Küche organisiert. Bei der Auswahl werden auch Kollegen berücksichtigt, die nicht nur Dienst nach Vorschrift machen, sondern besonders aufmerksam Dienstleistungen für Patienten oder Arbeitserleichterungen für ihr Team schaffen oder engagiert Aufgaben übernehmen, die der gesamten Belegschaft nutzen, z. B. regelmäßig außerhalb der festgelegten Reihenfolge Teamprotokolle verfassen und allen zugänglich machen, Patienten während des Wartens regelmäßig ansprechen, in Patientenzimmern „nach dem Rechten“ sehen, auch ohne dass sie durch den Serviceruf angefordert wurden, u. v. m. Der oder die „Ausgezeichnete“ erhält beispielsweise eine Gratifikation von 500 Euro. Im Gesamtbudget der Einrichtung müssten dafür also gut 6000 Euro jährlich veranschlagt werden. Zusätzlich wird bei funktionierendem Qualitätsmanagement regelmäßig in Arbeitsmittel sowie in die Fort- und Weiterbildung aller Mitarbeitenden und Führungskräfte investiert.

Unternehmen, die wartende Patienten-Kunden in den Fokus nehmen, fragen sich: Wie müssen unsere Arbeitsschritte idealerweise gestaltet sein, damit die Kundenbedürfnisse in der kürzest möglichen Zeit mit der höchst möglichen

Qualität zu den geringst möglichen Kosten befriedigt werden? Als Dienstleistungseigenschaften in der Klinik zählen nicht nur die Güte der Operation, also die Kunst des Operateurs oder das Ausmaß der Pflegequalität, sondern die Bedürfnisse, die Patienten-Kunden zu stillen. Dazu zählt an erster Stelle sein subjektives Bedürfnis nach Sicherheit (http://www.aktionsbuendnis-patientensicherheit.de/). Sicherheit wird hier verstanden in einem umfassenden Sinn, dass Patienten sich sowohl medizinisch wie pflegerisch als auch menschlich gut aufgehoben und optimal betreut fühlen. Die jährlichen Ergebnisse der Einrichtung (Qualitätsberichte) sollten diese subjektiven Patienteneindrücke bestätigen. Im Bewusstsein der Bevölkerung entwickelt sich immer häufiger die Erkenntnis: Was nützt ein guter Operateur, wenn die Pflegenden keine Zeit für eine optimale Ausübung ihres Berufes haben? Wie schon erwähnt, zeigen Eintragungen in den Bewertungsforen, dass es auf Patienten negativ wirkt, wenn die Pflegenden abgehetzt ihr Pensum zu schaffen versuchen und Patienten Angst äußern, dass durch Unaufmerksamkeiten möglicherweise ihre Medikation verwechselt wird.

Vor etwa 150 Jahren forderte der Arzt Rudolf Virchow eine bessere Ausbildung der Pflegenden (Wolff und Wolff 2011, S. 155). Denn der damalige Stand der Medizin ermöglichte auf einmal umfassendere Operationen. Weil aber zumeist nur unzureichend ausgebildete Pflegende zur Verfügung standen, kam es vermehrt zu Komplikationen oder Operierte starben. Die Analysen von mehreren internationalen Studien zeigt, dass bei Ärztestreiks auf Intensivstationen die Sterblichkeit der Patienten zurückgeht, weil erfahrene Pflegeexperten im Notdienst weniger riskant therapieren als es Mediziner tun (Metcalfe und Chowdhury 2015). Auch andere Studien belegen, dass die Komplikationsrate im Krankenhaus signifikant vom Ausbildungsniveau der Pflegenden abhängig ist (Aiken et al. 2014, Buresh und Gordon 2006). Senkt man die Anzahl der Pflegenden um 10 Prozent, kam es exakt zu einer Erhöhung der Komplikationsrate und Sterblichkeit um 10 Prozent.

Die Gesundheitspolitik fordert schon lange „ambulant vor stationär“ und viele Eingriffe werden bereits ambulant angeboten. Unter anderem deshalb haben die Pflegenden für die Kliniken eine so starke Bedeutung. Heute werden nur noch die Patienten stationär aufgenommen, die einer **besonderen Pflege** bedürfen und bei denen eine ambulante Operation aufgrund des damit einhergehenden Pflegeaufwandes nicht ausreicht.

Das Mitgefühl für den Patienten-Kunden (Compassion vgl. Roach, 2002) beinhaltet eine innere Teilnahme am Erleben von freudigen und schweren Erfahrungen anderer Menschen bei gleichzeitiger Wahrnehmung und Sensitivität gegenüber ihren Freuden, Sorgen, Leiden oder ihrer Gebrochenheit. Mitfühlende Mitarbeitende sind in der Lage, die Perspektive des Patienten einzunehmen und trotzdem die Bedürftigkeit des Anderen, nicht zum eigenen Leiden werden zu lassen. Vazzaz (2016) resümiert, dass das sorgsam-achtsame Verhalten einer Pflegeperson die folgenden grundlegenden Eigenschaften kennzeichnen: Mitgefühl, Kompetenz, Vertrauenswürdigkeit, Gewissenshaftigkeit, persönliche Verpflichtung und Benehmen. Hierzu zählt in der Pflege das Konzept des Caring (engl.: Fürsorge, sich kümmern) und beinhaltet eine professionelle Zuwendung und Ermutigung. Der Nutzen von Pflege liegt in vielen Bereichen.

Die Pflegewissenschaftlerin Morse betont als eigentlichen Zweck der Pflege: „Comfort für Patienten zu fordern statt nur Caring (= Fürsorge) zu leisten“ (Morse in Kalcaba 2014, S. 16). Ursprünglich bedeutet Comfort Stärkung, Trost (innere Festigkeit) und Zufriedenheit und verbindet sich aus den lateinischen Begriffen „com“ und „fortis“ (= zusammen stark). Die englische Bezeichnung „Comforting“ bedeutet es behaglich und wohlig einzurichten.

Das in den 1990er-Jahren von Kalcaba entwickelte Pflegekonzept Comfort bezieht sich auf die Aspekte von Linderung, Behaglichkeit und Transzendenz für den Patienten. Comfort wird hier nicht nur körperlich im Sinne von Bequemlichkeit und Annehmlichkeit, sondern auch seelisch empfunden. Später wird erkennbar, dass aber gerade körperliche Handlungen, wie beispielsweise beruhigen, entspannen, besänftigen und Schmerzen lindern, eine Rückeneinreibung, ein Lagewechsel, den Patienten in den Arm nehmen oder das Anwärmen eines Stethoskops für bestimmte wartende Patienten nutzbringend sein kann (a.a.O., S. 154).

Hier wird der Aspekt des körperlichen Nutzens für den Patienten-Kunden in den Vordergrund gerückt, denn zu einer guten Versorgung gehört die Leidens- und Schmerzlinderung, die Erleichterung für den Patienten-Kunden und ein erhöhtes Wohlbefinden. Alle Kriterien werden in die Tools des zweiten Buchteils integriert. Der Ansatz des Comforting ist nicht auf Pflegende beschränkt, sondern sollte vom gesamten therapeutischen Team umgesetzt werden, so wie auch die Gesundheitsversorgung der Zukunft interdisziplinär sein wird (a.a.O., S. 22).

4.5 Vertrauen

Vertraut ein Patient seiner Ärztin, Pflegefachfrau oder MFA, so kann er sich der Behandlung regelrecht hingeben. Denn Vertrauen ist die subjektive Überzeugung von der Korrektheit, Wahrheit bzw. Anständigkeit der Behandelnden. Vertraut ein Patient, so bleibt er trotz anfänglicher Wartezeiten treu, auch zu den negativen Aspekten der Behandlung. Gerade in unsicheren Situationen oder bei risikoreichem Ausgang einer Therapie spielt das Vertrauen die entscheidende Rolle (Vavra 2015). Im späteren Kapitel werden wir sehen, welche enorme Bedeutung dazu die Stimme, Betonung und Ansprache spielt – und damit letztlich die **Haltung** der Mitarbeitenden. Allerdings ist zu beachten, dass Patienten, die sich einer Sache sicher sind, nicht notwendigerweise vertrauen müssen. Sie verfügen vielleicht über ein Gefühl von innerer Gewissheit, das in vielen Fällen Vertrauen inkludiert. Und doch ist Vertrauen mehr als nur Glaube oder Hoffnung, denn es bedarf grundsätzlich einer Bedingung, nämlich der sogenannten „Vertrauensgrundlage“ auf der Basis von bisherigen individuellen Erfahrungen mit Institutionen und Personen.

Vertrauen hat mehrere Dimensionen. Vertrauen als „der Wille, sich verletzlich zu zeigen“ (Osterloh und Weibel 2006, S. 35) meint, dass Vertrauen in kritischen Situationen entstehen kann, in denen der Patient als „Vertrauensgeber“ mehr verlieren als gewinnen kann, denn es geht um seine Gesundheit und Verletzlichkeit. Dazu gibt ein Patient dem Chirurg einen Vertrauensvorsprung, das heißt, er liefert sich aus und lässt eine Operation zu. In der Regel vertrauen Patienten Pflegenden und Behandlern und entwickeln im Vorfeld positive Erwartungen, weil sie davon ausgehen, dass sich die Situation nicht zum Schaden des Vertrauensgebers entwickeln wird (a.a.O., S. 24). Viele Patienten denken bei Verzögerungen anfangs noch, dass es in ihrem Fall nicht lange dauern wird, aber mit der Erfahrung von für sie inakzeptablen Wartezeiten schwindet auch das Vertrauen in den gesamten Behandlungsprozess (Quernheim 2013, S. 110f.). Das Vertrauen von wartenden Patienten lässt sich vergrößern, indem man **aktiv und zuverlässig** Informationen gibt. Alle Maßnahmen und Handlungen, die **angekündigt** werden, müssen gerade im Wartesetting **unbedingt eingehalten** werden. Bleibt das Vertrauen eines Wartenden trotz Verzögerung durch gute Informationspolitik und kundenorientierte Ansprache erhalten, so sieht der Betroffene nur eine geringe Notwendigkeit selbst wieder Führung und Kontrolle zu übernehmen. Beispielsweise fügt sich der Wartende im Wartezimmer den Anweisungen und harrt dort aus. Wird sein Vertrauen aber zerstört, weil Missstände und Unzuverlässigkeit auftreten oder glaubt er, belogen zu werden, so verstärken diese Vertrauensverluste beim Wartenden demonstrativ die Notwendigkeit von Kontrolle.

Hier wird er jetzt aktiv, beschwert sich, versucht vielleicht sogar die Stimmung der anderen Wartenden zu beeinflussen und fügt sich nicht mehr den Anweisungen der Mitarbeiter. Aus diesem Grund gelten Vertrauen und Kontrolle als zwei gleichberechtigte Komponenten der Compliance (Osterloh und Weibel 2006, S. 73 f.). Im nächsten Kapitel sollen die Zusammenhänge vertieft werden.

4.6 Kontrolle und erlebte Gerechtigkeit durch Wartende

Kontrolle bezeichnet die Aufsicht oder Überprüfung einer Dienstleistung, Einstellung, Person oder einer Sache. Behält ein Patient während einer Verzögerung die Kontrolle über seine Lage, das heißt, er kann während des Wartens diese Situation selbst steuern, dann steigert es seine Zufriedenheit. Im Unterschied zur Situation an der Supermarktkasse, wo es zu geordneten Warteschlangen kommt, halten Praxen und Kliniken meist Wartezimmer und -bereiche vor, in denen sich für den Beobachter eine „ungeordnete Masse" an Personen aufhält. Dadurch können Ängste und Befürchtungen bei den Einzelnen entstehen, es gehe hier nicht gerecht zu oder andere, später eintreffende Patienten, würden bevorzugt behandelt werden. Durch diese Nebeneffekte verstärkt sich das subjektive Wartezeit-Erleben negativ.

Doch wann ist ein Warten gerecht und wann nicht? Die alte Definition von Gerechtigkeit beschreibt das Prinzip eines staatlichen oder gesellschaftlichen Verhaltens, das jedem gleichermaßen sein Recht gewährt (Duden 2016). Was bedeutet das für das Warten und welche Kriterien sind darunter zu verstehen? Wie schon eingangs beschrieben kommt es hier erst einmal darauf an, worauf gewartet wird. Das Warten auf die Ausstellung eines Rezepts für eine Massageverordnung hat längst nicht die Bedeutsamkeit wie das Warten auf eine Organtransplantation. Manche Betroffene empfinden es gerechtfertigt, länger als andere Patienten auf eine Behandlung warten zu müssen, wenn man kürzer als jemand anderes gelitten hat. Dies wird als **ausgleichende Gerechtigkeit** bezeichnet. Das System der Triage (siehe Kapitel 7.4.1) hat die **Verteilungseffizienz** im Blick, wenn ein Patient warten muss, weil die Behandlung eines anderen Patienten größere Erfolgsaussichten hat. Nach dem **Mitleidsprinzip** wartet ein Patient und lässt einem anderen Kranken den Vortritt, wenn bei diesem akute Bedürftigkeit besteht. Oder es gilt die **Chancengleichheit,** d.h. das gleiche Recht gilt für jedermann und es wird streng der Reihe nach behandelt (Schnell 2001).

Behalten Wartende die persönliche Kontrolle, wird die Situation angenehmer erlebt. Zudem kostet dieser Vorteil von Kontrolle das Personal in der Regel nichts, sondern bedarf seitens der Mitarbeitenden lediglich gewisser Instrumente des Informationsmanagements (vgl. Praxisteil) und einer kundenorientierten Einstellung.

Die Soziologin und Philosophin Salecl (2014) berichtet von einer kanadischen Studie, in der sich die Symptome von wartenden Patienten verschlechterten, wenn sie überzeugt waren, nicht rechtzeitig behandelt zu werden. Verunsicherung und mangelnde Kontrolle löst Stress aus, der zum Gesundheitsrisiko werden kann. Die kanadische Regierung überlässt die Führung der OP-Wartelisten seither nicht mehr den Kliniken, weil sie feststellte, dass einige Chirurgen diese Listen nur allzu oft für ihren Vorteil nutzten und Patienten zum Warten verdammten (Salecl und Badal 2014, S. 83). Es wurden unabhängige Regionalbehörden eingerichtet, die seither die Wartelisten führen und für jedermann einsehbar ins Internet stellen. Wenn sich Patienten allerdings sicher waren, dass es durch die Klinikorganisation fair zuginge und Wartelisten dabei konsequent und gerecht abgearbeitet wurden, konnten sie warten, ohne dass sich ihre Symptome verschlechterten. Salecl berichtet auch, dass bei wartenden Patienten, die sich sicher sein konnten, dass sie vor dem konkreten OP-Termin regelmäßig untersucht werden und umgehend reagiert würde, falls sich ihre Gesundheitssituation verschlechtert, die negativen Auswirkungen der Angst auf ein Minimum reduzieren; hierdurch verbesserte sich das Wohlergehen der Patienten stark (a.o.O., S. 84). Natürlich ist die Situation in Europa eine andere und es existieren in den hiesigen Ländern auch keine Wartelisten von Behörden, aber die Studienergebnisse lassen sich vom Grundprinzip her eindeutig übertragen: Darum geben Sie bitte wartenden Patienten unbedingt ein Gefühl von Kontrolle zurück.

Wenn ein Patient also den Eindruck hat, dass er Abläufe und Entscheidungen selbst (mit-)steuern kann, so fühlt er sich weniger ausgeliefert und machtlos. Selbst wenn Patienten das Reglement kennen und die Standard-Vorhersagbarkeit von Behandlungsritualen erleben – stärkt es Patienten beim Betroffenen das Ausmaß an erlebter kognitiver Kontrolle (Nerdinger 1994, S. 137). So wirkt sich der Grundsatz: „The same procedure as every year" positiv auf das Warten aus.

Darum sollten bekannte Aufnahme- oder Behandlungsrituale beibehalten werden. Der Wiedererkennungswert wirkt positiv. Nerdinger berichtet, dass auch schon das Bewusstsein über das notwendige Geld oder die Versicherungsmitgliedschaft zu verfügen, die die Angestellten im Gesundheitswesen zu einer bestimmten Leistung verpflichten, Patienten das Gefühl kognitiver Kontrolle vermitteln kann (a.a.O.). Dabei können zwei unterschiedliche Faktoren wirken. Bei der **externen** Kontrolle hat der Patient möglicherweise den Eindruck, dass es durch ein geregeltes Klinik- oder Praxismanagement gerecht und fair zu geht und er selbst baldmöglich an der Reihe sein wird. Kommt es zu externen Verzögerungen wie Unfällen, Organisationsfehlern usw., so akzeptiert er diese eher, sofern er die Ursachenzusammenhänge versteht und einordnen kann. Dazu kann er sich seine Meinung bilden, das heißt, er kann auch seine innere Einstellung kontrollieren. Am obigen Beispiel hieße das:

Einstellungskontrolle durch Patient

- Verzögerung durch Massenkarambolage: *„Das ist schicksalhaft oder Zufall – damit muss ich mich jetzt leider abfinden – wer weiß, wozu das Warten für mich gut ist – ich lasse mich überraschen."*

Bei der internen Kontrolle geht die Denk- bzw. Verhaltensänderung vom Betroffenen selbst aus. Er verändert die Denkrichtung (s. Kapitel 10.1) was im nachfolgenden Bespiel verdeutlicht wird.

- Verzögerung, weil der Operateur trotz Termin im Urlaub ist: *„Das ist Missmanagement – ich habe die Möglichkeit, hier mein Warten abzubrechen oder mich zu entscheiden, dass mir die Behandlung so wichtig ist, dass ich mich von einem anderen Oberarzt operieren lasse."*

Es ist entscheidend, dass der Wartende annimmt bzw. überzeugt ist, in dieser Situation externale oder internale Kontrolle zu haben. Verliert der Betreffende dieses Gefühl, dann entsteht unkontrollierbare Hilflosigkeit, s. Abbildung 4-3.

Durch zielgerichtetes Aktivwerden des Wartenden, wie beispielsweise Nachfragen, Einfordern, Beschweren oder Schreien, versuchen einige Patienten, die Kontrolle (zurück) zu erhalten. Solche erlernten Verhaltensweisen zählen zur Kontrollkompetenz eines Menschen. Hat er ein ausgeprägtes Selbstbewusstsein, kann er gut argumentieren und auf Menschen zugehen, so

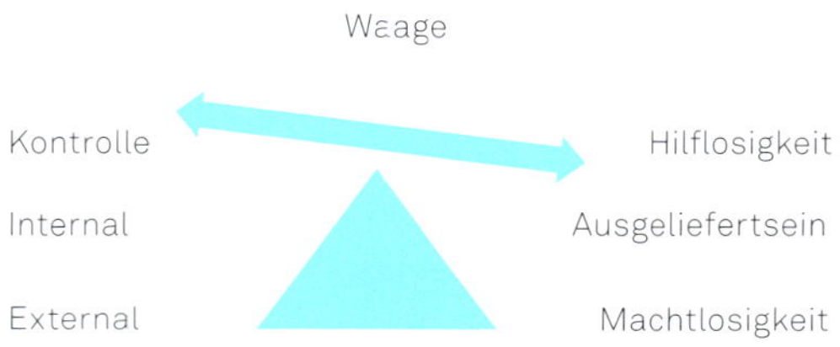

Abbildung 4-3: Ausgleich zwischen Kontrolle und Hilflosigkeit

wird er, um seine Erwartungen mit den Gegebenheiten besser zu regulieren, schneller nachfragen als ein Patient, der eher introvertiert ist und nur schlecht seine eigenen Bedürfnisse verbalisieren kann. Der Handlungsimpuls zu einer solchen Kontrollkompetenz wird ausgelöst, wenn Betroffene fühlen, dass die Situation nicht mehr ihren Erwartungen entspricht und sie kontinuierlich Einfluss verlieren, sie sich aber die Möglichkeit der Einflussnahme (zurück) wünschen.

Je besser der Betroffene einschätzen kann, ob seine Handlungen Auswirkungen auf die Wartezeit haben werden, desto eher trifft er eine Entscheidung, ob er eingreift oder passiv bleibt. Dieser Zeitpunkt ist, wie in der Dramaturgie des Wartens (siehe Kapitel 2.1.2) aufgezeigt, von den oben aufgeführten Kontextsituationen (Erwartung, Umfeld, Schmerz, Angst usw.) abhängig. Bei Überschreitung ihres subjektiven Breaking Points engagieren sich Wartende, setzen „alle Hebel in Bewegung“ und versuchen sogar über persönliche Beziehungen ihre Wartezeit zu reduzieren. So versuchte ein Patient nach mehr als 30-stündiger Wartezeit auf den elektiven Eingriff, seine „Beziehungen spielen zu lassen“. Nachdem er wegen den nicht gehaltenen Versprechungen der Ärzte das Vertrauen in sie verloren hatte, sprach er ganz bewusst einen Krankenpfleger an, den er kannte und von dem er vermutete, dass er auf die Prozessabläufe im OP einen Einfluss hat.

> *„Wenn ich morgen nicht drankomme zur OP, denn gehe ich nach Haus. Ich gehe dann woanders ins Krankenhaus hin'. Und das hat er in der versammelten Sammlung, also wo die, die haben ja morgens so eine Besprechung da, und das er denen dann da gesagt. Und dann hat das wohl auf einmal bisschen Druck gegeben. Und dann kam ich dran“* (Quernheim 2013, S. 140).

Eine solche Entscheidung, Kontrolle wieder zu übernehmen, kann, muss aber nicht zwingend, bewusst erfolgen. Nur wenige Patienten steuern gezielt ihre mentale Einstellung, um z.B. den aufkommenden Ärger wegen der Warteverzögerung durch Umdeutung (siehe Kapitel 6.4) abzubauen. Dazu werden später für Patienten-Kunden im zweiten Buchteil mehrere Anleitungen zur Selbst- bzw. Einstellungskontrolle vorgestellt. Grundsätzlich ist es von überragendem Interesse, ob und in welcher Form der Patient den Behandlungs- oder Diagnostikprozess selbst mitsteuern und beherrschen kann. Obwohl natürlich Arzt, Pflegende oder MFA ihn durch die diversen einzelnen Handlungsschritte führen und er dabei dem Management dieser Anbieter unterworfen ist, entscheidet seine wahrgenommene Kontrolle über die Zufriedenheit der Interaktion. Die Kreuztabelle 4-4 veranschaulicht die Auswirkungen.

Eine ausgeprägte Kontrolle erlaubt dem Patienten-Kunden, auf die Ergebnisqualität selbst Einfluss zu nehmen und damit seine Situation komfortabel oder angenehm zu gestalten. Im nächsten Beispiel soll das dargestellt werden.

Patientin 1 erhält keine Informationen oder Angebote. Sie sitzt seit zwei Stunden im Wartezimmer und rechnet vom Eintreten an mit ihrem Aufruf.

Patientin 2 erhält beim Eintritt die Information, dass die Wartezeit wahrscheinlich noch zwei Stunden betragen wird. Aus diesem Grunde wird ihr der Recall über ihre Mobilnummer angeboten. Ihr werden Vorschläge für Besichtigungs- und Veranstaltungsmöglichkeiten im direkten Umfeld der Praxis gegeben. Sie nutzt diese Möglichkeit und besichtigt eine Ausstellung, trinkt im Café gegenüber ein Heißgetränk und macht eine kleine Shopping-Tour in der Fußgängerzone.

Zufriedenheit	stark	schwach
Interne Kontrolle durch Patient	+	–
Externe Kontrolle durch Mitarbeitende	–	+

Tabelle 4-4: Auswirkungen von Kontrolle

Damit bringt Patientin 2 ihre Bedürfnisse mit der gewählten Dienstleistung während des Wartens in Einklang. Andere Branchen nutzen noch viel stärker die Eigenleistung des Kunden. Der Fluggast checkt zu Hause online ein, beim Friseur werden die Haare durch die Kundin selbst geföhnt, der Hungrige bestellt beim Pizzaservice zu Hause online die gewünschten Speisen, ohne mit einem Restaurantmitarbeiter telefonieren zu müssen. Dieses ermöglicht dem Kunden größtmögliche Kontrolle, auf seine Bedürfnisse Einfluss zu nehmen. Der Kontrollfaktor bezieht sich dabei auf drei Bereiche:

- Verhaltenskontrolle durch den **eigenen Beitrag** zur gewünschten Dienstleistungsqualität,
- Verhaltenskontrolle auf den **Beitrag der Mitarbeitenden** des Anbieters,
- die **kognitive Verstehenskontrolle** mit Kenntnissen zum Ursache-Wirkungs-Zusammenhang, sodass überhaupt eigene Beiträge geleistet werden können (Bruhn und Meffert 2001, S. 229).

Kontrollkonflikte treten dann auf, wenn zwischen dem Patienten und den Mitarbeitenden unterschiedliche Erwartungen zu den Zielen oder zur Ablauforganisation vorliegen. Wenn beispielsweise der Patienten-Kunde zur eigenen Bedürfnisbefriedigung durch diverse Sonderwünsche die Unternehmenseffizienz über das Maß hinaus beansprucht. Kommen die Mitarbeitenden den Patientenwünschen individuell entgegen, kann es unter Umständen zwar zur Effizienzminderung kommen, aber die Kontrollwahrnehmung und Zufriedenheit des Patienten steigert sich (a.a.O.) und dies führt an anderen Stellen wiederum zur Arbeitsentlastung, denn zufriedene Kunden benötigen nicht permanent Auskünfte oder andere Unterstützung. Wenn auf der anderen Seite die Mitarbeitenden den Dienstleistungsprozess kontrollieren, um der Ökonomie der Einrichtung zu entsprechen, vermindert dies wiederum die Kontrollwahrnehmung und die Zufriedenheit des Patienten-Kunden.

Praxibeispiel

Wenn Verzögerungen jenseits der 15 Minuten Wartezeit entstehen, hat die Rezeptionsmitarbeitende die Möglichkeit gar nichts dazu zu sagen oder dem Patienten mitzuteilen:

„Es geht heute nicht anders – Sie müssen noch länger warten. Wie lange können wir jetzt auch nicht sagen, aber wir versuchen es so schnell wie möglich."

Damit ist der Wartende gezwungen, vollkommen in Abhängigkeit von den Mitarbeitenden seine Wartezeit zu verbringen, ohne zu wissen, ob es noch eine halbe oder zwei Stunden dauert. Je nachdem, wie er selbst seine Zeit für diesen Tag eingeteilt hat, kann dies zum Maximum an Unzufriedenheit führen.

Die Mitarbeitenden könnten aber auch sagen:

„Es tut uns leid, durch eine unerwartete allergische Reaktion wissen wir gerade selbst nicht genau, wie lange es noch dauert. Aber wir bie-

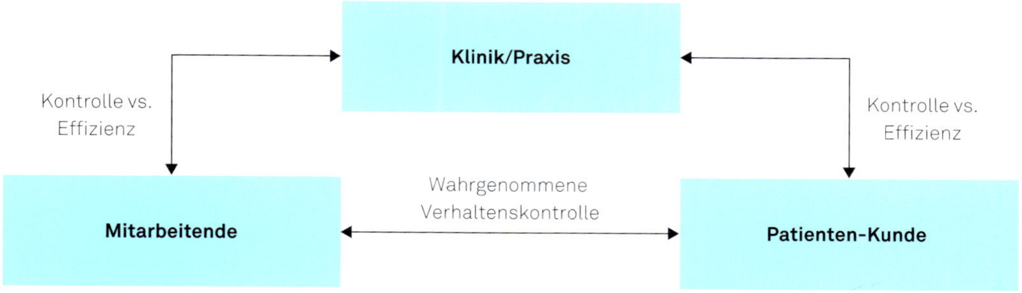

Abbildung 4-4: Konflikte zwischen Anbietern, Mitarbeitenden und Patienten-Kunden (In Anlehnung an Bateson 1992 im Buch von Bruhn und Meffert auf S. 230)

ten Ihnen an, dass Sie in zwei Stunden in jedem Fall dran sind. Bis dahin können Sie gerne noch hier bleiben und sich an Getränken bedienen (oder wahlweise Besuche hier im Gebäude tätigen) oder die Praxis/Klinik verlassen, um etwas für sich zu tun."

Ausgeglichen ist das Setting, wenn von Anfang an klar ist, wie stark das Bedürfnis des Patienten nach Verhaltenskontrolle ist. So können Patienten mit starkem Kontrollbedürfnis umfänglichere Kontrollmöglichkeiten gewährt werden als den Patienten, die eine nur geringe Kontrollpräferenz haben (s. Abbildung 4-4).

4.7 Empowerment

Durch Empowerment (engl. Übertragung von Verantwortung) kann es Patienten gelingen, trotz Verzögerungen und Abhängigkeit vom System einen hohen Grad an Selbstbestimmung und Autonomie zu empfinden. Dabei soll der Wartende seine Bedürfnisse und Interessen (wieder) eigenmächtig und selbstbestimmt im Sinne einer ausgeprägten Selbstkompetenz äußern und vertreten. Die Mitarbeitenden spielen eine aktivierende und motivierende Rolle, denn sie unterstützen und fördern die Wartenden, indem sie diese an ihre Optionen und Einflussmöglichkeiten erinnern und dazu ermutigen. Patienten-Kunden werden aktiv aufgefordert, ihre Ressourcen und Gestaltungsmöglichkeiten einzusetzen. Dies setzt allerdings gelebte Kundenorientierung und Vertrauenskultur in den Einrichtungen des Gesundheitswesens voraus.

Umgesetztes Empowerment macht aus dem „ausgelieferten" Patienten einen mündigen Kunden, was allerdings einige auch überfordern kann. Denn eine solche Delegation von Selbstverantwortung belastet manchen. Die Fülle an Alternativen und aktiven Möglichkeiten von Ablenkung, Arbeiten, Unterhaltung, auf andere Mitwartende offensiv zuzugehen, das Annehmen des Angebotes das Gelände zu verlassen, bis zu den Konsequenzen beim Abbrechen des Wartens kann überfordern, denn dazu muss der Patient der Lethargie entkommen und aktiv eine Entscheidung treffen. Psychologen sprechen in diesem Zusammenhang von der „Tyrannei der Wahl" (Salecl und Badal 2014, S. 107). Für viele Menschen ist gerade dies im Gesundheitssystem (noch) überraschend, so viel Eigenverantwortung übertragen zu bekommen, denn sie sind innerlich auf: „Ab hier entscheide ich nicht mehr für mich selbst!" eingestellt. Solchen Entscheidungsmöglichkeiten ist der Patienten-Kunde unter Umständen nun zum ersten Mal ausgesetzt, weil er es bislang gewohnt war, in anderen Wartesituationen immer gesagt zu bekommen, was er zu tun oder zu unterlassen hat (Beispielzitat: „Bitte nehmen Sie im Wartezimmer Platz!"). Darum sind, um die situativ einwandfreien Entscheidungen treffen zu können, das richtige Maß und die Beratung des Betroffenen wichtig. Selbstverständlich gibt es Patienten mit bestimmten Krankheitsbildern, bei denen Empowerment kontraindiziert ist. Dazu zählen delirante Suchtpatienten, Betroffene mit bestimmten psychiatrischen Erkrankungen oder Beeinträchtigungen oder (junge) Menschen, die aufgrund ihrer bisherigen Biografie oder ihres Alters noch nie oder nur eingeschränkt Selbstverantwortung übernommen haben.

Die MFA klärt den eintretenden Patienten mit den Worten auf: „Willkommen in unserer Praxis. Wie wir Ihnen eben berichtet haben, kommt es aus dem Grund X heute zu einer Verzögerung von mindestens zwei Stunden. Wir haben Ihnen hier eine Übersicht als Handout zusammengestellt, die Ihnen alle Möglichkeiten auflistet, sich in dieser „gewonnenen" Zeit zu beschäftigen. Alternativ bieten wir Ihnen auf diesem Monitor in Wartezone A einen Kurzfilm in verschiedenen Sprachen an, der Ihnen unser Angebot auch visuell darstellt. Dieses wird Ihnen die Entscheidung erleichtern, was Sie in der Zwischenzeit machen können."

4.8 Nutzen und Commitment

Welchen Nutzen verspricht sich der Patienten-Kunde von seinem Besuch in einer Einrichtung des Gesundheitswesens? Der Begriff „Nutzen" beschreibt ein Maß für die Erbringung von Dienstleistungen, um die Bedürfnisse eines Kunden zu befriedigen. Patienten wünschen eine fachlich korrekte Diagnostik und Behandlung bzw. die Linderung ihrer Beschwerden und wünschen dazu explizit Dienstleistungen von Medizin und Pflege. Bei allen diesen Leistungen möchten sie bestenfalls gar nicht erst warten. Gerade hier kann ein attraktiver Nutzen einer Dienstleistung die entscheidende Rolle zur unbewussten „Zustimmung zum Erhalt einer Leistung" spielen. Der Nutzen einer Zahnarztbehandlung oder einer Wundversorgung lässt sich besser abgrenzen, als z. B. der Nutzen einer Beratungsleistung wie der Patientenedukation. Während der Inanspruchnahme macht ein Patient Erfahrungen mit der Qualität dieser Dienstleistung. Gerade bei stationären oder ambulanten Patienten mit Terminketten setzen sich Betroffene in der „Nutzungsphase" Tag für Tag mit den Mitarbeitenden der Einrichtung auseinander (Bruhn und Meffert 2001, S. 229). Durch eine gute Planung erschließen Sie sich Erfolg versprechende Wettbewerbsvorteile. Es gibt dabei verschiedene Arten von Nutzen: finanziell, zeitlich oder emotional. Der Nutzen Ihres Unternehmens sollte für den Patienten höher ausfallen als der Ihres Mitbewerbers. Zudem sollte der Nutzen mindestens genauso hoch sein wie in der Vergangenheit bzw. wie er vom Patienten bereits früher wahrgenommen wurde – oder je nach Situation bestenfalls übertroffen werden.

4.8.1 Dienstleistungseigenschaften

Die Eigenschaften und Bestandteile der Dienstleistungen stellen die Basis für jede Nutzenargumentation dar. Sie gründlich zu erfassen ist der erste und wichtigste Schritt. Stellen Sie sich darum die Frage: Was haben Patienten-Kunden davon, bei uns behandelt zu werden?

- Ist es die hohe und professionelle Behandlungsqualität?
- Sind es die geringen Wartezeiten?
- Die rasche Terminvergabe?
- Das geplante, optimal koordinierte und eingehaltene Entlassungsmanagement?
- Die sympathischen Persönlichkeiten der Mitarbeitenden?
- Die zusätzlich angebotenen Informationen im Rahmen von Patientenedukation?
- Das moderne Ambiente der Einrichtung oder … ?

Warum kommen Patienten-Kunden zu Ihnen? Um dies herauszufinden, formulieren Sie zu jeder Kerneigenschaft Ihrer Dienstleistung mindestens eine Aussage, die den konkreten Nutzen des Patienten-Kunden beschreibt. Was machen Sie möglicherweise besser als die umliegenden Mitbewerber? Worin liegt die besondere Leistung Ihres Teams und welchen Nutzen hat Ihr Patienten-Kunde dadurch?

Gerade wenn man seine Dienstleistung nicht bis ins kleinste Detail kennt und damit auch die möglichen Schwächen in der (nicht-)Umsetzung wahrnimmt, versperren hin und wieder Scheuklappen den klaren und unabhängigen Blick. Vielleicht gelingt es Ihnen, Ihr Wartemanagement besonders professionell darzustellen? Bevor Sie aber solche Nutzenaussagen in Form von Flyern, Anzeigen oder auf Ihrer Webseite veröffentlichen, sollten diese getestet werden. Stellen Sie diese Aussagen fachfremden Freunden vor, vor allem jenen, die sich gut in die Patientenperspektive hineindenken können. Was halten diese von Ihren Botschaften? Erscheinen diese glaubwürdig und realistisch? Wird ein potentieller Kunde dadurch neugierig?

Eine solche bedürfnisorientierte Nutzenargumentation ist Dreh- und Angelpunkt einer erfolgreichen Dienstleistungsvermarktung. Sobald Ihre Zielgruppe versteht, was Ihre Einrichtung, zum Beispiel bezüglich eines professionellen Wartemanagements zu bieten hat und wie sie sich durch Alleinstellungsmerkmale von den Mitbewerbern abhebt, haben Sie gute Chancen, neue und ggf. „wünschenswerte“ Patienten-Kunden (z.B. auch Selbstzahler) zu erreichen. Als wünschenswerte Patienten gelten dabei vor allem Menschen, die sich an die Umgangsformen halten und die ein **Commitment** zeigen. Dies bezeichnet eine persönliche „Verpflichtung“ oder „Hingabe“, sich auf etwas einzulassen; damit ist, z.B. der Patient gemeint, der sich an seinen Therapieplan hält, Termine einhält, aktiv und motiviert in der Behandlung mitwirkt. Nicht wenige Einrichtungen zielen bewusst auf Patienten-Kunden, die sich möglicherweise eine Zusatzleistung erlauben können.

Ausblick

„Unser Termin- und Wartemanagement ist einzigartig. Wählen Sie auf unserer Webseite Ihren Wunschtermin. Wenn es schnell gehen muss, passt Ihnen vielleicht ein kurzfristig freigewordener Termin, der online im „Last-Minute“-Modus angezeigt wird. Buchen Sie nach Ihren Bedürfnissen entsprechende Zusatzleistungen (Beratung, Comforting, Anwendungen) hinzu und lassen Sie sich mit unserer App rechtzeitig vor Ihrer Anreise informieren, zu welchem Zeitpunkt Ihre Behandlung oder Untersuchung exakt beginnt. So verzichten Sie zwar auf den Aufenthalt in unserer behaglichen Wartelounge, aber Sie nutzen möglicherweise die Zeit, um zu arbeiten oder wichtige Erledigungen zu tätigen.“

Wenn Konsumenten also nach den Vorteilen einer Dienstleistung suchen, dann geschieht dies vordergründig rational anhand der oben dargestellten Kriterien. Damit kann sich eine Praxis oder Klinik, die beispielsweise die Bedürfnisse des Comforting durch die Bereitstellung von (in den Augen der Patienten-Kunden) exquisiten Betten und bequemen Sesseln, Speisen und Getränken oder Unterhaltungsprodukten usw., von den Mitbewerbern positiv abheben. Das sagt noch nichts über die professionellen Pflege- oder Medizinqualität aus – aber der Nutzen des Comforting sticht hier oftmals andere Kriterien aus. Beachten Sie auch: Nur zufriedene Patienten-Kunden sind deutlich stärker bereit für zusätzliche Serviceangebote, die nicht von der Krankenkasse übernommen werden, zu zahlen.

4.8.2 Wertschöpfungskette der Dienstleistungen

Konsequente Kundenorientierung und der Willen oder gar die Überzeugung der Mitarbeitenden, ihre Arbeit so gut zu machen, dass die logistischen Abläufe ohne Fehler zur nächsten Prozessstufe gelangen, sind die wesentlichen Merkmale des kundenorientierten Denkens (Piontek 2009). Die Erkenntnis des „Supply Chain Management“ (der Wertschöpfungslehre) besagt, dass angefangen beim Zuweiser und Lieferanten bis zum Gesundheitsanbieter, jeder ein Teilnehmer dieser Wertschöpfungskette ist. Hierzu zählen in den Hauptrollen nach der Reihenfolge des klinischen Auftretens:

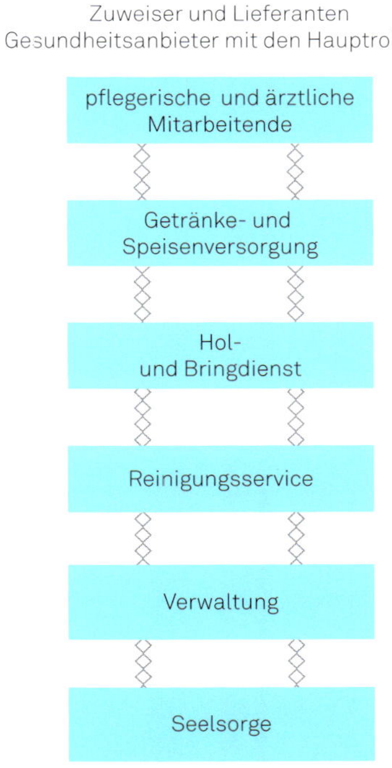
Zuweiser und Lieferanten
Gesundheitsanbieter mit den Hauptrollen:
pflegerische und ärztliche Mitarbeitende
Getränke- und Speisenversorgung
Hol- und Bringdienst
Reinigungsservice
Verwaltung
Seelsorge

Abbildung 4-5: Glieder der Wertschöpfungskette

Sie produzieren in Ihren Einrichtungen zwar keine Produkte wie Brötchen oder Computer, aber Sie sorgen für Gesundheit und Sicherheit, bieten Pflege und versuchen Leiden und Beeinträchtigungen für Betroffene erträglich zu halten. Ihre Wertschöpfungskette produziert Dienstleistungen wie Diagnostik und Therapie, Pflege und Beratung. Wenn hier nur ein Glied dieser Kette reißt (s. Abbildung 4-6), verliert die gesamte Kette schlimmstenfalls ihre Energie. Beispielsweise können Hygienefehler der OP-Reinigung zu Wundheilungsstörungen führen, die wiederum den Unternehmensgewinn durch höhere Behandlungskosten oder Regressforderungen reduzieren.

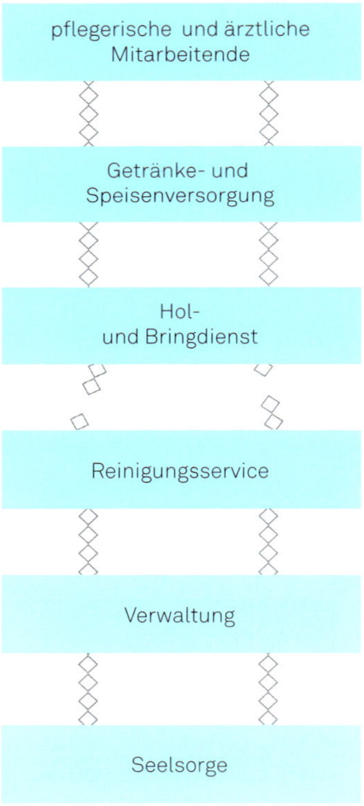

Abbildung 4-6: Die Kette mit den Gliedern der Wertschöpfungskette reisst

Der Arzt diktiert für einen Patienten den Entlassungsbrief. Die Sekretärin ist krank, sodass der Brief verzögert von der Vertretung geschrieben wird. Der Patient, der am Vormittag entlassen werden sollte, bleibt nun bis zum Nachmittag, benötigt weiterhin sein Bett und bekommt noch zwei Leistungen (Mittagessen und Nachmittagskaffee), außerdem verursacht er vermutlich eine ganze Menge Nachfragen an die Pflegenden, weil er davon ausging, dass er wie angekündigt am Vormittag entlassen wird und evtl. bereits Angehörige zur Abholung einbestellt hat. Auf diesen Bettplatz muss der neu einbestellte Patient nun auch wieder warten und der Kreislauf beginnt von vorne.

Jede Abteilung sollte genau wissen, wie wichtig sie für das Gesamtergebnis der Einrichtung ist. Bei Umsetzung einer solchen Philosophie denken Mitarbeiter in „Patienten-Kundenbedürfnissen" und deren Problemlösungen statt in vorgegebenen Abläufen. Dabei betrachtet der einzelne Mitarbeitende die Zufriedenheit des Patienten als wichtigstes Qualitätsmerkmal.

Jedes Teammitglied muss seine Produktpalette und deren Nutzen kennen und auch hinter den Angeboten stehen. Würden Sie einer Bäckereifachverkäuferin trauen, die nicht ihre eigenen Brötchen isst? Es gibt viele Ärzte, Pflegende oder Verwaltungsmitarbeiter, die sich niemals von einem bestimmten Operateur in der eigenen Einrichtung behandeln lassen würden, vor allem, weil sie den Blick hinter die Kulissen kennen. Den Patienten-Kunden wird dieses aber „zugemutet". Seien sie gewiss, dass Patienten sehr genau spüren, ob die Mitarbeitenden wirklich hinter den Leistungen stehen. In solchen Fällen sollte über das Verbesserungsmanagement nach Möglichkeiten gesucht werden, die Kritikpunkte aktiv zu eliminieren oder sich vom kritisierten Behandler zu trennen, denn die Einrichtung tut sich selbst keinen Gefallen, unprofessionelle Mitarbeitende zu halten, von denen sich die eigenen Kollegen nicht behandeln lassen würden.

4.8.3 Nutzen und Bedürfnisse von Privatpatienten

Bei meinen Seminaren erlebe ich häufig Fehl- oder Falschinformationen der teilnehmenden Mitarbeiter bezüglich Privatpatienten. Einige Pflegende äußern ihre Einstellung, dass sie Privatpatienten keinesfalls besser behandeln als gesetzlich versicherte Patienten (manchmal abschätzend als „Kassenpatienten" bezeichnet). Einige berichten, dass *„Private unter Umständen schlechter gepflegt würden"*, weil diese oftmals unrealistische Sonderwünsche äußerten und die zuständigen Chefärzte eine illusorische Luxuspflege einforderten, was wiederum zu Antipathie und schlechterer Behandlung der „Privaten"[8] führe. Wie bereits erläutert verringert sich die allgemeine Re-Finanzierungslage der Kliniken. Aus diesem Grund ist es gerade für Krankenhäuser existenziell wichtig, weitere Einnahmequellen zu erschließen, seien es die Selbstbewirtschaftung von Kiosken, Parkplätzen, der Umbau von Physiotherapieabteilungen zu Wellness-Oasen oder die Erweiterung zu oder Reaktivierung von Privatstationen usw. Diese Einnahmen werden unbedingt benötigt, um die laufenden Klinikkosten zu decken. Die Fördergelder der Länder reichen dazu schon lange nicht mehr aus.

Interessant sind dabei besonders diejenigen Kunden, die sich Zuzahlungen leisten können. Eigentlich ist dabei der Begriff „Privatpatient" falsch, denn es geht um Wahlleistungen, die sich viele erlauben können. Es kommt nur darauf an, ob der Betroffene den finanziellen Hintergrund hat und was es ihm wert ist. Auch bei Urlauben entscheidet jeder Kunde, ob er ein einfaches Ein-Sterne-Hotel zum „Low-Cost-Price" wählt oder ob er sich für ein kostspieliges 5-Sterne-Hotel entscheidet.

Privatpatienten zahlen die Rechnung (Liquidation) von Klinik und Arzt zunächst selbst, das heißt, sie finanzieren diesen Betrag für die in Anspruch genommenen Wahlleistungen alleine. Später reichen diese „Selbstzahler" die Rechnung bei ihrer privaten Krankenversicherung oder der Beihilfe ein und erhalten diese nach dem Kostenerstattungsprinzip vollständig oder zum Teil erstattet. Die Rechnung für die Unterbringungskosten rechnet eine Klinik meist direkt mit der privaten Krankenversicherung ab. Auch gesetzlich versicherte Patienten erhalten für sogenannte I-GeL-(individuelle Gesundheits-) Leistungen eine Privatliquidation des Arztes. Die Tatsache, dass privat versicherte Patienten die Preise medizinischer Dienstleistungen genau kennen (weil sie sie selbst vorfinanzieren), führt bei ihnen eher zu einer Anspruchshaltung, bevorzugt behandelt und selbstverständlich sofort versorgt zu werden, das bedeutet in unserem Kontext: nicht warten zu müssen.

Einige Kassenpatienten werden zu Selbstzahlern und kaufen sich einen früheren Termin beim Arzt. Dafür verlangen manche Ärzte 150 Euro in bar, um den frühen Termin und entsprechende Erstuntersuchungen abzurechnen. Laut Dowideit und Ettel (2016) scheinen sogenannte Selbstzahler-Sprechstunden ein Trend zu sein, obwohl die Rechtsexperten beim Spitzenverband der Gesetzlichen Krankenkassen dieses Angebot als nicht legal bezeichnen. Denn hier würden sich Kassenpatienten ein „Nicht-warten-Müssen" erkaufen. Unabhängige Medizinrechtler argumentieren, dass es nur dann ungesetzlich ist, wenn der Arzt eine Notlage des Patienten finanziell ausnutzt (a. a. O.).

Im Klinikbereich gilt (noch) die standardisierte „All-inclusive-Behandlung" der gesetzlich Versicherten. Jeder Patienten-Kunde kann sich, sofern es ihm das wert ist, die Zusatzleistung eines besseren Zimmers oder einer vermeintlich besseren Behandlung dazu kaufen, dafür muss er nicht privat versichert sein. Es gibt Menschen, die sich in ihrem Urlaub Hotelübernachtungen von 250 Euro leisten, aber sich im Krankheitsfall keine tägliche Zuzahlung von (je nach Klinik) 58 bis 140 Euro für ein Einzelzimmer erlauben.

8 In Österreich noch vornehmer als Patienten der „Sonderklasse" bezeichnet

Möglicherweise ist zukünftig auch mit Sonderangeboten seitens der Kliniken zu rechnen, wenn, z.B. freie Kapazitäten an Einzelzimmern vorhanden sind. Dann wird sich mancher Patienten-Kunde, der vom Mehrbettzimmer frustriert ist, überlegen, ob er sich die freiwillige „Last-Minute"-Zuzahlung auch ohne Zusatzversicherung „gönnt".

Aber wer erhält das vermeintlich viele Geld, welches Privatpatienten im Gegensatz zu Kassenpatienten zusätzlich bezahlen? Von den Einnahmen, die beispielsweise ein Chefarzt durch die Behandlung von Privatpatienten in Rechnung stellt, geht der allergrößte Anteil, beispielsweise 80 Prozent, wieder zurück an die Klinik. Dies bedeutet: Privatpatienten sind für die Einrichtungen im Gesundheitswesen enorm wichtig. Es ist also nicht so, dass nur der behandelnde Chefarzt davon etwas hat, sondern auch die Klinik, die durch die Vergütung Zusatzeinkünfte erwirtschaftet, die ansonsten durch die Budget-Deckelung ersatzlos wegfallen würden.

Manche Pflegende haben dafür kein Verständnis und würden, wenn es nach ihnen ginge, einen Kassenpatienten in das freie Einbettzimmer legen. Sie klagen eine „Zwei-Klassen-Medizin" an. Hier sollten die Auswirkungen für die Klinik und damit den eigenen Arbeitsplatz bedacht werden: Ein Kassenpatient ohne Einzelzimmerberechtigung, der keine Chefarztleistung in Anspruch nimmt, blockiert diese für das Krankenhaus elementare Einnahmequelle. Zudem gibt es die kritisierte „Klassenunterscheidung" schon seit Jahrhunderten; es ist kein Phänomen der Gegenwart. Wie eingangs erwähnt, wurden damals die wohlhabenden Bürger in ihrem Privathaus behandelt und gepflegt und nur die Armen kamen ins Hospital. Um noch deutlicher zu werden: Würde es keine Abrechnungen mit privatversicherten Patienten geben, wäre eine Versorgung der gesetzlich Versicherten nicht (mehr) möglich. Jede Klinik ist somit auf einen gewissen Anteil an Privatpatienten in vollem Umfang angewiesen, um am Markt bestehen zu können. Verdeutlichen Sie sich bitte, dass gerade durch Privatpatienten Zusatzgelder eingenommen werden, mit denen die Fixkosten für Personal und Investitionen finanziert werden. Und damit auch Ihr Gehalt!

4.9 Fazit Patienten-Kunden-Orientierung im Kontext des Wartens

Dieses Kapitel sollte Ihnen aufzeigen, dass eine zeitgemäße Einstellung zum Patienten-Kunden das A und O im Wartemanagement ist. Schulen Sie gegebenenfalls Ihre alten und neuen Mitarbeitenden, inklusive der Auszubildenden und Studierenden, über die anzustrebende Professionalität im Bereich der Kundenorientierung und des Wartemanagements. Dazu gehören Wissen und Kompetenzen zur Unternehmensphilosophie, zum Informationsmanagement, zum Einsatz technischer Hilfsmittel und Fachwissen, beispielsweise über Schmerzen, Demenz, Aggressivität, zum Beschwerdemanagement usw. Honorieren Sie adäquates oder gar vorbildliches Verhalten der Mitarbeitenden und sanktionieren Sie Handlungsweisen, die zu Verzögerungen und Verschlechterungen für Wartende führen. Erst wenn eine solche wertschätzende Grundeinstellung gegeben ist, können die im zweiten Teil vorgeschlagenen Praxismaßnahmen umgesetzt werden. Aber wie verhalten Sie sich, wenn sich in Ihrem Team Kollegen befinden, die diese professionelle Einstellung nicht haben – oder (schlimmer), wenn Ihnen beim Lesen der Eindruck entsteht, dass Ihre Leitung (Teamleitung, Abteilungsleitung, PDL, Ärztlicher Direktor, Kaufmännischer Direktor) diese Einstellung nur wenig ausgeprägt oder gar nicht hat?

Dann erhalten Sie im dritten Teil zum Thema Change-Management Anregungen für Veränderungsmaßnahmen. Sollte Sie auch das nicht auf Ihrem Weg zu mehr Kundenorientierung weiterbringen: Wechseln Sie die Einrichtung! Seien Sie versichert: Ein unflexibler Arbeitgeber wird möglicherweise nicht mehr lange auf dem immer schärfer werdenden Verdrängungsmarkt bestehen. Suchen Sie sich in diesem Falle rechtzeitig einen kundenorientierten und damit auch mitarbeiterorientierten Arbeitgeber!

5 Anwendung/Umsetzung

5.1 Thesen des Praxisteils

Gerade im Gesundheitswesen kann der Umgang mit wartenden Patienten deutlich verbessert werden. Entgegen der landläufigen Meinung, dass sich aufgrund von Unfällen und klinikinternen Notfällen Operationen in der Klinik oder Behandlungen in einer Praxis prinzipiell nur schlecht planen lassen – wird postuliert:

- Wartezeiten lassen sich drastisch reduzieren. Der anzustrebende Sollwert liegt bei 15 Minuten.
- Durch die Anwendung von Instrumenten eines modernen Wartemanagements, bestehend aus:
  - einer transparenten Prozesssteuerung,
  - einem konsequenten Qualitätsmanagement und
  - einer passgenauen Organisationsentwicklung

  lassen sich Wartezeiten größtenteils vermeiden oder so gestalten, dass es zu weniger Beschwerden kommt.

- Dies führt nicht nur zu einer höheren Kundenzufriedenheit und zur Reduktion von Komplikationen, sondern auch
  - zur Verbesserung der Mitarbeiterzufriedenheit und
  - zur Verbesserung der wirtschaftlichen Auslastung.

- Durch die Einhaltung der gesetzlichen Arbeitszeit- und Pausenregelung vermindert sich das Risiko von Krankheitsausfällen, Behandlungsfehlern, Missständen, Imageproblemen und negativen Schlagzeilen, es steigert die Zufriedenheit aller Mitarbeitenden (Pflege, MFA, Medizin u.a.).

Wir haben gesehen, dass es im Gesundheitswesen aus vielfältigen Gründen zu Wartesituationen kommen kann. Zwar lässt sich ein stattlicher Anteil durch bessere Absprachen und gezieltere Planung minimieren, trotzdem wird eine völlig wartefreie Einrichtung im Gesundheitswesen als Regelfall Illusion bleiben. Um Ihren Umgang mit anfallenden Verzögerungen so professionell wie möglich zu gestalten um damit Ihre Patienten-Kunden positiv zu beeindrucken und die Mitarbeiterzufriedenheit zu steigern, soll Ihnen dieser Praxisteil geeignete Anregungen geben. Mitarbeitende, die dieses professionell angehen, steigern mit ihrem Handeln, beispielsweise durch Qualitätsverbesserungen und Standardisierungen, den Erfolg ihres beruflichen Wirkens. Seitdem sich beispielsweise ein Teil der Pflegenden akademisiert und nun auch eigene Forschungen betreibt, gewinnt die Berufsgruppe weiter an Prestige. Dazu soll der nun folgende Praxisteil Impulse geben und Veränderungen anregen.

5.2 Inszenierung des Wartens

Unter Inszenierung versteht man in diesem Kontext das professionelle Einrichten eines Wartesettings. Dazu zählen neben den in Kundenorientierung geschulten Mitarbeitenden und deren Informationsmanagement, die Raumaufteilung, die Ausstattung und Farbgestaltung, Ablenkungsmöglichkeiten und die Regie des Procederes. Der Wartebereich einer Ambulanz oder Praxis unterscheidet sich grundsätzlich vom Wartebereich jener Patienten, die bereits stationär aufgenommen sind: letztere verfügen in der Regel bereits über ihr Bett und ihr Zimmer. Viele haben persönliches Gepäck mit diversen Ablenkungsmöglichkeiten dabei. Diese stehen stationären Patienten inklusive der Medienausstattung ihres Zimmers (TV, WLAN, Radio usw.) während des Wartens zur Verfügung. Patienten in Ambulanz, Praxis und OP-Vorräumen haben im Wartebereich selten Gepäck dabei, mit Ausnahme von Handtasche oder Rucksack. Manche ambulanten Patienten präparieren sich von Zuhause aus mit eigenen Zeitungen, Zeitschriften oder Büchern. Die meisten allerdings kommen ohne diese Ausstattung und nutzen gegebenenfalls das Angebot vor Ort. Nachfolgend werden zunächst die Anforderungen an spezielle Wartebereiche von **nicht-stationären** Patienten erläutert.

5.2.1 Raumaufteilung

Grundsätzlich gibt es im Vorfeld einiges Planerische zu klären: Wie viel Fläche steht zur Verfügung? Manchmal sind mehrere Wartezimmer bzw. Wartebereiche sinnvoll, wenn vorhanden lassen sich, z. B. spielende Kinder von Patienten, die in Ruhe warten wollen, separieren. Auch bei Erkältungswellen oder anderen Epidemien ist eine Trennung manchmal angebracht. Bedenken Sie, dass in vielen Einrichtungen der Patient (leider) die längste Zeit im Wartezimmer verbringt und sich dort seinen Eindruck über den Anbieter macht.

In einem aktuellen Test der Stiftung Warentest in 30 deutschen Arztpraxen kamen einige Datenlecks zutage (Test 2016, S. 88f.). So konnten wartende Patienten an der Anmeldung oder im Wartezimmer durch offene oder schlecht isolierende Türen viele relevante Daten von anderen Patienten erfahren. Dies verstößt nicht nur gegen die Berufsordnungen, sondern allen betroffenen Mitarbeitenden drohen nach § 203 des Bundesdatenschutzgesetzes sogar Geld- und Freiheitsstrafen, wenn sie unberechtigt Patientengeheimnisse mitteilen. Darum sollten gerade beim Anstehen an der Anmeldung keine vertraulichen Dinge besprochen werden. Die Tester empfehlen, dass Patienten bereits bei der Praxiswahl darauf achten sollten, dass Empfang und Wartebereich durch geschlossene und schallgeschützte Türen getrennt sind (a. a. O.). Damit keine Unterhaltungen gehört werden können, sollte der Wartebereich von der Anmeldung räumlich und akustisch getrennt sein. Alternativ bleiben die Türen zum Wartezimmer geschlossen. Auch kleinere Besprechungsräume sind für Einzelgespräche geeignet.

Eine „akustische Wand“ ist eine strategisch positionierte Geräuschquelle, die ein Mithören der Gespräche am Empfang stark einschränkt. Hier bieten sich ein Zimmerspringbrunnen oder dezente Musikbeschallungen an. Schallschluckende Wände reduzieren die Problematik eines fehlenden akustischen Datenschutzes. Im Bereich der Notaufnahme wird heute bereits über ballistische Schutzwände nachgedacht. Gerade in Ballungsgebieten kam es bereits vereinzelt zum Schusswaffengebrauch. Hier haben die Mitarbeiter kaum Möglichkeit, in Deckung zu gehen. Spezielle Schutzwände schlucken nicht nur den Schall, sondern sichern Mitarbeiter auch vor Gewehrkugeln. Durch individuell wählbaren Oberflächen und Lackierungen passen sie sich optimal dem Umfeld und den Gegebenheiten an und bieten den Mitarbeitern Sicherheit und Schutz.

Toiletten werden in unmittelbarer Umgebung der Wartezone barrierefrei angeboten und sind gut ausgeschildert. In Einrichtungen, in denen die Patienten mithilfe von akustischen Durchsagen aufgerufen werden, sollten Lautsprecher auch im Bereich der Toiletten, der Garderobe und anderen Nebenräumen vorgehalten werden. Wenn sich Verzögerungen über Stunden hinziehen, ist es für Betroffene anstrengend und durch ungewohntes Raumklima und Angst schwitzen sie möglicherweise stärker als normal. Darum ist ein Bad mit Dusche unter Umständen empfehlenswert. In diesen Räumlichkeiten kann sich der Patient bei Bedarf erfrischen und umkleiden. Bekanntermaßen führt ein schlechtes Raumklima zu Müdigkeit und Kopfschmerzen. Vor allem im Winter, wenn die relative Luftfeuchtigkeit auf unter 30 Prozent absinkt, reizt trockene Heizungsluft die Schleimhäute (Möbius 2013, S. 45). Als natürliche Luftbefeuchter wirken Büroräume, die mit Pflanzen gestaltet wurden. Sie liefern Sauerstoff und verbrauchen Kohlendioxid. Wenn Menschen grüne Pflanzen betrachten, wird Stress abgebaut, die Atmung wird ruhiger und es sinken zudem der Blutdruck und die Pulsfrequenz (a. a. O.).

Hinweisschilder an der Rezeption mit der Aufschrift *„Bitte Abstand halten“* oder andere einfache Mittel einer Diskretionszone (Blumenampel, Kunstskulptur usw.) ermöglichen, dass dahinterstehende wartende Patienten weniger zu mithörenden Dritten oder Vierten werden. Auch Hinweiszeichen zur Diskretion auf dem Fußboden sichern unter Umständen ein Minimum an Datenschutz. Computermonitore im Anmeldebereich sind von Dritten nicht einsehbar. Unterlagen, Befunde und sonstige personalisierte Dokumente dürfen nicht im Einblickbereich der Besucher gelagert oder abgelegt werden. Allgemeine Sauberkeit und Ordnung der Räume und Toiletten sind deswegen wichtig, weil Unkorrektheiten sofort auf das allgemeine Hygienebewusstsein der Mitarbeitenden schließen lassen. Idealerweise halten Sie drei Wartezonen vor und kennzeichnen diese entsprechend:

A = Handyfreie Zone, um persönlich miteinander zu sprechen
B = Handyfreie Zone in Stille
C = uneingeschränkt bzgl. Medien.

5.2.2 Offenheit

Moderne Baukonzepte von Notaufnahmen und Ambulanzen planen Räumlichkeiten transparent und offen. Der Wartebereich ist dann oftmals mit einer satinierten und zugleich schallisolierten Glasscheibe abgegrenzt. Diese Raumgestaltung hat positive Auswirkungen: Durch die schemenhaften Konturen hinter den Scheiben sehen die Wartenden, dass im Behandlungsbereich aktiv gearbeitet wird. Sie können zwar keine Details erkennen, aber jedem Betrachter wird deutlich, dass dort eine betriebsame Atmosphäre herrscht. Dies schafft Vertrauen, dass man selbst irgendwann Mittelpunkt der Aktivitäten hinter der Scheibe sein wird, lenkt den Patienten vom eigenen Schicksal ab und bietet dazu einen gewissen „Unterhaltungseffekt“.

Es ist zu vermeiden, dass sich Ruhezonen für die Mitarbeitenden oder geöffnete Türen von Aufenthalts- oder Sozialräumen in Sicht- und Hörweite von wartenden Patienten befinden. Wenn frustrierte Wartende beobachten, wie einige Mitarbeitende scheinbar untätig herum sitzen, führt das häufig zu Eskalationen. In solchen Fällen ist es meist auch zu spät, den Erzürnten zu versichern, dass konkret diese Kollegen beispielsweise nach sechs Stunden getaner Arbeitszeit ihre erste Pause einnehmen.

5.2.3 Ausstattung, Farbe und Service

Nutzen Sie die Zeit, die Ihre Patienten beim Warten verbringen müssen, zu Ihrem Vorteil und wirken Sie damit auf die Zufriedenheit der Betroffenen ein. Schaffen Sie ein Alleinstellungsmerkmal und einen Wettbewerbsvorteil, indem Sie den Wartebereich angenehm und zugleich „merk-würdig“ gestalten. Nachfolgend (k)eine Vision.

In der Praxis der Zukunft fällt Ihnen als Erstes eine leicht geöffnete Tür zur Sonnenterrasse auf, in einem Strandkorb liegt eine Dame, Patienten lesen in der Wartelounge auf bereitliegenden iPads Zeitungen, der Behandlungsraum ist einem Schloss nachempfunden, drinnen brennt ein offenes Feuer behaglich im Kamin, an einer Wand wuchert natürliches

Efeu, eine Kinder-Kletterwand und Fußballkicker warten auf Interessierte ...
Sie glauben Sie träumen eine Vision von der Zukunft?
Nein, hier ist es schon lange Realität. Deutschlands größte Zahnarztpraxis in Berlin mit 101 Mitarbeitern, davon allein 21 Zahnärzten, an sieben Tagen in der Woche geöffnet, wartet damit auf 1500 Quadratmetern am Berliner Kurfürstendamm auf – inklusive Parkplätze vor der Tür, weil dies für die Kunden mit Auto ein Auswahlkriterium darstellen kann (Webauftritt unter http://www.ku64.de/) (Möbius 2013).

Ungewöhnliches Warten in einem komfortablen Ambiente – kombiniert mit einem guten Wartemanagement – wirkt positiv auf die Zufriedenheit der Patienten-Kunden und damit wieder auf die Bewertung Ihres Unternehmens (Maister 1985). Dabei gilt gerade das Wartezimmer als repräsentatives Foyer einer Praxis, Ambulanz oder Klinikabteilung. Die Eindrücke, die Patienten hier erstmals erhalten, ob freundlich, strukturiert und hygienisch, oder hektisch, chaotisch und verschmutzt, beeinflussen nachhaltig das Erleben der anschließenden Diagnostik und Therapie. Gelingt es Ihnen hier strategisch für einen guten **ersten** Eindruck zu sorgen, so wirkt sich dies positiv auf den Aufenthalt und das Ergebnis der Behandlung aus. Es ist offensichtlich, dass ein zufriedener Patient viel eher Commitment und Bereitschaft zeigt, sich höflich auf die Angebote der Mitarbeitenden einzulassen und dabei selbst aktiv mitzuwirken, als jemand, der durch ein ungeeignetes Ambiente und dazu noch eine Verzögerung beim Warten negativ aufgeladen ist, vor sich hin schmollt und aggressiv eine Gegenposition vertritt. Wie oben illustriert, richten immer mehr Anbieter im Gesundheitswesen ihren Patienten eine echte Warte-Lounge ein. In einem solchen Ambiente soll der Aufenthalt besonders angenehm und „erstklassig“ gestaltet werden. Lounges sind im Reiseverkehr meistens kostenpflichtig oder nur in Kombination mit einer Buchung in einer höheren Kategorie oder durch die Teilnahme an diversen Kundenbindungsprogrammen zugänglich.

Verfolgen wir den Gedanken weiter, so könnte zukünftig ein exklusiver Loungebereich geschaffen werden. Hier werden die Wartenden als Gäste betrachtet und nach der Ankunft eingeladen, es sich erst einmal im „Wohnzimmer“ gemütlich zu machen. Servicekräfte bieten Getränke und gegebenenfalls sogar kleine Snacks an. Regelmäßig, d.h. alle 15 Minuten, betreten die Mitarbeiter diese Lounge und informieren die Anwesenden über den Stand der Dinge. Dabei kann der Bereich gelüftet und die Patienten unterhalten werden. Beispielsweise liegt kollektives Strickzeug aus, welches von Interessierten genutzt werden kann, um am Gemeinschaftsschal zu arbeiten, der dem nächsten Wohltätigkeitsbasar gespendet wird (Bertram 1999, S. 126). Ein Wettbewerb zum Thema: „Lernen Sie das Gedicht der Woche auswendig“ bietet kurze passende Verse an und organisiert einen Wettbewerb mit attraktiven Preisen. Sofern die „Gäste“ des jeweiligen Anbieters heterogen sind, könnte man „stille Räume“ und „Unterhaltungsbereiche“ schaffen, in denen, z.B. auch spielende Kinder willkommen sind.

Neubauten und renovierte Wartebereiche bieten heutzutage eine schallgedämpfte Raumakustik mit schallabsorbierenden Wand- und Deckenflächen. Dadurch wird die Geräuschkulisse merklich reduziert. Eine moderne Ausstattung bietet einladende gepolsterte Sitzmöbel, Tische, eine Getränkebar, vielleicht sogar ein Aquarium, denn Fische strahlen Ruhe aus und laden zum ungezielten, entspannten Betrachten ein. Die Blutdruck und Puls senkende Wirkung ist umso größer, je mehr Fische sich im Becken befinden (Cracknell et al. 2015). Menschen lieben es in ungewohnten Situationen die Tür im Blick zu haben. Darum sind die Plätze mit dieser Perspektive schneller besetzt als die anderen. Der Einsatz von Spiegeln kann dieses durch eine entsprechende freie Sicht auf die Eingangstür ausgleichen.

Zur Farbgestaltung liegen die nachfolgenden Erkenntnisse vor: tageslichtweiße Beleuchtung aktiviert (5.600 Kelvin), warmweißes Licht entspannt (3.000 Kelvin) (www.licht.de). Warme Farben in Verbindung mit hellem Licht verlängern die subjektive Wartezeit (Maurer 2011, S. 39). Venn et al. (2011) haben wissenschaftliche Erkenntnisse in Kooperation mit der Hochschule für angewandte Kunst und Wissenschaft Hildesheim im Rahmen eines Fachbuches veröffentlicht. Darin werden neue Erkenntnisse zur (Farb-)Gestaltung nach wahrnehmungspsychologischen Konzepten vorgestellt. Beispielsweise werden in einer assoziativen Matrix die kognitionsorientierten Vorstellungen zur Farbauswahl zusammengefasst: Beruhigend wirken demnach Farbtöne wie violett, erdig, gold, blau, aqua usw. (Venn 2011, S. 18f.). Anregend wirken gelb, grün, orange und rot. Diese Aussagen zur Farbauswahl haben den Vorteil, dass sie dauerhaft funktionieren, unabhängig von Trend- und Modeerscheinungen (Möbius 2013, S. 42). Beispielsweise ist im Ausnüchterungsraum der Freiburger Uniklinik zur Beruhigung die Zimmerdecke rosa gestrichen und das Licht gedimmt (Winter 2015). Menschen tendieren dazu, dass sie helle Farben und eine helle Atmosphäre eher mit den Begriffen Sauberkeit und Hygiene assoziieren, als dunkle Farben.

Empfohlen werden tageslichtabhängige elektronische Lichtsysteme, die neben dem Energiespareffekt optimales Wohlbefinden derjenigen hervorrufen, die sich in den Räumen aufhalten (Patienten und Mitarbeitende). Warme Farben, eine gedimmte Beleuchtung und eine niedrige Temperatur haben den stärksten Effekt auf das Wohlbefinden (Maurer 2011, S. 39, Baker und Cameron 1996, S. 346). Einerseits sollten sich Patienten wohlfühlen – andererseits darf keine zu legere Gemütlichkeit eines privaten Wohnzimmers aufkommen. Denn eine professionelle Fachkompetenz passt nicht zu einer Wohnzimmeroptik. Allerdings muss es auch keine „lebensfremde überweiße“ Klinikatmosphäre sein.

Schüler und Dumont berichten über eine Studie des Future Health Zukunftsinstituts und zitieren daraus: „Wer seine Kundenpatienten bei Laune halten will, der verwandelt sein Wartezimmer in eine Wohlfühl-Lounge: mit ergonomischen Sitzen, Getränken, beruhigender Musik und anderem“ (Schüler und Dumont 2013, S. 139). Ein Zimmerbrunnen kann zur allgemeinen Entspannung beitragen, denn das von vielen Menschen als harmonisch empfundene Plätschergeräusch beruhigt Geist und Seele. Durch Anfeuchtung der Raumluft verringert sich die Erkältungsgefahr, es werden Pollen, Staub und schädliche Schwebstoffe gebunden und die Umgebungstemperatur wird positiv erlebt.

Eine ausreichende Anzahl von Steckdosen ermöglicht es den Wartenden, bei Bedarf die Akkus von mitgeführten Geräten zu laden. Sofern ein TV-Monitor mit einem Info- oder Unterhaltungsprogramm angeboten wird, sollten desinfizierbare Kopfhörer mit Desinfektionstüchern bereitgehalten werden:

> Hinweisschilder präsentieren eine Auswahl an Kurzgeschichten oder Infosendungen via Podcast oder fordern die Anwesenden aktiv auf, sich zu unterhalten.

Sollte kein Monitor als Informationsmöglichkeit zur Verfügung stehen, könnte eine Art Hinweistafel installiert sein, auf der auf aktuelle Angebote und Patienteninformationen hingewiesen wird. So lässt der nachfolgende Hinweis aufhorchen: In einer Studie nahm die Zahl der Patienten ab, die Termine versäumten, wenn im Wartezimmer auf den hohen Prozentsatz an zuverlässigen Patienten hingewiesen wurde.

> **Hinweisschild im Wartebereich:**
> „Liebe Patientinnen und Patienten, wir freuen uns Ihnen mitzuteilen, dass im letzten Quartal der Anteil der Patienten, die ihren Termin zuverlässig und pünktlich antraten, auf 96 Prozent angestiegen ist. Wir danken Ihnen dafür, denn das vereinfacht unsere Planung erheblich.
> Herzlichst Ihr Praxisteam“

Hin und wieder vergessen Patienten oder ihre Angehörigen ihre Lesebrillen und verzichten deswegen auf die angebotene Lektüre. Hinweisschilder am Empfang und im Wartebereich bieten für solche Fälle echten Service an:

> „Wir halten für Sie ein Sortiment an desinfizierten Lesebrillen bereit. Wenden Sie sich im Bedarfsfall einfach an uns. Wir leihen Ihnen gerne eine."

Eine weitere Idee betrifft wartende Patienten, die die ausstehende Zeit nutzen möchten. Warum kann in einem Wartezimmer bzw. in einem Wartebereich nicht auch ein separat stehender Schreibtisch mit Stromversorgung stehen, an dem Patienten ihre Wartezeit produktiv nutzen, um z.B. an ihren elektronischen Geräten zu arbeiten?

Im ersten Buchteil wurden die Ursachen von Bewegungsmangel aufgeführt. Diese liegen nicht nur in fehlenden räumlichen Möglichkeiten, in denen sich Patienten bewegen können. Immer wieder hören Mitarbeiter in Wartebereichen von Patienten, dass sie ihre Gehstöcke oder sonstiges Hilfsmaterial nicht dabei hätten. Hier kann durch eine entsprechende Ausstattung inklusive der Bereithaltung von Desinfektionstüchern Patienten zu mehr Bewegung verholfen werden.

Infrastruktur

Die Bedeutung der Ablenkung während des Wartens stellt auch Westermann-Binnewies (2004) dar. Nur wenn im Klinikalltag Abwechslung herrscht, achten Patienten nicht auf die Zeit. Ablenkung bedarf infrastruktureller Voraussetzungen. So kann beispielsweise der Wunsch von Klinikkunden nach Datenzugang zum Internet nur dann realisiert werden, wenn ein WLAN-Zugang ermöglicht wird oder die Kliniken ggf. eigene Computer zur Verfügung stellen. Wer nicht lesen, nicht den PC bedienen, das Smartphone oder die Unterhaltungsmedien nutzen kann oder möchte, dem könnten Spiele, Bausätze, Bilder- oder Kreuzworträtsel oder Ähnliches angeboten werden, die im Wartebereich bereitliegen. Allerdings ist ein gewisses normatives Bildungsniveau Voraussetzung, um beispielsweise lesen zu können.

WLAN

Auch die Verfügbarkeit von WIFI bzw. WLAN ist heutzutage selbstverständlich. Diese Servicemöglichkeiten sollten bereits auf der Webseite und in den Flyern der Einrichtung beworben werden, damit die Patienten im Vorfeld darüber informiert sind. Für das aktuelle Surfen im Internet oder das einfache Betrachten von Filmen oder TV-Sendungen sollte ein WLAN-Gastzugang vorhanden sein. Dieser benötigt speziell konfigurierte Filter- beziehungsweise Firewall-Funktionen, damit dieses eigenständige WLAN vom restlichen Praxis- oder Krankenhausnetzwerk getrennt bleibt (Rügheimer 2015, S. 47). Gesperrt bleiben problematische Funktionen wie der Download und Upload aus Plattformen zum Tausch von potenziell urheberrechtlich geschützten Medieninhalten wie Musik oder Filme (a.a.O.). Dazu ist ein Passwort erforderlich, dessen maximale Länge 63 Zeichen ist. Hier sollten Sie sich bewusst für einen kurzen Text als Beruhigungsslogan entscheiden. Es benötigt einige Zeit, um ein solches Passwort einzugeben. Sie erinnern sich an den ersten Buchteil: Phasen voller Beschäftigung werden nicht als Warten erlebt und zudem wirkt der Inhalt einer solchen Botschaft möglicherweise positiv als selbsterfüllende Prophezeiung. Ideen für WLAN-Passwörter sind:

- „Ganz ruhig und still"
- „Ohne Erwartung, ohne Wertung"
- Oder ermutigende Parolen wie: „Du schaffst das!"

Nicht immer gelingt es Patienten, sich selbst durch Ablenkung vom Zustand des (Er-)Wartens zu befreien. So nahmen sich in meiner Studie einige Patienten zwar vor, sich durch Lektüre zu zerstreuen, aber wenn ihre Aufregung zu stark war, gelang die Konzentration darauf nicht mehr.

Düfte

Einige Anbieter nutzen für Wartebereiche dezente (Wellness-)Düfte. Darum überlassen erste Hotels und Premium-Kaufhäuser diesen wichtigen Kanal nicht mehr dem Zufall. Im Verkauf ist bekannt, dass bestimmte Düfte dem Konsumenten die Zeit seines Einkaufs und dabei auftretende Wartezeiten kürzer erscheinen lässt (Maurer 2011, S. 76). Die olfaktorische Wahrnehmung führt von der Nase und dem „Riechhirn" direkt zum Sitz der Emotionen, dem Mandelkern im limbischen System. Orangen- und Lavendelduft haben, z.B. eine stark sedativ-antidepressive Wirkung und setzen die Amplitude der Herzmuskelkontraktionen herab. Auch Melisse, Vanille, Zitrus, Bergamotte, Rosmarin, Kamille oder Ylang Ylang sind prinzipiell zur Verwendung in Wartebereichen geeignet; diese Düfte wirken tendenziell ausgleichend und beruhigend und verbessern darüber hinaus die häufig antiseptisch riechende oder abgestandene Luft in Behandlungsräumen. Die Zahnärztin Marwinski promovierte über Düfte in der Arztpraxis und empfiehlt: Orangenduft aus Duftsäulen, Lavendel zur Reduktion von Angstgefühlen; Vanille sei bewusst kaum wahrnehmbar und eigne sich für den Empfangsbereich (Möbius 2013, S. 43).

Ideal ist es, eine Duftlampe mit Wasser zu füllen und drei bis vier Tropfen qualitativ hochwertiges ätherisches Öl hinzuzugeben. Das ätherische Öl soll langsam verdunsten, um seine volle Wirkung zu entfalten. Ätherische Öle sollen nicht mit Augen und Schleimhäuten in Berührung kommen können. Vorsicht ist darüber hinaus bei Epilepsiekranken, Asthmatikern und Allergikern geboten (Ude 2009). Neurophysiologische Messungen des vegetativen Nervensystems weisen darauf hin, dass Entzündungsmarker im Blut und Reaktionen bestimmter Blutzellen von sensitiven oder auf Duftstoffe allergisch reagierende Personen reagieren (Seitz 2010).

5.2.4 Vorhalten von Warte-Apps und Aufrufsystemen

Einrichtungen im Gesundheitswesen bieten Patienten bei Verzögerungen an, dass diese die Praxis/Klinik verlassen können, um z.B. bei schönem Wetter draußen zu spazieren, ein nahe gelegenes Café oder Geschäfte zu besuchen und die Zeit auf angenehme Weise zu verbringen[9]. Sobald diese an der Reihe sind, werden sie zu einer vorher bestimmten Vorlaufzeit elektronisch benachrichtigt. Dazu ist es erforderlich, die Mobilfunknummer zu hinterlegen. So bieten die Berliner Bürgerämter bereits seit 2011 einen Service: Bürger, die ohne festen Termin kommen, melden sich an und werden per SMS benachrichtigt, wann genau der Termin beginnt. Die Zwischenzeit kann anderweitig verbracht werden, vor allem aber ist der Wartende nicht mehr ortsgebunden. Bertram berichtet aus Arztpraxen, dass diese Option bei den Patienten sehr beliebt sei und sie in der Wartezeit beispielsweise gerne auf den Markt gingen (Bertram 1999, S. 75). Die Autorin berichtet zudem, dass Patienten, die von dieser Möglichkeit Gebrauch machen, später selten wegen Unpünktlichkeit auffallen (a.a.O., S. 125). Manche Praxen vereinbaren bei starker Auslastung im Vorfeld sogar, dass der Patient Zuhause in Bereitschaft bleibt und von der Praxis rechtzeitig angerufen wird, um dann direkt zu seinem Termin zu kommen (a.a.O., S. 75).

Um Irritationen zu vermeiden, wenn Patienten, die später im Wartezimmer eingetreten sind, vor anderen aufgerufen werden, könnte beim Aufruf dazugesagt werden, für welchen Teilbereich (z.B. Labor) der Patient aufgerufen wird oder der Name des Behandlers erwähnt

9 http://www.schoenerwartenapp.de/ oder http://www.zeitorakel.com/ oder www.waitingsystem.com

werden. Allerdings ist der Datenschutz zu beachten und es dürfen keine „delikaten Leistungen“ darüber bekannt werden. Erste Praxen verzichten aus datenschutzrechtlichen Gründen vollständig auf das Aufrufen von Patientennamen, sondern verwenden Nummern.

Werden Patienten nicht persönlich von den Mitarbeitenden aufgerufen oder im Wartebereich der Praxis abgeholt, informiert ein Rufsystem wartende Patienten, einen bestimmten Untersuchungsraum zu betreten. In diesem Fall sollte dieser Vorgang immer erst mit einem akustischen Signal (Gong) eingeleitet werden. Gerade ängstliche Patienten sind manchmal so unaufmerksam, dass sie es versäumen, den ausgerufenen Namen zu verstehen und einige trauen sich nicht, sich anderweitig zu beschäftigen, weil sie befürchten zu verpassen, wenn ihr Name ertönt. Sie wenden sich dann an die Mitarbeiter und müssen nachfragen, ob sie schon aufgerufen wurden. Der Aufruf geschieht optimalerweise durch Gong und deutliche Namensnennung über eingebaute Lautsprecher in guter Tonqualität, aber auch für hörbeeinträchtigte Patienten visuell durch das Aufblinken eines Lampensymbols bzw. einer Einblendung des Patientennamens auf dem (TV-)Monitor (s. Abbildung 5-1).

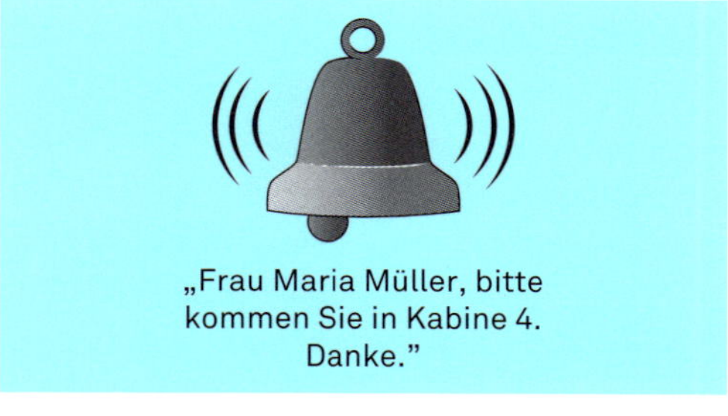

Abbildung 5-1: Aufforderung in der Wartezone

Im Wartebereich sollte **keine** Wanduhr oder sonstige Zeitangaben in Sichtweite sein. Dies verstärkt beim Wartenden die Subjektivität der Zeit und macht ihm Verzögerungen noch bewusster.

5.2.5 Wirkung von Nostalgie auf Warten

Psychologische Forschungen belegen, dass eine nostalgische Laune den Optimismus verstärkt. Zur Nostalgie gehören zwar immer auch leicht schmerzliche Gefühle, doch ist eine rückwärts gerichtete Stimmung wohltuend. Werden Probanden in eine wehmütige Gedankenlage versetzt, steigt paradoxerweise deren Optimismus und fördert Zuversicht auf das Kommende (Schäfer 2014). Der Betroffene sieht sich dieses Gefühl bewusst an, betrachtet es eine Weile und schwelgt in der Vergangenheit. Vergleichen Sie dazu den nächsten Vorschlag, der gegebenenfalls auch für wartende stationäre Patienten in ihren Zimmern verwendet werden kann.

Auflistung biografisch erlebter angenehmer Wartesituationen:
Vielleicht kann durch Wandbilder, Podcasts oder Filmausschnitte bewusst eine solche Stimmung bei den Wartenden angestoßen werden? Dabei werden Patienten aufgefordert, sich an eine heitere Situation ihrer Kindheit zu erinnern, sich die Situation von damals sehr genau vorzustellen: Wie war die Umgebung, welche Menschen waren dabei, wie fühlte sich das an usw.? Auch wenn dies den Betroffenen zunächst vielleicht traurig macht, gibt es doch dem Leben ein Gefühl sinnhafter Zusammenhänge (a.a.O., S. 34).
Andere nostalgische Stimmungen können durch die nachgenannten Erinnerungen ausgelöst werden: Das Warten auf die Schulferien, Geburtstage, die Bescherung an Weihnachten, Ausflüge oder die damaligen Lieblings-TV-Sendungen. Durch einen kleinen Film, ein Jahrgangsbuch seines Geburtsjahres (http://www.wartberg-verlag.de/) oder einen Prospekt wird der Patient bewusst in diese Stimmung gebracht und steigert damit seine optimistische Grundhaltung.

Nostalgische Gefühle erlauben uns somit in bestimmte heilsame Erinnerungen „wegzudriften“. Dabei werden vor allem die angenehmen „Rosa-Schattierungen“ und Sentimentalitäten der Vergangenheit positiv rückerinnert. Manchmal kommen wir dabei in einen Zustand der „Muße“. In der griechischen Antike stand dieses

Erleben gleichbedeutend mit Freiheit und war ein Privileg der Elite. Denn nur Wohlhabende, die materiell abgesichert waren, konnten sich den Luxus des Müßigganges leisten (Menden 2012).

5.2.6 Verpflegung

Einige Kliniken und Praxen bieten Wartenden Getränke an. Abhängig vom Fachgebiet und den Maßnahmen von Diagnostik und Therapie eignet sich dazu eine Getränkebar mit Mineralwasser (still und sprudelnd), frischem Kaffee, Tee oder Fruchtsaftschorlen. Als besonderer Service kann ein kleiner Kühlschrank bereitgestellt werden. Hier haben Patienten Kühlmöglichkeiten für eigene mitgebrachte Verpflegung oder können sich an gekühlten Getränken bedienen. Wie wäre es mit Keksen oder kleinen gesunden Snacks?! Wenn man Menschen in der Klinik oder der Arztpraxis anhalten möchte, gesünder zu leben, könnte man doch durchaus Trockenfrüchte oder gesunde, wenig gezuckerte Kleinigkeiten bereitlegen?!

5.3 Ablenkungsmöglichkeiten

5.3.1 Einsatz von Musik

Musik gilt als die Kunstform der Zeit. Durch Musik kann Zeit gestaltet und mit Gefühlen und Stimmungen verbunden werden. Einige Studien untersuchten den direkten Einfluss von Musik vor Operationen bzw. in Wartesituationen. Dabei ist zu beachten, dass Musik eine der wenigen Stimuli ist, die fast alle Bereiche des Gehirns aktiviert. Sie wirkt dabei wie eine Droge, indem sie zu Vorstellungen anregt, ähnlich den hormonellen Reaktionen, welche uns Wohlbefinden oder Stress verursachen (Bernatzky et al. 2007, S. 158 f.). Lee et al. (2012) fanden heraus, dass durch Musik die Angst von Wartenden im Bereich des Operationssaals deutlich reduziert wurde. Dabei bot man den Patienten 10 Minuten lang entspannende Musik über Kopfhörer an. Denkbar ist auch eine Beschallungsanlage im gesamten Wartebereich, auf der beruhigende Musik oder Naturgeräusche (Wasserplätschern, Blätterrascheln, Meeresrauschen etc.) in angenehmer Lautstärke läuft. Es ist zu unterscheiden, ob Musik individuell über Kopfhörer oder allgemein über Lautsprecher für alle angeboten wird. Denn natürlich ist Musik Geschmackssache. Durch Befragung von Patienten können hier Bedürfnisse ermittelt werden, aber spätestens wenn Sie Menschen mit unterschiedlichem Geschmack in einem Raum warten lassen, kann die pauschale Musikbeschallung schwierig werden. Zwar bieten einige (Internet-) Radiosender ihre Programme ohne Werbung, Verkehrsfunk- und Nachrichtenmeldungen an, aber es gibt auch Patienten, die jegliche Musikeinspielung als Lärm empfinden. Bei anderen Radiosendern kann die laufende Ansage der Uhrzeit das Zeitempfinden verstärken. Unvertraute Musik lässt die erlebte Wartezeit länger empfinden als vertraute (Maister 1985); darum sollten Sie den Patienten eine Auswahlmöglichkeit geben oder sie auffordern, während der Wartezeit ihren eigenen Musikplayer einzusetzen. Klapproth (2010) berichtet dagegen, dass die Anwesenheit von Musik Menschen signifikant länger warten ließ, als wenn keine Musik gespielt wurde. Er ergänzt, dass bei kurzem Warten eine langsame Musik zu kürzeren Zeiteinschätzungen führte als schnelle Musik. Wurde dagegen nur kurz gewartet, führte langsame Musik auch zu höherer Zufriedenheit mit der Situation des Wartens als schnelle Musik oder keine Musik (a. a. O., S. 49). Probieren Sie es aus!

5.3.2 Einsatz von Filmen und Fernsehen

Wie im vorherigen Kapitel „Musik“ erwähnt, ist auch das tägliche TV-Programm Geschmackssache. In manchen Wartebereichen läuft permanent ein TV-Gerät mit öffentlich-rechtlichen

Infosendern (z.B. 3SAT, Phönix, ARD-Info, ZDF-Info, ORF oder SRG) oder von privaten Nachrichtenkanälen (z.B. N-TV, N24, CNN). Meist berichten TV-Sender von Schreckensmeldungen, Kriegen oder Unfällen; dadurch kann die Befindlichkeit beim Zuschauen oder Zuhören negativ beeinträchtigt werden. Wenn Sie das Kapitel 7.12 „Aufmunterung" aufschlagen, bekommen Sie andere Ideen, Menschen mit positiver Wirkung abzulenken. Oder aber die Klinik/Praxis möchte ganz bestimmte filmische Informationen und Nachrichten zeigen, um damit positiven Einfluss auf die Stimmung der Wartenden auszuüben bzw. (Schulungs-)Inhalte an den Patienten zu bringen. Das Tragen von Videobrillen bei ambulanten Eingriffen kann helfen, die Angst der Patienten vor einer Biopsie zu reduzieren. In einer Studie wurden 33 Männern und 16 Frauen Zeichentrick- bzw. Kinderfilme oder ein Naturschauspiel angeboten. Filmeschauende Patienten waren nach dem Eingriff um 18 % weniger ängstlich als vorher, während sich die Angst bei Probanden ohne Filmbrille nur um 7,5 % reduzierte (Waldman 2014). In meiner eigenen Studie wurde am Ende der Interviews nach den persönlichen Vorlieben bezüglich Filmen während des Wartens gefragt. Nur eine Minderheit der Probanden wollte Filme zur Ablenkung sehen. Ähnlich wie beim Lesen wurde von den Probanden befürchtet, dass aufgrund der Nervosität kein konzentriertes Zuschauen möglich ist.

5.3.3 Lese-Angebote

Die Auswahl der Illustrierten sollte mit Bedacht gewählt werden. Sogenannte Lesezirkel bieten die Möglichkeit, mehr oder weniger aktuelle Zeitschriften zu nutzen. Manchmal ist die Extravaganz und Aktualität dieser Zeitschriften mit ausschlaggebend, ob und welches Klientel von Patienten angezogen wird. So berichten erfahrene MFA, dass sie durch den Bezug oder Wegfall spezieller Zeitschriften Patientengruppen neu akquiriert oder verloren haben. Werden jugendliche Patienten behandelt, so sollten auch entsprechende attraktive Leseangebote vorgehalten werden. An den zur Verfügung stehenden Tablet- bzw. PC-Monitoren lassen sich auch E-Journals anbieten.

5.3.4 Unterhaltung

Der Einsatz von interaktiven mobilen Angeboten, z. B. einer Smartphone-App mit Anzeige der verbleibenden Zeit bis zur OP oder Behandlung, Entspannungsübungen usw. können das häufige Grübeln und die negativen Gedanken vor der Operation, unter denen viele Patienten leiden, verhindern.

Rätsel, Quiz, Kinder und Humor

Neben den auch bereits erwähnten Podcasts lassen sich Rätsel-Apps, Quiz oder Gewinnspiele entweder zum manuellen oder elektronischen Ausfüllen anbieten. Insbesondere interessante Fragen zum Nachdenken können Wartende auf andere Gedanken bringen und ablenken.

Vielleicht richten Sie eine Humorecke oder einen Humorgang ein, die bzw. der mit witzigen Cartoons gepflastert ist; es liegen Zeitschriften und Bücher aus, die den Leser zum Lachen bringen oder auf dem Monitor laufen lautlose humoristische Bildergeschichten und Filme. Klapproth beschreibt, dass es gut gelaunten Menschen weniger ausmacht, warten zu müssen (Klapproth 2010, S. 40). Demnach führt eine positive Stimmung zu einer besseren Bewertung des Wartens als eine negative Stimmung. Wenn Kinder zu den Patienten zählen oder wartende Patienten und Angehörige Kinder dabei haben, sollte eine separierte Kinderspielecke zur Verfügung stehen. Dort liegen Kinderbücher und einige Spielsachen aus. Hier ist eine ordentliche und saubere Auswahl von vollständigem Spielzeug wichtig. Die üblichen Kinderspielecken in Wartezimmern, in denen Bücher zerfleddert,

Spiele, wie z.B. Puzzles oder Memorys unvollständig und Bauklötze verklebt sind und unter Umständen (wie von Eltern befürchtet) mit Krankheitskeimen verseucht sind, weil sie nie oder selten gesäubert werden, hinterlassen eher einen abstoßenden Eindruck. Geben Sie Ihren Wartenden ein paar Rätselspiele an die Hand, wie z.B. diese: Bei der ersten Grafik in Abbildung 5-2 fragen Sie nach der Anzahl der Dreiecke. Erst etwas später bieten Sie die Lösung an (siehe Abb. 5-3).

Hier die Aufgabenstellung Abbildung 5-2.

Es sind schätzungsweise .... Dreiecke

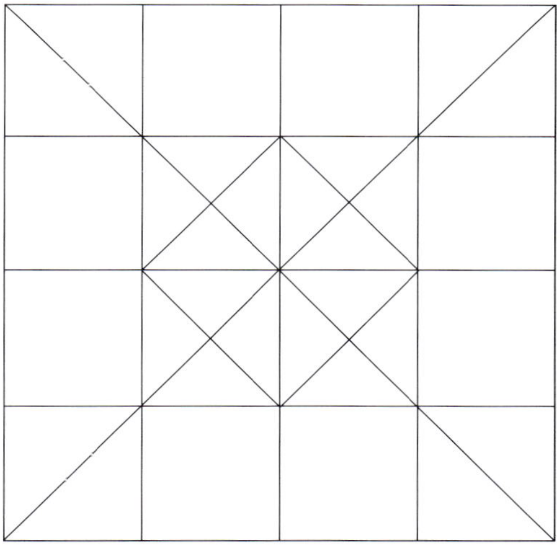

Genau gezählt sind es .... Dreiecke

Abbildung 5-2: Rätsel „Wie viele Dreiecke?"

Viele Menschen lieben Kreuzwort- oder sonstige Rätsel, wie sie in Sammelheften zu kaufen sind, sodass Sie diese im Wartebereich mit den dazu notwendigen Stiften bereit legen können. Im Übrigen lassen sich Kugelschreiber als Cent-Artikel mit dem Namen und Logo Ihrer Einrichtung versehen und laden zum Mitnehmen ein. Sie können auch in Ihrer Gemeinde nach einem regionalen Ratespiel fragen – die meisten Kommunen halten dies für Touristen vor.

Im vorherigen Abschnitt konnten wir erfahren, dass positive Gedanken auch positiven Einfluss auf Behandlung und Wundheilung bewirken können. Entweder nutzen Sie dafür Flyer und schriftliche Mini-Anleitungen zur Gedankensteuerung oder gesprochene Podcasts bzw. Kurzvideos. Ein Vorschlag dazu im nächsten Kasten:

Liebe Patientin, lieber Patient,
Menschen, die mit positiven Gedanken und Gefühlen an Untersuchungen und Behandlungen herangehen, erreichen durch ihre optimistischen Persönlichkeitseigenschaften und ihre vertrauensvolle Haltung bessere Behandlungsergebnisse als pessimistische Zeitgenossen. Darum möchten wir Ihnen nachfolgendes vorschlagen: Lenken Sie Ihre Gedanken in eine ganz bestimmte Richtung. Durch positive Vorstellungen werden Sie dann in der Lage sein, sich jetzt schon den positiven Ausgang der Behandlung/Operation konkret vorzustellen. Dazu starten Sie eine Rückbesinnung auf alte Zeiten, mit zum Beispiel beschwerdefreier Bewegung oder sonstigen symptomfreien Episoden. Dann vergewissern Sie sich der aktuellen Verschlimmerung, die eine OP oder Behandlung notwendig macht. Anschließend stellen Sie sich den langfristigen Ausblick in den attraktivsten Farben vor: Wie wird der nächste Sommer, wenn der Eingriff gut verheilt ist, wie grandios verlaufen die nächsten Jahre ohne Schmerzen oder Einschränkungen usw. Denken Sie an erlebte Situationen der Heilung bzw. Linderung und stellen Sie sich dabei alle Details vor. Was sehen Sie konkret, was hören Sie dabei, was fühlen Sie, gibt es typische Geschmackswahrnehmungen, erinnern Sie sich an einen typischen Geruch, ein bestimmtes Körpergefühl oder eine Person, die Sie in dieser Zeit begleitet hat? Je stärker Sie sich die Zukunft vorstellen, desto positiver wird Ihr Unterbewusstsein auf die Zielerreichung programmiert. Ähnlich einem Navigationsgerät, dem Sie vor Fahrtantritt die Zielkoordinaten eingeben, erhält ihr Unterbewusstsein wirkungsvolle Impulse in die gewünschte Richtung. Positive Emotionen wie Freude, Zuversicht, Hoffnung oder Dankbarkeit wirken nachhaltig auf unsere Stimmung. Konkret erweitern diese Vorstellungen zunächst unseren

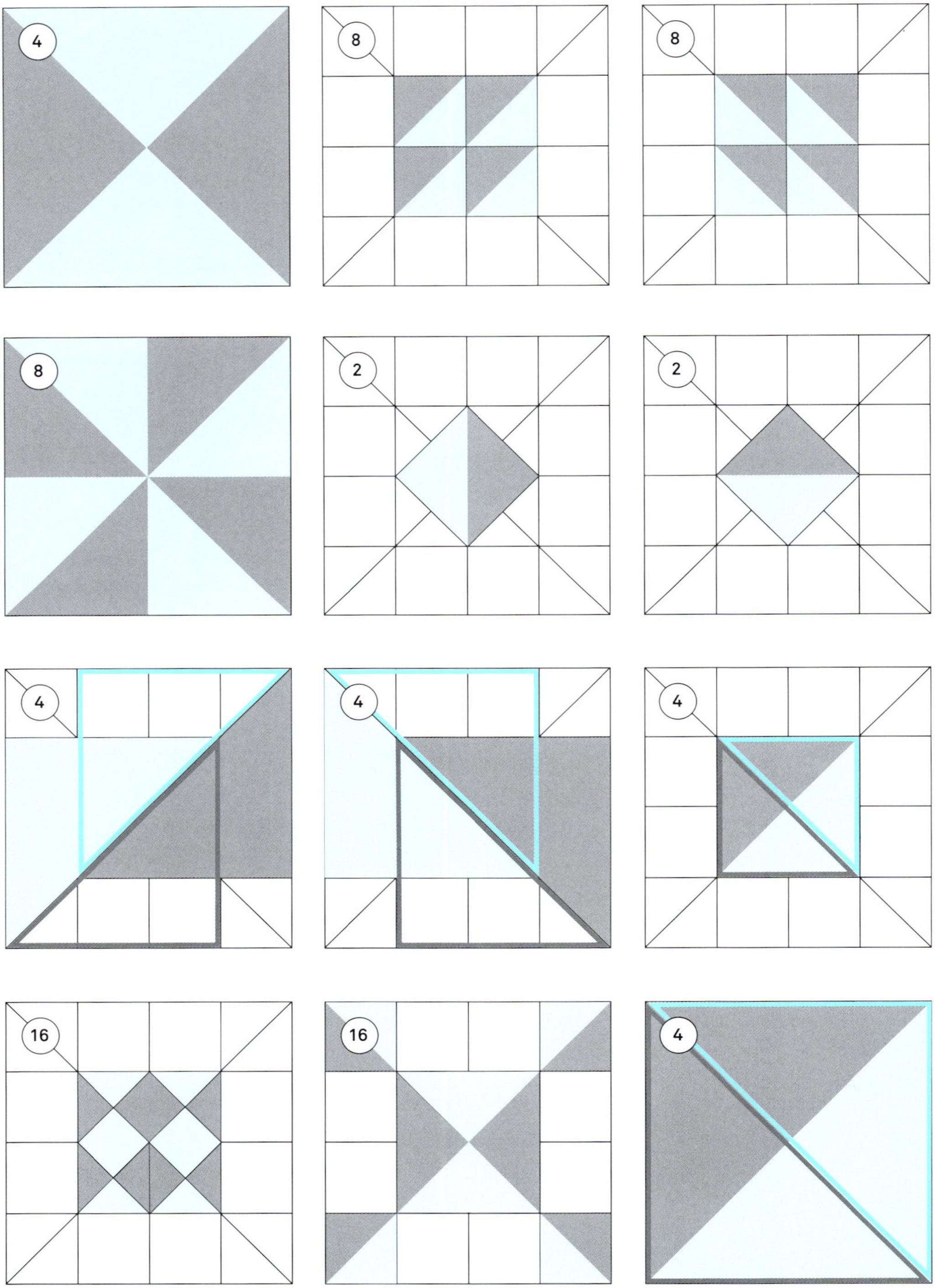

4 + 8 + 8 + 8 + 2 + 2 + 4 + 4 + 4 + 16 +16 + 4 = 80

Abbildung 5-3: Lösung Dreiecke

Blick – wir sehen nicht mehr nur die Details, sondern vielmehr das „ganze Bild" einer Sache, also z.B. die Heilung bzw. Linderung der Erkrankung. Und natürlich reduziert ein solches Denken Ihre Angst.

Diesen Text gibt es als Podcast auf meiner Website und kann dort kostenlos heruntergeladen werden.

5.3.5 Zwischenbereiche, in denen gewartet wird

Wimmelbilder an der Decke des Behandlungsraumes

Warten auf die Untersuchung wird unangenehmer erlebt als Warten in den sogenannten Zwischenbereichen, d.h. nachdem ein Patient aus dem Wartezimmer aufgerufen oder von der Station abgeholt wurde und die erste Teilbehandlung absolviert hat (Maister 1985). Sobald die Behandlung startet, kann es ebenso in den Behandlungszimmern zum Warten durch Verzögerungen kommen. Hier helfen sogenannte Wimmelbilder, also Bilder voller Details, ausharrende Patienten abzulenken. Beim Betrachter wird dabei die Neugier geweckt, um unzählige, zum Teil verknüpfte Details, zu entdecken. Dadurch werden Patienten von ihren negativen Gedanken bzw. von der Behandlung abgelenkt. Solche Wimmelbilder werden weniger in allgemeinen Wartezimmern, sondern mehr im direkten Behandlungsraum eingesetzt. Also im Sichtbereich, zum Beispiel über dem Zahnarzt-Behandlungsstuhl oder an der Zimmerdecke über der CT-Liege. Neben der Ablenkung führt dies wie beim Betrachten eines Filmes, zu einer subjektiv erlebten Verkürzung der Behandlungsdauer. Meist sind auf solchen Bildern kindgerechte Motive abgebildet. Aber auch Erwachsene schätzen deren Einsatz. So könnten individuell gestaltete Wimmelbilder geschickt mit markanten Details der Klinik oder Praxis oder mit ihrem Logo gestaltet werden. In **Abbildung 5-4** sehen Sie das

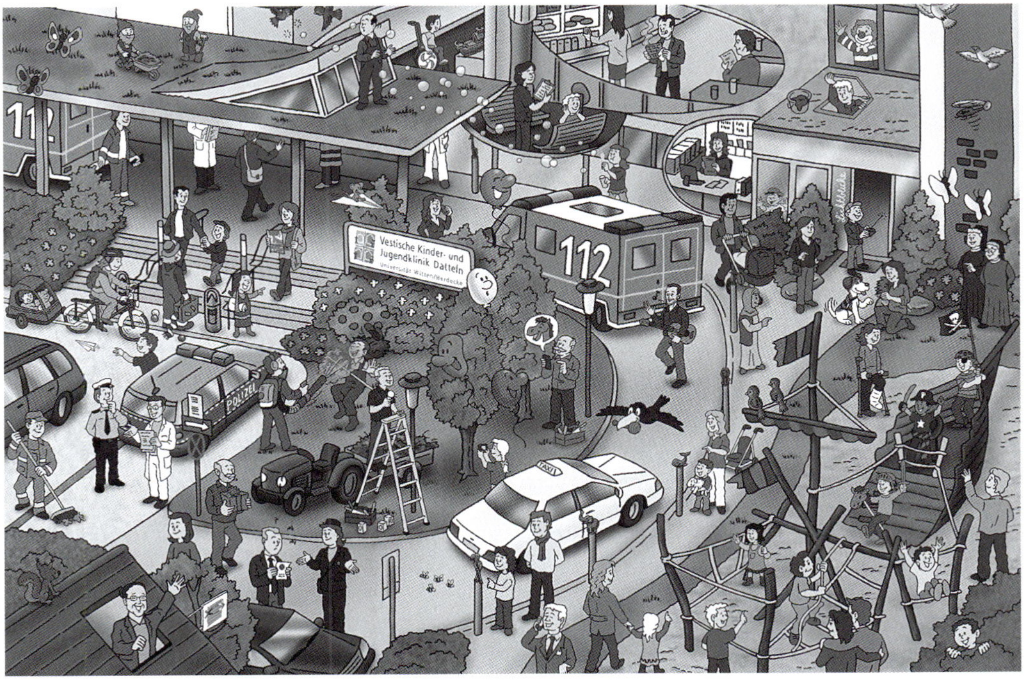

Abbildung 5-4: Wimmelbild mit freundlicher Genehmigung des J.P. Bachem Verlag GmbH, Köln

Wimmelbild einer Kölner Kinderklinik des Künstlers Heiko Wrusch (http://www.wrusch.com/), welches er hier zur Illustration zur Verfügung stellt.

Alternativ lassen sich auch angenehme Landschaftsbilder oder ein TV-Monitor mit einem bewegten Aquarium beispielsweise direkt über dem Zahnarzt-Behandlungsstuhl verwenden. Sie sollten bei der Installation Höhe, Abstand und Beleuchtung aus der Sicht der Patienten berücksichtigen.

6. Regie des Wartens

6.1 Was ist Wartemanagement?

Der Begriff Management (engl.: „to manage" = handhaben, etwas bewältigen) wird für viele Bereiche verwendet. Beim Wartemanagement geht es darum, die Ansprüche und Bedürfnisse der Patienten-Kunden mit den Möglichkeiten der Anbieter (Praxis/Klinik) optimal zu erfüllen. Das ist der Wegweiser! Neben dem Wohlbefinden der Patienten und der Mitarbeitenden kann am Ende auch eine zufriedenstellende betriebswirtschaftliche Kostendeckung realisiert werden. Umgekehrt ist das langfristig nicht möglich! Die Mitarbeitenden im Gesundheitswesen müssen flexibel auf die Bedürfnisse des einzelnen Menschen eingehen. Dazu entscheiden sie zunächst, ob der Patient einen Termin erhält, welche individuelle Diagnose vorliegt, wann welche Therapie optimal zu planen ist, welche Vorinformationen der Betreffende dazu bekommt, ob die vorher vereinbarten Voraussetzungen auch am Tag der Therapie vorliegen, ob keine anderen Patienten priorisiert werden müssen und erst dann kann es mit der eigentlichen Behandlung losgehen.

Um Flexibilität und das hierfür notwendige Einfühlungsvermögen zu erreichen, benötigen Pflegende, MFA und Ärzte neben längerer Berufserfahrung eine gute und stabile Verbindung zu ihrer eigenen Wahrnehmung und der Fähigkeit, daraus die richtigen Schlüsse zu ziehen. Dazu kann es nützlich sein, zu Beginn des Dienstes oder in einer „Auszeit" (z. B. Fortbildung, Klausur, Supervision) die gewohnten regelhaften Abläufe gedanklich nach zu vollziehen oder zu antizipieren (vorwegnehmen), sich aber auch mental mit potentiell unvorhersehbaren Umständen vertraut zu machen. Ein wichtiges Instrument dieser Flexibilität bieten sogenannte Krisenpläne.

6.1.1 Krisenplan/Risikomanagement

Den Krisenplan bzw. den Umgang mit definierten potentiellen Risiken entwickelt das Team respektive der Qualitätszirkel und die Teamleitung gemeinsam mit der obersten Führung. Für einen Krisenplan erfassen Sie zunächst alle notwendigen Arbeitsschritte bei vollständiger Personalbesetzung. Das ist der Sollwert und entspricht 100 Prozent. Je nach Reduktion des Personals kann entsprechend weniger Leistung erbracht werden.

> Hat das Team 50 Prozent weniger Mitarbeiter, ist es unrealistisch, die 100 Prozent anzustreben, sondern es müssen jetzt Prioritäten gesetzt werden. Hier muss ein gesunder Kompromiss zur Bedürfnisbefriedigung der Patienten (Kernkompetenz der Einrichtung) und anderen Abteilungen geschaffen werden. Die Entscheidung, was gemacht wird und was nicht mehr durchgeführt wird, kurzum dieser Krisenplan, wird von der Geschäftsführung bestätigt und tritt dann als verbindliche Regelung in Kraft. Damit entlasten Krisenpläne das gesamte therapeutische Team, denn sie geben bei Engpässen Anweisungen und Sicherheit, was (nicht) getan werden muss (Quernheim 2010a, S. 123).

Existiert kein Krisenplan, beginnt man erst in der bereits eingetretenen Situation mit der oftmals zeitaufwendigen Diskussion, welche Prioritäten gesetzt werden, d. h. was heute gemacht und was nicht gemacht wird. Im Rahmen des Risikomanagements stellt ein multiprofessionell zusammengesetztes Team (in der Regel der Qualitätszirkel) die potentiellen Risiken der Einrichtung zusammen, priorisiert und kategorisiert diese und dokumentiert Schritte für ihre Beherrschung.

Je breiter und innovativer die Teammitglieder denken, desto größer ist die Praktikabilität ihres „Plan B". Dieser stellt die aktuellen Ressourcen und die gebotene Infrastruktur den Anforderungen gegenüber. Typische Fragestellungen zur Vermeidung von Verzögerungen lauten:

- Wie verhalten wir uns im Falle von Personalengpässen?
- Wie sind die Abläufe beim Ausfall eines Mitarbeiters, wie bei zwei, drei usw.?
- Wie ist das Procedere beim Eintritt von Notfall, Komplikation oder Naturkatastrophe?
- Welcher Ablauf wird bei technischer Störung X und welcher bei Störung Y erforderlich?

6.2 Preframing

Wir Menschen lieben es, wenn eine (gewohnte) Situation einen gewissen Kontext oder passenden Rahmen hat, in dem wir uns auskennen. Das nachfolgende Beispiel soll es veranschaulichen.

Die relativ diskrete und leise Unterhaltung mit anderen Patienten in einem Wartezimmer passt dort. Man spricht zueinander relativ gedämpft, um andere Anwesende nicht zu stören. Hier stimmt der Rahmen einer solchen Kommunikation. In einem vollen Bierzelt wären beim Warten auf das bestellte Essen derartige flüsternde Unterhaltungen unpassend, weil der Gesprächspartner nicht mehr verstanden wird. Der Kontext des Wartens in einer Arztpraxis unterscheidet sich schon allein durch die Gesprächslautstärke von dem Warten im Bierzelt. Es sind zwei unterschiedliche Rahmen.

Im Englischen wird ein solcher Rahmen mit „frame" übersetzt. Der englische Begriff „Preframing" beschreibt die Möglichkeit, dass ein Patient bereits im Vorfeld, bevor eine Wartesituation beginnt, dieser Situation einen bestimmten Kontext zuschreibt. Im Vorhinein werden dabei durch Umdeutung der bevorstehenden Wartesituation, die Erwartungen der Betroffenen verändert. Für die wahrgenommene Qualität und das Erleben des Patienten ist der Ablauf der Zeit entscheidend. Während Ihr Team das Procedere gut kennt, ist es für einen Patienten, der zum ersten Mal kommt, eine Premiere. Alles ist Neuland und vieles macht Angst. Aus diesem Grunde kann das zehnminütige Liegen auf einer Untersuchungsliege für ihn schon zu lange sein. Darum sollten Mitarbeitende, bevor sie den Patienten allein zurücklassen, immer zu etwaigen Fragen auffordern und mitteilen, wie lange sie vermutlich den Raum verlassen bzw. wann sie denken zurückzukehren. Menschen, die sich auf eine angekündigte Wartezeit von X Minuten vorbereiten, werden weniger überrascht und belastet, wenn die X Minuten noch nicht erreicht sind.

Patient A, der am Montagmorgen seinen Hausarzt aufsucht, rechnet aufgrund seiner Erfahrung („montags ist viel Betrieb") schon damit, dass es heute, trotz seines Termins um 9:00 Uhr, länger dauern wird. Patient B betritt ohne diese Erfahrungswerte um 9.00 Uhr die Praxis und „fällt aus allen Wolken", weil das Wartezimmer voll ist und er mitnichten pünktlich an die Reihe kommt.

Patient A hat unbewusst ein Preframing angewendet. Er macht sich vorher klar, dass es aufgrund des zurückliegenden Wochenendes heute wohl länger dauern wird.

Das Setting der Gesundheitsberufe ist bekanntermaßen ein anderes als beispielsweise das einer Bäckerei. Die Bäckereifachverkäuferin rechnet mit Kunden, die ihre Waren kaufen, sich dabei die Inhaltsstoffe der Produkte von ihr erklären lassen möchten, kein Geld dabei haben oder mit zu großen Scheinen zahlen möchten usw. Schlimmstenfalls rechnet sie damit, dass es auch Räuber gibt, die versuchen

Waren zu stehlen oder ihre Kasse zu plündern. Sie rechnet in der Regel nicht mit Kunden, die einen Herzinfarkt im Verkaufsbereich erleiden. Bei den Mitarbeitenden im Gesundheitswesen ist es anders: Sie werden von kranken Menschen aufgesucht. Viele von ihnen äußern Schmerzen, haben Angst und reagieren differenzierter und häufig zunächst unverständlicher als der gesunde und geistig orientierte oben angeführte Brötchenkunde. Ihren pflegenden oder medizinischen Beruf haben Sie in der Regel frei gewählt und eine Ausbildung absolviert, die Sie zur Ausübung qualifiziert. Stellen Sie fest, dass es herausfordernde Situationen gibt, können Sie sich beim nächsten Mal vorbereiten. Gerade Ambulanzen bemerken beispielsweise in letzter Zeit eine Zunahme von aggressiven Patienten. Infolgedessen werden den Mitarbeitenden deeskalierende Seminare und Trainings angeboten, um neue Kompetenzen zu erwerben, damit sie zukünftig einfacher mit solchen Situationen umgehen können. Jeder Rahmen hat eine Bedeutung, gibt Menschen Sicherheit und erzeugt eine (hoffentlich realistische) Erwartung. Sie setzen das Preframing als Vorankündigung ein, welches Ihren Patienten in einen bestimmten Erwartungszustand versetzt. So äußerten sich in der Dissertationsstudie viele der von mir interviewten elektiven Patienten erstaunt, weil es durch Unfälle zu Verzögerungen gekommen war. Wenn man Patienten bereits bei der Terminvergabe gesagt hätte:

> *„Ihr OP-Tag am 12. April ist ein elektiver Eingriff, also ein Wahleingriff. Sie wissen, wir sind ein Unfallkrankenhaus. In etwa 20 Prozent aller Fälle können wir die Operation aufgrund von akuten Unfällen nicht am gleichen Tag vornehmen. In einem solchen Falle werden Sie dann umgehend am Folgetag operiert“,*

dann hätten sich Patienten besser innerlich auf diese Situation vorbereiten können; sie wären nicht so stark auf den OP-Termin fixiert gewesen. Wenn ich in einer Behörde Sachbearbeiter ohne Kundenkontakt bin, kann ich alle Vorgänge Schritt für Schritt abarbeiten. Ich rechne morgens bei Dienstbeginn bereits mit meinem Arbeitsaufkommen und kann es abschätzen. Habe ich dagegen einen Beruf gewählt, der persönlichen Kontakt zu Menschen beinhaltet und dies nicht gesunde Kunden, sondern in der Regel kranke Patienten-Kunden betrifft, rechne ich mit entsprechenden Reaktionen. Ich falle nicht aus allen Wolken, wenn Situation A, B oder C eintritt, sondern ich kalkuliere im Vorfeld schon das Auftreten einer solchen ein. Wenn ich in einer Unfallambulanz arbeite und weiß, dass am Nachmittag mehrere Fußballspiele stattfinden, rechne ich mit Verletzten und bin nicht überrascht, wenn ein „Notfall“ eintrifft. Dieses Kapitel hat aufgezeigt, wie Sie sich selbst und Ihre Gesundheit in Arbeitszusammenhängen durch Preframing besser schützen können.

Ermitteln Sie darum retrospektiv die Durchlaufzahlen im Verhältnis zur Personalkapazität. Notieren Sie dazu bitte auch genau: wie viele Notfälle Sie im Monat, in der Woche, am Tag erreichen und auch an welchen Tagen bzw. zu welchen Uhrzeiten. Manche Ambulanzen belegen eindrucksvoll, dass es an bestimmten Wochentagen zu größerem Andrang kommt, beispielsweise wenn Arztpraxen Mittwoch- oder Freitagnachmittag geschlossen haben. Diese Spitzenzeiten (Sollzeiten) werden dann natürlich auch in der Personalplanung entsprechend berücksichtigt.

6.3 Selbstkontrolle und Selbstdisziplin

Der Wartende entwickelt ein Bewusstsein, dass er trotz der Verzögerung mehrere Optionen hat. Er hat die Wahlmöglichkeit frei zu entscheiden:

- Ich warte hier ruhig, achtsam und genieße die mir geschenkte Zeit.

- Ich warte hier verärgert und grübele vor mich hin.
- Ich warte hier und lenke mich durch Unterhaltung mit anderen Patienten oder Telefonaten ab.
- Ich warte hier und lenke mich durch Lesen, TV, Spiele, Radio usw. ab.
- Ich vereinbare einen Recall (SMS, WhatsApp-Nachricht) und gehe in der Umgebung spazieren.
- Ich beschwere mich lauthals und poche auf die Einhaltung des angekündigten Termins.
- Ich breche das Warten ab und verlasse die Einrichtung.

Dieser Contenance, den eigenen Drang zu unterdrücken, jetzt loszupoltern, um sofort dranzukommen, folgt der Prozess der Wartedramaturgie. Wenn ich aber der Option des Ärgerns, des Abbruch oder des Herumpolterns nicht erliege, sondern ihr widerstehen kann, indem ich für mich eine angenehme Zeit verbringe, bedeutet es am Ende eine regelrechte Stärkung meines Selbstwertgefühls und der Selbstwirksamkeit: Ich widerstehe dem zwar drängenden aber vorübergehenden Reiz, sodass der auf später verschobene Aufruf noch nachdrücklicher erlebt wird. Für Wartende ist es eine innere Befriedigung, die Kontrolle zu behalten und nicht Opfer eigener Triebe oder des sofortigen Wollens zu sein. Es ist ein Triebverzicht par excellence.

Beherrschte Wartende erleben (oftmals ganz unbewusst) die eigene Selbstwirksamkeit als etwas Positives und Stärkendes. Das Warten, die Spannung bald aufgerufen zu werden, das Dilatieren und Hinziehen bis es endlich soweit ist und der ersehnte Aufruf, der das Warten beendet, machen es für Kenner vielleicht sogar zu einem Genuss? In diesem Sinne gibt Selbstdisziplin in gewissen Anteilen auch Freiheit. Der Wartende ist nicht mehr Opfer der Lage, sondern behält die Kontrolle und gestaltet diese.

6.4 Reframing

Ähnlich wie das oben beschriebene Preframing funktioniert auch das Reframing. Hier wird durch Umdeutung der erlebten Wartesituation nachträglich eine andere Geltung zugewiesen, indem man retrospektiv versucht, das Warten in einem anderen Kontext (oder „Rahmen") zu sehen. Walter Mischel zeigte mithilfe seines weltbekannten Marshmallow-Experiments die erhebliche Bedeutung des Belohnungsaufschubs für den akademischen, emotionalen und sozialen Erfolg einer Person. Der Persönlichkeitspsychologe sagt, dass es, um Warten zu können, dreier Komponenten bedarf (Mischel 2015): Adaptiert auf das Klinik- oder Praxissetting muss ein Patient das zukünftige Ziel und die Bedingungen im Auge behalten: *„Wenn ich diese Wartezeit trotz der Verzögerung bewältige, habe ich die Untersuchung oder Operation endlich hinter mir."*

Zweitens muss ein Patient in der Lage sein, störende Reaktionen zu unterdrücken: *„Ich würde zwar jetzt gerne hier einen Aufstand machen oder aufstehen und alles abbrechen, aber ich tue es nicht."*

Und drittens sollten Patienten ihre Aufmerksamkeit und Fantasie strategisch einsetzen, um sich das Warten zu erleichtern. Das ist das eigentliche Geheimnis der Selbstkontrolle: Versetzen Sie sich in die Lage, eine „anscheinend unerträgliche" Wartesituation in eine erträgliche zu verwandeln. Dieses gelingt durch Umdeutung. Wer Warten gelernt hat, wer also Triebverzicht und Selbstdisziplin praktizieren kann, ist freier und erlebt Wartesituationen deutlich weniger problematisch. Mischels Kinder aus seinem Marshmallow-Experiment, die durch Umdeutung gelernt haben, dass sich Warten lohnt, denn sie erhielten nach erfolgreichem Durchhalten anstelle von einem zwei Marshmallows, erlebten sich und die Situation später angenehmer als diejenigen, die gegen die Vorgaben verstießen und ihre Bedürfnisse nicht zurückstellen konnten. Umlenken, ablenken, unterdrücken sind also genau die Tools, um unerwünschte Gefühle im Zaum zu halten. Wenn ich endlos warten muss und keine Alternative habe (andere Klinik oder Praxis), dann kann eine Neubewertung hilfreich sein.

„Ich sitze jetzt zwar schon lange hier – aber es ist relativ sicher, dass ich irgendwann dran komme. Mir fehlt es hier an nichts – es liegt an mir, dass ich entspannt(er) bin."

Kurztipps für den wartenden Patienten:

- Nehmen Sie sich ein spannendes Buch/Zeitung/Zeitschrift mit, worin Sie Zuhause bereits vertieft waren.
- Erstellen Sie beim Warten ihre To-do-Liste für die nächsten Tage/Wochen/Monate.
- Genießen Sie die Ruhe und das „Nichts tun Müssen", statt Ihre Lebenszeit mit elektronischen Nachrichten zu verbringen.
- Tun Sie nichts – wenn Sie warten, d.h. warten Sie aktiv. Dabei legen Sie sich immer einen kleinen Vorrat an Pausenwohlstand an.
- Warten kommt manchmal schicksalhaft zum richtigen Zeitpunkt, denn Menschen benötigen Lücken in Lebensabläufen: Machen wir uns bewusst, dass ohne Intervallpause auf dem Notenblatt, jede Musik nichts als Lärm ist. Ebenso steht ohne Dehnungsfuge kein Haus stabil (Geißler 2015).
- Unterhalten Sie sich bei Interesse mit anderen Wartenden.
- Hinterlassen Sie Ihre Mobilnummer und bitten um einen Recall mit Vorlauf von 15 Minuten. Spazieren Sie durch die Stadt, den Park oder unseren Garten.
- Verwenden Sie die hier ausliegenden frisch desinfizierten Kopfhörer und genießen Sie ruhige Naturgeräusche wie Wellen, Wind oder eben Stille. Selbst Anfänger schaffen es bei leichter Nervosität, meist mit ruhiger Musik runterzukommen. Wir werden Sie dann auch ganz behutsam und persönlich abholen.
- Oder: praktizieren Sie selbst entspanntes „Warten, aber richtig" (s. Kapitel 10.2)

6.4.1 Soll-Zeiten

Im Rahmen der Diagnostik/Therapie können in vielen Bereichen Soll-Zeiten vorgegeben werden. Die Dauer einer Röntgenaufnahme ohne Kontrastmittel lässt sich genau in Sekunden definieren. Schwieriger sind andere Unsicherheitsfaktoren, die den Zeitaufwand beeinflussen. Am Beispiel der Röntgenuntersuchung sind das, z. B.: das An- und Auskleiden der Patientin, etwaige Mobilisations-Probleme vor und nach dem Einnehmen der Aufnahmeposition, Rückfragen wegen lückenhaft ausgefüllter Fragebögen, Unterbrechungen im Ablauf durch Patientenängste, das Auffinden und Punktieren der Venen bei Verabreichung von Kontrastmitteln, unzureichende Kreislaufstabilität während der Diagnostik usw. Je mehr Berufserfahrung die Mitarbeiterin hat, desto eher kann sie aufgrund ihrer Berufserfahrung hier die notwendige Zeit im Vorfeld einkalkulieren und dadurch die Ist-Zeiten den Soll-Zeiten anpassen.

Unterscheiden Sie A-, B- und C-Termine. Ein A-Termin ist für Patienten mit langer Behandlung. Ein C-Termin für Patienten mit kurzer Behandlung und die B-Termine gehören Patienten, bei denen nicht vorhersehbar ist, ob Sie A- oder C-Termine benötigen (Lamers 2002, S. 39).

6.5 Organisation in Behandlungsräumen

Die nachfolgenden stichpunktartigen Ausführungen zur Ausstattung, zur Organisation, zur Qualifikation und zu den Kompetenzen der diversen Stelleninhaber können Wartezeiten auf beiden Seiten reduzieren, d.h. sowohl bei wartenden Patienten als auch bei Mitarbeitenden. Sie beziehen sich auf:

- EDV-Soft- und Hardware
- Belegungsmanagement
- OP-Leitstand
- OP-Koordinator

- Dispatcher
- OP-Statut
- Qualität der Einarbeitung.

Um die zum Teil neuen Begriffe besser voneinander zu unterscheiden und abzugrenzen, werden sie nachfolgend erklärt.

6.5.1 EDV-Soft- und Hardware

Verzögerungen sind manchmal in unterschiedlichen EDV-Informationssystemen begründet, die in einigen Kliniken und Großpraxen vorliegen (Kempe 2011). Über diese werden die Nachrichten im Wesentlichen nach dem Send-and-forget-Prinzip ausgetauscht, ohne eine Kontrolle über Aktualität, Richtigkeit und Vollständigkeit zu haben. Technische Einschränkungen bestehen auch, wenn im OP zum Beispiel PACS (Picture Archiving and Communication System)-Bilder nur auf einem bestimmten Rechner betrachtet werden können, welcher aber nicht im betreffenden OP oder Behandlungssaal steht. Wenn diese Verfahren optimal aufeinander abgestimmt sind und die Stationsmitarbeiter durch ein Live-Monitoring Einblick in den OP-Saal erhalten, dann kann fragenden Patienten auf Station auch korrekte Auskunft zum „Stand der Dinge" gegeben werden. Solche Übergänge und Vernetzungen müssen für jede Klinik neu programmiert werden; leider werden die Kosten für eine solche Kompatibilität bestehender EDV-Systeme oft gescheut.

Eine gute Organisation zeichnet sich dadurch aus, dass die Art und Weise der Darstellung von Patientendaten gemäß den Nutzer-Anforderungen abgerufen werden kann, unabhängig davon, in welcher Abteilung Patientendaten eingesehen und bearbeitet werden. Die höchste Stufe der Systemintegration liegt dann vor, wenn mit einer Aktivität alle anderen ebenfalls betroffenen Bereiche informiert werden: die Chefarztsekretärin trägt den OP-Termin ein und dieser ist für alle Schnittstellen-Disziplinen sichtbar und „gesetzt".

6.5.2 Belegungsmanagerin

Es ist für größere Kliniken empfehlenswert, die Stelle einer Belegungsmanagerin einzurichten. Hier sollte es sich um eine berufserfahrene Pflegefachperson mit Führungskompetenz handeln, welche zuvor mehrere Wochen im OP hospitiert, um die Gegebenheiten vor Ort kennenzulernen. Die Kernaufgabe des Belegungsmanagements ist die Steuerung der Bettenbelegung. Diese wird nach festgelegten Regeln organisiert und laufend optimiert. Fehlen dringend freie Betten, ist es hilfreich, wenn die Chefärzte der Klinik zuvor eigene Regeln zur Schaffung von Bettenkapazitäten bei Engpässen aufstellen, welche für alle Beteiligten verbindlich sind.

Für die externen Kunden, wie die Zuweiser (Haus- und Fachärzte, andere Kliniken oder Pflegeeinrichtungen), ist das Belegungsmanagement der erste Ansprechpartner bei geplanten stationären Einweisungen. Bequem kann dabei über eine zentrale Rufnummer direkt mit der organisationsverantwortlichen Belegungsmanagerin eine Bettenreservierung vorgenommen werden. Die Stelleninhaberin verfügt über einen Zugriff von ihrem PC auf das EDV-OP-Programm. Neben dem ausgedruckten schriftlichen OP-Plan bietet eine Onlineversion zusätzlich Balkendiagramme mit den zeitlichen Details der Soll- und Ist-Zeiten der Prozessschritte. In Tabelle 6-1 finden Sie ein Beispiel der Auflistung.

Dadurch erkennen die Belegungsmanagerin und das OP-Management rechtzeitig, wenn die OP-Soll-Zeiten mit den Ist-Zeiten nicht (mehr) übereinstimmen. Kommt es in einem solchen Falle am Vormittag zu deutlichen Verzögerungen, informiert die Belegungsmanagerin den letzten Patienten des OP-Plans, dass sein Termin auf den Folgetag verschoben wird. Somit beendet der betreffende Patient nicht nur schon am Vormittag sein Warten auf die OP, sondern es wird ihm umgehend ermöglicht zu trinken und zu frühstücken. Ab diesem Moment bestehen für den Patienten nicht mehr die in vielen Studien benannten Haupt-Be-

_______________	Uhrzeit Patient abgerufen
_______________	Uhrzeit Patient an der Schleuse
_______________	Uhrzeit Holding-Room
_______________	Uhrzeit Narkose-Einleitung
_______________	Uhrzeit Abruf Operateur
_______________	Uhrzeit Einleitungsende
_______________	Uhrzeit Patient im Saal
_______________	Uhrzeit Operateur im Saal
_______________	Uhrzeit Schnitt Hauptoperation
_______________	Uhrzeit Naht Hauptoperation
_______________	Uhrzeit Ausleitung
_______________	Uhrzeit Patient im Aufwachraum
_______________	Uhrzeit Abruf zur Station

Tabelle 6-1: Dokumentation der Prozessschritte

lastungsfaktoren: Unsicherheit, Angst, Hunger und Durst.

In manchen Fällen entlässt das Belegungsmanagement sogar stationäre Patienten rechtzeitig, um ihnen einen späteren OP-Termin neu anzubieten. Die empfehlenswerte Maxime, dass alle verschobenen Patienten am Folgetag an erster Stelle operiert werden, minimiert bei den Betroffenen den Frust. Aber auch hier muss im Preframing unbedingt die Einschränkung des vitalen Notfalles erfolgen.

> Aus diesem Grund informiert die Belegungsmanagerin beispielweise den wartenden Patienten:
> *„Durch Verzögerungen bei zwei OPs werden wir Ihre Operation heute nicht mehr durchführen. Sie erhalten jetzt umgehend zu essen und zu trinken, und wir planen Sie dafür morgen früh bevorzugt an erster Stelle ein. Sollte morgen allerdings ein vitaler Notfall auftreten, wird sich Ihr Eingriff leider nochmal verschieben. Wir bitten Sie in diesem seltenen Fall um Ihr Verständnis.“*

Die Belegungsmanagerin informiert wartende Patienten eines OP-Tagesprogramms über den Stand der Dinge bzw. stimmt sich mit den Mitarbeitern der Stationen eng ab, sodass die Kollegen diese Aufgabe übernehmen können. Somit wissen diese zu jeder Zeit, was gerade los ist, dies entlastet die Mitarbeiter der Stationen. Situativ bietet sie den Wartenden bei kleineren Verzögerungen bis zwei Stunden vorher Getränke (z. B. auch mit Zucker, aber ohne Milch) an. Die Patienten, die im regulären OP-Programm für 18:00 Uhr oder später eingeplant sind, erhalten in einem solchen Falle selbstverständlich ein leichtes Mittagessen.

> Da das Belegungsmanagement zu den Kernzeiten, z. B. 06:30 Uhr bis 16:00 Uhr, besetzt ist, sollte für externe Anbieter außerhalb dieser Zeit ein Anrufbeantworter bzw. ein Email-Account angeboten werden. Hier können Anfragen und Terminwünsche für Operationen oder Behandlungen rechtzeitig hinterlassen werden.

6.5.3 OP-Leitstand

Je größer die OP-Abteilung, desto bedeutsamer wird die Einführung eines sogenannten „OP-Leitstandes“. Darin werden die Terminplanung, die Ressourcenauslastung und die Infrastruktur gesteuert und durch einen OP-Koordinator geführt. Räumlich sollte der OP-Leitstand unbedingt im OP-Trakt angesiedelt sein, um vor Ort im direkten Kontakt Präsenz zu zeigen und auf nicht geplante Abläufe direkt reagieren zu können. Die verschiedenen Nutzer erhalten dort eine aufbereitete Übersicht zu Kennzahlen, wie u. a. Saalauslastung, Rüstzeiten, Sollvorgaben zu den Schnitt-, Naht- und Wechselzeiten, Sollzeiten von Ein- und Ausleitung oder zur Auslastung der Aufwachräume. Ziel ist dabei die einfache und schnelle Interpretation von aktuellen Daten und eine aktuelle Plananpassung. Der OP-Leitstand:

- verwaltet den OP-Plan, basierend auf den Ist-Zahlen von Wegezeiten, Wartezeiten vor Aufzügen und die Schleusenkapazitäten,
- erstellt eine priorisierte Liste der noch durchzuführenden Operationen,

- berücksichtigt freie Slots für den Notfall und für andere Abteilungen,
- regelt das Schnittstellenmanagement mit Zentralsterilisation, Labor, Intensivpflegestation usw.,
- bildet den aktuellen Status des OP-Bereichs ab,
- weist OP-Sachressourcen zu und
- unterstützt ein standardisiertes Kennzahlenreporting.

Ein OP-Leitstand optimiert und verifiziert anhand einer Simulation die OP-Tagesplanung und gibt Informationen darüber, ob das Elektiv-Programm durchzuführen ist (Kempe 2011).

Neben einer guten Organisation sollte ein effizientes OP-Management ein gewisses Maß an Improvisation bieten können, um flexibel zu reagieren. Ganz besonders ist interdisziplinäre Zusammenarbeit im OP gefordert, denn jeder ist dort unmittelbar interner Kunde des anderen: Pflegefachpersonen, Anästhesisten, Operateure, Versorgungsassistenten und Reinigungskräfte.

Bevor ein Leitstand eingeführt wird, sollte rechtzeitig vorher eine umfassende Ist-Analyse in Form eines Workshops durchgeführt werden, bei der von Anfang an alle Mitarbeiter miteinbezogen werden. In diesen Arbeitsgruppen werden Prozessabläufe erarbeitet und die Anforderungen an die IT (Informationstechnik) zusammengestellt. Die Einführung eines Leitstandes bedeutet für ein OP-Team meist auch die Reorganisation von Prozessen und die entsprechende Schulung und Information aller Teammitglieder. Wichtiges Ziel hierbei ist, dass die Prozesse im OP-Bereich für alle Beteiligten transparent(er) werden. Auch wenn eine betriebswirtschaftliche maximale Auslastung des OP-Betriebs Vorrang vor den Wunschterminen des Operateurs hat, bedeutet die exaktere Planung nicht nur für die Pflege- und Anästhesiefachleute, sondern auch für den Operateur eine gleichmäßigere Arbeitsauslastung und reduziert Folgekosten durch Verzögerungen. Einmal pro Quartal werden in der Regelkommunikation die aktuellen Zahlen besprochen und ausgewertet:

Oberpunkte einer Nutzerbesprechung
(Fromme 2014, S. 185)
- Anzahl der geleisteten Operationen
- Anzahl der abgesetzten Operationen
- Wechselzeiten sowie Erst-Schnitt-Zeiten
- Über- und Unterschreitungen der Betriebszeiten
- Kosten
- Interne Leistungsverrechnung.

6.5.4 OP-Koordinator

Die OP-Koordinatoren, in manchen Kliniken auch als OP-Manager bezeichnet, bestehen aus einem Tandem von einem Arzt und einer OP-Pflegefachfrau. Beide sind der Geschäftsführung **direkt** unterstellt. Sie sind als „Process-owner" (engl. Eigentümer eines Prozesses) allen im OP-Bereich tätigen Berufsgruppen weisungsbefugt (Liehn et al. 2014, S. 601). Hier hat sich die Doppelbesetzung bewährt, weil ein Arzt alleine zu wenig Fachkompetenz bei Detailfragen der OP-Technik und -Aufbereitung, Ausbildungsstand des einzelnen Mitarbeiters und hygienischer Vorgaben besitzt. Ein solcher Stelleninhaber benötigt „ein dickes Fell", gute Kommunikationsfähigkeiten und hohe Konfliktmanagementkompetenz. Die OP-Koordinatorin sollte neben der Fachkompetenz ein hohes Maß an Durchsetzungsvermögen aufweisen, damit sie auch bei gewachsenen und festgefahrenen Konflikten oder gewohnheitsmäßig auf ihre Rechte pochenden Mitarbeitern, handlungsfähig bleibt (Welk und Bauer 2006, VIII).

Nachträgliche Änderungen und Nachmeldungen des OP-Programms werden direkt an die OP-Koordinatoren gemeldet. Diese haben die Planungshoheit. Um diese vielfältigen Aufgaben besser bündeln zu können, sollten die Stelleninhaber ganze Arbeitsprozesse delegieren. In kleineren Häusern allerdings betreut beispielsweise ein Anästhesist als OP-Koordinator, in der Regel selbst einen OP-Saal. Zeitsparend ist es zum Beispiel, wenn nicht die oder der OP- Koordinator selbst die Materialbestellung übernimmt, sondern dafür andere Berufsgruppen der Logistik beauftragt werden; das schafft für diese zentrale Aufgabe zusätzliche Ressourcen.

6.5.5 Dispatcher

Zuarbeitende Dispatcher sorgen ebenso für eine Minimierung von Wartezeiten. Dieser Stelleninhaber steuert im OP-Trakt auf der Führungsebene den optimalen Einsatz der zur Verfügung stehenden Mitarbeiter und Mittel und gewährleistet einen störungsfreien Informationsfluss. Ein Dispatcher ist wiederum den beiden OP-Koordinatoren nachgeordnet, bestellt beispielsweise die nächsten Patienten ein und regelt damit auch den Zeitpunkt der Prämedikation (auf Abruf), leitet den Einsatz der Reinigungsdienste, nimmt Material an usw.

OP-Statut

In einer solchen Vereinbarung werden die Aufbauorganisation, die Verantwortlichkeiten und die zentralen OP-bezogenen Prozesse beschrieben und geregelt. Diese Geschäfts- oder Betriebsordnung ist die verbindliche Handlungsgrundlage für alle Mitarbeitenden im OP (Liehn et al. 2014, S. 601). Ziel ist die Sicherstellung der medizinischen Versorgung unter Berücksichtigung von Wirtschaftlichkeit, Kundenorientierung und Mitarbeiterzufriedenheit.

> Konkret dient das OP-Management dem Ziel, die geplanten Eingriffe innerhalb der Regelarbeitszeit zu erbringen sowie die operativen Abteilungen in der wirtschaftlichen Nutzung des OPs zu unterstützen.

In Abbildung 6-1 werden die Prozessschritte grafisch dargestellt und differenzieren die wechselseitige Verantwortung der Fachdisziplinen Anästhesie und OP.

Desweiteren werden im OP-Statut die Störgrößen, wie zum Beispiel Notfälle, im OP-Betrieb beschrieben und geregelt. Nach Indikationsstellung werden akute Notfälle nach Dringlichkeit im laufenden Programm integriert. Sie sind definiert und differenzieren sich in der Regel (vgl. Tab. 6-2).

In der OP-Planung ist unbedingt das mittlere tägliche Notfall-Aufkommen zu berücksichtigen. Ebenso sind darin wie im Krisenplan, die Prozesse bei Kapazitätsausfällen geregelt. Bei technischen Störungen oder akuten Erkrankungen von Mitarbeitenden kann beispielsweise durch Mehrarbeit der Ausfall kompensiert, oder wenn dies nicht möglich ist, das Programm gekürzt werden. Wie damit umzugehen ist, wenn

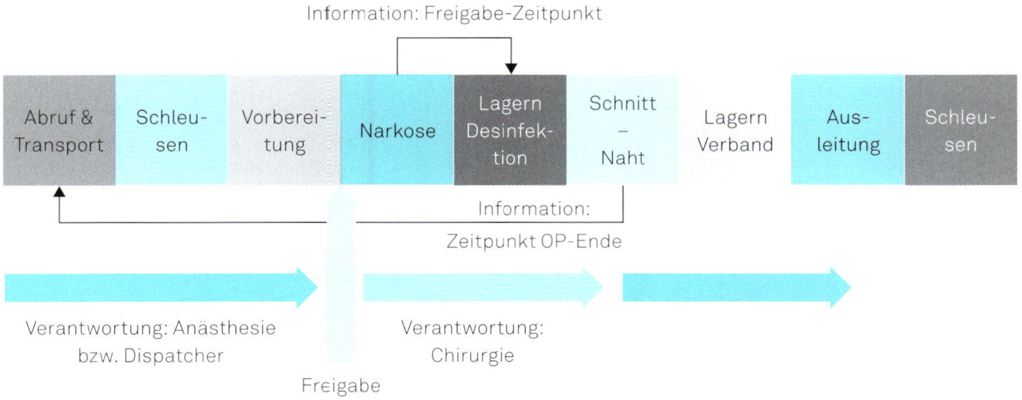

Abbildung 6-1: Prozessablauf OP (in Anlehnung an OP-Statut Klinik Dortmund 2010, http://www.klinikumdo.de/uploads/media/10_10_21_OP-Statut_Revision2010.pdf)

Notfall-Differenzierung	Vitaler Notfall	Dringlicher Notfall	Notfall
Definition	Wiederherstellung und Aufrechterhaltung akut bedrohter Vitalfunktionen	Ohne Intervention kommt es innerhalb von Stunden zum vitalen Notfall	Hohe Dringlichkeit für eine Intervention
Zeitfenster bis zur Behandlung	Innerhalb der nächsten Minuten in einem momentan freien oder im nächsten freiwerdenden OP	Innerhalb von zwei Stunden	Innerhalb von sechs Stunden = am Ende des Programms
Beispiel	Schädel-Hirn-Trauma	Akuter Bandscheibenvorfall bei beginnender Fußheberparese	Blutende Hämorrhoide, die nicht Hämoglobin-relevant ist

Tabelle 6-2: Notfalldifferenzierung

sich Mitarbeitende oder sogar einzelne Führungskräfte nicht an diese Vereinbarungen halten, klärt Kapitel 12.1.3 im dritten Buchteil.

Ein gut funktionierender Transportdienst bzw. eine rechtzeitige Patientenanforderung reduziert Wartezeiten sowohl für die Mitarbeiter des OPs als auch für die Patienten. Ein pünktlicher OP-Start ist dafür entscheidend. Meist stehen an den ersten Positionen die großen, lang dauernden Operationen. Hier ist es empfehlenswert, wenn diese bei einem OP-Beginn um 7:00 Uhr bis spätestens 06:30 Uhr einbestellt sind. Diese werden dann im sogenannten Holding-Room betreut, in dem die Zugänge gelegt werden. Dadurch kann um 7.00 Uhr ein pünktlicher OP-Start erreicht werden.

Holding-Area

Der OP zählt zum teuersten Herzstück einer Klinik. Jede Minute, in denen der Betrieb stagniert, kostet richtig viel Geld. Unter diesen Gesichtspunkten sollte vermieden werden, dass das OP-Programm ins Stocken gerät und die bereitstehenden Mitarbeiter auf den Folgepatienten warten müssen. Zu diesem Zweck haben sich „Holding Areas" oder „Holding Rooms" etabliert. Hierher werden die nächsten zu operierenden Patienten bereits frühzeitig angefordert. In der Holding-Area wird ein OP-nahes Warten wie auf einer flexiblen Drehscheibe möglich. Allerdings kann es auch in diesen Zwischenbereichen zu langwierigen Verzögerungen kommen. Darum gelten die Ausstattungsanforderungen (s. Kapitel 5.2), die für allgemeine Wartezonen vorgestellt wurden, in Anteilen auch für diese Holding-Bereiche. D.h. Patienten, die ohne (erfolgreiche) Prämedikation dort im vollen Bewusstseinszustand in ihren Betten liegen, sollten entsprechende Ablenkungsmöglichkeiten geboten werden, die vom Bett aus genutzt werden können (Monitor, TV, Musik, Zeitschriften usw.). Patienten beklagen in Berichten, dass sie dort auf die allseits einsehbare OP-Uhr schauen mussten und spürbar merkten, wie die Zeit nicht verging oder dass sie unter nicht vorhandenen Toiletten und fehlenden Ablenkungsmöglichkeiten leiden.

Beispiel fehlende Schuhe
Patienten mit medizinischem Hintergrundwissen ist bekannt, wie der Fußboden am Ende einer OP aussieht. Es ekelt sie, wenn sie aufgefordert werden, barfuß über den Boden gehen zu müssen und dabei nur das hinten offene Flügelhemd tragen. Die alternativen OP-Folienüberschuhe, die über den Fuß gestülpt werden, erhöhen bei prämedizierten Patienten unter Umständen das Sturzrisiko.

Beispiel fehlende Toiletten
Wenn Patienten wegen ihrer Aufregung und der Wartezeit doch noch einmal miktionieren möchten, stehen ihnen wegen fehlender Toiletten im OP nur die Urinflasche bzw. das Steckbecken zur Verfügung.

Andere Patienten kritisieren, dass sie zum Teil länger als 30 Minuten im OP-Flur standen und von niemandem der oftmals vorbeigehenden Fachkräften wahrgenommen wurden. Dieses wurde als irritierende Ignoranz erlebt. Manche dieser Patienten wunderten sich im Anschluss, wenn sie feststellten, dass die sie vorher ignorierenden Mitarbeiter nun bei Aufruf sehr freundlich behandelten. Diese beiden diametralen Zustände: erst Desinteresse und anschließend vermeintliche Empathie ließ bei einigen von ihnen Zweifel aufkommen, ob das Verhalten authentisch gewesen sei.

6.5.6 Notfälle

Ein Notfall bezeichnet eine unerwartete Situation, bei der eine drohende Gefährdung eintritt, die unmittelbar behandelt werden muss. Patienten, die zwar noch am selben Tag, aber nicht sofort therapiert werden müssen, fallen in die Kategorie „Akut-Patienten". Aber ist gerade für eine Notfallambulanz eine solche Situation wirklich ein Notfall, mit dem niemand gerechnet hat (Christ et al. 2016)? Analysieren Sie die tatsächliche Zahl der „unkontrollierbaren Menge" an Patienten. Damit können auch gegenüber den Kostenträgern die Leistungssteigerungen eindrücklich belegt werden. Eine realistische Planung geht auf solche Details ein und verändert nach der Analyse die Personalbesetzung für die zu erwartenden Spitzenzeiten. Auch Rettungsdienste wissen, dass beim Oktoberfest mit einer Vielzahl an beeinträchtigten Personen zu rechnen ist und treffen entsprechende Vorkehrungen: Aufstockung des Personals, der Materialien und Organisation der Räume usw. Somit gelten die zu erwartenden Patienten intern nicht als Notfälle, sondern man rechnet mit diesen Kunden.

Eine ideale Soll-Planung beinhaltet folgende Kriterien:

- Dauer des Praxis- oder Ambulanzbetriebs in Stunden,
- Anzahl der einbestellten Patienten (60 Prozent),
- Dauer der Blockierungszeiten für Akutpatienten (20 Prozent),
- Dauer für spontane Aktivitäten, persönliche Bedürfnisse und Koordinierungszeiten (20 Prozent).

Daraus sollte eine Wartezeit von maximal 15 Minuten resultieren.

Innerhalb der Einrichtung ist es wichtig, dass vorher gesetzte Kriterien verbindlich eingehalten werden, welche Situation als Notfall einzustufen und damit gegenüber anderen zu priorisieren ist. Es kann nicht sein, dass manche Behandler hier willkürlich Patientensituationen montags als reguläre OP bezeichnen und die gleiche Ausgangslage am Dienstag als Notfall deklarieren. Oft geschieht letzteres, um innerhalb des Bereitschaftsdienstes noch OPs abzuarbeiten.

6.5.7 Körperliche Auskühlung während des Wartens

Hin und wieder steckt der Teufel im Detail: Je nach Fachdisziplin werden Patienten nach dem Aufruf aufgefordert, sich teilweise oder komplett im Behandlungsraum zu entkleiden. Zum Warten multipliziert sich dann noch das Schamgefühl. Dieses ist in den meisten anderen Kulturen stärker ausgeprägt als in Mitteleuropa. Aber wie schaut es dabei mit der Auskühlung aus? In den Umkleidebereichen eines Schwimmbades werden für die Badegäste Raumtemperaturen von 26 bis 28 Grad angeboten, denn Sportler sollten nach dem Entkleiden nicht auskühlen. Ein Nachrichtenmagazin berichtet von der sogenannten „Nacktfalle" (o.V. Spiegel 2014) und beschreibt damit die Situation eines Patienten, der von einer MFA zum Entkleiden des Oberkörpers aufgefordert wird. Anschließend kündigt die Mitarbeitende an: „Der Doktor kommt gleich." Durch die angelehnte Zwischentür hört dieser Patient, dass die MFA „gelogen" hat, denn diese dirigiert den Arzt zunächst einmal zur Magenspiegelung eines anderen Patienten (was Patienten unter „gleich" oder „einem Moment" oder „Augenblick" verstehen wird im Kapitel 7.8.6 beschrieben). Dieser Umstand tangiert, abgesehen von Datenschutzvergehen, logischerweise das Vertrauensverhältnis zwischen MFA und Patient – möglicherweise zu diesem frühen Zeitpunkt auch zwischen Arzt und Patient, weil dieser mutmaßt, dass der Arzt mit der MFA „unter einer Decke steckt". Während dieser Zeit sitzt der Patient halbnackt 15 Minuten bei einer Raumtemperatur von ca. 18 Grad. Bekanntermaßen werden Patienten bei der Hautkrebsprophylaxe zur vollständigen Entkleidung (bis auf die Unterhose) aufgefordert. Nach Schätzungen von Experten erleiden heutzutage in Deutschland etwa zehn Prozent der Patienten eine Wundinfektion – ungefähr die Hälfte davon, weil sie vor bzw. während einer OP auskühlen. Das Gefühl des frisch Operierten, nicht richtig warm zu werden, verknüpft sich mit der Erfahrung eines anhaltenden starken Zitterns, oft für den Rest ihres Lebens mit der Erinnerung an diesen Eingriff (Durchdenwald 2003, S. 2). Auch Herz-Kreislauf-Komplikationen wie Herzrhythmusstörungen, Wundheilungs- und Durchblutungsstörungen bis hin zum Herzinfarkt und sogar neuronale Störungen treten bei Auskühlung (Hypothermie) vermehrt auf (a.a.O.). Das Bedecken mit dünnen OP-Hemden oder Einmalwäscheteilen schützt kaum gegen Kälte. Genau aus diesem Grund sollte das Auskleiden erst unmittelbar vor der Untersuchung beginnen. Sollte ein Entkleiden unumgänglich sein und die Raumtemperatur nicht erhöht werden, könnte gegebenenfalls eine wärmende Decke, eine Wärmflasche oder ein Umhang mit der entsprechenden hygienischen Schutzabdeckung und dem Hinweis der MFA, dass dieser frisch ist und anschließend gewaschen wird, den Betreffenden diese Zwischenzeit angenehmer und weniger auskühlend gestalten.

6.5.8 Anzahl der beteiligten Mitarbeitenden

Das Risiko von Wartezeiten oder eines OP-Zwischenfalls steigt umso stärker, je mehr Mitarbeitende an der Patientenversorgung beteiligt sind, je vielschichtiger die Aufgaben sind, je stärker der Statusunterschied zwischen den Berufsgruppen und Geschlechtern ausgeprägt ist, je stärker der Umgebungsdruck auf der Organisationstruktur lastet, um Ziele zu erreichen, und je größer die Diskrepanz zwischen den Zielen der Organisation und ihren finanziellen Möglichkeiten sind (Welk und Bauer 2006, S. 49). Auf der anderen Seite minimiert sich das Risiko, je eindringlicher die Einhaltung formaler Kommunikationswege beachtet wird, je schneller ein Mitarbeiter als verantwortlich für die Koordinierung der Patientenversorgung benannt wird und je mehr Schlüsselfunktionen formalisiert sind (a.a.O.).

6.5.9 Taktzeiten

Wie viele Minuten vergehen bis zum definitiven Beginn einer Behandlung oder OP? Schätzen Sie diese Zeiten bitte nicht, sondern erfassen Sie sie vollständig. Dies sollte keine „lehrreiche" Aufgabe für Auszubildende sein, sondern sie betrifft Ihre Teamleitung, weil sie sich damit noch besser die Patientenperspektive vergegenwärtigt und die Arbeits- und Kommunikationsqualität ihres Teams begreift. Wie ist die persönliche Taktzeit der Behandler, d.h. wie viele Minuten benötigt Pflegeexperte X oder Arzt Y für die Endoskopie – wie viele Minuten dauern im Durchschnitt gängige Interventionen wie EKG, Pflegeanamnese, Medizinanamnese oder Sonografie? Was sind die größten Zeitfresser der Behandler? Das können dienstliche oder private Anrufe sein – spontane Besuche von Kollegen, Familienmitgliedern oder Vertretern, Kommunikation innerhalb des Teams usw. Was raubt Ihnen am meisten Zeit? Auch das Lesen der Mitarbeitenden in nicht-beruflichen Zeitschriften, in sozialen Netzwerken des Internets, das Spielen mit oder an elektronischen Geräten gehört dazu. Diese Zeiten sollten in einer Störquellenanalyse erfasst und durch Gespräche mit den Teamleitern minimiert werden.

6.5.10 Was klappt beim Warten bei Ihnen nicht (immer)?

Analysieren Sie, wodurch bisher Wartezeiten entstanden sind. Diese lassen sich unterteilen nach Ursachen in: Patienten, Anbieter, Organisation, fehlende Ressourcen (z. B. die aktuelle Personalausstattung des Bereichs), Gerätschaften und Umfeldfaktoren.

Patienten

Als großes Problem für Wartefristen in den Arztpraxen bezeichnet Bertram (1999, S. 110) die hohe, unkontrollierbare Anzahl von Patienten. Gerade in allgemeinärztlichen Praxen existiert ein hoher Anteil an Akuterkrankungen. Diese sind nur eingeschränkt vorherseh- oder steuerbar. Hier ist das Management des Patientenaufkommens ausschließlich über die Regulierung der Größe des Patientenstammes möglich. Jede Abteilung und Praxis, die an ihrer Kapazitätsgrenze angekommen ist, sollte dafür eine Strategie bzw. einen Plan B entwickeln. Als letztes Mittel der Wahl bleibt Kliniken dann oft nur noch das Abmelden bei den Rettungsdiensten, und Praxen das Ablehnen neuer Patienten:

> In einigen Fällen haben deutsche Kliniken bereits einzelne Abteilungen oder Betten geschlossen, weil die vorhandenen Mitarbeiter die Patienten nicht adäquat versorgen konnten. Patienten, die zur Erstversorgung oder Notaufnahme kamen, wurden dann in andere Krankenhäuser verlegt, geplante Behandlungen abgesagt, ggf. bereits aufgenommene Patienten an andere Kliniken weitergeleitet. Sobald die Einhaltung von Qualitätsstandards nicht mehr gewährleistet werden kann, sind Kliniken sogar gesetzlich zu dieser Maßnahme verpflichtet (Quernheim und Keller 2015).

Organisation/fehlende Ressourcen

Grundsätzlich steigt das Termin-Aufkommen; Menschen der geburtenstarken Jahrgänge werden immer älter und entwickeln zugleich ein verstärktes Gesundheitsbewusstsein sowie ein Bedürfnis, jedes Unwohlsein vom Fachmann behandeln zu lassen, also nutzen sie stärker die angebotenen Sprechstundenzeiten. Oft kommt es bei geplanten OPs doch zur Absage, weil nicht alle Befunde vorliegen oder Voruntersuchungen vollständig abgeschlossen wurden. Diese mangelnde OP-Reife bezeichnet den Status eines Patienten und kann vorliegen bei Unzulänglichkeiten in der:

- Diagnostik,
- Behandlungsplanung,
- Prämedikationsvisite mit abschließender Freigabe zur Narkose durch die Anästhesie,
- Indikationsprüfung und Freigabe zur OP durch die operative Klinik.

Die OP-Reife ist Voraussetzung für eine verbindliche OP-Planung.

6.5.11 Ausfallsregelung

Manche Patienten, die direkt zum OP-Termin von Zuhause aus kommen, erreichen die Klinik nicht pünktlich, beispielsweise wegen eines Verkehrstaus, weil sie erkältet sind oder der Hausarzt ihnen den Termin falsch mitgeteilt hat. Manchmal erscheinen sie nicht, weil sie den Termin schlichtweg vergessen haben oder ihn aus Angst vor Schmerzen oder vor dem Ergebnis nicht wahrnehmen, zugleich aber nicht rechtzeitig absagen. Ein Patient, der seinen Termin hat ausfallen lassen, sollte unbedingt beim nächsten Besuch darauf freundlich angesprochen werden: „*Wir haben auf Sie gewartet*" (Lamers 2002, S. 95). Einige Praxen kündigen aus diesem Grund auf ihrer Webseite und in Aushängen im Wartezimmer an, dass bei Nichterscheinen dem Patienten eine Ausfallpauschale von, z. B. 50 € berechnet wird. Manche Praxen berichten, dass seit einer solchen Regelung die Anzahl der nicht erschienenen Patienten zurückgegangen sei. Ob ein Patient, der einen Arzttermin verpasst hat, ein Ausfallhonorar zahlen muss, wird von den Gerichten unterschiedlich beurteilt und hängt vom Einzelfall ab[10]. Dazu ein Fallbeispiel, welches vor dem Landgericht Erlangen verhandelt wurde (vgl. o. V. Medizinrecht 2007).

Klage Arzt gegen Patient
Es ging um ein Ausfallhonorar wegen Nichterscheinen. Der Patient unterschrieb bei Eintritt in die Arztpraxis die nachfolgende Vereinbarung: „*Wir bitten darum, Terminänderungen bzw. Terminabsagen uns mindestens 24 Stunden, bei Vollnarkoseeingriffen drei Tage, vorher mitzuteilen. Andernfalls sind wir berechtigt, Ihnen eine Ausfallzeitgebühr zu berechnen.*"
Das Gericht kommt zum Urteil, dass im Rahmen des Schadensersatzverlangens der Arzt darzulegen hat, „dass ihm durch die verspätete Absage des Patienten überhaupt ein Verdienstausfall entstanden ist. Dies ist nur dann der Fall, wenn der Arzt bei einer rechtzeitigen Absage die Möglichkeit gehabt hätte, einen bestimmten anderen Patienten in der frei gewordenen Zeit zu behandeln, den er tatsächlich nicht, auch nicht später, behandeln konnte, oder wenn er behauptet und konkret belegt, dass dies dem gewöhnlichen Verlauf der Dinge entspricht". OLG Stuttgart, Urt. v. 27. 3. 2007 – 1 U 154 /06 (LG Erlangen).

Wichtig ist allerdings, dass bereits bei der Terminvereinbarung (egal ob persönlich, telefonisch oder internetbasiert) auf diese Schadensersatzklausel hingewiesen wird und eine solche unterschrieben werden muss (vgl. Groger 2008, S. 114). Aushänge im Wartezimmer interessieren solche Patienten unter Umständen nicht, wenn sie diesen Bereich erst gar nicht betreten.

Externe telefonische Auskünfte zu wartenden Patienten dürfen nicht ohne Weiteres beantwortet werden. Die Tester der Stiftung Warentest gaben sich als Angehörige aus und riefen in 30 Arztpraxen an, um zu erfahren, ob eine bestimmte Person noch vor Ort wäre. Nicht immer kann die Mitarbeiterin wissen, ob am Telefon wirklich der Angehörige oder ein Patient ist, oder ob es sich um dessen Arbeitgeber oder die Krankenversicherung handelt. Um den Datenschutz besser zu gewährleisten, vergeben einige Praxen bereits Passwörter oder Code-Nummern, womit der Patient sich selbst oder von ihm berechtigte Angehörige telefonisch ausweisen können (o. V. Test 2016, S. 90).

6.5.12 Fehlende Selbstdisziplin, um warten zu können

Wenn jeder Patient so kommen kann wie er möchte, werden vorhandene Spielregeln außer Kraft gesetzt. Machen Sie sich das bewusst. Manchmal muss man Exempel statuieren, das spricht sich zwar auch in den sozialen Netzwerken herum, aber es zeigt den anderen, dass es bei Ihnen regelgerecht abläuft. Und wollen Sie auf Dauer wirklich ein solch spezielles Patientenklientel mit nicht erfüllbaren Extrawünschen? In letzter Zeit berichten Mitarbeiter über vermehrt auftretende und unrealistische Erwartungen einiger Patienten bei der Terminvergabe. Weil manche von ihnen beim Allgemeinarzt nicht warten wollen oder keinen ihnen passenden Termin bekommen, bestellen sie mit ihrem Mobiltelefon direkt über die 112 einen Krankenwagen. Notfallärzte berichten aus Berlin, dass etwa die Hälfte der Patienten keine echten Notfälle seien (Koch-Klaucke 2015). Ein ärztlicher Klinikdirektor aus Frankfurt a. M. fordert eine Notfallgebühr, die Patienten selbst tragen müssten, sobald sie eine Klinikambulanz in Anspruch

10 https://www.verbraucherzentrale.de/Verpasster-Arzttermin (eingesehen am 25.05.2016)

nehmen. Anschaulich vergleicht der Mediziner: Mit einer Erkältung in die Notaufnahme zu gehen, wäre so, „als würden Sie im Hilton übernachten und nichts dafür bezahlen" (Liedtke 2016). Verschärfend kommt hinzu, dass diese Transporte zur Klinik, mit Ausnahme einer Selbstbeteiligung von 10 Euro, nichts kosten und somit billiger als ein Taxi sind; und Patienten haben dazu noch die Gewissheit, dass ihre Krankenkassen die Kosten ersetzen werden. Auch Rettungsdienste bestätigen, dass Fälle solcher Art zugenommen haben, die sich bei Ankunft als harmlos herausstellten (Ruf 2015). In den sozialen Netzwerken werden bereits Selbstbeteiligungen von 50 bis 100 Euro diskutiert (Winter 2015). Allerdings sollte auch beachtet werden, dass im ländlichen Raum der kassenärztliche Notfalldienst an Sonn- und Feiertagen nicht immer funktioniert. Dazu wird in einem Internetforum berichtet, dass die Notdienstzentrale den Anrufer zwar zur diensthabenden Ärztin durchstellt habe, aber – so berichtet der Patient: „*... und diese teilt unfreundlich mit, sie habe keine Zeit, außerdem sei für sie gleich Dienstschluss, sie wisse auch nicht, wer danach Notdienst habe und man solle sich doch einfach ins Krankenhaus begeben! Diese Reaktion der Bereitschaftsärztin war kein Ausnahmefall*"[11].

Um Wartezeiten zu eliminieren, könnte in Zukunft für interessierte Patienten, die bereit und fähig dafür sind, auch online eine erste Abklärung erfolgen. So verschafft sich in Zukunft eine Leitstelle über Skype mittels Blickdiagnostik und Interview einen Einblick und entscheidet, ob der Notarzt oder Rettungswagen startet. Unpünktlichkeit durch Parkplatzprobleme oder verpasste öffentliche Verkehrsmittel lassen sich meist im Bereich der „akademischen Viertelstunde" tolerieren. Das heißt, wenn Sie erwarten, dass Ihre Patienten eine Wartezeit von 15 Minuten akzeptieren, sollten Sie ebenfalls ähnlich tolerant sein.

11 http://www.spiegel.de/forum/karriere/immer-mehr-einsaetze-notaerzte-not-thread-399393-2.html eingesehen am 25.05.16

Anbieter (Praxis, Klinik)

Hier sind diverse Einflussbereiche zu betrachten und zu unterscheiden:

- Welche Kommunikationskompetenz haben die Mitarbeitenden am Telefon (Rezeption) bei der Terminvereinbarung? Als Aushängeschild sollten hier besonders kompetente Mitarbeitende mit einer guten sprachlichen Ausdrucksfähigkeit und Verhandlungsgeschick eingesetzt werden.
- Verfügen Sie über eine ausreichende Anzahl von Dolmetschern?[12]
- Haben Sie bei Mitarbeiterfluktuation dezidierte Einarbeitungskonzepte und setzen Sie diese auch um? Wird darin auch der Umgang mit Wartenden professionell angeleitet?

12 So gibt es zum Beispiel im Landkreis Marburg-Biedenkopf seit 2010 einen kommunalen Dolmetscherservice für 34 Sprachen. Dieser nahm nach dezidierter Ausbildung seine Arbeit auf. Nur ein Teil der Dienstleister waren bereits vorher ausgebildete Dolmetscher und Übersetzer. Ausbildungsinhalte waren neben Ethik und Technik des Dolmetschens auch wichtige medizinische und pflegerische Begriffe des Gesundheitssettings. Die Dolmetscher erhalten regelmäßige Supervision. Das Honorar beträgt aktuell 24 Euro pro Stunde. (vgl. im Literaturverzeichnis Bundesregierung: Das kultursensible Krankenhaus, 2015) sowie: http://marburg-biedenkopf.de/auslaender-migration/buero-fuer-integration/unsere-angebote-und-projekte/dolmetscherdienst-dolma/

7. Procedere

Das Wartemanagement muss darum die manchmal nicht zu vermeidende Wartezeit für Patienten weniger belastend gestalten. Dazu haben wir an drei Schnittstellen vielfältige Möglichkeiten. Sie kennen die bewährte Strukturierung, z. B. bei prä-, peri- und postoperativen Maßnahmen. Diese Schablone wenden wir hier an und zeigen in der kurzen Übersicht stichpunktartig die potentiellen Eingreifmöglichkeiten (vgl. Tab. 7-1).

In den nachfolgenden Kapiteln werden diese erläutert.

7.1 Terminplanung und -organisation

Betrachten wir zunächst, wie es nicht laufen sollte: Die Kaskade möglicher Kommunikationsprobleme beginnt mit der Terminvergabe. Wenn heute ein Patient einen Termin vereinbart, muss er zum Teil mehrere Monate darauf warten. Zwischenzeitlich erkundigen sich einige nach anderen Alternativen (Behandlung beim Mitbewerber, Heilpraktiker, Osteopathen usw.) oder ihre Beschwerden klingen ab und der ursprünglich vereinbarte Termin wird nicht mehr wahrgenommen. Wie schon beschrieben, gehen nur die wenigsten Ambulanzen, Kliniken und Praxen der Sache nach und fordern eine Ausfallzahlung. Aus diesem Grunde vergeben die Mitarbeitenden Termine oftmals doppelt (Lamers 2014). Erscheinen wider Erwarten dann doch alle vorgemerkten Patienten, führt dieses zu sehr langen Wartezeiten. Infolgedessen kommen immer mehr Patienten unangemeldet mit der Begründung, dass *„ich doch ohnehin lange warten muss“* (a. o. O.). Grundsätzlich sollten unangemeldete Patienten immer warten, damit diese den Vorteil einer Terminvereinbarung erkennen (Lamers 2002, S. 95). Sie entziehen sich ansonsten damit einer Steuerung und die Situation verschärft sich weiter. Kommt der Patient, der zuvor Stunden im Wartezimmer

	Prä-Warten	Peri-Warten	Post-Warten
Erster positiver Eindruck wie Sauberkeit	x		
Freundlichkeit, Höflichkeit und die Kundenorientierung der Mitarbeitenden	x	x	x
Komfort der Wartezonen	x	x	
Preframing	x		
Art und Inhalt der gegebenen Informationen	x		
Komfort, Temperatur/Klima und ausreichendes Platzangebot		x	
Ablenkungsmaßnahmen,		x	
Sauberkeit von Details (Polstern, Teppichen, Toilettenräume)		x	
Liebenswürdigkeit des Vertröstens		x	
Schlechte Stimmung verbessern			x

Tabelle 7-1: Einflussmöglichkeiten innerhalb der Schnittstellen

warten musste, endlich an die Reihe, beschwert mancher sich erst einmal entrüstet und in allen Einzelheiten beim Behandler, was wiederum die Behandlungszeit verlängert. Angemeldete Patienten sollten nicht zu lange warten, damit sie zukünftig nicht auch ungemeldet, also ohne Termin kommen. In wirtschaftlicher Hinsicht können durch solche Fehlplanungen weniger Patienten zur gleichen Zeit behandelt werden, als die Kapazität bietet. Eine Terminplanung ist in der Regel keine reine „Patientenaufschreibung", denn die Angemeldeten müssen nach Dringlichkeit (s. Kapitel 7.4.1 ‚Triage bei Overcrowding') und voraussichtlicher Dauer ihrer Behandlung differenziert werden. Hierfür müssen die Mitarbeitenden geschult sein, idealerweise aufgrund einer Analyse und Festlegung der etwaigen Behandlungsdauer des jeweiligen Krankheitsbildes. Die telefonische Analyse hat eine nicht zu unterschätzende Bedeutung in Bezug auf einen gelingenden Tagesablauf und Einhaltung der Pläne. Durch die richtigen Detailfragen ermittelt die Mitarbeiterin, wie lange der angefragte Termin in etwa dauern wird. Wenn sie weiß, wie lange eine solche Behandlung erfahrungsgemäß fortdauert, kann sie auch für die Zukunft eine realistische Terminplanung erstellen.

Mixing der Termine

Nutzen Sie ein gutes Mixing von zeitaufwendigen und kurzen Behandlungsterminen. Das bedeutet, anstatt vier Termine á 20 Minuten und danach sechs Termine á 10 Minuten zu vergeben, mischen Sie diese. Dann sind Sie beim Ausfall deutlich flexibler. Auch sollten Sie darauf verzichten, mehrere Erstpatienten nacheinander einzubestellen. Denn mangels Bekanntheit, wissen Sie in der Regel nicht, wie viel Zeit tatsächlich benötigt wird (Lamers 2002). Online-Terminbuchungslösungen entlasten nicht nur den Empfang der Praxis oder der Ambulanz, sondern reduzieren die Ausfälle, indem sie Patienten-Kunden an den Termin per Email/SMS erinnern und eine rechtzeitige Terminstornierung mit nur wenigen Mausklicks ermöglichen. Sogar aktuelle Hinweise darüber können den Interessenten gegeben werden.

Mitteilung an die Patienten, die noch Zuhause sind:
„Aufgrund von zahlreichen neu aufgenommenen Verkehrsunfällen kommt es derzeit leider zu Behandlungsverzögerungen. Bitte bringen Sie sich vorsichtshalber Ihre Wunschlektüre, Ihr Smartphone und Ihre Kopfhörer oder Sonstiges zur Unterhaltung mit oder kontaktieren Sie uns."

Die Zeit des manuell geführten Terminbuchs sollte immer dann vorbei sein, sobald mehr als ein Kollege damit arbeiten muss. Aus diesem Grunde werden EDV-Programme[13] verwendet, die oftmals mit der Praxis- oder Kliniksoftware verknüpft sind. Das hat den Vorteil, dass alle die Termine zeitgleich einsehen und vergeben können.

Software
Suchfunktionen erlauben eine schnelle Sichtung von Terminlücken etc. Unterschiedliche Farben gestatten ein einfaches Zurechtfinden. Ein Zusatzmodul ermöglicht die Terminplanung im Internet. Dadurch können Patienten, Zuweiser und andere Abteilungen freie Termine suchen oder je nach Benutzerrechten stornieren.
Wenn Sie beispielsweise bei einer Terminsuche auf der Registerkarte „Standardsuche" nach „Überbuchungskapazitäten" Ausschau halten, sucht das System zunächst nach dem nächsten freien Termin. Wenn es keinen findet, sucht es nach Terminen, bei denen die Überbuchungskapazitäten noch nicht vollständig ausgeschöpft sind.

Natürlich macht es einen großen Unterschied, in welcher Fachdisziplin, bei welcher Patientenstruktur und in welchem soziodemografischen Umfeld gewartet wird. Zu einem Physiotherapeuten kommen weniger akute Schmerzpatienten als in eine Zahnarztpraxis. Die Termine einer

13 Beispielsweise: www.terminiko.de oder www.terminland.de oder www.teramed.de u.a.

Dermatologin lassen sich in der Regel besser planen als die einer Uniklinik-Ambulanz. Nachfolgend werden weitere Grundsätze vorgestellt.

- Eine zu **große Anzahl an Patienten** ist zwar die Ursache dafür, dass es nicht gelingt, sie alle an einem Tag zu behandeln, aber ein Übermaß an Patienten ist **niemals** der Grund für lange Wartezeiten.
- Meistens ist die Ursache, dass Patienten zum falschen Zeitpunkt gekommen sind oder, was viel gravierender ist und in diesem Kapitel bearbeitet werden soll, dass diese Patienten zum falschen Zeitpunkt einbestellt wurden.
- Der Kern des Wartezeitenproblems liegt meistens an der falschen Prognose in der Terminplanung.
- Denn wenn Sie in der Vormittagssprechstunde täglich bis 14 Uhr Patienten behandeln, obwohl Sie ihre Termine nur bis maximal 12:00 Uhr vergeben, dann kennen wir jetzt den Verantwortlichen der Wartezeiten: Sie! Denn Sie kalkulieren dann bereits eine rund zweistündige Wartezeit ein (Lamers 2002, S. 22).

Es ist empfehlenswert nur 60 Prozent aller Termine zu vergeben. Reservieren Sie 20 Prozent Freiraum für unerwartete Akutpatienten und noch einmal 20 Prozent für spontane Aktivitäten und persönliche Bedürfnisse. Bei erwartetem gesteigerten Arbeitsanfall (z. B. Grippeepidemie) wechseln einige Hausarztpraxen zur vorübergehenden Einführung offener Sprechzeiten. Bei echten Not- oder Ausfällen werden die Terminpatienten rechtzeitig zu Hause angerufen und ihr Termin verlegt, bevor sie die Anreise begonnen haben. Es ist besser, **eine** Behandlung ausfallen zu lassen, als **alle** Folgepatienten dadurch jeweils mindestens 30 Minuten länger warten zu lassen.

Von hoher Bedeutung ist bei der Terminplanung der Informationsfluss innerhalb der Abteilung(en) oder der Praxis. Alle – ausnahmslos alle! – Termine müssen über das EDV-Terminprogramm vergeben werden, denn nur so ist eine Übersicht gewährleistet. Manche Behandler meinen es gut, wenn sie einem Patienten auf die Schnelle einen „Kurztermin" einräumen, dann aber feststellen, dass dies den regulären Betrieb verzögert. Unbedingt sollten auch alle sogenannten „Kurz-Patienten" erfasst werden. Die Erfahrung zeigt, dass auch solche Patienten, die nur „schnell mal zu einer Injektion" kommen, Zeit benötigen und den Tagesplan verzögern können.

Kriterien

- Wie zeitintensiv ist die geplante Behandlung/Operation?
- Wie zeitlich flexibel sind die Patienten?

Menschen ohne Arbeitsverhältnis oder Rentner scheinen flexibler als Schulkinder außerhalb der Ferien. Aus diesem Grund schreiben Praxen und Ambulanzen bestimmte Tageszeiten eindeutig aus: „*Von 07:00 bis 08:00 Uhr und 18:00 bis 19:00 Uhr nur für Berufstätige und Schüler.*" Oder es wird eine sogenannte Berufstätigen-Früh- und -Spätsprechstunde angeboten.

Wenn Sie vorher wissen, dass ein Patient alleine erscheint, erhält dieser einen kürzeren Termin, als wenn er mit dem Ehepartner, anderen Angehörigen oder Betreuungspersonen gemeinsam kommt. Berücksichtigen Sie immer eine Pufferzone für Telefonate (Lamers 2002). Klären Sie im Vorfeld entsprechend der Anzahl der Behandler oder Plätze, wie viele Patienten parallel einbestellt und behandelt werden können. Hinterlegte Daten zur Termintreue, zum Verhalten von bekannten Patienten usw. werden in der EDV-Terminplanung sofort angezeigt, sobald diese Person einen neuen Termin anfragt. Durch solche Detail-Kenntnisse lässt sich die individualisierte Planung optimieren.

Das Ausmaß, in dem Sie Termintreue von Ihren Patienten einfordern, um eine erfolgreiche Terminplanung (fast) ohne Wartezeiten zu ermöglichen, gilt auch für alle Mitarbeitenden. Ein Terminvergabesystem kann nur funktionieren, wenn beide Seiten verlässlich kooperieren. Dazu muss sich der Arzt oder die Behandlerin auch planbar verhalten, also Absprachen zum Sprechstundenbeginn oder die ungefähre Behandlungszeit pro Patient, zumindest in der Regel, einhalten (Bertram 1999, S. 109).

Terminzettel

Patienten-Kunden, die bei der Terminvergabe anwesend sind, erhalten einen Terminzettel oder eine Textnachricht mit dem Logo der Einrichtung und dem gut lesbaren Termin, der Uhrzeit und ggf. weiteren Zusatzinformationen. Praxen, die zum Datum noch den Wochentag notieren, agieren erfolgreicher, weil die Verwechslungsgefahr reduziert wird.

> Also nicht: „16.02 um 09:30 Uhr“, sondern *„Dienstag, der 16. Februar bitte nüchtern um 09:30 Uhr“.*

Rief in einer Arztpraxis ein Patient wegen eines Termins an, so wurde er am Ende des Gesprächs gebeten, Datum und Uhrzeit noch einmal zu wiederholen (Schäfer 2015). In einer Studie wurden anwesende Patienten, die einen Nachfolgetermin vereinbarten, von den MFA aufgefordert, diesen selbst auf eine Terminkarte zu schreiben. Im Ergebnis verringerte sich die Zahl der verpassten Termine bei ausschließlich mündlicher Vereinbarung um 3.5 % und schriftlich um 18 %. Darum darf hier die Empfehlung gegeben werden, Patienten aufzufordern, ihren Termin selbst auf den Terminzettel oder vor Ort in ihren eigenen Terminplaner einzutragen (a. a. O.). Manche Anbieter nutzen die Rückseite der Terminzettel als Werbefläche für Zusatzleistungen bzw. Serviceprogramme, oder es werden gedruckte, monatlich wechselnde Gesundheitstipps als Bonus mit herausgegeben. Bei einem angebotenen Recall-System erinnert die Klinik/ Praxis den Patienten durch die automatische Übersendung einer kurzen freundlichen Textnachricht (kompatibel mit gängigen elektronischen Terminplanern) bereits am Vortag an den Termin.

> **Beispiel einer SMS**
> „Morgen, am Dienstag um 09:30 Uhr erwarten wir Sie. Heute dürfen Sie bis 00:00 Uhr ganz normal trinken und essen. Bitte melden Sie sich umgehend bei Unsicherheiten oder Fragen. Schlafen Sie gut! Es grüßt Sie Ihr Praxisteam.“

Damit Einrichtungen im Gesundheitswesen nicht auf ihre Terminpatienten warten müssen, lassen sich in ähnlicher Weise Patienten auch an spätere Kontroll- oder weitere Früherkennungsuntersuchungen erinnern. Vorhandene Broschüren, Schulungsunterlagen bzw. Informationen der Einweiser zu den Maßnahmen der Diagnostik oder Therapie sollten, sofern diese verständlich und nachvollziehbar sind, dem Patienten schon bei der Terminvergabe mitgegeben werden, damit er sich optimal auf das Bevorstehende vorbereiten kann.

Rezepttelefon

Es lassen sich in der Arztpraxis Wartezeiten entzerren, wenn Sie Patientenbedürfnisse besser kanalisieren. Wie schon berichtet, ist es aufwendiger, wenn ein Patient, der nur ein Rezept möchte, dafür persönlich in der Praxis erscheint. Einfach ist die Installierung eines sogenannten Rezepttelefons: Ein Telefon mit Anrufbeantworter und einer gesonderten Rufnummer. Darunter hinterlassen Patienten ihre Rezeptwünsche auf dem Anrufbeantworter. Später arbeitet eine Mitarbeiterin diese Wünsche kontinuierlich ab. Die Stammpatienten wissen, wenn sie bis 14:00 Uhr angerufen haben, können sie ihre Rezepte noch am gleichen Tag ab 16:00 Uhr abholen.

Dadurch reduzieren sich das Warten der anderen Patienten und der Arbeitsaufwand für das Team. Denn meistens rufen Patienten von zu Hause zu den Stoßzeiten am Vormittag an, um ein Folgerezept anzufordern. Weil aber nicht alle Patienten gleich gerne und gut auf einen Anrufbeantworter sprechen möchten oder können, kann hier die Zielgruppe kanalisiert werden. Sobald zu erwarten ist, dass der Patient das Medikament auch nach Aufbrauch der Verordnung weiter nimmt, erhalten diese ein verständliches Informationsblatt. Darauf findet er neben der Rufnummer des Rezept-Anrufbeantworters auch Angaben, welche Daten aufgesprochen oder zum Teil auch buchstabiert werden sollen.

7.2 Reduktion von Wartezeiten durch Delegation

Interdisziplinäre Arbeitsprozesse lassen sich durch Delegationen entzerren. Im Rahmen von Modellvorhaben können bestimmte Tätigkeiten (z. B. die Behandlung chronischer Wunden, von Diabetes mellitus Typ 1 und 2, Demenz und bei Verdacht auf Hypertonus), die bisher von Ärzten durchgeführt wurden, auf Pflegefachpersonen mit Weiterbildung oder akademischem Abschluss übertragen werden. Dies erlaubt den Pflegenden in diesem Bereich die selbstständige und eigenverantwortliche Ausübung von Heilkunde (§ 63 Abs. 3c SGB V). Solche Delegationen gelten nicht für die Übertragung auf MFA. Weiterhin zählen dazu auch Blutentnahmen, die Durchführung von Infusionen und Injektionen, das Legen und Überwachen von bestimmten Sonden und Kathetern, die Verordnung und Versorgung mit Medizinprodukten, die beim Legen von Ableitungen, Entlastungen oder Zugängen benötigt werden, die Schmerztherapie sowie das Überleitungsmanagement in weiterbehandelnde Einrichtungen (G-BA 2014).

7.3 Informieren und Termine disponieren

Damit Wartezeiten eliminiert werden, sind schon bei der Terminvergabe Grundsätze zu beachten: Patienten-Kunden sollen einen Termin entsprechend der Dringlichkeit ihres Versorgungsbedarfs erhalten. Es kann dazu notwendig sein, dass bereits beim Erstanruf eine Symptomabfrage erfolgt. Dadurch kann sich die Mitarbeitende möglicherweise eine Übersicht zur aktuellen Situation verschaffen. Listen Sie dazu typische Leitsymptome auf und achten Sie dabei auch auf die Nennung von relevanten Warnsymptomen. Da bei einem solchen Telefonat der Name des Anrufers zum Teil mehrfach von der Kollegin am Telefon genannt wird, verbietet es sich umso mehr, dass solche Telefonate in Gegenwart von anderen Wartenden geführt werden.

Bei persönlich anwesenden Patienten haben Sie die Chance, durch Blickdiagnostik den Patienten im Vorfeld „makroskopisch" einzuschätzen. Welchem Wartetypus gehört er an? Welche Leitsymptome oder Warnsymptome sind erkennbar? Machen Sie sich ggf. dazu wenige Notizen, die dann später für die Planerstellung genutzt werden können.

Fragen Sie nicht, wann ein Patient Zeit hat, sondern wählen Sie je nach Typ und ihrem Angebot zwei Terminvorschläge und schlagen Sie diese dem Patienten vor. Der Termin, der für Sie und Ihre Kollegen geeigneter erscheint, wird von Ihnen an zweiter Stelle genannt. Denn der überwiegende Anteil Menschen entscheidet sich bei Wahlmöglichkeiten für die zweite Option (Wasner 2011). Berücksichtigen Sie bei der Terminvergabe bitte auch regionale Einflussfaktoren, wie zum Beispiel den örtlichen Busfahrplan oder den in der Nähe stattfindenden Wochenmarkt. Konkretisieren Sie die Inhalte. Also nicht „Wann möchten Sie den Termin?", sondern: „Ich darf Ihnen die folgenden Termine anbieten." Pufferzeiten im Terminplaner gelten als heilig und können von keinem Teammitglied blockiert werden. Auf Grund dessen erhalten Sie sich Freiräume für wirklich unvorhergesehene Ereignisse.

Praxisschild und Außenwirkung

Der interessierte Patient, der das Praxisschild oder die Webseite betrachtet, interpretiert bei Aussagen wie: „*Termine nach Vereinbarung*" –

dass ein Abweichen von der Regel in dieser Einrichtung grundsätzlich möglich ist.

Deklarieren Sie auf Webseite und Praxisschild die genauen Zeiten der Notfallsprechstunde für Akutpatienten mit dem Zusatz: „*Für alle Patienten ohne Termin.*" Empfehlenswert ist auch die Aufforderung: „*Bitte melden Sie sich bei uns erst telefonisch, damit wir planen können und sich Ihre Wartezeit so kurz wie möglich gestaltet.*"

Erklären Sie Betroffenen, warum gewartet wird. Erhalten Patienten keine Begründung für die Ursache der Verzögerung oder werden die vorliegenden Umstände so unzureichend erläutert, dass Patienten-Kunden sie nicht nachvollziehen können, steigt deren Unzufriedenheit.

7.3.1 Informieren Sie so früh wie möglich

Wichtig ist die einheitliche Kommunikation aller Mitarbeitenden. Je mehr Widersprüche der Patient feststellt, desto mehr wird gezweifelt und auch nachgefragt. Dies bedeutet, dass jedes Teammitglied, egal ob Arzt oder Auszubildende, die gleichen Begründungen und Auskünfte gibt, warum es derzeit zu Verzögerungen kommt und wie lange es in etwa noch dauern wird. Hier unterstützen Sie Praxis-EDV-Systeme, mit denen Sie einheitliche Botschaften geben können. Beispielsweise erscheint auf der Monitoranzeige am Bildschirm eine aktuelle Informationen, etwa „*Drei Rettungswagen derzeit im Anfahrtbereich*". Bei Verwendung einer solchen Software nutzen alle Teammitglieder diese Datenbasis und sollten sich auch bei jeder erneuten Anfrage darauf beziehen. Hört hingegen der Patient vorne an der Rezeption diese Rettungswagen als Grund der Verzögerung und später begründet der Arzt die Ursache der Wartezeit mit dem Ausfall der Computeranlage – treten umgehend Zweifel auf und das Vertrauensverhältnis kann nachhaltig gestört werden.

Möglicherweise erleichtert es das Warten, wenn ein Patient mittags bereits bei Eintritt erfährt: „*Der Spezialist für ihre Behandlung ist bei uns Dr. X – er ist aber erst um 15:00 Uhr wieder da. Vielleicht können Sie bis dahin noch etwas erledigen oder in die Stadt gehen …?*" Hier kann der Patienten-Kunde im besten Falle seine Erwartung anpassen und die Zeit bis dahin anders organisieren. Ärgerlich ist es nämlich für den Betroffenen (und wenn Sie ehrlich sind, wäre es auch für Sie), wenn er zunächst zwei Stunden wartet und dann erst die Information erhält, dass vor 15:00 Uhr keine Behandlung möglich ist. Informieren Sie darum immer so früh wie möglich.

Je glaubwürdiger und einleuchtender Erklärungen sind, desto größer ist deren Akzeptanz (Thompson et al. 1996). Wie oben beschrieben, spielt es eine Rolle, wieweit der Patient während der Wartesituation informiert wird, wie lange und warum er dort warten muss (Thompson et al. 1996b; Bertram 1999, S. 25). Um die Patienten von Anfang an zu informieren, eignen sich Aushänge in der Wartezone wie zum Beispiel: „*Sie müssen bei uns nicht nachfragen, wir kommen auf Sie zu!*". Werden die gleichen Ursachen für Wartezeiten zu oft angegeben, zum Beispiel: „*Wir hatten ein verunfalltes Kind als Notfall*" kann dies zu weiterer Unzufriedenheit und negativen Stimmungen führen, weil der Patient diese Aussage anzweifelt. Ein Hinweisschild wie das folgende bietet Wartenden weitere Informationen zur Gerechtigkeitsfrage beim Ablauf. Doch sollte dieses auch in den gängigsten Sprachen vorgehalten werden.

> **Sehr geehrte Patienten,**
> wir bieten in unserer Praxis diverse Diagnoseverfahren an, die zum Teil von unseren Mitarbeiterinnen durchgeführt werden. Aus diesem Grund besteht die Möglichkeit, dass Patienten vor Ihnen aufgerufen werden, die erst nach Ihnen die Praxis betreten haben. Vielen Dank für Ihr Verständnis (gezeichnet die Praxisinhaberin).
>
> Oder:
> **Sehr geehrte Patienten!**
> Um einen reibungslosen Praxisablauf gewährleisten zu können, möchten wir Sie

bitten, sich immer, auch in Notfällen, telefonisch zur Sprechstunde anzumelden.
Vielen Dank für Ihr Verständnis, Ihr Praxisteam

Oder:
Sehr geehrter Patient,
wir führen in unserer Praxis einige ganz unterschiedliche Behandlungen und Untersuchungen durch. Jede Maßnahme benötigt einen bestimmten Raum und unterschiedliche Geräte. Auch der zeitliche Aufwand unserer ärztlichen und pflegerischen Mitarbeiter kann variieren. Deshalb gibt es für bestimmte Behandlungen jeweils einen eigenen Terminplan. Aus diesem Grund werden manchmal Patienten vor Ihnen aufgerufen, die erst nach Ihnen das Wartezimmer betreten haben.
Wir danken für Ihr Verständnis, Ihr Praxisteam

Und wie ist die Situation auf den Stationen? Der mangelnde Informationsfluss zu den Mitarbeitenden ist hier manchmal ein Manko und könnte durch entsprechende berufsgruppenspezifische Absprachen geregelt werden. Hierbei ist auch zu klären, welche Berufsgruppe befugt ist, die stationären wartenden Patienten auf Station aufzuklären, wenn es zu OP-Planveränderungen kommt (Thill 2005). Übernimmt dies nur ein Arzt, so muss die Information auch während des laufenden OP-Betriebs gewährleistet sein – oder wird es von den Pflegenden oder von bestimmen Mitarbeitern (Leitungsfunktion, Belegungsmanagement u.a.) übernommen. Wichtig ist, dass die Informationen so schnell wie möglich zum betreffenden Wartenden gelangen.

7.3.2 Persönlichkeiten in Bezug auf ihr Warteverhalten (Wartetypen)

Wie Sie Ihr Ziel am besten erreichen, hängt auch von den Persönlichkeiten Ihrer Kunden ab. Kern (2009, S. 90f.) beschreibt auf der Grundlage des „Big Five“-Modells, dass die Langeweile-Neigung als Persönlichkeitsmerkmal betrachtet werden kann: Menschen, die mit den Eigenschaften „Emotionale Stabilität“, „Extraversion“ (eine durch Interaktion nach außen gewandte Haltung) und „Gewissenhaftigkeit“ ausgestattet sind, langweilen sich weniger. Emotional labile Menschen haben „die Neigung zu Überreaktion bei Bedrohung bzw. Gefahr, sie sind ängstlich und leiden schnell ‹nervlich› […]. Wer emotional labil ist, tendiert also zu Sorge, Angst, Verstimmung und Verwirrung und damit zum Erleben von negativen Emotionen“ (Kern 2009, S. 93). Das wiederum begünstigt Angst-, Abwehr- und Aggressionsreaktionen (a.a.O., S. 118). Die häufigsten Typen (Kern 2009, S. 112) sind der höfliche, freundliche Typ, der Querulant, der Besserwisser und der ängstliche Kunde. Hier ein kurzer Überblick über deren Auftreten und potentielle Lösungsansätze für den Umgang mit ihnen:

Der höfliche, freundliche Patient voller Commitment

Dieser Typ ist im Gesundheitswesen gerne gesehen: Er akzeptiert in der Regel, was im Rahmen einer normalen Wartepraxis zumutbar ist, mit freundlicher Gelassenheit. Seine Grundhaltung zeichnet sich durch Vertrauen und Wohlwollen gegenüber dem Fachpersonal aus. Er erwartet von sich aus eine gewisse Wartezeit (Preframing), weiß sich zu beschäftigen und hat sich meist etwas zur Ablenkung mitgebracht. Erfahrungsgemäß nimmt das Aufkommen dieses Wartetyps allerdings zahlenmäßig immer mehr ab. Mit solchen Patienten kann fast jeder gut umgehen; oft bringen sie auch eine freundliche Grundstimmung mit in den Wartebereich. Hier braucht man in der Regel wenige Spezialkenntnisse. Ganz anders beim nächsten Wartetyp:

Der Warte-Querulant

Er reagiert oft für Außenstehende unfair und aggressiv, ist von seiner Meinung überzeugt und lässt sich nur selten auf ein konstruktives Gespräch ein. Für solche Patienten, die häufig versuchen, das Wartesystem zu umgehen, muss im Team ein einheitliches Vorgehen geschult und abgestimmt sein. Hier sind klare Regeln unabdingbar, wie man mit solchen zum Teil aggressiv-drängelnden, lautstarken Patienten umgeht.

Unangekündigtes Erscheinen eines Patienten-Kunden muss mit Nachteilen für den Betreffenden verbunden sein. Bertram (1999, S. 99) empfiehlt hier Aussagen wie (Zitat): „Der nächste freie Termin heute ist erst in 2,5 Stunden. Wollen Sie noch mal nach Hause gehen oder so lange im Wartezimmer Platz nehmen?"

Diese „Unverbesserlichen" versuchen mit Penetranz trotz aller Regeln *„nur mal kurz"* dazwischen geschoben zu werden. Wenn Sie auf diese Drängeleien eingehen, erziehen Sie tendenziell Ihre anderen höflichen und diszipliniert wartenden Patienten dazu um. Hier sind für die Mitarbeitenden Trainings zu selbstbewusstem, aber freundlichen Auftreten mit entsprechender Körpersprache hilfreich (s. Kapitel 12.5). Möglicherweise können diese Wartequerulanten vielleicht noch „gebändigt" werden, indem man sie darauf hinweist, dass ihr Verhalten das System untergräbt. Denn wenn Sie oder der Arzt bemerken, dass der Notfall gar kein Notfall ist, könnte der „Betrüger" möglicherweise zu Schadensersatz verpflichtet werden. Sie können sich auch auf ein allgemein akzeptiertes Gerechtigkeitsprinzip nach der Chancengleichheit berufen; in einem solchen Fall bewahren Sie Ruhe und argumentieren Sie sachlich.

Warum ist Gerechtigkeit im Wartemanagement wichtig?
Immer wenn die Aussage der Mitarbeitenden belegt oder bewiesen werden kann (*„Wir haben ein faires Warte- und Terminvergabesystem"*) und wenn zugleich das beschriebene Merkmal für den Patienten beobachtbar ist: *„Das haben Sie hier selbst gelesen und unterschrieben"* und ihm/ihr einen konkreten Nutzen und Vorteil darstellt: *„Damit garantieren wir, dass wir Sie auch fair behandeln und keinen anderen Patienten vorher aufrufen"*, kann ein Handlungsimpuls zum geduldigen Warten auslöst werden *„Darum dürfen wir Sie bitten, weiter geduldig zu warten. In der Zwischenzeit bieten wir Ihnen …"*
Das Gerechtigkeitsprinzip beruht auf einem angemessenen sozialen Miteinander und einem einforderbaren Ausgleich der Interessen. Es herrscht dabei die Aufforderung, ungerechte Zustände in gerechte umzuwandeln: das bedeutet alle gleich gelagerten Fälle sind identisch zu behandeln. Dabei spielt die Reihenfolge der Terminvergabe und deren Antritt eine wichtige Rolle. Nur die zum genauen Zeitpunkt persönlich erschienenen Patienten bzw. die Kunden, die sich zu einer bestimmten Zeit telefonisch oder online eincheckten, haben ihren Platz in der Reihenfolge eingenommen. Patienten die zu spät kommen, verlieren ihr Anrecht auf (pünktliche) Behandlung.

Kundenorientierung bedeutet nicht kundenorientierte Unterwerfung! Ein berechtigtes „Nein" ist absolut erlaubt. Sprechen Sie bei Bedarf die Vorgehensweise im Team ab und vertreten Sie einen gemeinsamen Standpunkt. Je klarer Sie in Ihrem Team Eventualitäten besprechen und dazu einheitliche Entscheidungen treffen, desto weniger lassen Sie sich von den Unwägbarkeiten der Praxis negativ beeinträchtigen. Ihr Team sollte, z. B. klären:

- Wie Sie sich verhalten, wenn der Patient sagt, er hätte einen Anschlusstermin.
- Macht es einen Unterschied, wenn jemand alleine wartet oder eine Patientin mit drei kleinen Kindern im Wartezimmer sitzt?
- Wie verhalten Sie sich bei V.I.P.s, also Prominenten, denen besondere Privilegien beigemessen werden?

Der Besserwisser

Bevor in diesem Absatz inhaltlich eingestiegen wird, passt an dieser Stelle ein kleiner Exkurs zum misslungenen Ablauf einer Organisation. Denn wie mehrfach dargestellt, beruhen Verzögerungen und Warten oft auf Kommunikations- und Organisationsproblemen. Der „normale" Patienten-Kunde ist auch als medizinischer bzw. pflegerischer Laie in der Lage, organisatorische Missstände in einer Praxis oder Klinik zu erkennen und zu benennen. Die Tatsache, dass dem Wartenden nun verständlich und argumentativ vollständig erklärt wird, warum es zu Verzögerungen kommt, macht die Wartezeit weder für ihn noch gesellschaftlich akzeptabler oder gar weniger beklagenswert. Und es gibt leider auch im Gesundheitswesen real existierende Inkompetenz, die von solchen Laien ganz schnell erkannt und durchschaut wird. Hier sollten wir uns alle hüten, dieses als Nörgelei abzutun. Ganz im Gegenteil benötigen wir Aussagen von sogenannten Besserwissern unbedingt, um unsere Abläufe gemäß dem Kaizen erfolgreich umzugestalten und das Warten zu reduzieren (s. Kapitel 11).

Der typische „Besserwisser" (in manchen Regionen auch ungehobelter als „Klugscheißer" bezeichnet) bezweifelt die von den Mitarbeitenden angeführten Fakten und stellt sein eigenes Wissen über jenes des Fachpersonals. Häufig bestreiten sie Zuständigkeit und Kompetenz von Angestellten und verlangen, den Vorgesetzten zu sprechen. Teams im Gesundheitswesen reiben sich an deren Überheblichkeit und mangelndem Taktgefühl, weil sie ungefragt auch die Mitwartenden belehren. Manche Besserwisser sind nur mit stichhaltigen Tatsachen zu überzeugen, die belegbar sind – andere gar nicht.

Ängstliche Persönlichkeit

Ängstliche Patienten-Kunden suchen Sicherheit und Geborgenheit, sie möchten über alle Details der Behandlung und ihre Nebenwirkungen informiert werden und brauchen lange, um eine Entscheidung zu treffen. Gerade der Ängstliche beansprucht umfangreiche und einfühlsame Beratung; zentrales Augenmerk liegt im Aufbau von Vertrauen. Hat sich die Mitarbeitende bei der Terminvergabe vom Anliegen überzeugt, können entsprechende Termine eingeplant werden. Die MFA sollte bereits bei der Kontaktaufnahme nach dem Anliegen fragen, um besser abschätzen zu können, wie lange der Termin dauern wird.

Ältere Studien kommen zum Schluss, dass die Schätzungen der Mitarbeitenden bezüglich der voraussichtlich benötigten Behandlungszeit ausreichend präzise waren, um die Taktzeiten individuell festlegen zu können. Nach Bertram (1999, S. 123) hält sich die Variationsbreite der Behandlungszeiten in Grenzen. Die vorher durch Arbeitsanalyse erfasste durchschnittliche Behandlungszeit kann eine zuverlässige Orientierung für die Schätzung sein. Allerdings schätzen die MFA (nach Bertram) nur sehr selten. Sie gibt zu bedenken, dass möglicherweise manche MFA fürchten könnte, sich gegenüber dem Patienten mit einer Schätzung auf einen Zeitpunkt festgelegt zu haben, und wenn dieser nicht eingehalten werden kann, es zu Konflikten kommt, für die sie dann verantwortlich gemacht wird (a.a.O.). Hier könnten Übung und Anleitung echte Erleichterung bringen. Dabei werden die Mitarbeitenden aufgefordert, grundsätzlich eine Schätzung zur voraussichtlichen Wartezeit abzugeben. Diese wird notiert und dann später überprüft. Spielerisch und quizartig erhält beispielsweise die Mitarbeitende mit dem besten „Riecher" (Blick in die Zukunft) eine Gratifikation der Geschäftsleitung. Dadurch werden alle Mitarbeitenden für die Terminplanung und deren Verzögerungen sensibilisiert. Grundsätzlich wird von professionellen Zeitmanagern bei der Terminplanung vorgeschlagen, mit einem Patienten immer nur eine bestimmte Anzahl von Anliegen zu bearbeiten und dann den Behandelten auf einen neuen Termin zu verweisen (a.a.O., S. 106) Auch wird empfohlen, den Patienten zu Anfang des Termins darauf hinzuweisen, wie viel Zeit man für ihn eingeplant hat.

7.3.3 Einbau von Pufferzonen und Plan B

Sogenannte Pufferzonen fangen entstandene Verzögerungen auf, die z.B. aufgrund unerwartet langer Behandlungszeiten mehrerer Patienten oder von Notfällen entstanden sind (a.a.O.,

S. 101). Sollte ein eingeplanter Zeitpuffer nicht beansprucht werden, so lässt sich dieser auf vielfältige Weise mit einem „Plan B" füllen: Mit Tätigkeiten also, die sonst am Ende der Arbeitszeit gemacht werden oder temporär mit in der Nähe wohnenden Patienten, denen der Service angeboten wird, sie anzurufen, wenn freie Zeit entsteht, in der sie sich behandeln lassen können. Oder den Angestellten wird vorgeschlagen, sich mit dem Bearbeiten von eingehenden E-Mails oder Poststücken, ungelesener Fachliteratur, Arztbriefen und Untersuchungsergebnissen oder dem Diktieren von Befunden zu befassen. Ähnliche „To-do-Listen" können auch für die anderen Mitarbeitenden erstellt werden, die immer dann in Kraft treten, wenn es zu Leerlauf im Ablaufgeschehen kommt.

Wenn in einer Arztpraxis der Inhaber und/oder die Angestellten für gewöhnlich eine Kaffeepause von 10 Minuten einlegen, diese aber nicht im Terminsystem kalkuliert wurde, summiert sich die Wartezeit für alle anschließenden Patienten um mindestens 10 Minuten. Berücksichtigen Sie darum alle regelmäßig auftretenden Nebentätigkeiten, die die Behandlungsabfolge unterbrechen. Dazu zählen auch Besuche von Pharmareferenten, Telefonate oder Gespräche des Inhabers mit Kollegen, Patienten oder Familie/Freunden. Einige Praxen vergeben auch dafür reale Termine und verweisen die Anrufenden auf die Möglichkeit einer Telefonsprechstunde (a.a.O., S. 103). Nicht zuletzt kann eine kurze Unterbrechung – denn hier handelt es sich in der Regel nicht um mehr als einige Minuten – dazu dienen, allen Mitarbeitenden im stressigen Alltagsgeschehen ein „Innehalten" zu verschaffen, um z.B. ein kurzes Gespräch unter Kollegen zu führen und damit den Teamgeist zu stärken, in Ruhe eine Kleinigkeit zu essen oder zu trinken oder tatsächlich innezuhalten und durchzuatmen. Damit hat der Vorgesetzte dann auch etwas Sinnvolles und Erstrebenswertes für die Resilienz seiner Mitarbeitenden getan. Die gesetzlich vorgeschriebenen Pausen sind natürlich zu beachten.

7.3.4 Feedback an die Behandler

Geben Sie als „Wartemanagerin" dem Behandler zwischendurch immer ein Feedback, wie viele Patienten nach diesem Fall an der Reihe sind. Manchmal verschafft sich der Therapeut eine Übersicht durch die ausliegenden Patientenunterlagen und kann so abschätzen, dass er etwas schneller vorgehen sollte; oder EDV-Systeme zeigen im Display kontinuierlich die eingeplanten Sollzeiten und deren tatsächliche Über- oder Unterschreitung an. Das Feedbacksystem kann aus bestimmten Lampenfarben oder Monitorsymbolen bestehen. Gesteuert von der Rezeption erfährt der Behandler, ob er gemäß Terminplan noch im grünen Bereich agiert oder ob Zeitüberschreitungen vorliegen. Infolgedessen kann er sich flexibel anpassen und größere Ausrutscher vermeiden. Oder Sie nutzen kleine Klebezettel als Alarmzettel. Diese werden dem Behandler an die Unterlagen geheftet (Lamers 2002, S. 59).

> **7/45**
> Dadurch weiß der Arzt, dass im Wartezimmer noch sieben Patienten bereit sitzen und die aktuelle Wartezeit 45 Minuten beträgt.

Bei manchen Patienten, die sich im Sprechzimmer beim Arzt mit immer mehr Erzählungen „einnisten", lässt sich umgedreht auch eine Feedbackmöglichkeit vereinbaren. Auf diskretem Knopfdruck des Arztes kommt kurze Zeit später die MFA oder Pflegende und erinnert den Patient an den „nächsten wartenden Patienten".

Bertram (1999, S. 85) berichtet von teaminternen Absprachen als Gegenmaßnahme bei sich verspätenden Behandlern: Aus dem Ergebnisprotokoll der Praxisbesprechung: „Ab sofort erscheint der Arzt spätestens um 08:30 Uhr in der Praxis. Pünktlich um 09:30 Uhr startet die Sprechstunde. Sollte dies nicht der Fall sein, ist den Mitarbeiterinnen erlaubt, ab 09:35 Uhr eine Abmahnung zu geben." Andere Teams vereinbaren, dass bei jeder Verspätung ein Obolus von 25 Euro in die Kaffeekasse gezahlt wird.

7.3.5 Kein Dazwischenschieben

Lamers (2002) bezeichnet die Aussage an einen Anrufer: *„Sie müssen heute aber Wartezeit mitbringen“* als Offenbarungseid der Terminplanung. Denn wenn dieser Patient auf diesen Termin noch warten soll, kann er das doch am besten Zuhause machen. Dort verbraucht er keinen Platz, kein Material und keinen Stuhl in der sowieso schon vollen Wartezone. Aber wie kommt eine solche Information zustande? Das sogenannte „Dazwischenschieben“ tritt immer dann auf, wenn Ambulanzen und Praxen entweder keine ausreichenden Freiräume für Akutpatienten einplanen oder die Sprechstunde nach hinten offen ist und Patienten nicht abgewiesen werden können. Das Einschieben kann nur dann funktionieren, wenn die Taktzeiten pro Patient länger sind als tatsächlich benötigt, natürlich auch nur bis zu einer bestimmten Anzahl von geplanten Fällen. Akute Patienten sollten nach erfolgreicher Triage in sogenannten Schmerzblöcken an das Ende der Sprechzeiten (jeweils am Vor- und am Nachmittag) gelegt werden. Dieses setzt eine konsequente und klare Haltung am Empfangstresen voraus. Natürlich gilt das nicht für den frisch eingetroffenen Patienten mit Herzschmerzen.

Dies mag für den Laien zunächst ungewohnt wirken. Aber Studien fanden heraus, dass Ärzte, die den Vormittag ohne Unterbrechungen durchplanen und dann doch (wohlverdient) pausieren (müssen), ursächlich der Grund für Wartezeiten waren (a.a.O., S. 111). Bei einigen Zahnärzten gilt die Devise, dass 30 Minuten am Vormittag und 30 Minuten am Nachmittag für die Behandlung von akuten Fällen nicht verplant werden. Lassen Sie sich also vom Grundsatz leiten, dass keine Patienten eingeschoben werden. Diese lassen auch das beste Terminvergabesystem misslingen. Statt solche dazwischen zu schieben, hängen Sie sie hinten an das Ende des geplanten Ablaufs.

7.3.6 Am Ende der Terminvereinbarung

Manche Kliniken fordern ihre Patienten mit OP-Termin auf, am Vortag anzurufen und zu fragen, ob es beim Termin und der Uhrzeit bleibt. Kommt es dann am nächsten Tag aber zu Verzögerungen, sind besonders diese Patienten verärgert. Darum sollte es als besserer Service gelten, dass sich die Klinik/Ambulanz unaufgefordert meldet, wenn sich in der Terminierung etwas absehbar ändern sollte. Eine Information von Seiten der Einrichtung ist Pflicht, wenn der Patient um 6:00 Uhr nüchtern kommen sollte, am Vortag im Programm aber auf den Nachmittag verlegt wird. Dabei ist der Patient über die veränderte Zeit zu informieren und wird gebeten, bis um 8:00 Uhr zu frühstücken und eine Mindesttrinkmenge zu sich zu nehmen, um dann später zur Behandlung wieder nüchtern zu kommen.

Der Wegeplan

Je größer die Praxis oder die Klinik ist, umso mehr Möglichkeiten gibt es, sich auf unübersichtlichem Gelände zu verlaufen, desto wichtiger ist es auch, dass Patienten schon im Vorfeld wissen, an welchem Ort sie sich genau am Behandlungstag einzufinden haben. Einige Stationen in größeren Unikliniken klagen über die Unpünktlichkeit von Patienten aus diesem Grund. Analysiert man dann aber die ungeeignete Beschilderung und die (oft mündlichen) Informationen zur Wegbeschreibung, die sie erhalten haben, ist es verständlich, dass der Termin nicht eingehalten wird. Manchmal wundert man sich sogar, dass nach solchen widersprüch-

> Bitten Sie nach Abschluss aller Maßnahmen den Patienten mitsamt seinen Angehörigen, die Untersuchungsunterlagen bereits vor dem geplanten Termin auf die Station zu bringen. Dann kann er den Weg dorthin schon einmal selbst (bei Tageslicht) gehen und ist am Tag des Eingriffs rechtzeitig dort.

lichen Angaben überhaupt ein Fremder sein Ziel findet. (Dafür muss man kerngesund sein!)

Gerade in großen Ärztehäusern und Kliniken gibt es für Patienten ungeahnte Möglichkeiten, sich am Tag des Termins in ihrer Aufregung zu verlaufen und daher ihr Ziel nicht pünktlich zu erreichen. Hierdurch können wiederum beträchtliche Verzögerungszeiten entstehen, die durch eine vorherige Delegation, zum Beispiel „*Unterlagen bitte persönlich vorbeibringen*", gar nicht erst auftreten, weil Patienten den genauen Ort bereits kennen gelernt haben.

7.4 Logistische Grundlagenfragen

Eigentlich geht es um zwei Dinge: Auf der einen Seite reduzieren sich durch bessere Logistik Wartezeiten oder werden auf ein Mindestmaß abgesenkt, z. B. durch eine exakte Terminplanung und Organisation; auf der anderen Seite kann es durch ein gezieltes Kommunikationsmanagement sowie ein angenehmeres Umfeld gelingen, dass Patienten Wartezeiten positiver erleben. Dazu zählt das Setzen von Prioritäten.

7.4.1 Triage bei Overcrowding

Der Begriff Triage (franz.: „Sortierung") beschreibt das Priorisieren der Abfolge einer Behandlung bei einem plötzlich hohen Aufkommen (Overcrowding) von Patienten und zu wenigen Behandlungsplätzen. Die Triage ist ein Instrument, das die Patientensicherheit in der klinischen Notfallmedizin erhöht hat (Christ et al. 2016). In einer Notaufnahme wird ein Teil dieser eintreffenden Patienten per Überweisung oder Einweisung eines Arztes geschickt. Andere Patienten kommen per „Selbsteinweisung", d. h. ohne Rettungs- oder Notarztwagen bzw. Hubschrauber. Durch eine Triagierung kommt es allerdings zu Wartezeiten von anderen Patienten, weil ihnen hilfsbedürftigere Patienten vorgezogen werden. Diese von den Wartenden möglicherweise empfundene „Herzlosigkeit" einer Triage ist jedoch Ausdruck einer professionellen Haltung: „Es geht darum, keine Energie an Idealansprüche zu verschleudern, sondern Wesentliches von Unwesentlichem zu unterscheiden und so optimal zu arbeiten" (Schmidtbauer 2002, S. 11). Dass die Einführung eines Triagesytems zur Reduktion von Wartezeiten führt, zeigt das nachfolgende Beispiel. Im Münchner Klinikum Großhadern hat man mit dem ESI Erfolg. Dazu das Zitat eines Mitarbeiters der Notaufnahme: „*Im Vergleich zum letzten Jahr konnten wir die Behandlungszeit in der Notaufnahme von sechs auf drei Stunden reduzieren. Die Einteilung der Patienten nach Behandlungsdringlichkeit dauert durchschnittlich nur 1,15 Minuten*" (Steinbeißer 2015).

Viele Kliniken im deutschsprachigen Raum verwenden valide und verlässliche fünfstufige Systeme, wie beispielsweise das Manchester-Triage-System (MTS), den Emergency Severity Intex (ESI), die Australian Triage Scale (ATS) oder die Canadian Triage and Acuity Scale (CTAS). Am nachfolgenden Beispiel des MTS werden fünf Dringlichkeitsstufen in die folgenden Kategorien eingeteilt: „Schmerzen", „Blutverlust", „Bewusstsein", „Temperatur" und „Krankheitsdauer". Diesen sind maximale Wartezeiten zugeordnet, in welcher Zeit ein Patient spätestens Arztkontakt haben soll (s. Tabelle 7-2).

Pflegende mit der Fachweiterbildung „Notfallpflege" oder einem entsprechenden akademischen Abschluss übernehmen das Sortieren und Priorisieren. Dabei werden die Symptome des Patienten nach einem vorgegebenen Entscheidungspfad abgefragt. In der Regel dauert die Einschätzung nicht länger als zwei Minuten. Ein Patient mit unzureichender Atmung mündet beim MTS in die erste rote Stufe, das heißt, er muss sofort behandelt werden. Ein hochfiebernder Säugling oder ein unterkühlter Erwachsener erhält die orangene Stufe 2. Harmlosere Verletzungen, wie bei einer kleinen, nicht mehr blutenden Schnittwunde, werden in die blaue Stufe 5

Gruppe	Bezeichnung	Farbe	max. Wartezeit
1	Sofort	Rot	0 Minuten
2	Sehr dringend	Orange	10 Minuten
3	Dringend	Gelb	30 Minuten
4	Normal	Grün	90 Minuten
5	Nicht dringend	Blau	120 Minuten

Tabelle 7-2: Manchester-Triage-System (Quelle: Mackway-Jones, Ersteinschätzung in der Notaufnahme, 2011)

kategorisiert und Betroffene müssen dementsprechend bis zu zwei Stunden oder länger warten. Ein eingespieltes Team der Notaufnahme kennt das Dilemma, dass die verletzten Patienten der Gruppe 2, 3, 4 und 5 zurückgestellt werden. Gerade bei diesen ist neben der Schmerztherapie vor allem ein gutes Informationsmanagement notwendig. Manchmal wird ein „First View" durch einen erfahrenen Arzt vorgenommen, um zu klären, ob der Patient trinken darf. Mit nachvollziehbaren Argumenten wird im optimalen Fall den oben genannten Patienten dargelegt, warum sie trotz Verletzung warten müssen.

Für den Patienten oder die Angehörigen sollte die vom Personal gemachte Aussage unter Beachtung des Datenschutzes und der Privatsphäre anderer Patienten beobachtbar sein, für die Betroffenen einen konkreten Nutzen oder Vorteil haben und bestenfalls einen Handlungsimpuls auslösen. Vergleichen Sie dazu die Musteraussagen in Tabelle 7-3:

Manche Häuser verwenden darüber hinaus allgemeine Infografiken in diversen Sprachen. Sie sollen verhindern, dass es zu Unstimmigkeiten kommt, weil betroffene Patienten und ihre Angehörigen wahrnehmen, dass andere Patienten vorgezogen werden (siehe Abbildung 7-1) Anhand der Anzahl der muttersprachlichen Herkunftsregionen von Migranten in Deutschland scheint es sinnvoll, die Übersetzungen mindestens in den folgenden Sprachen anzubieten:

- Deutsch
- Englisch
- Französisch
- Spanisch
- Italienisch
- Türkisch

Argumentation Triage	Information an Patient/Angehörigen
Beweis	*Wir haben hier einen Massenunfall mit vielen Verletzten. Darüber können Sie online den aktuellen Nachrichten-Stand erfahren.*
Beobachtbares Merkmal	*Sie sehen die Rettungswagen vor der Tür oder die Schwerverletzen auf den Tragen hinter der Glasscheibe.*
Nutzen/Vorteil	*Nach einem international anerkannten Priorisierungssystem sind wir verpflichtet, zuerst die am schwersten verletzen Patienten zu behandeln. Bei Ihnen hat sich die blaue Stufe 5 ergeben. Dies bedeutet, dass sie keine lebensbedrohliche Verletzung haben und wahrscheinlich zwei Stunden warten müssen. Sie haben den Vorteil, dass Sie hier sicher sind und wir uns ggf. vorher schon um Ihre Schmerzen kümmern.* *Anschließend werden Sie hier bei uns genauso professionell behandelt, wie die lebensbedrohlich erkrankten Patienten, die gerade an der Reihe sind.*
Handlungsimpuls	*Bitte bedienen Sie sich gerne mit Getränken, Zeitschriften und unserem Unterhaltungs-/Ablenkungsprogramm.* *Sollten Sie Schmerzen oder ein anderes dringendes Anliegen haben oder verändert sich Ihr derzeitiger Zustand, erhalten Sie von uns umgehend Hilfe und Unterstützung.*

Tabelle 7-3: Triage Patienteninformationen

- Arabisch
- Russisch.

Informationen an unsere Patienten und deren Begleitpersonen
Jede kranke und verunfallte Person, die in unsere Notfallambulanz eintritt, wird zuerst untersucht und beurteilt. Dazu gehören meist Labor- und Röntgenuntersuchungen, die ein bis zwei Stunden dauern können. Erst dann kann entschieden werden, ob die weitere Behandlung ambulant erfolgen kann oder ob eine stationäre Aufnahme nötig ist. Für Begleitpersonen stehen im Warteraum Getränke, Zeitschriften und ein TV-Monitor zur Verfügung. Tagsüber steht Ihnen auch die Cafeteria zur Verfügung. Nach Absprache mit unseren Pflegenden ist es möglich, vorübergehend beim Patienten zu bleiben. Für Fragen stehen wir Ihnen gerne zur Verfügung. Bitte wenden Sie sich in diesem Falle an die Anmeldung.

Schwerverletzte und akut erkrankte Patienten haben Vorrang
Das Prinzip „First in – First out" – wer als Erster kommt, kommt auch als Erster dran – das an der Supermarktkasse gilt, funktioniert in der Notaufnahme nicht. Denn die Gefahr liegt darin, dass unsere Mitarbeiter akut gefährdete Patienten nicht rechtzeitig erkennen. Darum gilt das Schema: „Worst come – First served" – der Schlechteste kommt als Erster an die Reihe (Steinbeißer 2015). Mit unserer Triage werden Patienten nach Dringlichkeit der Behandlung sortiert. Je leichter die Schmerzen sind und je weniger bestimmte Symptome ein Patient hat, desto länger muss er warten, bis er behandelt wird. Deshalb können sich die Wartezeiten verlängern. Für Ihr Verständnis danken wir Ihnen.
Ihre Mitarbeiter der Notaufnahme

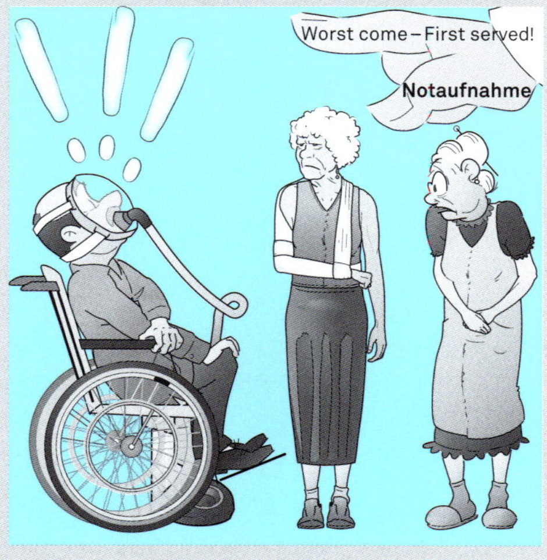

Abbildung 7-1: Worst come – First served

Möglicherweise liegen auch andere Besonderheiten vor, die eine stärkere Dringlichkeit und eine Priorisierung notwendig machen. In Anlehnung an den Wartealgorithmus (s. Kapitel 8.1) sind das: die emotionale Situation, das Alter und spezielle Patientenkollektive wie Kinder, Schwangere kurz vor der Geburt unter Berücksichtigung ihrer Konstitution (Mobilität), der Ernährungszustand, z. B. noch nüchterne Patienten mit insulinpflichtigen Diabetes mellitus sowie Patienten, die eine Flüssigkeits- und Nahrungskarenz über mehr als 12 Stunden haben.

7.4.2 Das „Problem" mit dem Notfall und dem Leerlauf

Im Klinikbereich mit mehreren Berufsgruppen müssen Standards entwickelt werden, in welchen Krankheitssituationen und bei welchen Faktoren es sich um einen Notfall handelt, der klinikintern Priorität hat. So kann verhindert werden, dass ein Chefarzt der Orthopädie ein anderes Verständnis von Notfall hat als der Neurochirurg. Im ungünstigsten Falle versucht einer von beiden die vorhandenen Kapazitäten, als Erster zu seinen Gunsten auszunutzen und alle anderen warten zu lassen.

Muss die Sprechstunde in einer Ambulanz oder Praxis abgebrochen werden, weil der Arzt in den OP-Saal oder zu einem externen Patienten gerufen wird, ist es empfehlenswert, wenn der betreffende Arzt selbst, gemeinsam mit einer Mitarbeiterin, das Wartezimmer betritt und die Hiobsnachricht verkündet. Anschließend begründet er seine kurzfristige Abwesenheit mit der Dringlichkeit und verweist auf seine Mitarbeitenden zwecks neuer Terminvereinbarungen.

Im OP-Saal mit bereits umgezogenen Mitarbeitenden, die auf den Operateur warten, können nicht so flexibel Leerlauf-Tätigkeiten übernommen werden wie von Mitarbeitenden in Praxis, Station oder Ambulanz. Trotzdem kann Preframing nützlich sein. Anstelle einer unangemessenen Einstellung der Mitarbeitenden mit der Erwartung: „*Hier läuft alles sekundengenau getaktet wie bei der NASA*", ist Flexibilität gefragt. Aber Menschen lieben ihre Gewohnheiten – selbst, wenn sie unter ihnen leiden. Wie lautet Ihr Plan B, wenn der Patient zwar angefordert wurde, aber nicht oder später erscheint? Sobald eine Verzögerung eintritt, wissen Sie ja nicht, wie lange diese jetzt anhalten wird. Manchmal möchten Sie mit einem zeitaufwendigeren Projekt starten und im selben Moment erscheint der verspätete Patient und Sie müssen die begonnene Arbeit unterbrechen. Nur wenn Sie genau wissen: „*Durch den Ausfall der vierten Behandlung haben wir jetzt ein neues Zeitfenster von 45 Minuten*", können Sie die „gewonnene" Zeit sinnvoll für andere Behandlungen oder Leerlauf-Tätigkeiten einsetzen. Wie können Sie diese Zeit nutzen? Welche **kurzfristigen** Überbrückungsmaßnahmen stehen auf Ihrer To-do-Liste? Ab welcher Minute Verzögerungszeit starten wir mit **längerfristigen** Projekten, die mehr Zeit in der Bearbeitung benötigen? Hier eine kleine Sammlung von Ideen:

Kurzfristig

- Dokumentation nachtragen
- E-Mails sichten und beantworten
- Telefonate und Anfragen erledigen
- Gemeinsam im Team kurze Fragestellungen oder Themen erörtern
- Neue Mitarbeiter oder Auszubildende anleiten.

Längerfristig

- Für das Qualitätsmanagement (QM): Checklisten erstellen oder vervollständigen, z. B. regelmäßige Messungen der Kühlschranktemperaturen oder Kontrollen von Medikamenten
- Fehlermeldungen (nach-)dokumentieren
- Wartungen durchführen
- Unterlagen sortieren und auf Aktualität prüfen
- Beschwerde- und Verbesserungsmanagement
- Auflistung neuer Bedürfnisse der internen und externen Kunden
- Burnout-Prophylaxe, Zeit zum Durchatmen Selbstpflege: Kurzpause – Teamgespräche – möglichst die Zeit nicht an elektronischen Mobilgeräten verbringen, denn das bringt ggf. zusätzlichen selbst ausgelösten Stress mit sich.

7.5 Das persönliche Auftreten

7.5.1 Der erste Eindruck

Die meisten Patienten sind medizinische Laien und können sich zumindest bei der Auswahl eines Anbieters zunächst kein Bild von der diagnostischen, pflegerischen oder therapeutischen Qualität machen. Sobald ein Patient die Ambulanz, Praxis oder Notaufnahme betritt, trifft er eine Entscheidung, ob er sich wohlfühlt oder nicht. Darum ist ein erster positiver Eindruck von Sauberkeit, Modernität, Aufgeräumtheit, angenehmem Duft, Klima und Ausstattung wichtig. Sobald Patienten und ihre Angehörigen die Einrichtung betreten, haben sie einen angenehm oder unangenehm intuitiven Eindruck. Manchmal liegt das an profanen Details, z. B. wie sich das Material der Türgriffe anfühlt oder an dem Sitzkomfort der Stühle in der Wartezone.

Wie wir im ersten Teil anhand diverser Forschungsergebnisse gesehen haben, werden Wartesituationen positiver erlebt, wenn der Patienten-Kunde nicht nur ein angenehmes Ambiente im Zimmer seiner Station bzw. in der Ambulanz oder Praxis vorfindet, sondern dort auf Mitarbeitende trifft, die er als persönlich zugewandt und engagiert erlebt. Der in Internetbewertungsforen zitierte erste „Begrüßungssatz“ beim Eintritt in eine Arztpraxis wie „Name?“ verbietet sich natürlich. Ratsam sind ein freundlicher Empfang in einer zugewandten Körperhaltung, mit Blickkontakt und Worten wie: *„Herzlich Willkommen, Frau Meier. Im Namen unserer Klinik/Praxis darf ich Sie hier bei uns begrüßen.“* Die Art und Weise der Ansprache sollte zu den Mitarbeitern passen. Es gibt Kollegen, bei denen wirkt dieser Begrüßungssatz authentisch, bei anderen nicht. Diese sollten sich etwas für sich Passendes überlegen. Die Namensnennung zeigt dem Patienten-Kunden, dass er/sie erwartet wurde. Somit gilt unabhängig von Verzögerungen, dass wir es schaffen sollten, zu unseren Patienten-Kunden zielgerichtet einen solchen „Draht“ aufzubauen, denn der erste Eindruck hat höchste Bedeutung. Bei der ersten Begegnung achtet der Patient intuitiv auf Körpersprache, Mimik und Gestik und erst danach auf die gesprochenen Inhalte. Die Körpersprache ist entwicklungsgeschichtlich älter als die Begriffssprache und wirkt stärker auf das Vertrauen als gesprochene Worte. Schon nach 150 Millisekunden entscheidet der vor mir stehende Patient unbewusst, ob ich eher sympathisch oder unsympathisch erlebt werde (Matschnig 2008). Ziel ist es, einen positiven persönlichen Eindruck zu schaffen. Denn erlebt der Patienten-Kunde sein Gegenüber als sympathisch, wird diesen Mitarbeitenden zugleich auch Kompetenz zugestanden.

7.5.2 Freund-oder-Feind-Prinzip

Sobald Patienten, aber auch wir selbst, eine neue Person kennen lernen, entscheiden sie unbewusst nach dem Freund-oder-Feind-Prinzip. Dieses geschieht oft so schnell, dass ihnen die Entscheidungsgründe kaum bewusst werden. Und alle nachfolgenden Beobachtungen bestätigen dieses Urteil, welches sie vorher im Kopf gefällt haben. Dieses erste fixe Urteil ist beständig und beinahe unveränderlich. Zudem fallen wir zwei Fehleinschätzungen zum Opfer. Erstens: andere Menschen werden uns selbst bestimmt vorurteilslos wahrnehmen, weil wir hier wichtig sind. Der zweite Irrtum: andere sehen uns so, wie wir uns selbst sehen. Wenn wir anderen begegnen, glauben wir fast immer zu wissen, was diese denken. Dabei übertragen wir häufig auf sie, was uns selbst gerade gedanklich oder emotional beschäftigt.

7.5.3 Bezugskontakt herstellen

Die Kommunikation zwischen Menschen wird intensiver, je besser der „Draht“ zwischen den Beteiligten ist und je mehr Vertrauen ein „Abhängiger“ entwickelt. Auf einer stabilen Verbindung zwischen zwei Menschen können schwere „Lasten“ transportiert werden; das gilt im besonderen Maße für den Umgang mit wartenden Patienten-Kunden. Unbewusste nonverbale Signale tragen entscheidend dazu bei, wie Sie Ihrem Patienten-Kunden gegenüber treten: Wie blicken Sie ihn an, wie eröffnen Sie das Gespräch? Wenn beim ersten Kontakt eine grundsätzliche Sympathie aufgebaut wird, ist das eine gute Basis für alle weiteren Interaktionen. Ein gelungener Bezugskontakt stellt „Harmonie auf allen Ebenen“ her (Geuter 2015; Quernheim 2010, S. 103 f.). Auch zu fremden oder auf den ersten Blick vielleicht sogar „unsympathischen“ Personen kann ein solcher Kontakt gelingen. Beachten Sie dabei die folgenden drei Schritte:

1. Schritt: Kalibrieren
Beobachten Sie zunächst Ihr Gegenüber genau:

- Wie sitzt oder steht der Patienten-Kunde vor Ihnen?
- Wirkt Ihr Gegenüber angespannt oder locker?
- Spricht er Hochdeutsch oder Dialekt?
- Welchen Wortschatz verwendet er?

Vielleicht kennen Sie den Fachbegriff „Kalibrieren“ aus dem Bereich des Monitorings bei Überwachungsgeräten. Dort werden beispielsweise Alarmober- und -untergrenzen kalibriert (geeicht, justiert). Genauso funktioniert hier das Kalibrieren zum Aufbau von Bezugskontakt. Im Idealfall gelingt es Ihnen, sich auf die Wortwahl und das Verhalten Ihres Gegenübers einzustellen. Beobachten Sie:

- Körperhaltung,
- Mimik und Gestik,
- Sprache,
- Ausdrucksweise und Lautstärke,
- Sprechtempo und Stimme,
- Atempausen und Atemfrequenz.

Stellen Sie W-Fragen zu seinen Interessensgebieten, Vorlieben, Ängsten und Abneigungen. Welcher Mensch steht oder sitzt Ihnen gegenüber? Wenn Patienten und Mitarbeitende sich neu kennen lernen, gelingt eine gute Kontaktaufnahme vor allem dann, wenn sie bemerken: *„Der Andere ist ja genauso wie ich.“* Parallelen, gemeinsame Einstellungen, Verhaltensweisen und Anschauungen intensivieren diesen „Draht zueinander“.

2. Schritt: Angleichen und Spiegeln

Eine in der Praxis erprobte Methode, um auch zu Fremden einen schnellen Bezugskontakt aufzubauen, ist das Angleichen bzw. Spiegeln. Erfolgreiche Kommunikatoren nähern sich zunächst einmal ihrem Gesprächspartner an, bevor sie sich auf der Sachebene in das eigentliche Thema stürzen. Sie vermitteln damit, dass Sie die Meinung des Anderen wertschätzen und bereit sind, seine Denkweise, seine Gefühle und seine Lebenswelt zu berücksichtigen. Durch die Wertschätzung des Anderen erlangen und „verdienen“ sie sich sein Vertrauen. Wer einen „guten Draht“ zum Patienten-Kunden aufbauen möchte, schwingt sich auf die „Wellenlänge“ des Anderen ein und begibt sich in die aktuelle Welt des Gesprächspartners. Holen Sie den Patienten-Kunden dort ab, wo er gerade steht.

- Welche Themen sind dem Patienten-Kunden in diesem Moment wichtig, was bewegt ihn, worüber möchte er sprechen?
- Spiegeln Sie seine Körpersprache.
- Gleichen Sie Ihren Gesichtsausdruck, Ihre Lautstärke und Atmung an seine an.
- Versetzen Sie sich in seine Lage!
- Sprechen Sie Gemeinsamkeiten an, gern in einem kurzen „Smalltalk“ zum Einstieg in das Gespräch. Smalltalk ist ein Türöffner für private und berufliche Kontakte, mit dem Vertrauen geschaffen wird. Vergleichen Sie das nachfolgende Beispiel.

> Die Pflegefachfrau begrüßt die neue Patientin und fragt: *„Ich lese gerade, Sie kommen aus Stadt X. Die kenne ich. Da war ich erst vor kurzem.“*
>
> Patientin: *„Ja, da wohne ich schon seit 15 Jahren.“* Dabei faltet sie ihre Hände bequem.
>
> Pflegefachfrau: *„Ich habe damals dort Volleyball gespielt.“* Faltet ebenfalls ihre Hände.
>
> Patientin: *„Wirklich?! Mein Schwager ist dort auch im Volleyballverein, was für ein Zufall!“*

Gleichen Sie sich zunächst den körperlichen Verhaltensweisen des Patienten an. Nehmen Sie eine gerade und aufrechte Körperhaltung ein, wenn er Ihnen so gegenübersitzt oder begegnen Sie ihm in jedem Fall auf Augenhöhe. Sprechen Sie, sofern Sie es können, Dialekt, wenn er diesen spricht oder flechten Sie umgangssprachliche Ausdrücke aus der jeweiligen Sprachregion ein. Machen Sie Ihrem Gegenüber klar: *„Ich bin wie du!“* Durch eine höhere Blickkontaktfrequenz kann der Patient aktiviert und seine Informationsaufnahme verbessert werden. Dadurch steigt der Eindruck von Sympathie, Vertrauen und Glaubwürdigkeit (Nerdinger 2003). Verzichten Sie unbedingt auf „billige“ Komplimente und unglaubhaftes Lob – Patienten-Kunden durchschauen „Sympathiejägerverhalten“.

Die Methode des Spiegelns stellt eine Erweiterung des aktiven Zuhörens auf der Ebene der Emotionen dar. Sie nehmen nicht nur bewusst wahr, was Ihr Gegenüber sagt, sondern auch, was er fühlt. Spiegeln Sie Ihrem Gesprächspartner das wider, was Sie wahrnehmen. Diese Verbalisierung (Versprachlichung) des Wahrgenommenen zwischen Mitarbeitenden und Patienten-Kunden kann helfen, eine positive Verbindung herzustellen.

Der Pflegefachmann findet einen Wartenden in sich zusammengesunken, mit gesenktem Kopf in einem Sessel sitzend vor. Er fasst seine Wahrnehmung so, wie sie sich ihm in diesem Moment darstellt, mit den Worten zusammen: *„Ach, es sieht so aus, als fühlten Sie sich heute gar nicht gut?"* Dabei setzt er sich in ähnlicher Sitzposition neben den Patienten. Er achtet darauf, nicht in einer starken Dominanzpose neben ihm zu sitzen, ihm aber auch nicht zu nahe zu treten.

Es ist nicht entscheidend, die Gefühlslage der Patienten-Kunden genau zu analysieren und korrekt wiederzugeben. Viel wichtiger ist, Ihr Gegenüber spüren zu lassen, dass Sie sich intensiv mit ihm und seinen Empfindungen auseinandersetzen. Sie vermitteln ihm damit, dass Sie sich in diesem Moment nur auf diesen einen Menschen konzentrieren und ihm Ihre ungeteilte Aufmerksamkeit schenken. Einen besseren Beitrag zum Aufbau einer harmonischen Beziehung können Sie kaum leisten. Abbildung 7-2 zeigt, wie eine Pflegende den wartenden Patienten spiegelt. Dem Beobachter kommt es vor, als würden beide wie an unsichtbaren Marionettenfäden verbunden sein.

3.Schritt: Führen

Begleiten Sie Ihren Gesprächspartner nun in den gewünschten Zustand, indem Sie „**vor**gehen"; Sie führen ihn beispielsweise zu Gelassenheit und Ruhe. Durch ein solches „geführtes Mitgehen" geleiten Sie Ihren Gesprächspartner ganz individuell vom Problem- in den Zielzustand. Nun wird sich Ihr Gesprächspartner im Gesprächsverhalten unbewusst Ihnen anpassen und sich inhaltlich „auf Ihre Wellenlänge" begeben. Die Pflegepraxis beweist, dass sich aus einer eventuell ernsten und angespannten Ausgangslage nun aufgrund Ihrer freundlichen und lockeren Art auch im körpersprachlichen Ausdruck Ihres Gesprächspartners einiges verändern kann; unbewusst passen sich die Gesprächspartner an.

Sie kennen bestimmt den Satz: „*Wie man in den Wald hinein ruft, so schallt es heraus!*" Unter Expressivität (Ausdrucksstärke) wird die Fähigkeit verstanden, eigene Gefühle nonverbal sichtbar zu machen. Ein solches Verhalten wirkt ansteckend; es verstärkt sich wechselseitig bei gelingendem Bezugskontakt. Die Freundlichkeit der Mitarbeiterin überträgt sich auf die Gemütsverfassung des Patienten-Kunden und dieser reagiert freundlich (Nerdinger 2011, S. 123).

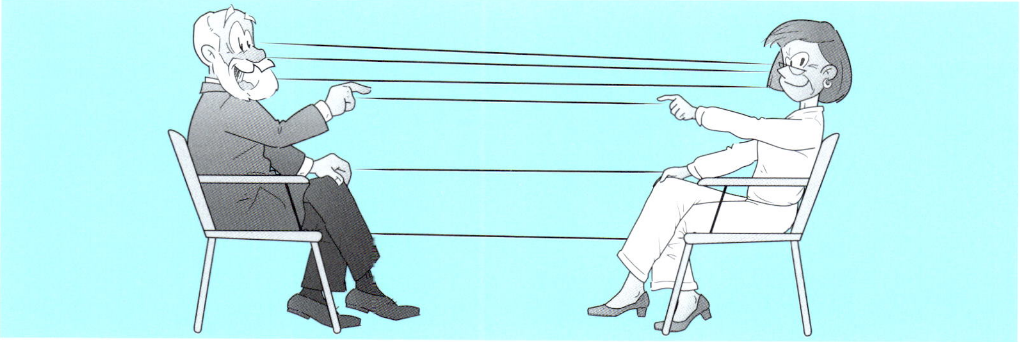

Abbildung 7-2: Wie an unsichtbaren Marionettenfäden

Viele Menschen glauben, dass nonverbale Körpersignale eindeutiger seien als sprachliche, weil man sie weniger vortäuschen könne. Dabei wird argumentiert: *„Der Körper lügt nie!“* Dieses bestätigen auch Ergebnisse, die Hinweise auf Lügen besser durch die Körpersprache als durch verbale Kommunikation entschlüsseln (Thiele 2003).

Und nicht nur körpersprachlich entwickeln sich Gemeinsamkeiten. So stellte der Neurowissenschaftler Hasson von der Princeton University in seinem Labor die nachfolgende Situation nach. Zwei Probanden lernen sich kennen und unterhalten sich erstmals. Dabei stellte der Forscher fest, dass die Gehirnaktivitäten zwischen den beiden Gesprächspartnern eine verblüffende Übereinstimmung zeigen. Wenn wir uns einem Menschen wirklich zuwenden, findet offenbar eine Art Hirnkopplung statt und es kommt zum „Ich denke wie Du“-Effekt (Hasson in Metzger 2015). Sobald zwei Menschen intensiven Gesprächskontakt haben, erraten sie manchmal die Worte des anderen, bevor diese ausgesprochen werden. Diese Augenblicke werden im Hirnscanner sichtbar. Dies passiert am intensivsten, wenn beide nicht nur dieselben Gedanken, sondern auch die Emotionen des anderen empfinden. Wenn sich im Setting des Gesundheitswesens Vertrauen entwickelt, ist das natürlich wünschenswert, aber Hassons Arbeiten gehen darüber hinaus: Sie weisen darauf hin, dass derlei Vorgänge keiner Vertrautheit bedürfen. Menschen können diese prinzipiell mit jedem Fremden erleben. Dazu reicht eine wohlwollende und empathische Begegnung (a. o. O.).

7.5.4 Sympathie

Je sympathischer Sie auf Patienten-Kunden wirken, desto eher werden Ihre Argumente akzeptiert und der Betroffene arrangiert sich mit der Situation. Dabei wirkt der Sympathiekreislauf wechselseitig: begegnen Sie Ihren Patienten mit Respekt und Sympathie, so wird Ihr Gegenüber es in den meisten Fällen auch tun. Dazu nützt das eben erwähnte Instrument des Bezugskontakts, denn selbst nur durch das Spiegeln von Körperhaltung, Atemfrequenz, Mimik und Gestik wirken Sie auf den anderen sympathisch. Betonen Sie auch die Gemeinsamkeiten zwischen Ihnen. Menschen mögen Menschen, die so sind wie sie. Vom Patienten wahrgenommene Ähnlichkeiten fördern die Sympathie. Dadurch erhalten als sympathisch erlebte Mitarbeitende auch oft eine bessere Rückmeldung zu ihrer Kompetenz als unsympathische. Wenn Ihr Gegenüber eine andere Meinung zu einem Thema hat, erkunden Sie, wie der Patienten-Kunde zu dieser Ansicht gekommen ist. Vermeiden Sie Kritik an seiner Meinung. Die nachfolgenden Themengebiete sollten beim Smalltalk gemieden werden: Religion, Politik und Geld.

Psychologen empfehlen einen Trick (Kitz 2013): Bitten Sie die Menschen, deren Sympathie Sie gewinnen möchten, um einen kleinen Gefallen. Dieser sollte so geringfügig sein, dass ihn niemand abschlagen kann, aber er sollte zum Aktivwerden des Anderen führen. Bekannt ist dieses Vorgehen als Benjamin-Franklin-Taktik. Denn wenn eine Person einer anderen Person hilft, wird für diese der Hilfeempfänger sympathischer (Müller 2013, S. 234). Mögliche Bitten im Wartesetting könnten sein: die Bitte um das kurze Aufhalten der Tür, um einen Karton transportieren zu können, das Eintragen von Daten in einem Formular, das kurzzeitige Festhalten/Aufbewahren von Unterlagen (die natürlich einsehbar keine sensiblen Daten enthalten dürfen), das Ausleihen eines Schreibgeräts oder die Unterstützung bei kleineren Aufgaben. Bei Geschäftsessen wird dieses Prinzip häufig angewendet, um mit dem Gast später auch weiterhin eine von Sympathie getragene Beziehung aufrecht zu erhalten, denn bei einer Restauranteinladung entfaltet das Gegenseitigkeitsprinzip (Reziprozität) seine Wirkung. Gut gelaunte Kunden, die durch ein leckeres Essen in positiver Stimmung sind, sind eher bereit, andere zu unterstützen. Kitz (2013) erwähnt den weniger bekannten Umstand, dass Menschen dann besonders hilfsbereit sind, wenn es ihnen schlecht geht. Adaptiert auf das Wartesetting ergeben sich einige Umsetzungsmöglichkeiten:

- Bieten Sie wartenden Patienten-Kunden ein angenehmes Umfeld im wohltuenden Setting und wählen Sie insbesondere kundenorientierte Mitarbeitende für den Umgang mit ihnen aus. Dies wird gerade bei unerwarteten Verzögerungen zu besseren Stimmungen und Bewertungen der Wartenden beitragen.
- Gewähren Sie Kulanz oder bieten Sie Gutscheine oder Bons für entstandene Wartezeiten (s. Kapitel 7.10.6)
- Lächeln Sie! (s. Kapitel 7.9.1)
- Sofern Sie Musik in Ihrem Wartebereich anbieten, fragen Sie die/den Patienten nach ihren Musikwünschen oder bieten Sie von sich aus ein Programm mit guter Stimmung erzeugender Musik an.
- Beginnen Sie ein Gespräch und stellen Sie den Patienten-Kunden Gute-Laune-Fragen, über die sie weiter nachsinnieren können: Was begeistert mich? Mit welchen Menschen bin ich gerne zusammen? An welchen Orten fühle ich mich besonders wohl? Was mache ich gerne?
- Weisen Sie den Patienten-Kunden auf interessante Bereiche oder Angebote in Ihrer Einrichtung hin: eine Ausstellung, einen Klinikspaziergang, den besonders gestalteten Garten.
- Bieten Sie besondere Getränke (Multivitaminsaft o.Ä.) oder Obst an, um die Wartezeit auf gesunde Weise zu „versüßen".

7.5.5 Begrüßung durch Händedruck oder Handschlag

Ein professionell geschüttelter Händedruck zur Begrüßung ist tendenziell kräftig und von kurzer Dauer. Reflektieren Sie Ihren Händedruck und lassen Sie sich (von Kollegen und Freunden) ein Feedback dazu geben. Die Stärke des Drucks wird oft mit einem mehr oder weniger stark ausgeprägten Selbstbewusstsein assoziiert. Darum können gerade Berufsanfänger in diesem Bereich eine feinfühlige Ausdruckskompetenz erlangen, um zu eruieren, wann welcher Händedruck wichtige non-verbale Signale setzt bzw. setzen soll.

> Ein starker Händedruck/Handschlag symbolisiert Willensstärke und Organisationstalent. Hier macht die Mitarbeitende eine klare Ansage.
>
> Ein schwacher (lascher) Händedruck kann Unsicherheit zeigen oder auf einen labilen psychischen Zustand hinweisen.
>
> Erfahrene Mitarbeitende schließen aufgrund der Händedruckkraft des Patienten auf seinen Zustand und/oder seine motorischen Koordinierungsfähigkeiten[14].

Der Hochrangigere bzw. der Gastgeber startet bei der Begrüßung mit dem Reichen der Hand. Dabei sollte der Handschlag weder zu leicht noch schraubstockartig sein. Reichen Sie darum Ihre trockene rechte Hand leicht senkrecht und umfassen Sie dabei die ganze Hand Ihres Gegenübers. Freundlichkeit und Selbstsicherheit werden verstärkt, je größer die Berührungsfläche ist. Als Zeichen der Unterstützung wird das Umgreifen des Unterarmes gedeutet. Damit signalisiert die Person, dass sie unterstützen und führen möchte. Als besonders wertschätzend gilt dabei das Ablegen der freien Hand auf der Oberseite der Begrüßungshand (Matschnig 2013, S. 42).

Hygiene und Kontamination

Obwohl das Händeschütteln in hiesigen Ländern als akzeptiertes Ritual gilt, unterlassen

14 Nach einer Studie an Patienten jenseits des 85. Lebensjahres korreliert der gemessene Händedruck mit der zu erwartenden spezifischen Sterberate (vgl. Ling et al. 2010)

immer mehr Einrichtungen im Gesundheitswesen diese Geste aus hygienischen Gründen. Eine Übersichtsstudie kommt zum Ergebnis, dass Händeschütteln neben dem gemeinsamen Kontakt von Menschen mit Oberflächen, wie etwa Türklinken, der wichtigste Übertragungsweg für Infektionen, wie Erkältungen oder auch Magen-Darm-Erkrankungen, ist (Bloomfield et al. 2007). Alternatives Begrüßungsritual darf die erhobene Hand mit dem vertikalen Zeigen der Handinnenfläche sein (ähnlich dem Gruß des Vulkanier Mr. Spock – aber ohne gespreizte Finger). Diejenigen Unternehmen, die aus hygienischen Gründen auf das Ritual des Handgebens verzichten, klären darüber durch Aushänge auf oder sagen bei der Begrüßung: „Ich möchte Ihnen gerne die Hand schütteln. Aus Hygienegründen ist das leider nicht möglich, denn wir möchten Sie vor Keimen schützen. Diese Begrüßungsgeste zeigt Ihnen unser Willkommen."

7.5.6 Nennung des Namens

Wählen Sie eine persönliche Begrüßung, die zu Ihnen passt und stellen Sie sich beim Erstkontakt mit Ihrem Namen und Ihrer Funktion vor. Verwenden Sie wiederholt den Namen des Patienten-Kunden, aber achten Sie darauf, dass es natürlich und nicht aufgesetzt oder wie auswendig gelernt klingt. Gerade bei angemeldeten Patienten wissen Sie bereits vor dem Betreten, wer heute wann stationär bzw. ambulant erscheint. Ein Wiedererkannt-werden führt beim Patienten-Kunden zu einem positiven Gefühl von Individualität. Ist der Name für Sie schwierig auszusprechen oder wissen Sie nicht, wie oder mit welcher Betonung Sie dies tun sollen, so fragen Sie unbedingt nach. Führen Sie, sofern es zeitlich möglich ist, direkt bei der Begrüßung einen kurzen Smalltalk. Ansatzpunkte hierfür geben sowohl persönliche Daten wie Wohnort, Arbeitgeber oder auch Regionales. Danach werden durch offene Fragen die Bedürfnisse des Patienten oder seiner Angehörigen ermittelt. Hören Sie genau zu und umschreiben Sie das Gesagte mit Ihren eigenen Worten. Analysieren Sie, welche Anliegen genau vorliegen. Am Ende schließen Sie die Anamnesephase mit Kontrollfragen ab, wie zum Beispiel: *„Habe ich Sie richtig verstanden, dass Sie jetzt zur Magenpunktion hier sind und eine Allergie auf das Beruhigungsmittel X haben?"* usw.

Sind **betreuende** Angehörige anwesend, ist darauf zu achten, dass der Patient direkt und persönlich angesprochen wird; das gilt auch bei Kleinkinder-Patienten, denn ihre Eltern bzw. die betroffenen eingeschränkten Patienten mögen es in der Regel nicht, wenn über sie und nicht mit ihnen gesprochen wird.

Patienten-Kunden, die vor Eingriffen oder Maßnahmen der Diagnostik stehen, sind häufig aufgeregt. Hier besteht die Gefahr, dass diese nicht exakt zuhören oder falsche Antworten geben. Der nachfolgende Fall soll dies illustrieren. Es kommt vor, dass die zu Operierenden auf eine nette und freundliche Anfrage bestätigend antworten, auch wenn sie diese nicht richtig verstanden haben. Neben der Unkonzentriertheit bei Aufregung kann es auch an einer eingeschränkten Hörfähigkeit oder sprachlichen Verständigungsschwierigkeiten liegen (Hoffmann 2015). In dem realen Fall bejahte die prämedizierte wartende Patientin die Frage: *„Guten Morgen, sind Sie Frau Müller?"*, obwohl sie Frau Meyer war. Darum ist eine aktive Identifikation (*„Wie heißen Sie und wann sind Sie geboren?"*) grundsätzlich einer passiven (*„Sind Sie Frau XY?"*) vorzuziehen. Patientenarmbänder gibt es zwar, sie werden allerdings (noch) nicht in allen Kliniken und kaum in Praxen benutzt. Eine sichere Patientenidentifikation ist vor jedem Transport, vor jeder Maßnahme von Diagnostik (z. B. Probeentnahme) und Therapie unentbehrlich. Auch hier kann durch Preframing der Patienten-Kunde vorbereitet werden. Im Vorfeld erfährt er, dass er während des gesamten Procederes zu seiner Sicherheit immer wieder nach seinem Namen befragt wird.

Hinweis in einer Aufklärungsbroschüre
„Wir legen großen Wert auf Sicherheit. Manche Patienten, die aufgeregt sind oder ein Beruhigungsmittel erhalten haben, beantworten Fragen falsch. Darum begrüßen wir Sie vor dem Eingriff nicht mit Ihrem Namen, sondern fragen Sie zunächst danach."

7.5.7 Erzeugen einer vertrauensvollen Atmosphäre

Wie erzeugen Sie nun eine konstruktive Stimmung, die auch wiederum ein Commitment generiert? War der Patient schon einmal bei Ihnen, sollten Sie Aussagen verwenden, die sich auf den letzten Termin beziehen. Der Patienten-Kunde und seine Angehörigen entwickeln dann größeres Vertrauen, weil man sich an ihn erinnert und er sich bei Ihnen in guten Händen fühlt. Manche Pflegende oder MFA machen sich Notizen, wenn die alten Krankenblätter bereitgelegt oder Dateien geöffnet werden. So brillieren diese Mitarbeitenden, wenn sie dem Patienten oder seinen Angehörigen Fragen stellen, wie sich die damalige Situation seit dem letzten Besuch weiter entwickelt hat. Dies wirkt sich positiv auf die Atmosphäre aus. Bei einigen stationären Patienten werden bei Wiederaufnahme häufig auch die sogenannten „alten Krankenblätter" mitsamt der Pflegedokumentation angefordert. Durch Nennung von Details gelingt es Ihnen beim wiederholten Termin, das Vertrauen des Patienten und seiner Angehörigen zu gewinnen, denn dies ist eine Grundvoraussetzung für einen positiv erlebten Warteprozess und verhindert Konflikte. Weitere Tipps dazu, wie Vertrauen aufgebaut werden kann:

- Nehmen Sie jede neu eintretende Person im Raum wahr. Sollten Sie in diesem Moment gerade im Gespräch mit einer anderen Person sein, so zeigen Sie Ihre Wahrnehmung beim Eintreten des Patienten mit nonverbalem Verhalten, beispielsweise durch freundliches Zunicken. Halten Sie im Gespräch aufmerksamen Augenkontakt. Man weiß beispielsweise, dass in Callcentern die vom Kunden auch durch das Telefon erlebte Freundlichkeit und Empathie wichtiger als Fachwissen sind (Gouthier 2013, S. 49).
- Sprache beeinflusst die Gedanken des Gegenübers. Sie erhöht die Compliance bzw. Adhärenz, d.h. die Bereitschaft, an der Genesung mitzuarbeiten und Anweisungen zu befolgen. Der Patienten-Kunden hält sich besonders dann an die empfohlenen Verhaltensregeln, wenn eine bestimmte Wortwahl verwendet wird. Sagen Sie statt *„Sie müssen diese Tropfen vor der Untersuchung nehmen!"* besser: *„Wenn Sie diese Tropfen jetzt einnehmen, entwickeln sie die optimale Wirkung"*.
- Manche Mitarbeiter erwähnen anderen gegenüber häufig, dass sie „noch schnell" das und das erledigen müssen. Diese Hektik überträgt sich nicht nur auf das Gegenüber. Der Patient fühlt sich besser, wenn er nicht den Satz hört *„Ich muss noch schnell nachschauen"*, sondern geeigneter und angebrachter klingt die Mitteilung bei: *„Ich schaue nach. Ich bin gleich für Sie da."* Verzichten Sie auf das *„ich muss"* und verwenden Sie selbst *„Ich möchte bzw. ich will ..."* oder *„Ich werde ..."*(vgl. Mantz 2016). Was klingt vertrauenswürdiger? Wenn Sie einem Kollegen sagen *„Ich muss jetzt aber Schluss machen, weil ich noch Frau K. umlagern muss"*, klingt es nicht so professionell wie die Aussage: *„Ich möchte das Gespräch jetzt gerne beenden, weil ich Frau K. fest zugesagt habe, sie in zehn Minuten umzulagern"*.
- Machen Sie in Ihren Aussagen Ihre Fürsorge deutlich. Verzichten Sie auf Untersagungen und Befehle, formulieren Sie nicht ein Verbot an den Patienten im Wartezimmer: *„Sie dürfen nach der Untersuchung nicht alleine aufstehen!"*, sondern besser *„Rufen Sie bitte hier mit dem Knopf einen Pflegefachmann, bevor Sie das erste Mal aufstehen möchten."* Ge-

ben Sie keine Anweisungen, sondern streben Sie eine Kooperation an.
- Bewahren Sie Ihre Menschlichkeit, agieren und sprechen Sie mit Gelassenheit und Ruhe und spüren Sie immer wieder kurz sich und Ihre Bedürfnisse (Lovato et al. 2013).

Gespräche in Einrichtungen des Gesundheitswesens beginnen meist damit, dass sich der Wartende mit einer Frage an die Mitarbeitenden wendet. Zum Beispiel: „*Zu welchem Zeitpunkt nach der OP kann ich wieder telefonieren, um meine Angehörigen zu verständigen?*" Erhält er die Information, ist die Sache vermeintlich erledigt. Aber manchmal ist das Anliegen nur zum Teil geklärt, weil der Wortlaut der Frage nicht immer die eigentliche Frage beinhaltet. Häufig geht es um bedrängende Gefühle, im obigen Falle um Unsicherheit und Angst, die nicht ausgesprochen werden und dem Patienten vielleicht selbst nicht bewusst sind. Der Patient hofft darauf oder wäre möglicherweise sogar begeistert, wenn der Angesprochene genau dies spürt und entsprechend darauf eingeht. Aus diesem Grund darf hier empfohlen werden, dass man nicht nur faktisch hinhören, sondern immer auch empathisch auf mehreren Wahrnehmungskanälen „mithören" sollte (o.V. Interview mit Bamberger 2013).

Friedliche Ausdruckweise

Bei Konflikten im Wartebereich ist manchmal die verwendete Sprache „auf beiden Seiten" voller Begriffe aus Kriegsvokabular, wenn Patienten zum Beispiel „*den Spieß umdrehen wollen*" oder Wörter wie „*streiten*", „*brüllen*", „*schimpfen*", „*Bombe*", „*angiften*" verwenden.

Sobald ein anderer Patient dies hört und beobachtet, können solche Stimmungen überspringen, das bedeutet auch die anwesenden Wartenden denken ab diesem Moment in einer Kampfrhetorik und reagieren aggressiv. Eine solche, anfangs nur gedachte und dann später im Wartebereich ausgesprochene Kampfsprache, wirkt angriffslustig. Darum sollten sich die Mitarbeitenden bewusst machen, welche Auswirkungen ihre Wortwahl hat und selbst mit gutem Beispiel vorangehen. Also bitte am Telefon keine Terminanfrager abwürgen und vom Stützpunkt sprechen, sondern den Begriff Empfang oder Rezeption verwenden (vgl. Mantz 2016).

Anstelle von „*Ich muss hier um einen passenden Termin kämpfen*!" besser „*Ich engagiere mich für einen passenden Termin*". Oder anstatt „*Hier sieht es ja aus, als hätte eine Bombe eingeschlagen!*", verwenden Sie besser: „*Der Wartebereich ist nicht aufgeräumt*."

Ein Problem haben Sie nicht wie einen Gegenstand in Ihrem Gepäck, sondern ein Problem denken Sie, das heißt, es existiert zunächst und vor allem in Ihrem Kopf. Sprechen Sie eine bejahende und zielorientierte Sprache, wird aus dem vormaligen Problem plötzlich eine „*Herausforderung*" oder eine „*knifflige*" oder „*spannende*" Ausgangslage. Sagen Sie dem Patienten nicht, was er nicht machen soll – sondern geben Sie ihm Impulse, was er tun soll. Anstelle von „*Bitte stehen Sie **nicht** in diesem Bereich*!", sagen Sie besser „*Bitte nehmen Sie dort auf dem Stuhl Platz*". Oder anstelle von „*Bitte jetzt **nichts** mehr trinken und essen*!" besser „*Sie dürfen dann später nach der Untersuchung ab ca. 13:00 Uhr wieder etwas essen*".

7.5.8 Verständlichkeit und Stimme

Gerade die persönliche Mensch-zu-Mensch-Ansprache spielt in einer zunehmend digitalisierten Kommunikationswelt eine wichtige Rolle. Zegelin (2013) beschreibt, dass manche Pflegende sogar akustisch an einer anderen Haltung und Intonation der Stimme erkennbar sind. Nachfolgend weitere Hinweise zur Aussprache im Patientenkontakt:

- Verwenden Sie kurze verständliche Sätze, keine Schachtelsätze.
- Bei Laien verzichten Sie bitte auf Fachtermini.

- Verwenden Sie die Gegenwartsform, statt: *„Welche Krankenkasse hatten Sie?"* besser *„Welche Krankenkasse haben Sie?"*
- Sprechen Sie in Anwesenheit von wartenden Patienten immer bedacht, denn diese Zuhörer (und Beobachter) achten sehr auf Kongruenz oder Unstimmigkeiten und lassen sich dadurch in ihrer eigenen Haltung oder Stimmung beeinflussen.
- Versprühen Sie in Ihrem Arbeitsbereich Freude.
- Respektieren Sie Ihr Gegenüber, indem Sie Patienten aktiv ansprechen. Als Unwörter gelten: *„Kundenfälle"* oder *„Patientenfälle"*.
- Denken Sie friedfertig und unterstellen Sie dem Anderen zunächst immer „Gutes".
- Verwenden Sie heilsame Worte, die Sie im Gespräch einfließen lassen oder in Form von Wandbildern und Postern im Wartebereich aufhängen. Positive Sprüche, eine bestimmte konstruktive Wortwahl oder auch „Take-Home-Messages" (Merksätze und Botschaften) liegen vor, wenn diese förderlich und hilfreich die Wartesituation unterstützen. Beispiele hierfür:

> *„Zwischen Reiz und Reaktion gibt es einen Raum. In diesem Raum hat der Mensch die Freiheit und die Fähigkeit, seine Reaktion zu wählen."* (Viktor Frankl)
>
> *„Wir sehen die Wirklichkeit nicht so, wie sie ist, sondern so, wie wir sind."* (Leo Tolstoi)
>
> *„Zeit ist nur im Warten erfahrbar"* (Arthur Schopenhauer)

- Belügen Sie Ihre Patienten nicht durch Botschaften wie *„Keine Angst, es tut gar nicht weh!"*, *„Ich komme gleich"* oder *„Warten Sie kurz"*. – wenn Sie genau wissen, dass der Patient einen Einstich verspüren wird oder es noch mindestens 20 Minuten dauert.
- Verzichten Sie auf Aussagen wie: *„Abgeführt werden"*, *„Patienten fertig machen"*, *„Patienten umlegen"*, *„Reden Sie keinen Blödsinn!"*, *„Darf ich Sie kurz belästigen?"* oder *„Ich krieg die Krise!"*. Diese beeinflussen eine wohlwollende Grundatmosphäre negativ.
- Umgangssprachliche Aussagen wie *„Ich muss gar nichts!"* oder *„Wir sind hier nicht auf der Flucht!"* gehören nicht ins Gesundheitswesen.
- Vermeiden Sie unklare und abgeschwächte Botschaften wie: *„Eigentlich"* oder *„Ich bin hier nicht zuständig"*. Verzichten Sie auch auf: *„Ich möchte fragen ..."*, sagen Sie besser: *„Ich habe noch eine Frage."* Vermeiden Sie den Konjunktiv: *„Ich würde Sie bitten wollen ..."*
- Verwenden Sie Ich-Sätze und -Botschaften statt: *„Sie können doch hier im Wartezimmer nicht so herumschreien!"* besser: *„Bitte unterhalten Sie sich in Zimmerlautstärke mit mir, damit die Wartenden sich nicht gestört fühlen und wir unsere Arbeit erledigen können. Diese Lautstärke möchte ich nicht!"*
  Denn der Sprecher einer Ich-Botschaft zeigt, dass er ein Mensch mit Empfindungen, mit Stärken und Schwächen ist und nicht ein Halbgott, der über den Dingen steht. So entwickelt sich aus einer hierarchisch-autoritären eine partnerschaftliche Beziehung.

Durch die Erfahrung mit Hotlines, in denen synthetische Computerstimmen bestimmte Phrasen häufig wiederholen, reagieren einige Patienten negativ auf Ansagen wie: *„Gedulden Sie sich bitte, zur Zeit sind alle Behandlungsplätze belegt."* Mancher Betroffene, der bereits längere Zeit in „Warteschleifen hängt", assoziiert dann Ihre Einrichtung mit langen Wartezeiten und reagiert möglicherweise bei Ankunft viel schneller ärgerlich, weil er von Anfang an seinen Fokus auf die verharrende Zeit richtet. Auch stationäre Patienten klagen in Studien über den wenig engagierten und monotonen Tonfall, mit dem einige Pflegende das Zimmer betraten, um die Frage nach dem „Drankommen" zu beantworten. Bei der Stimme am Telefon bzw. Internet-Videokonferenzen berichten Teilnehmer, dass die Ursache ihrer Disharmonie am Telefon durch die für sie als nervig empfundene Ansage oder Musik in der Warteschleife herrührt.

Zuweilen denken Mitarbeitende, sie hätten wenig oder keine Einflussmöglichkeiten auf ihre Stimme. Doch sie irren sich. Durch einfache Trainingsmaßnahmen mit dezidierter Atemtechnik und neuen Gewohnheiten der Betonung gelingen wohlklingende Veränderungen. Die Stimme ist einer der Schalter, die Vertrauen steuern. Wie jemand etwas sagt, scheint entscheidend, ob und wie ein anderer diesem Sprecher vertraut (McAleer 2014).

- Eine erhöhte Sprechstimmlage wirkt auf wartende Patienten als gestresst. Verwenden Sie darum eine natürliche Sprechstimmlage.
- Mit der Vogelflugübung trainieren Sie (natürlich ohne Publikum) eine voluminösere Stimmlage. Dabei führen Sie beim Einatmen beide horizontal gestreckten Arme wie einen Vogel nach oben und dann mit der Ausatmung wieder seitlich nach unten.
- Stimmtraining ist wie Muskeltraining und wirkt genauso. Je öfter Sie üben, desto mehr stärkt sich Ihre Atemmuskulatur und die Stimme wird kräftiger.
- Es gibt eine Situation, da hat Ihre Stimme die größtmögliche Aussagekraft: Sie wirkt zu 100 Prozent, nämlich am Telefon.

Telefonstimme

Wie eingangs erwähnt ist es wirksam, auch am Telefon zu lächeln. Das Gegenüber hat zwar kein Bild, sieht keine Mimik und Gestik, aber man kann es akustisch ermessen. Lächeln überträgt sich trotz der Unsichtbarkeit des telefonischen Gegenübers auf die Gesprächsatmosphäre und die Stimme wirkt dann (bewusst) anregender. Umso wichtiger sind am Hörer Wortwahl, Stimme, Betonung und die Sprechgeschwindigkeit. Mc Alleer et al. (2014) empfehlen nach Experimenten mit hunderten Probanden eine freundliche und warme Stimme, die zudem noch kompetent wirkt. Männer sollten demnach ihre Tonlage etwas erhöhen. Dieses Kriterium ist bei Frauen weniger relevant, stattdessen scheint hier die Satzmelodie eine große Rolle zu spielen. Machen Sie sich diese Hinweise bewusst, sobald der Apparat klingelt. Vielleicht atmen Sie vor dem Abheben noch einmal durch und lächeln bewusst, dann fühlen nicht nur Sie sich wohl, sondern Ihre Stimme hört sich auf jeden Fall freundlich an.

Gerade wenn Menschen in sogenannten Girlandensätzen am Ende des Gesagten die Stimme erheben, klingt es so, als ob ihr Satz noch nicht fertig sei. Es werden immer weitere Nebensätze angehängt und die Sprecherin scheint nie zum Punkt zu kommen. Für das Gegenüber wird Zuhören anstrengend und zudem wird es als Unsicherheit wahrgenommen.

Girlandensätze
Pflegende betritt auf Signalruf das Patientenzimmer und hebt bei jedem Satzende die Stimme: *„Ich weiß doch auch nicht, warum das hier nicht weiter geht. – Da kann ich nichts dafür. – Da müssen wir später mal den Arzt fragen. – Ich bin doch gar nicht zuständig für den OP-Plan.“*

Senkten Probanden stattdessen am Ende eines Satzes ihre Stimme, schilderten Gesprächspartner sie als freundlicher und kompetenter. Ihre Stimme klingt also lebendiger, wenn Sie diese während des Satzes heben und am Satzende absenken. Zusätzlich setzen Sie durch einen hörbaren Punkt eine Pause. Es entstehen sogenannte Bogensätze, denen Zuhörer gerne lauschen und die wirksamer sind, weil sie Sicherheit vermitteln.

Bogensätze
Pflegende betritt auf Signalruf das Patientenzimmer und spricht interessiert und variantenreich mit klarer Betonung: „Ich weiß, dass Sie bereits seit drei Stunden auf das Abholen zu Ihrer Operation warten. Laut unserem Direkt-Monitor in den OP ist die Behandlung des Notfallpatienten bis zur vollen Stunde abgeschlossen. Danach stehen Sie

als Nächster auf dem Plan. Ich bitte Sie wegen dieser Verzögerung um Ihr Verständnis. Sobald ich Neuigkeiten habe, werde ich Sie umgehend informieren."

Telefontermine

Gerade Praxen wissen, dass ein Telefontermin deutlich kürzer und unaufwendiger sein kann als ein Termin, welcher das persönliche Erscheinen des Patienten notwendig macht – inklusive des dadurch entstehenden Ressourcenverbrauchs, wie dem Vorhalten weiterer personeller Ressourcen, Platzkapazitäten im Wartezimmer und in den Behandlungszimmern usw. Um Wartezeiten zu reduzieren, sollten Sie Ihren Patienten Kurz- und Telefonkontakte ermöglichen. Diese können als solche ausgeschrieben werden: In dieser Zeit steht ihnen der Arzt für maximal zwei Minuten am Telefon für kurze Auskünfte zur Verfügung. Während eines Kurztermins vor Ort wird eine Konsultation im Sprechzimmer des Behandlers von maximal fünf Minuten eingeplant. Eine vorherige Ansage und eine Zwischenansage zum Stand der Zeit erinnern die Gesprächspartner an die Limitierung. Bequem sind auch Recall-Termine – d.h. nach Anmeldung ruft der Behandler den Patienten in einem konkreten Zeitfenster kurz zurück.

Um dabei Verzögerungen zu reduzieren, sollten gerade diese Termine systematisch vorbereitet werden. D.h. der Behandler hat alle Untersuchungsergebnisse vorliegen und kann recht schnell in bereits offenen Dateien recherchieren. Störend sind beim Telefonieren auch jegliche Hintergrundgeräusche, z.B. von Druckern oder Kopierern oder durch Gespräche, die mit anderen Patienten am Empfang geführt werden. Ein Grund mehr den Telefonarbeitsplatz in einen ruhigen Nebenraum zu verlegen.

7.5.9 Positive Sprache

Wenn Sie ein wartender Patient um einen baldigen Termin anfragt, antworten Sie bitte nicht mit „*Also heute auf keine Fall!*", sondern verwenden Sie eine positive Ansprache: „*Ab morgen kann ich Ihnen gerne noch etwas anbieten.*" Bemühen Sie sich um eine positive Sprache (s. Tabelle 7-4).

Ungeeignet sind Ansprachen mit „*müsste*", „*sollte*", „*eigentlich*" und die Kampfwörter: „*aber*", „*trotzdem*" und „*müssen*". Verzichten Sie bitte auf:

- „*Ich kann nicht hexen!*"
- „*Das glauben Sie doch wohl selbst nicht!*"
- „*Wie oft soll ich Ihnen das noch sagen?*"
- „*Hätten Sie das nicht eher sagen können?*"

Vermeiden Sie	Benutzen Sie
Bitte verstehen Sie mich nicht falsch.	Bitte verstehen Sie mich richtig.
Erst am Mittwoch ist das Einzelzimmer wieder frei.	Wir haben bereits am Mittwoch das Einzelzimmer wieder frei.
Leider muss ich diesbezüglich erst noch den Arzt fragen.	Ich erkundige mich und dann wissen wir beide Bescheid.
Den Termin kann ich Ihnen aber erst in einer Woche sicher zusagen.	Das kann ich Ihnen ggf. schon nächste Woche sicher zusagen.
In diesem Preis ist alles eingeschlossen.	Sie müssen dafür nichts mehr zuzahlen.

Tabelle 7-4: Positive Sprache vgl. Quernheim 2010, S. 66

Sowie die Klassiker:

- *„Das gibt es nicht!“*
- *„Das können wir nicht!“*
- *„So etwas tun wir nicht!“*

7.5.10 Soziales Grunzen – Aktives Zuhören – Körpersprache

Gewiss werden manche Wartende Sie auf die Verzögerung ansprechen. Akzeptieren Sie von Ihrer Einstellung her diese kritischen Nachfragen, ohne mit Rechtfertigungen, Belehrungen oder Gegenargumenten zu kontern. Dazu praktizieren Sie das sogenannte „soziale Grunzen“. Wenn Sie sich dabei empathisch in Ihr Gegenüber hineinversetzen, verwenden Sie bitte akzeptierende Laute wie *„ja, aha, mmh“* usw., halten freundlichen Blickkontakt und nicken während des Gesprächs regelmäßig. So erlangt der Andere das Gefühl, dass ihm wirklich zugehört und er verstanden wird. Sollten in Ihrer Einrichtung häufig Verzögerungen entstehen, so werden dieser Art Fragen und Beschwerden zu einem beständigen Ritual. Vermeiden Sie, dass Ihre Reaktion für den Patienten nach einem Standard klingt, sondern reagieren Sie individuell. Verwenden Sie unterstützend auch offene Gesten wie nach oben gedrehte Handflächen.

Mit einer offenen Körperhaltung und Zugewandtheit wird Ihre Gesprächsführung im Umgang mit wartenden Patienten erfolgreicher. Im Gegensatz dazu stehen Signale körpersprachlicher Abwehr. Diese zeigt sich manchmal an übereinander geschlagenen Beinen und verschränkten Armen sowie einem gesenkten Kopf. Eine offene Körperhaltung signalisiert dagegen eine Bereitschaft, den anderen mit seinen Fragen, Vorschlägen und seiner Kritik anzunehmen.

Sitzen und stehen Sie vor allem in Anwesenheit von wartenden Patienten, die mangels Ablenkung oft gute Beobachtende sind, aufrecht. Ein leicht seitwärts geneigter Kopf kommt in der Kommunikation zwischen Menschen häufig vor. Lehrbücher für den Einzelhandel empfehlen dieses leichte Kopfneigen, denn es wird als Interesse an dem, was der Kunde sagt, interpretiert. Der Volksmund verwendet dafür treffenderweise die Redewendung „ganz Ohr sein“, zudem würde es beim Gegenüber ein Sympathiegefühl verstärken. Passen Sie aber auf: Manchmal, wenn jemand Unsinn erzählt, blickt man auf diese Art ein wenig „auf den Anderen“ hinab. Dabei ist das Gesicht etwas tiefer als der Hinterkopf. Es drückt eine körpersprachliche Haltung aus wie: „Sie meinen das doch nicht im Ernst?“ Hier wirkt das Neigen des Kopfes zuweilen arrogant und herablassend. Zeigt die Blickrichtung stattdessen zum Boden, sieht es eher nach Unterwerfung, Demut oder Traurigkeit aus. Eine solche Haltung empfiehlt sich auch bei glaubhaften Entschuldigungen.

Während der Patient zu Ihnen spricht, sollten Sie sich ganz auf ihn zentrieren und ggf. mit Ausnahme von Notizen keine Nebentätigkeit ausführen. Die beste Gesprächssteuerung gelingt Ihnen durch kurze und leicht verständliche Fragen. Beachten Sie die Hinweise im Kasten:

- Sobald eine Frage gestellt wird, ist diese für den Befragten wie ein hypnotischer Suchbefehl. Er scannt seine Erinnerungen nach den angefragten Details.
- Beantworten Sie die Fragen des Patienten unmittelbar.
- Ermutigen Sie den Patienten-Kunden zu sprechen und zeigen Sie mittels Mimik Ihre Gefühlsregungen und damit Ihre Anteilnahme.
- Verzichten Sie bitte auf Floskeln.

7.5.11 Körperliche Nähe oder Abstand?

Hier unterscheidet sich besonders das Setting zwischen stationären Patienten, die ihre Pflegenden und Ärzte unter Umständen schon längere Zeit kennen und dabei auch einen engeren Körperkontakt bei Maßnahmen der Pflege, Mobilisation, Kinästhetik oder Basaler Stimulation gewohnt sind, von den Praxis- oder Ambulanzpatienten. Bei ersteren ist das Klopfen auf die Schulter, das Halten der Hände, das nähere Sitzen am Krankenbett ritualisiert oder von Patienten sogar erwünscht. Auch erwarten stationäre Patienten in solchen Situationen viel eher körperliche Zuwendung als in einer Arztpraxis, wo zwischen MFA und stehendem Patienten ein Rezeptionstisch oder eine -theke steht. Dort wird ein größerer Wert auf angemessenen Körperabstand (80 bis 100 cm) gelegt.

7.5.12 Berufskleidung

Die meisten Patienten-Kunden erwarten saubere und korrekte Berufskleidung. Wartende Menschen haben Zeit, um dabei auf Details zu achten. Es scheint offensichtlich, dass verschmutzte und kontaminierte Dienstkleidung das Vertrauen zwischen Patient und Mitarbeitendem negativ beeinträchtigen kann. Der Status einer Person wird auch an ihrer Uniform oder Dienstkleidung erkennbar. Daten von 30 Studien aus 14 Ländern zeigen, dass Patienten den Ärzten mit formeller Kleidung mehr Vertrauen schenkten und ihnen auch mehr zutrauten als leger gekleideten Kollegen. Entgegengesetzt war es auf Notfallstationen. Hier zeigten Patienten eher Vorlieben für Behandler im zerknautschten Klinikshirt ohne Bügelfalte (o.V. Pret-á-docteur 2015, S. 53). Die saubere Kleidung aller Teamkollegen mit Patientenkontakt ist Ausdruck von Professionalität, Seriosität und Wertschätzung (Hax und Hax-Schoppenhorst 2012, S. 95). Jeder Mitarbeiter sollte vor Ort immer eine Garnitur Ersatz-Dienstkleidung bereithalten, damit im Bedarfsfalle schnell gewechselt werden kann.

Auch die Fingernägel der Kollegen werden von Patienten früh registriert (Nerdinger 2003, S. 157) und müssen – allein aus hygienischen Gründen – gepflegt sein.

7.6 Gastgeber sein

Ein Gastgeber betrachtet „seinen Raum oder seine Abteilung“ anders als ein Arbeitnehmer, der nur seine Pflicht erbringt und „nach dem Rechten schaut“. Ein Gastgeber fühlt sich verantwortlich für das, was dem Gast geboten bzw. nicht geboten wird. Obwohl jede Berufsgruppe im Gesundheitswesen klar definierte Aufgaben und Verantwortungsbereiche hat, kann jede Mitarbeitende, egal ob Reinigungskraft oder Chefärztin, die Gastgeberrolle leben. Ein Patient, der morgens ins Wartezimmer eintritt, wird von der gerade fertig werdenden Reinigungskraft freundlich begrüßt und eingeladen, Platz zu nehmen. Somit beinhaltet die Gastgeberrolle immer auch einen Perspektivwechsel – und dieser ist beim Management mit wartenden Menschen erwünscht.

Die Beziehungen zu den Patienten-Kunden sind lebhaft, partnerschaftlich und persönlich geprägt. Sie als Gastgeber achten darauf, welche dauerhaft bestehenden Einschränkungen und körperlichen Bedürfnisse (Hunger, Durst etc.) der Wartende hat und treffen ggf. Abstimmungen über das Zusammensein mit Mitpatienten. Als Gastgeber erläutern Sie die Umgebungssituation, den Zeitbedarf und sofern notwendig auch das übliche Ablaufprocedere. Jeder Gastgeber weiß, wer sein Kunde ist. Es herrscht nach außen wie nach innen eine ausgeprägte Dienstleistungsmentalität. Gehen Sie explorativ (interessiert) auf den Patienten-Kunden zu. Wählen Sie eine Einstellung wie: „Ich möchte mich gerne auf diesen Patienten-Kunden einlassen“, auch wenn Sie diesen als Stammpatienten zu kennen glauben – Menschen und ihre Bedürfnisse können sich ändern. Die Angehörigen sind selbstverständlich ebenso Gäste wie die Patienten!

7.6.1 Der Wartende registriert Teamgeist

Wie schon erwähnt, entwickeln sich wartende Menschen mangels anderer Ablenkungen häufig zu guten Beobachtern. Welche Auswirkung hätte es auf Sie als Patient, wenn Sie in einer Praxis warteten und beobachteten, wie die Teammitglieder, inklusive der Führungskräfte und Ärzte, aggressiv und intrigant miteinander umgehen? Wenn Sie registrierten, dass eine Mitarbeitende von anderen gemieden wird oder in ihrer Abwesenheit über sie gelästert würde? Wahrscheinlich reduzierte sich dadurch ihr Vertrauen auch in die fachlichen Kompetenzen dieses Teams! Werden Mitarbeiter von ihren Vorgesetzten vor den Augen aller abgekanzelt, weckt dieses Widerstände und Abneigung (Thill 2005, S. 170). Zapf berichtet in Möller (2010, S. 64), dass Teammitglieder im Gesundheitswesen sieben Mal häufiger von Mobbing betroffen sind als andere Berufsgruppen. Nachfolgend werden kleine, aber wirksame Anstöße zu einer besseren Teamkultur aufgezeigt.

Die Ergebnisse des Picker-Instituts Deutschland zur interprofessionellen Kommunikation (Picker-Report 2014) zeigen, dass 32 Prozent der Ärzte und 55 Prozent der Pflegefachkräfte die Kommunikation zwischen den Berufsgruppen bemängeln. Da alle Berufe unterschiedliche Fachsprachen sprechen und verschiedene Arbeitskulturen entwickelt haben, bedarf es einer Übersetzungsleistung, um Interaktionen und Gespräche richtig deuten zu können. Entscheidend für das Verstehen ist der Respekt voreinander. Dieser geht oft verloren, wenn es stressig wird, dann wird der Ton rauer. Darum sollte zu „Friedenszeiten", d.h. während der regelmäßigen Teamsitzungen, über die „heißen Eisen" gesprochen werden. Hier stehen Schulung und Informationen (z.B. Pflegende bzw. MFA an Ärzte und umgekehrt) im Mittelpunkt. Also nicht nur von oben nach unten als Top down, sondern genauso auch in die andere Richtung als Bottom up, wenn beispielsweise die Pflegenden den Ärzten über veränderte Bedürfnisse von Patienten-Kunden berichten und das Team gemeinsam überlegt, wie diesen besser Rechnung getragen werden kann. Pflegende trauen sich meistens nicht, Ärzten direkte Vorschläge zu machen, sondern versuchen es, wenn überhaupt „durch die Blume". Kennzeichen jedes erfolgreichen Teams ist die Wertschätzung der Mitarbeitenden untereinander; dann können auch zeitsparende Delegationen gelingen. Eine Team-Partnerschaft beruht in erster Linie auf Vertrauen und Ehrlichkeit. Das bedeutet, dass sich alle Teammitglieder inklusive der Teilzeitkräfte und Auszubildenden mit Respekt begegnen und mit ihren professionsspezifischen Eigenheiten ihren Beitrag leisten, um ein gemeinsam mit den Patienten definiertes Ziel, wie z.B. die Verkürzung der Wartezeiten, zu erreichen. Gerade Chefs und Führungskräfte sollten daran denken: Gute Pflegende, MFA und Stationsärzte sind unschätzbar wertvoll; pflegen Sie darum Ihren „Schatz".

Dabei entwerfen Sie Verhaltensregeln, wie z.B. ein Lästerverbot. Dieses wird zunächst erklärt und vorgestellt. „*In unserem Team wird nicht gelästert – denn Lästern zeigt in der Regel, dass ein Teammitglied nicht mutig genug ist, einen Kritikpunkt einer anderen Person im direkten Kontakt zu sagen.*" Ergänzend dazu werden im Team Abmachungen erarbeitet, die von allen akzeptiert sind (Bartholomew 2009). Bei Verstoß gegen die Regeln werden gemeinsam entworfene Sanktionen umgesetzt und diese Regeln abschließend von allen unterschrieben. Weitere Empfehlungen:

- Jeder hält sich an Absprachen und vereinbarte Termine.
- Jeder hat das Recht auszusprechen.
- Bei Kritik werden Ich-Botschaften formuliert.
- In vielen QM-Systemen gehört ein beschriebenes Konfliktmanagement zu den bewährten Instrumenten. Konflikte werden nicht verschwiegen, sondern gemeinsam sachlich und konstruktiv gelöst.
- Persönliche Angriffe einzelner Teammitglieder gegen andere sind tabu.

- Jeder unterstützt den anderen als internen Kunden, auch außerhalb des eigenen Zuständigkeitsbereichs.

Hier spielt die Führungskraft eine wichtige Rolle. Sie bekommt deswegen eine bessere Vergütung, damit sie solche Regeln verbindlich mit ihrem Team verabreden, vorleben und vorbildlich für ein Klima voller Wertschätzung sorgen kann. Anerkennungen oder Bevorzugungen, Übertragung von Verantwortung etc. werden von Teammitgliedern genau registriert. Wahrgenommene Ungerechtigkeiten führen in der Regel zu Intrigen und Machtkämpfen. Wer sich benachteiligt fühlt, erlebt es als eine Kränkung, da sein Bedürfnis nach Anerkennung unerfüllt bleibt. Bitte unterschätzen Sie nicht, wie viel von diesen Dingen „hinter den Kulissen" die Wartenden trotz aller Geheimhaltungs-Bemühungen mitbekommen.

7.6.2 Analytisches Denken und ständiges Verbessern (Kaizen)

Idealerweise sollte im Team das analytische Denken zum ständigen Verbessern (jap.: „Kaizen") gefördert werden (Siebenbrock 2013, S. 99f.). Ähnlich wie ein Forscher durch Rückgriff auf eine bestimmte Lehrmeinung oder ein Weltbild einen Sachverhalt gezielt und systematisch untersucht, geht es beim analytischen Denken darum, komplizierte Sachverhalte zu vereinfachen und überschaubar zu machen, indem man sie beispielsweise mit einer Formel (wenn ..., dann ...) gliedert. Dadurch lassen sich Probleme klarer erkennen und lösen. Um analytisch denken zu können, benötigen die Teammitglieder einen Sichtwechsel von den relevanten Details bis hin zum großen Ganzen und zurück (Braun und Benz 2015).

Leider analysieren Teammitglieder in der Regel ihre Erfahrungen nicht in der Form, um sie für zukünftige Handlungsstrategien zu nutzen oder den Arbeitsalltag zu verändern. Tagtäglich kommt es in Einrichtungen im Gesundheitswesen zu Verzögerungen und das, obwohl die Teams die Ursachen und Gründe dafür häufig genau kennen. Hier könnten Ideen, wie solche Rückstände behoben werden und wie erfolgreich mit wartenden Patienten zu verfahren ist, entwickelt werden.

Rückblickend kommt es bei zu operierenden Patienten häufig zu Verzögerungen und OP-Absetzungen, weil die notwendigen Unterlagen (Untersuchungsbefunde usw.) nicht vollständig sind. Hier können Checklisten, die an einer definierten verantwortlichen Stelle die Vollständigkeit der Patientenunterlagen prüft, kostenintensive Wartezeiten im OP vermeiden (Welk 2012, S. 1224).

Die Teamleitung honoriert solche Kaizen-Einstellungen und stellt immer wieder interessierte Fragen, die die Wahrnehmung des Teams auf Verbesserungspotentiale lenkt.

7.6.3 Umgang mit V.I.P.s (Very important persons)

Manche hochrangigen V.I.P.-Patienten legen Wert auf ein anonymes Einchecken. Das bedeutet, dass diese unter einem Pseudonym, also einem anderen Namen geführt werden, um Störungen durch Neugierige oder Fans zu vermeiden. Hier wird statt dem bürgerlichen Realnamen oder (dem bekannten) Künstlernamen zur Verschleierung der Identität ein Tarnname verwendet, der die Patientendaten in der Anonymität verschwinden lässt. Die ersten Krankenkassen werben sogar damit (s. Abbildung 7-3).

Dies verdeutlicht aber auch, wie wenig der normale Patient als 08/15 Standard behandelt und gepflegt werden möchte. Viele möchten als Einzelwesen, als etwas Besonderes auch im Gesundheitswesen wahrgenommen werden. Ob dies dann bis in den V.I.P.-Status „hinauf"-reicht, ist eine Frage der Bereitwilligkeit, wie viel Geld man dafür ausgeben möchte.

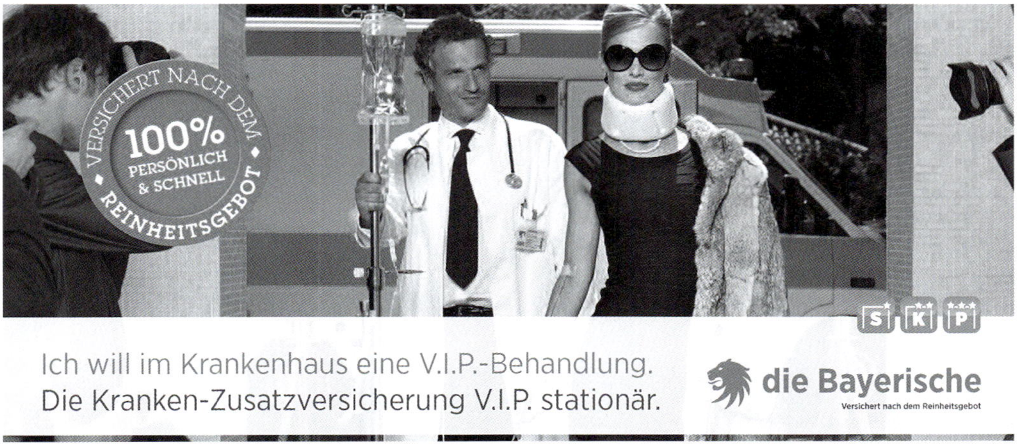

Abbildung 7-3: Werbung für eine private Zusatzversicherung

Geben Sie diesen Personen stets das Gefühl, etwas Besonderes zu sein. Dieser Wunsch nach Individualität, den wir bereits im Kapitel 4.1 vertieft haben und der für jeden Patienten gelten sollte, scheint bei Prominenten ganz besonders erheblich zu sein. Diese lieben und wünschen es, anders als die Mehrheit bzw. „der normale Bürger" behandelt zu werden. Viele V.I.P.s geben einen freiwilligen finanziellen Zusatzbetrag, der die Kosten, die für die Extra-Behandlung anfallen, oftmals wieder ausgleicht. Denn natürlich muss es sich auch für den Anbieter lohnen, sonst würde er diesen Mehraufwand nicht betreiben. Dieses illustriert die nachfolgende Agenturmeldung:

> Scheich Hamad Bin Khalifa al-Thani, der ehemalige Emir von Katar, ließ sich 2016 in der Züricher Schulthess-Klinik wegen eines Beinbruchs behandeln. Gegenüber den Mitarbeitern, die ihn medizinisch betreuten, zeigte er sich vor seiner Abreise äußerst großzügig. Er gab ein Trinkgeld von bis zu 3000 Franken. Die Klinik prüfte daraufhin, ob die Mitarbeiter dieses Trinkgeld behalten dürfen. Es wurde entschieden, dass die Beträge über 150 Franken in die Gemeinschaftskasse einzuzahlen sind[15].

15 http://shortnewS. de/id/1186929/zuerich-scheich-gab-krankenhaus-mitarbeitern-bis-zu-3-000-franken-trink-geld

Nach Möglichkeit sollten Sie diese Erwartungen erfüllen. Anregungen für eine Sonderbehandlung können neben dem Vermeiden jeglichen Wartens sein:

- Anbieten eines Extra-Parkplatzes, der auch beim Eintreffen „auf den letzten Drücker" noch frei ist.
- Anreichen von Extra-Getränken (ggf. vorher die bevorzugten mit dem Begleitpersonal absprechen) oder Extra-Essen.
- Anbieten der schönsten Zimmer.
- Regelmäßige Ansprache durch die Mitarbeitenden.
- Einflussnahme auf die Position im Behandlungsplan.
- Beispiel: Eine Frau Bundeskanzlerin wird sich nicht mit Position 5 im OP-Plan zufrieden geben, sondern eine Klinik wählen, wo sie selbst nicht warten muss, sondern umgehend „vom Chef" behandelt wird.
- Bereitstellen von technischen Möglichkeiten, damit Berufliches während der Wartezeit erledigt werden kann.
- Aus Gründen der Diskretion sitzen/warten im Nebenraum statt im allgemeinen Wartebereich.
- V.I.P.s mit chronischen Erkrankungen bringen ja bereits nicht selten ihre privaten Pfle-

genden mit, die dann speziell auf deren Bedürfnisse qualifiziert sind. Diese können (wie Angehörige) in die aktuelle Behandlung oder Pflegesituation integriert werden.

- In Zukunft könnte es neben der Chefarzt-Privatbehandlung vielleicht auch die Privat-Pflege geben. D.h. die Klinik oder Praxis wirbt damit, die bestqualifizierte (akademische) Pflegefachfrau für den V.I.P. für den Pflegeprozess mit regelmäßigen Pflegevisiten zur Verfügung zu stellen.

Interessanterweise scheint es den Mitarbeitenden deutlich einfacher, den V.I.P.s diese exklusive Behandlung zukommen zu lassen. Das Gleiche gilt im Übrigen auch bei der Behandlung von nahen Freunden oder Familienmitgliedern; sie sollten jedoch nicht bevorzugt werden. In der Regel klappt es in diesen Fällen mit der Kundenorientierung ganz gut, aber in der üblichen Alltagsroutine fehlt manchmal die Bereitschaft, neben den „störenden" auch die positiven Eigenschaften des Wartenden zu sehen.

7.7 Mitarbeitende werden aktiv

Ebenso wie Patienten gerade in den letzten Jahren vermehrt in die medizinische Entscheidungsfindung miteinbezogen werden wollen, fordern sie, rechtzeitig über organisatorische Abläufe informiert zu werden. Mangelnde Transparenz scheint eine der Hauptursachen von Konflikten zu sein. Darum ist gerade bei wartenden Patienten ein rechtzeitiges Aktivwerden seitens der Mitarbeitenden notwendig, bevor sich durch den sich anbahnenden Breaking Point die Stimmungslage verschlechtert. Patienten werden dazu nicht nur in den Wartebereich gebeten und dort für lange Zeit im wahrsten Sinne des Wortes „sitzen gelassen", sondern alle 15 Minuten sollte ihnen automatisch ein Update zur Situation gegeben werden, ähnlich wie Fluggäste am Bahnhof oder Flughafen regelmäßig über die nächsten

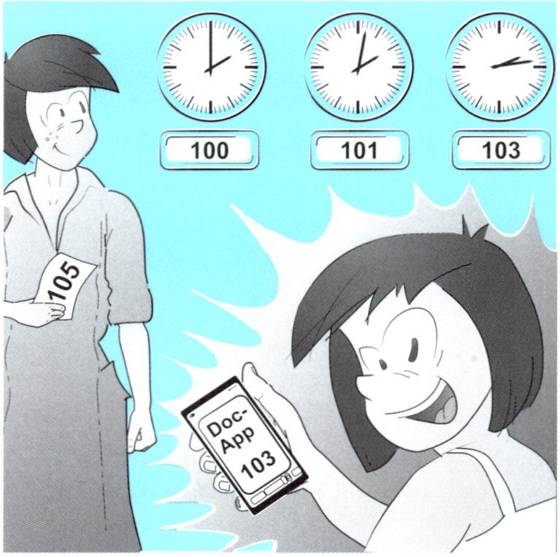

Abbildung 7-4: Wartezimmer App

Abflüge/Abfahrten unterrichtet werden. In Zukunft ist mit ähnlichen Informationssystemen im Wartezimmer zu rechnen, bei denen der Patient möglicherweise mit seinem Namen oder einer vorher vergebenen individuellen „Nummer" regelmäßig über den Stand der Dinge aufgeklärt wird, bzw. auch von einem anderen Ort mittels App auf diese Informationen zugreifen kann. Darüber erfährt der Wartende, welche Anzahl an weiteren Patienten-Kunden noch vor ihm ist (s. Abbildung 7-4).

Beobachten Sie kontinuierlich die Wartenden. Achten Sie auf Auffälligkeiten, wie z.B. Nervosität, Unruhe, Veränderungen der Physiognomie oder auf Anzeichen von Langeweile. Je frühzeitiger Sie feststellen, dass sich beim Patienten die emotionale Situation verändert, desto variabler sind Ihre Eingreifmöglichkeiten. Hier lässt sich in vielen Fällen aus den Angeboten zur Ablenkung das Passende finden.

Patient Herr Müller wartet in seinem Zimmer auf seine Operation. Die Pflegefachkraft Frau Krings schaut zwischendurch immer wieder bei ihm und seinen Mitpatienten hinein. Sie weiß, dass sich seine OP vom späten Vormittag auf den späteren Nachmittag verschoben hat. Sie beobachtet, wie Herr Müller stoisch in seinem Bett liegt und missmutig dreinschaut. Sie setzt sich zu ihm und fragt, wie die Situation dieser OP-Verschiebung im Moment für ihn ist. Anfangs ausweichend gibt er später offen zu, dass es ihm aufgrund seiner Angst nicht gut gehe. Er war heute Morgen noch froh, dass die ganze Sache im Rahmen des Vormittags erledigt sein wird – aber jetzt ziehe sich alles über den ganzen Tag hin. Frau Krings' Vorschlag, doch vielleicht bei dem schönen Wetter draußen spazieren zu gehen, lehnt er ab. Daraufhin zeigt sie ihm ein Jahrgangsbuch von seinem Geburtsjahrgang und gibt den Tipp, doch später Kontakt zu einer Person aufzunehmen, an die er schon lange nicht mehr gedacht hat. Im Buch blättert er anfangs verhalten und beginnt durch die nostalgischen Erinnerungen immer interessierter zu lesen. Und in der Tat erinnert sich Herr Müller an einen konkreten alten Schulfreund. Durch das zur Verfügung stehende Patienten-Tablet recherchiert er dessen Kontaktdaten und wählt sich die für ihn in dieser Situation passende Möglichkeit aus: Ein direktes Gespräch via Skype, ein Telefonat oder eine andere Kontaktmöglichkeit zu nutzen.

7.7.1 Informationen bei Verzögerungen

Bedenken Sie bitte: In der Regel hat Ihr Patienten-Kunde einen Termin von Ihnen erhalten. Nur darum ist er hier. Er ist nicht gekommen, um in Ihren Räumlichkeiten stundenlang warten zu müssen. Darum sind wartenden Patienten-Kunden unbedingt die Gründe für die Verzögerung mit verständlichen Argumenten zu erklären. Dabei ist darauf zu achten, dass die Erklärung für den Betroffenen einleuchtend und stichhaltig ist. Kann er die angeführte Argumentation anschließend selbst nachvollziehen, weil er beispielsweise die einfahrenden Krankenwagen mit Neuaufnahmen, den Schneefall auf der Straße, die Unfallmeldung in den Medien, den Notfallpatienten im Nachbarzimmer usw. mit eigenen Augen oder Ohren wahrnimmt, wird er den Sachverhalt akzeptieren.

Wer weiß, warum er wartet, bringt dabei mehr Geduld und Verständnis auf, sofern er den Grund der Verzögerung nachvollziehen kann. Also sollten Sie im Team eine aufschlussreiche Informationskaskade ausarbeiten, die den Wartenden bei Bedarf auf verständliche Weise über den Grund der Wartezeit informiert.

> Bitte nicht:
> *„Wir bedauern, dass Sie trotz eines Termins noch 45 Minuten warten müssen."*
>
> Sondern:
> *„Wegen einer Nachblutung eines Patienten am heutigen Vormittag verzögert sich das Programm um zwei Stunden. Durch Umdisponierung von Patienten liegt die aktuelle Verzögerungszeit nun nur noch bei etwa 45 Minuten. Wir bitten dies zu entschuldigen."*

Sammeln Sie, z. B. bei Teamsitzungen, übliche Ursachen für Verzögerungen und Wartezeiten und formulieren Sie dazu klare und verständliche Textbausteine. Im Laufe der Zeit verfügen Sie so über ein Potpourri an Mustertexten, die Ihre Ansagen für die Wartenden professionalisieren. Betrifft die Verzögerung alle oder einen größeren Teil der Patienten-Kunden, so betritt die Mitarbeitende den Wartebereich und bittet gut hörbar um Aufmerksamkeit.

Ist von den Verzögerungen nur ein Patient ggf. mit seinen Angehörigen tangiert, so bittet die Mitarbeitende die Betroffenen in einen ruhigen Nebenbereich, setzt oder stellt sich zum sitzenden oder stehenden Wartenden und informiert individuell. Hierdurch wird dem Betroffenen der Eindruck vermittelt, dass die Zeit schneller verginge und die Mitarbeitenden sich mehr Zeit für ihn nähmen.

Wenn bei Triagierung in einer Notaufnahme andere vorgezogen werden, haben einige Patienten-Kunden zwar Verständnis, bedauern aber, dass sie selbst nicht an der Reihe sind, weil sie doch auch ein Notfall wären. Hier ist es entscheidend, durch gute Argumentationstechniken das Prinzip der Triage zu verdeutlichen.

Im Kapitel 11 Beschwerden von Wartenden erfahren Sie später dazu noch weitere Eigentümlichkeiten. Hier muss jetzt schon dringend davor gewarnt werden, die Verzögerung und die dadurch resultierenden Wartezeiten zu bagatellisieren. Für den Patienten-Kunden ist es mutmaßlich beeinträchtigend und vielleicht sogar kostenintensiv, dass sein Termin nicht eingehalten wird und er später fertig wird. Folglich äußern sich professionelle Mitarbeitende auch niemals ironisch oder „von oben herab" über die Wartezeit, auch wenn sie selbst denken, dass z. B. die eine Stunde Verzögerung akzeptabel sei.

7.8 Management von Preframing und Kommunikation

Im Kapitel 6.2 wurde das Preframing erklärt und an Beispielen aus Studien erläutert. Diese Erkenntnisse ermöglichen nun die Erarbeitung differenzierter Handlungsstrategien. Durch bestimmte Vorinformationen nehmen Sie Einfluss auf die Erwartung Ihrer Patienten-Kunden. Alle von mir interviewten Patienten, deren OP sich verzögerte, wurden am Ende des Interviews konkret befragt, ob und wie sich ihr Erleben verändert hätte, wenn sie bereits bei der OP-Terminvergabe sinngemäß informiert worden wären, wie z. B.: „*Ihr elektiver Wahleingriff wird in einem Krankenhaus der Akutversorgung operiert. Das heißt, Unfälle und lebensbedrohliche Verletzungen gehen natürlich vor. Es kann also sein, dass Sie erst am Ende des OP-Tages an die Reihe kommen oder dass Ihr Termin wegen der Versorgung von akut Verletzten auf einen Folgetag verschoben werden könnte.*" Die Antworten meiner Probanden waren eindeutig:

> „*Ja, also das wär für mich akzeptabler gewesen [...], weil dann hätte ich mich auch nicht in diese gedankliche OP rein gesteigert, schon, dass die an diesem Tag läuft, dann hätt ich gesagt OK jetzt klappt's nicht, dann kannste' dich noch ein bisschen mit was anderem beschäftigen. Da hätte ich wahrscheinlich weiter telefoniert, da hätte ich weiter was anderes gemacht.*" (Quernheim 2013, S. 110).

Ob das dann auch wirklich so ist, könnte zukünftig wissenschaftlich erforscht werden oder Sie probieren es in Ihrer Praxis heute schon aus. Viele Seminarteilnehmende bestätigen nach dem Training, dass sie durch angewandtes Preframing von wartenden Patienten deutlich weniger Konflikte erleben. Beachten Sie den Grundsatz: Wenn Sie als Mitarbeitende selbst nicht hundertprozentig von einem Terminzeitpunkt ausgehen können, geben Sie an Patienten-Kunden keine starren Zeitvorgaben, sondern „schauen Sie flexibel in die Zukunft". Denn wer ist schon echter Hellseher und beherrscht die Präkognition?

Weitere Empfehlungen und Variationen sind:

Geben Sie Patienten eher maximale Zeitangaben der Wartezeit. Kommt er früher dran, ist er in der Regel angenehm überrascht. Also nicht: „*Das dauert vielleicht noch eine halbe Stunde*", sondern besser „*Leider kann ich es momentan nicht absehen. Schlimmstenfalls dauert es noch eine halbe bis eine Stunde. Ist bei den vorhergehenden Patienten allerdings weniger Aufwand erforderlich, kommen Sie schneller dran*".

Wenn Sie selbst ahnen, dass der nächste Behandlungsschritt noch eine Stunde dauern wird, kündigen Sie dem Patienten und seinen Angehörigen an: „*... wahrscheinlich 1,5 Std. unter der Voraussetzung, dass keine dringendere Situation eintritt.*" Ganz besonders notwendig ist es immer dann, den Patienten im Vorfeld darüber aufzuklären, dass er als nüchterner Patient, der für 6:00 Uhr morgens einbestellt wird, nicht von der Annahme ausgehen kann, er würde als erster noch vor 8:00 Uhr im OP bzw. an der Reihe sein. Es klingt profan, aber bitte bedenken Sie: Wenn von vorneherein klar ist, dass Patienten so früh nicht auf dem Plan stehen und zum Teil noch nicht mal ein Bett erhalten, weil der stationäre Patient im Bett noch schläft und erst am späten Vormittag entlassen wird – dann sollten Betroffene auch nicht um diese Uhrzeit einbestellt werden. Die Realität zeigt, dass es tagtäglich dennoch vorkommt.

7.8.1 Präoperatives Informationsmanagement

Informationen zum Procedere am Behandlungs- oder OP-Tag können durch einige neue technische Tools gegeben werden. Dadurch erhalten Patienten-Kunden einen Einblick, was am Folgetag geplant ist. Studien belegen, dass wartende Patienten kontinuierlich informiert werden möchten (Messina et al. 2015). Die präoperative Pflegevisite wird einen Tag vor der OP durchgeführt; daran können auch die Angehörigen teilnehmen. Ziel ist es, Ängste zu reduzieren und vorab wichtige Informationen zu geben (Welk 2012, S. 1221). Der Ablauf des OP-Tages, die Situation im Schleusenbereich bis zum Aufwachen und was dem Patienten sonst noch wichtig sein könnte und eventuelle Fragen des Patienten werden dabei besprochen. Die positiven Auswirkungen des pflegerischen Aufklärungsgesprächs werden in den Studien von Lin und Wang (2005) sowie Schneider (2004) eindeutig dargelegt. Schwerpunktmäßig geht es dabei um Informationen und den Umgang mit Schmerzen. Hier konnte die Verbesserung bei einer proaktiven Haltung der Patienten nachgewiesen werden. Laut der Studie von Schneider reduzierte sich die Schmerzintensität und Ängste wurden abgebaut. Solche Gespräche sollten fachspezifisch geführt werden. Manche Einrichtungen bieten präoperative Telefonberatungen sowie 24-Stunden-Telefon-Hotlines, die allerdings einen hohen Personalaufwand bedeuten. Auch präoperative Pflegesprechstunden werden von Johannßen und Frenzel (2014, S. 189f.) nach ihrer Analyse der Literatur empfohlen. Diese gelten für Patienten mit elektiven Eingriffen. Bereits bei der Terminvereinbarung sollten Informationen zu diesem Angebot der pflegerischen Aufklärung gemacht werden, denn meistens werden solche Patienten nur einen Tag vor der OP aufgenommen. Hier haben Interessierte die Möglichkeit, ambulant teilzunehmen. Bei anderem Procedere wird bereits am Aufnahmetag über dieses Angebot informiert.

7.8.2 Psychoedukative Ansätze

Solche Ansätze versuchen, ängstliche Patienten durch Information, Aufklärung und Beratung zu beruhigen. So könnten etwaige spätere Wartezeiten weniger belastend erlebt werden. Präoperative Patientenschulungen reduzieren nach Papanastassiu et al. (2011) nicht nur Angst und Furcht, sondern führen auch zu einer stärkeren Patientenbindung. Es werden Informationen zu den präoperativen Vorbereitungsmaßnahmen, dem anstehenden chirurgischen Eingriff und weitere Empfehlungen zum postoperativen Verhalten gegeben. Inhaltlich geht es dabei beispielsweise um den Umgang mit Redonflaschen und die Bedienung der PCA-Pumpe. Solche Schulungen können auch im Rahmen von Gruppengesprächen in geeigneten Räumen stattfinden und anschließend dem einzelnen Patienten zusätzlich individuelle Gesprächszeiten zubilligen. Abschließend kann eine Zusammenfassung als Broschüre übergeben werden, mit der die nachhaltige Wirkung verbessert wird. Insbesondere wegen ihrer Aufregung kann davon ausgegangen werden, dass sich Patienten nicht alle Informationen behalten. Auch hier sollte die Preframing-Technik integriert sein, um die Kenntnisse und Erwartungen der Patienten realistisch(er) zu gestalten.

Postoperative Broschüren

Die präoperative Abgabe einer Patientenbroschüre, in der über den Ablauf, die Art der OP bzw. der Behandlung informiert wird, untersuchten van Zuuren et al. (2006). Die Forscher kommen zum Ergebnis, dass Patienten mit der gesamten OP-Vorbereitung zufriedener waren, weil durch die Broschüre Unsicherheiten abgebaut und Fragen geklärt werden konnten, bevor diese von Patienten formuliert wurden. Insbesondere hätten ältere Patienten davon profitiert. Bei der Erstellung der Broschüre sollte der Fokus nicht auf die typische präoperative Aufklärung mit möglichen Komplikationen und Risiken gelegt werden. Ziel ist vielmehr, dass der Patient rundherum das Gefühl hat, gut informiert und versorgt zu sein. Darum sind Details des Ablaufs und der Reihenfolge zu erklären. Viele OP-Anwärter haben z.B. Sorge, wie sie das Warten überstehen, ob und wie sie aus der Narkose erwachen und ob sie dann starke Schmerzen (neben den Wund- z.B. zusätzlich Kopfschmerzen) oder Beeinträchtigungen (Übelkeit, wirres Sprechen) haben werden. Hierzu könnte eine mündliche oder schriftliche Information über die pflegerische Unterstützung während und nach der Aufwachphase hilfreich und beruhigend wirken.

Gruppenedukation während des Wartens

Gruppengespräche sind laut Oshodi (2007) nicht nur gleich wirksam wie Einzelgespräche, sie sind zudem noch effizienter, weil sie beim Anbieter weniger Pflege- und Kostenaufwand verursachen und den Patienten – ähnlich wie bei der Teilnahme an einer Selbsthilfegruppe – das Gefühl geben, nicht alleine zu sein und sich ggf. mit Leidensgenossen auszutauschen und damit seelisch zu entlasten. Ein Denkansatz wäre beispielsweise, dass während der Wartezeit von einer Mitarbeitenden noch zusätzliche hilfreiche Informationen in der Wartezone gegeben werden. Etwa: Wie gelingt es mir, nach der OP wieder schnell mobil zu werden? Wie kann eine wirksame Thromboseprophylaxe durchgeführt werden? usw.

Andere Inhalte von Patientenedukation könnten bei bevorstehenden Operationen durch Filmmaterial bzw. das individuelle pflegerische Beratungsgespräch unterstützt werden. Jegliches Informationsmaterial sollte, um einen höheren Wirkungsgrad zu erreichen, auf jeden Fall von einem individuellen Gesprächsangebot begleitet werden. Vollständigkeitshalber werden darin auch sensorische Informationen, bspw. „*Wie könnte oder wird sich der Körper nach der Behandlung anfühlen?*“ enthalten sein.

7.8.3 Training des erforderlichen Verhaltens und der Tätigkeiten

Alle Teammitglieder, die Patientenkontakt haben, sollten bereits in der Ausbildung, spätestens aber im Einarbeitungsprozess den speziellen Umgang mit wartenden Patienten lernen. Tendieren Laien dazu, Wartende pauschal zu vertrösten und den Umstand der Verzögerung als „*gar nicht schlimm*“ darzustellen, muss diese fehlerhafte Handlungsweise unbedingt vermieden werden. Hilfreich dafür könnten die in der Berufsausbildung schon seit Jahren vermittelten Lernstufen von Bandura (Quernheim 2013 b, S. 30) sein. Demnach laufen Lernprozesse nach gewissen Grundmustern ab. (Siehe Kasten)

> Stufe 1 Unbewusste Inkompetenz
> Stufe 2 Bewusste Inkompetenz
> Stufe 3 Lernen
> Stufe 4 Bewusste Kompetenz
> Stufe 5 Unbewusste Kompetenz

Es fällt etwas auf: Solange eine Mitarbeiterin in der ersten Stufe der unbewussten Inkompetenz verweilt, wird sie keine Veränderung anstreben. Erst wenn es ihr bewusst wird, dass sie hier Defizite hat, also darin inkompetent ist (Stufe 2) – wenn sie möglicherweise eine Betroffenheit spürt – dass sie etwas noch nicht ausreichend kann – startet die Dynamik des Lernens. Durch bewusste Inkompetenz möchten sich Menschen verändern und zeigen eine hohe Motivation, die dafür notwendige Anleitung zu erhalten. Ist diese vermittelt, wird die Mitarbeiterin zunächst die einzelnen Punkte der Handlungsliste dezidiert Punkt für Punkt anwenden. Nach einiger Übung wird dieser Prozess immer fließender. Diese Handlungen werden so lange trainiert, bis eine solide Abfolge der kundenorientierten Verhaltensweisen ausgebildet ist, die eine weitgehend automatische, weil unbewusste Abwicklung der Interaktion ermöglicht. Je öfter wir es tun und je besser sich solche Handlungsabfolgen einschleifen, desto weniger muss man darüber nachdenken. Die zunehmende Automatisierung ist damit auch relativ stressunabhängig und es lassen sich die richtigen Entscheidungen einfacher treffen (Heinrich et al 2011). Darum nutzen einzuarbeitende Mitarbeiter oder Lernende beim Wartemanagement gerade für hochstandardisierte, aber einfache Dienstleistungen kurze Anleitungen und „Script-based-Trainings" (Bruhn und Meffert 2001, S. 254). Diese können auch in Form von Lehrvideos oder Tutorials angeboten werden. Im nächsten Kapitel wird ein solches Training vorgestellt, mit dem die neue Mitarbeiterin in neun Schritten lernt, wie mit Patienten bei Verzögerungen umzugehen ist.

7.8.4 Training einfacher Dienstleistungen

Hier einige kurze Auszüge aus entsprechenden Trainingsmaßnahmen.

Script-based-Training „Anreise und Begrüßung auf Station"

- Betreten des Klinikgeländes
- Gute Erreichbarkeit für bewegungseingeschränkte Patienten
- Freundliche Begrüßung am Empfang mit klarer Beschreibung der Lage der Station: verbale und verschriftliche Wegskizze mit Lageplan
- Freundliche Begrüßung und Vorstellung des Personals – Patient erhält den Eindruck, erwartet worden zu sein (Gesichtsausdruck, Tonfall, Lächeln)
- Höflichkeit: Es werden rituelle Achtungsbezeugungen erwartet
- Zimmereinweisung und Bekanntmachen von Mitpatienten
- Verständliche Ablauferklärung und Einweisung in Pflege- und Therapiestandards
- Abschied bei Dienstende.

Skript-based-Trainings sind sinnvoll, wenn neue Angebote den Patienten offeriert werden sollen. Dabei setzen Kollegen aus dem Bereich des Marketings an und schaffen Veränderungen, die die Bedürfnisse der Patienten-Kunden stärker in den Mittelpunkt stellen.

Ein anderes Beispiel zeigt das Skript eines ambulanten Patienten bei eintretender Verspätung.

Script-based-Training „Begrüßung bei Verspätung im Behandlungsplan"

- Patienten-Kunde begrüßen
  - Patientennamen (durch Überweisungsschein erfassen)
  - Namen verwenden
  - Bezugskontakt aufbauen

- Bestätigung, dass der aktuelle Termin eingetragen ist
- Prozess der Entschuldigung
  - Was ist geschehen?
    Information über Verzögerung
    - Ursache
    - Ausmaß

- Tatausgleich
  - Ab 45 Min: Gutschein Getränk
  - Ab 60 Min: Give-away
  - Ab 2 Std: Gutschein für Imbiss
  - Ab 3.-4 Std: Gutschein für .... (s. Kapitel 7.10.6)

- Bitte um Entschuldigung
- Regieanweisung/Optionen des Patienten-Kunden
  - Vor Ort bleiben, wenn Ende der Verzögerung absehbar
  - Ablenkungsmöglichkeiten vor Ort
    - Ruhe in der Wartelounge
    - Lesen, Fernsehen, Spielen
    - Arbeiten
  - Ablenkungsmöglichkeiten im Areal
    - Spaziergang im Park
    - Infoausstellung zu neuen Angeboten
    - Einladung zu speziellem Klinikspaziergang
  - Warten abbrechen und neuen Termin erhalten
  - Durch Mobiltelefon oder Piepser Spaziergang in näherer Umgebung mit Recall

- Ankündigung von Zwischeninformation
- Patienten-Kunde regelmäßig (ca. alle 15 Minuten) aktiv informieren

- Zur Behandlung aufrufen
- Verabschiedung mit Dank und abschließender Entschuldigung für die Verzögerung.

Hierbei geht es also um die Reihenfolge und Vollständigkeit der einzelnen Teil-Handlungen. Das Procedere dieser komplexen Listen wird trainiert und nach Möglichkeit immer weiter professionalisiert.

7.8.5 Wie klären Sie am besten auf?

Ein kleiner Teil von Patienten-Kunden möchte so wenig wie möglich vor dem Eingriff wissen und aufgeklärt werden. Sie begründen dies mit den potentiell entstehenden Ängsten durch Detailinformationen zur Vorgehensweise oder möglichen Nebenwirkungen und Komplikationen. Das medizinische Personal hingegen hat eine Aufklärungspflicht und die meisten Patienten-Kunden wünschen diese Auskünfte im Vorfeld zu bekommen (Hoffstetter et al. 2012). Informations- und Aufklärungspflichten entfallen nur in Notfallsituationen, wenn die Behandlung unaufschiebbar ist. Eine professionelle Aufklärung kann Patienten auf eine etwaige Verzögerung einstimmen und damit ihre Erwartungen beeinflussen. Der Gesetzgeber nennt dafür keine pauschalen Mindestfristen, sondern definiert „rechtzeitig vor dem Beginn des Eingriffs“. Dies sollte bei operativen Eingriffen der Vortag sein. Eine Delegation der ärztlichen Pflicht zur Aufklärung an „Nicht-Ärzte“ scheidet derzeit aus rechtlichen Gründen aus. Die Aufklärung muss gegebenenfalls durch die Hinzuziehung von Dolmetschern verständlich sein, und zwar in einer Sprache, die der Patient versteht (Walter und Heppekausen 2012).

Magnusson beschreibt, dass ausreichende präoperative Informationen zu einer Angstreduktion und zu weniger postoperativen Schmerzen führen. Wenn Sie Ihren Patienten also im Vorfeld den Rahmen in verständlichen Worten oder durch Broschüren, Kurzfilme oder Vorträge bei Infoveranstaltungen behutsam verdeutlichen, ohne dadurch neue Ängste zu generieren, kann ein solches Preframing heilsam wirken. Sprechen Sie Einschränkungen, die sich aufgrund der Diagnostik oder Therapie ergeben könnten, vorher deutlich an. Beispielweise erfahren Patienten vor einem ambulanten HNO-Eingriff, dass es (wegen starkem Schwitzen oder Verschmutzung) empfehlenswert ist, Wechselkleidung dabei zu haben. Kritik in den Bewertungsforen des Internets bezieht sich häufig auf unzureichende oder unverständliche Aufklärung: *„Wenn man mir das vorher gesagt hätte, hätte ich anders entschieden!“* Diese Patienten kündigen manchmal an, die Einrichtung aufgrund der Vorkommnisse nie wieder zu betreten. Sie fühlten sich *„hinter's Licht geführt“* und meinen damit, sie fühlten sich durch falsche oder mangelnde Vorinformation und Aufklärung des Personals *„über's Ohr gehauen“*, getäuscht oder betrogen. Wieder ein Beleg wie wichtig es ist, durch Preframing die gewohnten Erwartungen (basierend auf den Erfahrungen der Patienten) so zu verändern, damit die Betroffenen weniger negativ überrascht werden.

Bei der Aufklärung vor Maßnahmen im Gesundheitswesen sollte sich Ihre Argumentation nicht nur auf die pflegefachlichen oder medizinischen Aspekte, sondern auch auf psychologische oder finanzielle Komponenten beziehen, sofern diese eine Rolle spielen. Stellen Sie immer auch den Nutzen für den Patienten heraus. Üblicherweise werden präoperative Informationen durch eine Anästhesistin bzw. ihr Sekretariat bereits im Wartebereich an die Patienten-Kunden gegeben mit der Aufforderung, diese sorgfältig zu lesen. Hier könnte es z. B. sinnvoll sein, einen zusätzlichen Notizzettel und einen Stift an die auf das Gespräch wartende Person zu geben mit der freundlichen Aufforderung, sich Fragen zu notieren. So können Sie das Gefühl vermitteln, dass Anliegen von Patienten ernst genommen werden, ja sogar erwünscht sind. Sich Notizen zu machen kann hilfreich sein, weil viele Menschen im Gespräch mit der Respektsperson Arzt ihre Fragen und Anliegen vergessen und sie ihnen erst nach dem Gespräch wieder einfallen.

7.8.6 Möchten Sie lieber ehrlich sein?

Für jemanden, der warten muss, stellt es einen gewaltigen Unterschied dar, ob der Betroffene nicht nur weiß, wie lange und warum er warten muss oder ob er darüber im Unklaren gelassen wird. Einigen Mitarbeitenden ist gar nicht bewusst, dass sie Patienten bereits beim Erscheinen durch unwahre Aussagen „vorsätzlich belügen". Eine Lüge ist eine „bewusst falsche, auf Täuschung angelegte Aussage; eine absichtlich, wissentlich geäußerte Unwahrheit" (Duden 2016), von der der Sender weiß, dass sie nicht stimmt. Lügen werden mit der Absicht bzw. Hoffnung geäußert, dass der Gesprächspartner sie glaubt. Sie dienen im Allgemeinen dazu, einen Vorteil zu erlangen, um zum Beispiel einen Fehler in der Terminplanung zu verdecken und so möglicher Kritik zu entgehen. Manche Mitarbeitenden argumentieren, sie verwendeten derartige „Notlügen" aus Höflichkeit. Doch Philosophen sehen neben der Menschlichkeit auch den Wert der Ehrlichkeit und empfehlen abzuwägen. Wenn sich eine Mitarbeitende für eine Notlüge entscheidet, behandelt sie das Gegenüber wie ein Kind, das vor der Realität schlechter Nachrichten abgeschirmt werden muss. Die „Lügnerin" vermeidet es, den Anderen ehrlich zu informieren, um diesen nicht zu enttäuschen. Außerdem schützt sie sich selbst vor Angriffen, Kritik und den enttäuschten, manchmal aggressiven Reaktionen von Wartenden, indem sie die Wahrheit verschleiert.

Daher ist die Variationsbreite bei Notlügen groß. Auf die Frage eines Patienten-Kunden, ob er denn noch dran käme, kommt die Notlüge zu Einsatz, indem geantwortet wird: „Ja, Sie kommen noch dran!" und danach unhörbar „... in dieser Woche". Eine Notlüge, auch als Nutzlüge bezeichnet, soll anderen helfen, die frustrierende Realität nicht zu erfahren und sich nicht aufzuregen (Erlinger 2012). Aber wie sinnvoll ist es, Wartende aus Angst, die Realität klar zu benennen, zu belügen? Höflichkeit gilt als Tugend, deren Folge ein rücksichtsvolles Verhalten ist, das den Respekt vor dem Gegenüber zum Ausdruck bringen soll (Duden 2016). Hier darf gefragt werden, ob es nicht besser ist, dem Patienten von Beginn an „reinen Wein einzuschenken" und ihn über die voraussichtliche Wartezeit realistisch zu informieren – statt ihm die Unwahrheit zu sagen und darauf zu hoffen, dass es **nicht so schlimm** werden wird. Hier darf kritisch die Frage gestellt werden: Für wen eigentlich schlimm? Den Wartenden und das Personal, das mit den durch die selbst verursachte Situation ausgelösten Emotionen des Gegenübers umgehen muss. Bertram zitiert eine MFA, die dem pünktlichen Patienten beim Eintritt in die Praxis (ohne eine „Bitte") ankündigt: „Setzen Sie sich noch einen Moment ins Wartezimmer." Es ist gelogen, weil es kein „Moment" ist. Dieser definiert sich nämlich als kurzes Zeitintervall und liegt deutlich unter den 15 Minuten der akademischen Viertelstunde. Denn obwohl es die MFA aufgrund ihrer täglichen Erfahrung besser wissen müsste, dauert dieser „Moment" nicht selten mehr als eine Stunde. „Verächtlich" ist daran nicht nur die Zeit, die der Betreffende wartet, sondern dass er eine Stunde lang darüber im Unklaren gelassen wird, wann er an der Reihe ist. Bei einer solchen „Entmündigung" ist es eher verwunderlich, dass es vergleichbar selten zu Konflikten mit Patienten kommt (Bertram 1999, S. 122). Zwischenzeitlich häufen sich Presseberichte von aggressivem Verhalten in Klinikambulanzen. Erfährt ein Patient mit Termin, dass sich seine Untersuchung um eine halbe Stunde verzögert, ist er zunächst verärgert, wird aber in den meisten Fällen die unvermeidbare, aber mitgeteilte Verzögerung akzeptieren (Maurer 2011, S. 13). Informiert man den gleichen Patienten in derselben Situation, der Arzt käme jeden Augenblick, dann wird der

Betroffene die dreißig Minuten in einem angespannten und nervösen Zustand verbringen. Dieses führt zur Unzufriedenheit: Denn falsche Information + unbestimmte Wartezeit führt zur unangenehmen Situation (Kapitel 1.6.1).

Von wegen kurzer Moment ...

Spätestens hier sollten wir die Fachtermini der Zeitintervalle darstellen und definieren. Eine Zeitspanne oder ein Zeitabstand ist ein als mehr oder weniger ausgedehnt empfundener Teil zwischen zwei Zeit- oder Ereignispunkten. Das Zeitintervall hat als Abschnitt auf einer Skala betrachtet einen Anfang und ein Ende, die jeweils durch einen Zeitpunkt bestimmt sein können. Damit lässt sich dieser zeitliche Abstand als Zeitdifferenz als metrologisch (Wissenschaft vom Messen und ihrer Anwendung) festgelegte Zeitspanne für die Zeitmessung oder bei Zeitankündigungen für Wartende verwenden. Basiseinheit des Zeitmaßes ist die Sekunde, deren Fortgang wird in Abbildung 7-5 dargestellt.

Eine neurophysiologisch wichtige Zeitspanne ist die Dauer jenes Augenblicks, den wir subjektiv als Gegenwart erleben und in dem wir Eindrücke als „Jetzt" gemeinsam fassen. Dieser Augenblick beträgt etwa drei Sekunden (Ernst 2015 b). Aber es geht nicht nur um rechtzeitige und wahrhaftige Informationen. Der Umgang mit Wartenden setzt die Fähigkeit voraus, zuzuhören und sich zugleich in die emotionale Lage seines Gegenübers hineinzuversetzen. Einen Betroffenen ohne Ankündigung und Erklärung warten zu lassen, stellt einen Eingriff in die persönliche Freiheit dar. Wer Menschen zu Geduld auffordern und an ihr Verständnis für das Warten appellieren möchte, sollte mit ihnen von Angesicht zu Angesicht sprechen. Es ist also nicht nur die reine Information über die Ursache oder Dauer des Wartens, sondern es ist mehr: Die Mitarbeitenden sollten bereit und durch eine hohe Interaktionskompetenz in der Lage sein, gute Argumente zu bieten und etwaige Handlungsmöglichkeiten zu vereinbaren, die sie mit den Patienten-Kunden abstimmen. „Nur wer auf Menschen eingehen und Widerstände rechtzeitig erkennen und mit ihnen angemessen umgehen kann, ist in der Lage, Prozesse richtig zu steuern" (Doppler 2005, S. 163). Die nachfolgende Checkliste gibt eine kleine Übersicht, wie und in welcher Form Patienten-Kunden bei Verzögerungen zu informieren sind.

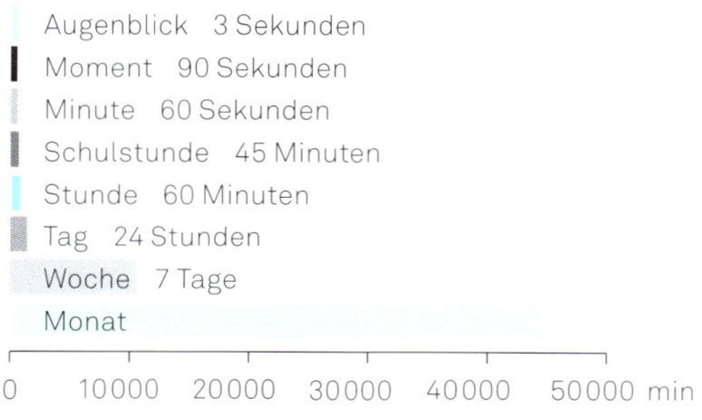

Abbildung 7-5: Definition Zeitintervalle

Checkliste Patienten-Informationen bei Verzögerungen:

- Persönliche Ansprache
- Ankündigung wichtiger Information
- Bedauern
- Grund/Ursache
- Dauer der Verzögerung
- Entschuldigung
- Mögliche Alternativen (gemeinsam mit Patient besprechen).

Fragen Patienten nach dem Grund der Verzögerung, zeigt dies, dass die bisherige Informationskette nicht optimal funktioniert hat. Spätestens jetzt müssen die Erklärungen überzeugend vermittelt werden. Geschieht dies nicht, so verbleiben Zweifel und Bedenken, in deren Folge sich Unzufriedenheit entwickelt. Darauf reagieren einige Wartende wiederum mit Unhöflichkeit. Im schlimmsten Fall fühlen sich Mitarbeitende davon provoziert und reagieren unfreundlich, fühlen sich persönlich angegriffen und verhalten sich unprofessionell. Der Kreis schließt sich und die Beteiligten befinden sich mitten in der Konflikteskalation mit (lauten und/oder wortreichen) Anschuldigungen und zum Teil tätlichen Angriffen im Affekt.

7.8.7 Macht über Wartende

Mitarbeiter, die Informationen zum Warten haben, besitzen damit auch aus Patientenperspektive, Macht über die Zeit. Und wie das manchmal so im Leben ist – kann es auch hier einen Machtmissbrauch geben. Auf der einen Seite gibt es „Macht ausübende" Patienten: wenn diese Zuhause, in der Arztpraxis oder beim Bereitschaftsdienst nicht warten möchten und stattdessen direkt den Rettungswagen rufen, um sich über Regularien hinweg zu setzen und sich in die Klinikambulanz fahren zu lassen. Es gibt aber auch die Machtausübung durch die Behandler. Der sozialpsychologische Begriff Mikroaggression beschreibt winzige übergriffige Äußerungen in der alltäglichen Kommunikation und zeigt sich in alltäglichen abwertenden Botschaften an eine andere Person, meist bezogen auf deren Gruppenzugehörigkeit (DeAngelis 2009). Paradoxerweise nehmen sich die Sender von Mikroaggression meistens selbst als wohlwollend und unvoreingenommen wahr. Beispielsweise sagt die Pflegerin zur Patientin mit Migrationshintergrund: *„Sprechen Sie Deutsch?"*, ignorierend, dass die bereits stationär Aufgenommene trotz fremd klingendem Namen angegeben hat, deutsche Staatsbürgerin zu sein. Wird der Sender vom Empfänger oder von einem außenstehenden Beobachter darauf angesprochen, verteidigen die Verursacher sich damit, es sei eine falsche Auslegung oder nur ein Spaß gewesen. Machen Sie sich Ihre Mikroaggressionen und die Ihres Teams bewusst. Dabei handelt es sich um subtile und deshalb heimtückische Formen von Diskriminierung.

7.8.8 Prognosen

Auch Wissen ist Macht und Informationen geben, heißt auch Macht abgeben. Wer Informationen zum Warten hat – hat auch Macht über die Zeit! Manchen MFA fällt es schwer, den Kunden gegenüber Transparenz zu zeigen; teilweise sind sie unsicher darüber, wie weit der Praxisinhaber oder ärztliche Chef „interne" Organisationsprobleme mit Kunden kommuniziert haben möchte. Man hat eher den Eindruck, dass die Helferinnen die Forderung nach Transparenz als lästig und unangenehm empfinden und nicht, als seien sie berechtigt solche zu geben (Bertram 1999, S. 123). Viele Mitarbeitende an der Rezeption geben demnach nicht gerne Auskunft über die Dauer der Wartezeit, weil sie die Vorhersage für zu schwierig erachten. Oder die Mitarbeitenden fürchten, dass sie sich mit einer Schätzung auf einen Zeitpunkt festlegen und wenn dieser nicht eingehalten wird, es zu Konflikten mit den enttäuschten Patienten käme. Eine Ursache dafür könnte in der Erfahrung der MFA liegen, dass die Behandlungszeit pro Patient aus vielerlei Gründen (z. B. Behandler weichen individuell von Normzeiten ab) kaum vorhersehbar ist und tatsächlich schwankt. Doch Bertram stellte in ihrer Untersuchung fest, dass sich die Variationsbreite der Behandlungszeiten in Grenzen hält. Die durchschnittliche Behandlungszeit könnte sicherlich Orientierung für eine Schätzung sein und damit Wartezeiten für das Personal verlässlicher einschätzbar machen.

Ein anderer Aspekt liegt in der mangelnden Erfahrung mancher Mitarbeitender, realistische Schätzungen prognostisch abzugeben. Wie im ersten Teil geschildert, gehört in den Pflegeberufen die prognostische Voraussicht zu den Kompetenzen, die laut Benner im Verlauf der Berufspraxis durch sogenannte Experten intuitiv erreicht werden kann (Benner 2012). Hier würden Maßnahmen von Personalentwicklung echte Abhilfe schaffen. Man könnte beispielsweise dazu übergehen, seitens der Mitarbeitenden eine Schätzung zur voraussichtlichen Wartezeit abzugeben, diese zu notieren und beim Verlassen der Einrichtung zu überprüfen, ob sie richtig gewesen ist. Im Laufe der Zeit sollten die Schätzungen immer exakter werden. Ein angenehmer Nebeneffekt liegt darin, dass der Wahrnehmungsfokus aller Mitarbeitenden stärker auf das Wartemanagement gerichtet wird.

7.9 Begleiten Sie Ihre Patienten-Kunden emotional

Wartende sollten genau beobachtet werden, damit bei Bedarf frühzeitig interveniert werden kann. Können die Mitarbeitenden die Wartezone aufgrund baulicher Gegebenheiten nicht einsehen, ist es empfehlenswert, die Patienten durch eine entsprechende Information im Wartezimmer bzw. bei der Anmeldung darauf aufmerksam zu machen, dass im Interesse der Patientensicherheit im Wartezimmer eine Livebildkamera ohne Bildaufzeichnung installiert ist (Voglmair 2011). Auf Station ist so etwas nicht möglich, somit bleibt den Pflegenden nur das häufige Eintreten ins Patientenzimmer. Eine seit 8:00 Uhr auf ihre OP wartende Patientin kritisierte, dass in ihrem Fall niemand zu ihr kam. Da wegen der anstehenden Operation kein Essen verteilt wurde, betrat die nächste Pflegende erst um 17:00 Uhr ihr Zimmer und informierte sie über die OP-Verschiebung auf den Folgetag.

Anzeichen, dass sich ein Patienten-Kunde emotional dem Breaking Point nähert, könnten eine veränderte Sitz- oder Standhaltung oder eine verwandelte Mimik und Gestik sein, zum Beispiel ein Abbruch der bisherigen Ablenkungsmaßnahmen, Stöhnen, leises Klopfen mit den Fingern, verbal geäußerter Protest zu den Mitarbeitenden oder im Gespräch mit anderen Wartenden oder im lautstarken Telefonat. Eine gute Beobachtungsgabe der Mitarbeiter sollte begleitet werden von der Fähigkeit zuzuhören und sich in die emotionale Lage der Wartenden hineinversetzen zu können. Emotionale Unterstützung ist ein effektives Mittel, um präoperative Angstzustände zu reduzieren. In der Interventionsstudie (Heilmann et al. 2016) wurde einer Interventionsgruppe einen Tag vor einer aortocoronaren Bypass-Operation eine zusätzliche Unterhaltung mit individueller Information und mit zeitgleicher emotionaler Unterstützung angeboten. Das reduzierte gegenüber der Kontrollgruppe vor allem die postoperative Angst deutlich. Darum empfehlen die Autoren Trainingskurse zur emotionalen Unterstützung anzubieten.

Mitarbeitende, die auf Wartende wirklich eingehen, erkennen aufkommende Widerstände rechtzeitig und sind in der Lage, Prozesse richtig zu steuern. Menschen sind keine Hellseher – niemand kann wissen, was ein Anderer fühlt. Aber manche Teammitglieder haben neben den oben genannten Fähigkeiten eine gute Intuition und erkennen Veränderungen deutlich früher als andere. Leider werden im Gesundheitswesen viele Patienten-Kunden nur nach Sachinformationen gefragt. Wenn Sie hingegen als Mitarbeitende mehr erfahren möchten, starten Sie Ihr „emotionales Update" mit einer Erkundigung, wie sich der Wartende momentan fühlt. Bei geschilderten negativen Empfindungen fragen Sie, was an dieser Situation für sie oder ihn so belastend, unangenehm oder schlimm ist und zeigen Sie Mitgefühl und Verständnis dafür. Sorgen Sie für ein regelmäßiges emotionales Warte-Update, indem Sie die Gefühlslage des Patienten-Kunden identifizieren, dazu Ihre Einschätzung vornehmen und mit einem Gespür für die Situation eine angemessene persönliche Kommunikation beginnen.

7.9.1 Bleiben Sie freundlich

Freundlichkeit als Grundvoraussetzung im Gesundheitswesen? Wer kein freundliches Gesicht machen kann, darf nicht mit kranken Menschen arbeiten. Woran erkennen wir freundliche Verhaltensweisen? Insbesondere das Lächeln wird als Zeichen von Freundlichkeit gesehen. Der physiognomische Gesichtsausdruck gilt als guter Wille und zeigt dem Gegenüber: „Ich tue dir nichts Böses." In den deutschsprachigen Ländern werden Personen von ihren Mitmenschen als intelligenter eingeschätzt, wenn diese ein Lächeln auf den Lippen haben. Aber nicht überall auf der Welt wird diese Mimik gleich gedeutet. So besagt ein russisches Sprichwort: „Ohne

Grund zu lächeln ist ein Zeichen von Dummheit." Forschungsergebnisse unterstreichen dieses Sprichwort. Eine Studie mit 5216 Studierenden aus 44 Ländern zeigt graduelle Unterschiede in der Wahrnehmung (Krys et al. 2016). In den meisten Ländern scheint demnach der Gesichtsausdruck keinen statistisch signifikanten Effekt zu haben. Am ehesten verbinden Menschen in deutschsprachigen Ländern ein Lächeln mit Intelligenz. Am anderen Ende der Skala halten Probanden in Frankreich, Russland, Iran, Japan oder Südkorea lächelnde Menschen zum Teil für dumm. Interessanterweise scheinen geografische Muster dabei keine Rolle zu spielen, denn die Länder Deutschland und Frankreich sind schließlich Nachbarn. Die Forscher deuten den Unterschied eher in der Kultur. Dort wo Menschen pragmatisch sind und sich auf eine ungewisse Zukunft einstellen, erscheint ihnen ein Lächeln als ungerechtfertigter Ausdruck von Sicherheit, den sie mit Dummheit assoziieren. Ebenso entdeckten Forscher ein weiteres Muster: je weniger Korruption in einem Land herrscht, desto vertrauenswürdiger werden dort lächelnde Menschen eingeschätzt. Trotz der signifikanten Ergebnisse warnen die Forscher allerdings davor, aus den Daten kausale Rückschlüsse zu ziehen und empfehlen weitere Folgeuntersuchungen. Bis dahin sollten wir ein Augenmerk auf die Mimik unserer Patienten und von uns selbst werfen. Denn möglicherweise symbolisiert für einen russischen Patienten das „Nicht-Lächeln" auch eine gewisse Seriösität bei der Arbeit. Und sicherlich spielt der Kontext eine Rolle: „Dauerlächler" werden selten ernst genommen.

Betrachten wir zunächst, wie Freundlichkeit in anderen Berufen im Dienstleistungssektor gelingt. Um selbst unter widrigen Umständen positive Emotionen zeigen zu können, greifen manche Kollegen auf Schauspieltechniken zurück. Beim Surface-acting, zu Deutsch „Oberflächenhandeln", wird Freundlichkeit mit einem lächelnden Gesicht nur vorgetäuscht. Verborgen bleiben die tatsächlichen Emotionen. Die Mitarbeitenden sind dabei angehalten, gut gelaunt zu wirken – unabhängig davon, ob sie es wirklich empfinden oder nicht (Nerdinger 2011, S. 160f.). Diese Diskrepanz zwischen dem Erleben und der gezeigten Oberfläche führt zu einer emotionalen Dissonanz, die den Dienstleister belasten kann. Andererseits ist anerkannt, dass einem zunächst rein physischen Lächeln eine emotional freundlichere Haltung des Lächelnden selbst folgen kann. Sie erinnern sich bestimmt an die Volksweisheit: „*So wie man in den Wald hinein ruft ...?*"

Der Arzt hält sich nicht an die Reihenfolge und verändert entgegen der Absprachen die Priorisierung. Daraufhin ist eine Patientin sauer und sagt zur MFA: *„Ich wäre jetzt aber zuerst dran gewesen, das müssen Sie ihm doch sagen!"* Die MFA ist ebenfalls nicht erfreut, dass ihr Chef sich den gemeinsamen organisatorischen Standards widersetzt, erwidert jedoch freundlich lächelnd: *„Ja, ich verstehe Sie gut; für mich ist es jetzt gerade auch nicht einfach, damit klarzukommen. Aber manchmal hat er eigene Prioritäten, die ich erst im Nachhinein verstehe oder mitgeteilt bekomme."*

Ganz anders dagegen beim Deep-acting, zu Deutsch: „Tiefenhandeln". Hier werden die erforderlichen Gefühle tatsächlich nachempfunden, bzw. negative in positive Gefühle umgewandelt. Schon Hochschild (2006) berichtet aus dem Fluggastgewerbe in einem Fallbeispiel vom randalierenden Fluggast. Dieser gerät auf einem Flug in Panik und reagiert mit Unfreundlichkeiten, die viele Kollegen und Mitpassagiere ängstigt. Damals wurden die Flugbegleiter schon beim Briefing zu Dienstbeginn aufgefordert, den Passagieren positive Gefühle gegenüber zu bringen. Diesen tobenden Fluggast sollte man sich dann so vorstellen, dass er doch so ähnlich wie der eigene zwar kratzbürstige, aber doch liebenswürdige Onkel sei. Und darum mussten damals die Bordmitarbeiter zu solchen Fluggästen positive Gefühle aufbauen.

Zu diesen beiden Techniken befragten Walsh und Bartikowski (2013) die Anzahl von 237 Angestellten in Deutschland überwiegend aus Hotel, Einzelhandel und Gaststättengewerbe. Tiefenhandeln ging zwar mit einer höheren Arbeitszufriedenheit einher, aber je mehr Deep-acting die Befragten dabei aufwendeten, desto größer war ihr Wunsch diese Stelle wieder zu kündigen. Auch Tiefenhandeln scheint zumindest für Servicemitarbeiter belastend zu sein. Im besonderen Maße schienen Frauen, die das Surface-acting anwendeten, darunter zu leiden. Dies deutet nach Walsh und Bartikowski darauf hin, dass Frauen den Einsatz von nichtauthentischen Emotionen als belastender empfinden als Männer (a. a. O.).

7.9.2 Tipps zur Umsetzung des Tiefenhandelns

Tiefenhandeln gelingt auf verschiedenen Wegen. Sie können Ihre Aufmerksamkeit auf etwas Positives/Erfreuliches fokussieren (vgl. Beispiel im nächsten Kasten). Dadurch generieren Sie bei sich selbst Gefühle von Leichtigkeit, Gelassenheit und Freude. So stellen sich manche Mitarbeitende nörgelnde wartende Patienten als ängstliche Kinder vor, die des Mitgefühls bedürfen. Die Mitarbeitenden werden dadurch selbst entspannter und ruhiger. Oder Sie nutzen die kognitive Umdeutung belastender Situationen: Der sich beschwerende Patient reagiert wegen seiner Angst und seines Stresses zwar nicht angemessen, aber durch diese Umdeutung werden die Mitarbeitenden entlastet und es eröffnen sich ihnen neue Lösungsmöglichkeiten. Nerdinger postuliert, dass Emotionsarbeit nur dann bedenklich ist, wenn Mitarbeitende ihre negativen Gefühle mit vorgespielter guter Laune zu kaschieren versuchen. Darum empfiehlt er den Mitarbeitenden, in solchen Fällen in die Tiefe zu gehen und den Ärger durch positive Gedanken zu reduzieren (Nerdinger 2011, S. 160 f.).

> Erinnern Sie sich an Ihr vor kurzem geglücktes Beschwerdemanagement mit einem Patienten. War dieser anfangs noch total aufgebracht und wurde laut – führten Sie ihn durch gelungenen Bezugskontakt in einen ruhigen Zustand. Später entschuldigte er sich sogar für seine Worte. Ihre Kollegin fragte abschließend: „*Wie hast Du das nur gemacht?*" Dieses angenehme Gefühl von Selbstwirksamkeit erinnern Sie mit allen Sinnen.

Manche Chefs fordern von ihrem Team, dass dieses Personalmangel und Kostendruck an der Servicefront „weglächelt". Doch eine solche Surface-acting-Strategie könnte auf Dauer gesehen teuer werden: Manche Mitarbeiter werden durch die hohe emotionale Belastung krank und auch die Kunden merken es (a. a. O.). Allerdings kann ein „So tun als ob", d. h. vordergründige Freundlichkeit in guter Absicht, erfolgreich für die Selbstwirksamkeit sein, weil die Akteure das Gefühl haben, Kontrolle über Situation und Leistung zu haben.

Eine interessante deutsche Studie untersuchte 300 typische Verkaufs- und Beratungsgespräche beim Friseur, im Restaurant und in der Videothek (Gosman 2014). Direkt im Anschluss an die Bediensituation notieren sowohl die Mitarbeitenden als auch die Kunden ihre eigene Wahrnehmung. Ganz besonders gut kam beim Kunden eine authentische Freundlichkeit an. Wenn sich die Mitarbeitenden dieser Dienstleistungsbranche wohl fühlten, verstärkten diese auch den positiven Eindruck nach außen. War das Lächeln nur aufgesetzt (Surface-acting), verbesserte es die Wartesituation nur selten. Eine hohe Kundenorientierung ist darum immer ein Anzeichen für eine kollegiale und wertschätzende Atmosphäre im Team, nicht ihr Ersatz. Wenn eine Mitarbeiterin in einer stressigen Situation selbst die Ruhe bewahrt, beruhigt sie nicht nur die anderen Wartenden und Kollegen im Umfeld, sondern sie wirkt auch kompetenter.

7.9.3 Gehen Sie auf die Bedürfnisse Ihrer Wartenden ein?!

Die meisten Menschen sind beim Warten unzufrieden, weil sie nicht bekommen, was sie wollen. Doch die Psychologie hält einen ganz simplen und zielführenden Mechanismus bereit, durch den alle Beteiligten auf ihre Kosten kommen könnten. Das Management mit wartenden Patienten-Kunden verläuft meist erfolgreich, wenn es den Betroffenen trotz der Verzögerung gut geht, weil ihre Bedürfnisse erfüllt werden. Viele warten ungern und möchten sofort an die Reihe kommen, obwohl sie dazu ja erst einmal in der „Reihe gestanden haben" müssten.

Werden wie im ersten Buchteil beschriebene Bedürfnisse im Wartesetting nicht befriedigt, entstehen möglicherweise unangenehme Gefühle wie Angst, Unsicherheit oder sogar Ärger und Wut. Wenn im Gegensatz dazu Bedürfnisse erfüllt werden, so empfinden Patienten-Kunden angenehme Gefühle wie Freude, Dankbarkeit und Zufriedenheit. Die meisten Menschen fühlen sich gerne gut. Denn wenn es uns selbst gut geht, reagieren wir auch auf andere hilfsbereit und agieren verständnisvoll und mitmenschlich. Denn ein interessanter Aspekt liegt in der Reziprozität. Menschen, die zuvorkommend behandelt werden, reagieren oftmals im gleichen Maße zuvorkommend. Das Bibelzitat: „Das was du gibst, bekommst du hundertfach zurück" (Die Bibel, Markus 10,28–31) bewahrheitet sich nach Aussagen von vielen Mitarbeitenden im Gesundheitswesen nicht nur in konfessionellen Einrichtungen. Dabei geht es nicht um Manipulation, sondern um die Freiheit zu entscheiden, auf welchem Wege die eigenen Vorstellungen erreicht werden sollen. Dies ist ein Grundsatz der Kundenorientierung: Welche Bedürfnisse hat mein Gegenüber und welche Möglichkeiten der (Teil-)Erfüllung habe ich, diese Wirklichkeit werden zu lassen? Damit das gelingt, sollten Ihre Patienten-Kunden von sich erzählen; so erhalten die Mitarbeitenden die Chance, den Wartenden besser zu unterstützen. Immer wenn Erwartungen übererfüllt und Kunden begeistert werden, ist ihnen für die Wahrnehmung und Äußerung von Unmut „der Wind aus den Segeln genommen".

> Wenn Sie einen auf eine OP wartenden Patienten regelmäßig in seinem Zimmer aufsuchen, ihm Zwischeninfos geben und sich mit aufrichtigem Interesse nach ihm erkundigen, dann kann eine solche Begeisterung und zugewandte Beziehung wachsen, die eine beruhigende und Vertrauen bildende Wirkung auf den Patienten hat.

7.9.4 Ablenkung als Strategie gegen Langeweile

Beschäftigen Sie Patienten, denn wir haben eingangs erkannt: Ein abgelenkter und bestenfalls aktiver Patient erlebt die Zeit nicht als Warten. Ein Beispiel ist die Aufforderung der MFA an den neuen Patienten-Kunden: „*Damit Sie nicht so lange warten müssen, freue ich mich, wenn Sie in der Zwischenzeit hier Ihre Daten eingeben!*" Wenn sich ein Patient nicht mit den Abläufen in einer Klinik oder Praxis auskennt, hat er nicht das Wissen und die Vorinformationen, um das Procedere dieses erstmalig anstehenden Besuchs zu analysieren, zu verstehen und zu hinterfragen. Ähnlich wie zwei Zuschauer: Der eine ist Fan einer TV-Serie und hat bislang schon viele Folgen mit großem Interesse gesehen. Er erfährt die Spannung und die dramaturgische Raffinesse in der aktuellen Folge Nummer 17 mit großem Interesse. Eine andere Zuschauerin kennt diese Serie nicht und erlebt das Anschauen der Episode als langweilig, weil sie mit den einzelnen Charakteren und Handlungen keine Verknüpfung/Identifikation/Verständnis an eine Vorgeschichte hat. Ähnlich geht es einem gelangweilten Fußballzuschauer, der die Regeln nicht kennt.

Im Gesundheitswesen kennt eine wiederholt im gleichen Setting wartende Patientin beispielsweise die Eigenheiten von Pflegefachkraft A und

Oberarzt B, die sie aus ihrer Warteposition heraus beobachten kann und findet es spannend, wie beide nun mit einer neu aufgenommenen Patientin umgehen. Dabei erinnert sich die Beobachterin an konkrete Aussagen und Handlungen des Arztes, die dieser vor einiger Zeit machte. Nun nimmt die Wartende mit großem Interesse genau wahr, ob die beiden Mitarbeiter sich ähnlich verhalten wie damals bei ihr. Die Beobachterin findet das sehr spannend. Je mehr Hintergrundinformationen Patienten zu den Abläufen im Gesundheitswesen haben, desto weniger Langeweile erleben sie. Böten wir demnach unseren Patienten interessante Szenen und zusätzliche Detailkenntnisse, sodass sie z. B. erfahren, warum der Ablauf an diesem Tag so und nicht anders abläuft, bestünde die Aussicht, dass der Patient diese Erfahrungen anders einordnet und trotzdem eine positive Einstellung zum Anbieter behält. Auch könnten Infofilme zu Themen, die den Wartenden selbst betreffen, gezeigt werden. Beispielsweise die Unterschiede in der Diagnostik zwischen CT und MRT.

Im Beispielkasten finden Sie eine weitere Idee einer Kombination von Maßnahmen gegen Langeweile und Information der Patienten.

Frau Müller liest die Flyer im Wartebereich der Klinikambulanz und betrachtet in einer separaten Raumecke den Informationsfilm zur Klinikfinanzierung. Darin wird ausgeführt, dass im Haus dringende Renovierungs- und Erweiterungsarbeiten notwendig wären, die Landesregierung allerdings ihre Investitionskosten in den letzten Jahren um 70 Prozent reduzierte. Somit muss die betroffene Klinik durch Einsparungen bei Personal, Energie und Sachkosten die fehlenden Gelder intern ausgleichen. Spätestens hier bemerkt Frau Müller, dass diese Finanzierungslücken auf ihre und die Kosten von anderen Patienten ausgetragen wird. Nachdem sie engagiert ihre Unterschrift online dem Petitionsausschuss bestätigt, findet sie (statt sich zu langweilen) auch noch Zeit, eine Nachricht an die von ihr gewählte Landtags- und Bundestagsabgeordnete zu schreiben. Anwenderfreundlich hält die Klinik am Computerterminal bzw. auf ihrer Homepage mit einfachen Buttons die Namensliste der gewählten Abgeordneten des Land- oder Stadtkreises bereit. Sollte sie vor Fertigstellung ihrer Nachricht zur Behandlung aufgerufen werden, so kann sie sich die bis dahin ausgefüllten Unterlagen direkt persönlich weiterleiten lassen oder abspeichern und später in Ruhe zu Hause fertig stellen.

Hier möchte ich gerne eine Aussage in meinem Buch zur Kundenorientierung bezüglich der enormen Wachstumsraten und Gewinne der privaten Klinikbetreiber wiederholen: „Welch enormes Potenzial läge in einer Volkswirtschaft, welche diese Renditen wieder in das Gesundheitswesen reinvestieren würde?“ (Quernheim 2010, S. 53).

Verändern Sie Ihre Einstellung zu Langeweile

Als Mitarbeitende sollten Sie die Zusammenhänge von Langeweile, Wahrnehmung usw. kennen, um sich dadurch empathischer in die verharrenden Patienten zu versetzen. Gehen Sie aber nicht zu pädagogisch vor. Denn ein Mensch, der bislang jede Langeweile-Situation vermieden hat, braucht Zeit, Geduld und den eigenen Willen, hier eine Verhaltensänderung anzugehen. Sie können es antippen und kurz ansprechen – aber bitte nicht einfordern. Nachfolgend werden zwei verschiedene Texte und diverse Fragen vorgestellt, die Sie Ihren Patienten dazu anbieten können. Im ersteren geht es darum Langeweile zu genießen, während es im zweiten darum geht diese zu beenden. Möglicherweise gelingt es Ihnen, Ihre Patienten durch eine entsprechende Ansprache auf den nachfolgenden Text neugierig zu machen und ihre Einstellung zur Langeweile und zum Warten zu verändern?

Langeweile genießen
Liefern Sie sich der Gegenwart aus und erlangen Sie dadurch völlig neue Erkenntnisse über sich selbst! Nutzen Sie die wissenschaftlich gut erforschten Techniken von Meditation oder Konzentration auf bestimmte

Gedanken. Nutzen Sie das Wartezimmer als wirklichen „Seins-Raum". Hier haben Sie die Chance, dass sich aus jeder Minute Wartezeit „Sinn stiftende" Zeit entwickelt. Echte Könner genießen dabei das Warten und kommen der ursprünglichen Wortbedeutung von „Wartung" wie „eine Maschine zu pflegen" nach, nämlich sich selbst zu pflegen. „Genießen" Sie Langeweile, denn diese ist ein wirksames Gegenmittel zum Stress. Lenken Sie in langweiligen Situationen Ihre Aufmerksamkeit nicht weiter nach außen, sondern nach innen. Dort zentrieren Sie Ihre Kräfte.

Langeweile beenden
Wenn Sie stattdessen doch im Außen verweilen möchten, dann schärfen Sie Ihren Blick auf das, was ist: Entdecken Sie achtsam die Fülle an Gegebenheiten und Sinneseindrücken im Umfeld, beobachten Sie die Details von Menschen, Einrichtungsgegenständen, Abläufen usw. Bei den bekannten Ablenkungsmöglichkeiten sind Sie selbst der Maßstab, d.h. Sie lenken Ihren geistigen Fokus bewusst auf bestimmte Dinge, z.B. Unterhaltungsmaßnahmen. Dazu stehen Ihnen in unseren Wartezonen vielfältige Produkte zur Verfügung: Illustrierten, Tageszeitungen, Magazine, TV, Radio, WLAN, der Kiosk, eine Info-Ecke, Areale zum Spielen oder zum „Entspannen und Chillen", eine Kunstausstellung, ein besonderer Klinikspaziergang u.v.a.m. Wechseln Sie in Gesprächen mit anderen vom Niveau eines Smalltalks hin zum bewussten Sprechen, auch über persönliche bzw. bedeutendere Themen. Wer aus sich heraus schöpfen kann, kennt kaum Langeweile.

7.9.5 Wie gehen Sie mit schlechter Stimmung um?

Einige der bekannten Strategien zur Bekämpfung von Langeweile, z.B. durch Fernsehen, Internet oder Lesen bleiben zuweilen erfolglos, weil die Betroffenen die Ursache für ihren Überdruss nicht in der Tätigkeit, die sie gerade ausüben, erkennen. Wenn wir uns einer solchen Langeweile-Situation nun aktiv stellen, um diese zu bewältigen, sprechen wir von Annäherungsverhalten (aktives Coping). Dann wird Langeweile zum Aktivator! Wenden wir uns jedoch von der Situation ab oder lassen unseren Langeweile-Frust an unserem Umfeld aus, dann handelt es sich um Vermeidungsverhalten (passives Coping), das auf Hilflosigkeit oder Resignation schließen lässt bzw. in diese Geisteszustände münden kann (Pauli und Bierbaumer 2000). Zum aktiven Coping könnten Sie sich Fragen stellen wie: Was tue ich besonders gerne? Was kann ich besonders gut? Welchen guten Freund möchte ich demnächst einmal wieder treffen?

7.9.6 Tipps gegen Langeweile

Stellen Sie fest, dass ein Patient bereits länger wartet, der Behandlungstermin noch dauert, aber nun Symptome von Langeweile auftreten bzw. er diese äußert, könnten Sie ihm den nachfolgenden Text zum Lesen geben:

Raus aus der Langeweile
Sie können Ihren Zustand der Langeweile beenden, wenn Sie eine oder mehrere der nachfolgenden Strategien anwenden. Ein Teil der Maßnahmen lässt sich ganz alleine durchführen und Sie benötigen dafür weder einen Gesprächspartner noch Arbeitsmittel. Im Zustand des Wartens gilt das Prinzip der Homöostase (Aufrechterhaltung oder Stabilität eines Gleichgewichts): Wir kennen es von Tag und Nacht, Ebbe und Flut, Aktivität und Passivität, Agieren und Loslassen, Suchen und Warten. Warten kann schöpferische Impulse setzen. Nutzen Sie die Zeit zum Sammeln, Reifen und Klären Ihrer Gedanken. Vielleicht entstehen daraus neue Ideen, die wiederum eine Vorstufe für einen kreativen Prozess darstellen können. Große Denker und Persönlichkeiten wie Goethe, Nietzsche, Churchill, Einstein oder Hesse nutzen diese Phase, um anschließend (wieder) kreativ tätig zu werden (Kern 2009, S. 69). Sollten Sie Anregungen zum spannenden Denken benötigen, so beschäftigen Sie sich vielleicht mit einer der nachfolgenden Fragen: Sie haben die Wahl zwischen humoristisch und philosophisch.

Fragen zum Nachdenken
- Wann ist der Mensch gut?
- Was ist Liebe?

- Warum ist Recht nicht gleichbedeutend mit Gerechtigkeit?
- Welche richtigen Entscheidungen habe ich in meiner Arbeit und in meinem Leben schon getroffen?
- Wann ist Philosophie eine Wissenschaft?

Fragen zum Lächeln
- Ist Sterilität vererbbar?
- Wie würden Stühle aussehen, wenn wir die Kniescheiben hinten hätten?
- Warum laufen Nasen, während Füße riechen?
- Wenn die Stiftung Warentest Vibratoren testet, ist dann ein „befriedigend" besser als ein „gut"?
- Ist der Begriff „Selbsthilfegruppe" nicht widersinnig?

Als weitere Ablenkungsmöglichkeiten bei Langeweile können Sie Patienten die nachfolgenden Beobachtungsaufträge oder Einschätzungsfragen geben.

Beobachten Sie das Umfeld, die anderen Wartenden, uns als Mitarbeitende:
- Welche Besonderheiten beobachten Sie?
- Wie viele Personen zählen Sie im Lauf Ihrer Wartezeit im Flur/im Zimmer?
- Welche Bilder hängen an der Wand?
- Was sehen Sie, wenn Sie aus dem Fenster schauen?
- Was sehen Sie im Zimmer/auf dem Flur?
- Wie fühlt sich der Stuhl oder die Liegeunterlage an?
- Ist es Ihnen warm/kalt? Wo am Körper ist es warm/kalt?
- Wenn Sie sich bewegen können und möchten: Wie viele Schritte können Sie von einer Wand zu anderen gehen, von einem zum anderen Ende des Flurs? Wie fühlt es sich an, wenn Sie ganz entspannt stehen/sitzem? Wie atmen Sie dann?

Versuchen Sie dabei innerlich nur das zu benennen, was Sie mit Ihren Sinnen wahrnehmen, ohne es zu bewerten.

Bedenken Sie bitte, dass zu viele Ablenkungsmöglichkeiten und Alternativen Patienten überfordern können. Eine derart große Auswahl an in diesem Praxisteil aufgeführten Ablenkungsmöglichkeiten darf keinesfalls in diesem Umfang dem Patienten angeboten werden. Die Mitarbeitende wählt je nach Patiententyp nur drei passende Alternativen aus und bietet diese dem Patienten an. Scheint er daran keinen Gefallen zu finden, so können die nächsten drei Optionen angeboten werden. So wird verhindert, dass die große Anzahl an möglichen Alternativen die Betroffenen „erschlägt".

Humor

Durch Humor entwickeln Mitarbeitende und Patienten eine heitere, spielerische Gelassenheit gegenüber den Widrigkeiten der Abläufe im Gesundheitswesen. Humor gilt als Charakterstärke und trägt zur Lebenszufriedenheit bei. Erleben Patienten Humor, entwickeln sie positive Gefühlszustände. Dadurch wird ihre emotionale Widerstandsfähigkeit, auch als Resilienz bezeichnet, gestärkt. Der Mechanismus gilt auch in Wartesituationen als effektive Copingstrategie. McGhee entwickelte in dieser Hinsicht bereits 1999 ein mehrstufiges Trainingsprogramm (McGhee in Falkenberg et al. 2013). Dazu zählt beispielsweise das Genießen des Humors beim Gegenüber. Hier können sich Patienten und Mitarbeitende gerne gegenseitig kontaminieren ☺. Nutzen Sie ein Repertoire an guten Witzen, Geschichten, Cartoons oder Wortspielereien zum Thema Wartezeiten.

Was heißt „www"? = Weltweites Warten.

„Warten Sie schon lange?" „Nein, ich bewundere nur die 4723 Blumen auf ihrer Tapete!"

Die Sprechstundenhilfe kommt ins überfüllte Wartezimmer: „Wo ist denn der Patient, der einen Verband wollte?" Antwort: „Der ist wieder gegangen, die Wunde war inzwischen verheilt!"

Lachen Sie bewusst über sich selbst gemäß dem Motto von Oscar Wilde: „Das Leben ist zu wichtig, um es ernst zu nehmen." Halten Sie über das Wartezimmer-TV oder Monitore ein Arsenal an feinen humoristischen Sketchen und Filmausschnitten bereit. Lachen Sie mit den Patienten gemeinsam. Halten Sie sich indes mit Ironie zurück, gerade Patienten und Teamkollegen aus anderen Kulturen könnten diese missverstehen (a.a.O.). Humor reduziert die Aktivität unseres Angstsystems im Mandelkern. Gehen Sie mit Humor sorgsam um, denn ängstlichen Patienten vergeht bei Furcht oft das Lachen. Aber umgedreht wirkt dieser Mechanismus auch: wenn wir lachen, fürchten wir uns nicht. Eine Studie (Wild 2012) weist darauf hin, dass Humor Ängste vor einer Operation zumindest kurzfristig reduzieren und dadurch die Widerstandsfähigkeit der Betroffenen verbessern kann.

7.9.7 Wie können Sie Ihre Wartenden in Bewegung bringen?

Räumlich lassen sich zwei Arten von Warteebenen unterscheiden: bei der einen ist körperliche Anwesenheit erforderlich, beispielsweise, wenn während des Wartens auf die Behandlung schon Teilbereiche der Diagnostik eingeleitet werden (beispielsweise wird im Raum 1 der venöse Zugang gelegt, bevor im Raum 2 das Kontrastmittel verabreicht wird). Bei einem entsprechend unterhaltsamen Programm mit interessanten oder zerstreuenden Unterbrechungen wird Warten gar nicht erst wahrgenommen, denn der Patient fühlt sich ausgefüllt und empfindet die Zeit als sinnhaft.

Beschäftigung scheint ein wichtiger Aspekt zu sein. So verringert sich der Eindruck des Wartens bei Hotelgästen, wenn diese sich vor dem Aufzug im Spiegel betrachten können. In der anderen Warteebene ist es egal, wo sich der Patient aufhält. Hier genügt eine rechtzeitige Information, um ihn pünktlich zum nächsten Schritt anzufordern. Bei entsprechender technischer Ausstattung könnte sich der Patient in einem Umkreis von einer bestimmten Minutenanzahl, die er bis zum Eintreffen benötigt, frei bewegen.

Informieren und animieren Sie Ihre Patienten sowohl in der persönlichen Ansprache als auch durch Aushänge, Kurzvideos auf den Monitoren im Wartebereich usw., dass Bewegung sinnvoll ist und – sofern es die Erkrankung zulässt – zwischendurch immer wieder praktiziert werden sollte. Schaffen Sie möglichst in räumlicher Nähe, draußen oder drinnen, interessante Bewegungsfelder, z.B. einen Irrgarten, einen Barfußpfad, künstlerisch gestaltete Außenbereiche, besondere Sitzgelegenheiten auf Baumstämmen oder -stümpfen, auf die Sie im Wartebereich, z.B. mit Abbildungen hinweisen. Stellen Sie in Ihren Räumen bewegliche Sitzgelegenheiten zur Verfügung, z.B. große Gymnastikbälle, Sitzsäcke oder Schaukelstühle, in denen Patienten durch leichte Schaukel-Bewegungen zur Ruhe kommen und sich beruhigen.

Weitere Tipps zur Bewegung

- Machen Sie den Kontakt zum Wartenden zu einer charmanten Begegnung, indem Sie wertschätzend ein Lob für Eigenbewegungen aussprechen oder die Wartenden mit einem Lächeln im Vorübergehen dazu animieren.
- Mit der Verbreitung von mobilen Telefonen oder separaten Piepsern bieten sich heute vielfältige Möglichkeiten der sofortigen Erreichbarkeit. Weisen Sie bereits bei der Terminvergabe und in den Informationsunterlagen darauf hin: „Sie haben ggf. zwischen den Untersuchungen Wartezeiten, die Sie mit Spaziergängen, Einkäufen usw. verbringen können. Bitte bringen Sie dazu Ihr Mobiltelefon und entsprechende Kleidung/Schuhe/Hilfsmittel mit."
- Schlagen Sie Spaziergänge vor, egal ob hausintern in andere Räume oder Gebäudeteile oder außerhalb im Park, im angrenzenden Café oder in der Fußgängerzone.
- Halten Sie aktuelle Fahrpläne der in Nähe liegenden öffentlichen Verkehrsmittel parat.
- Nutzen Sie jede Chance des Aufstehens und Gehens und begründen Sie diese gegebenenfalls.

- Informieren Sie sich mit Ihrem gesamten Team, welche „Highlights“ an Sehenswürdigkeiten im näheren Radius Ihrer Einrichtung liegen. Wissen Sie um Details der wöchentlichen Markttage und -zeiten, Öffnungszeiten von Museen und Ausstellungen in unmittelbarer Umgebung und halten Sie deren aktuelle Flyer vor.

In größeren Kliniken werden sogenannte Klinikspaziergänge (Zegelin 2016) mit mehreren Haltepunkten angeboten. Hierbei werden die oft weitläufigen Räumlichkeiten der Krankenhäuser genutzt, um Patienten in einen Rundgang zu geleiten, sowohl fußläufig als auch rollstuhlgerecht. Die einzelnen Haltepunkte können interessante Stationen sein (OP, Physiotherapie, Cafeteria, Kapelle usw.), an denen über verschiedene Medien Mitarbeitende und Tätigkeiten vorgestellt werden. Auch interessierte Kollegen können diesen Spaziergang in Pausen nutzen; dies fördert darüber hinaus die Identifikation mit der Einrichtung. Es können Bilder oder Objekte von (heimischen) Künstlern ausgestellt oder regionale Themen aufgegriffen werden. Bieten Sie ein Arsenal an Hilfsmitteln an: Gehstöcke, Rollatoren, Rollstühle, Wandgriffe und Laufbalken, damit gehbehinderte Patienten sich sicherer fühlen, in Bewegung zu kommen.

7.10 Wie überbringen Sie Patienten-Kunden schlechte Nachrichten?

Werfen wir zunächst einen Blick über den Tellerrand auf andere Branchen, die bei einem Unglück oder Unfall ihre Kunden oder die Bevölkerung über schlechte Nachrichten informieren (müssen). Ein Unternehmen überschreitet schnell und nachhaltig den Abgrund, wenn bei Krisen eine unzureichend gemanagte und ebenso nach außen geführte Kommunikation versagt. Der Krisenexperte Steinke postuliert: „Kaum etwas ist so zum Scheitern verurteilt wie der Versuch, ein Problem von einiger Größe durch Totschweigen, Verharmlosen oder dreiste Lügen vor der Öffentlichkeit zu verbergen.“ (Steinke 2014, S. 11). Welche Bedeutung hat dieser Grundsatz für unser Thema Wartemanagement? Dass das Warten bei Verzögerung für viele Patienten-Kunden wirkliche Not verursachen kann, wurde ausführlich dargestellt. Was also tun? Wie bringen wir diese schlechte Nachricht professionell an den Patienten-Kunden? Professionell meint hier, dass es einen Weg gibt, wie negative Botschaften für den Wartenden in einer wertschätzenden Art und Weise kommuniziert werden, damit diese von den Betroffenen akzeptiert werden, möglichst sogar ohne eine temporäre emotionale Krise zu verursachen.

7.10.1 Krisenstory

Zunächst geht es um die Frage, welche der anwesenden Patienten bzw. welche der noch nicht anwesenden Patienten-Kunden (die Zuhause oder bereits unterwegs sind) betroffen sind. Gerade bei Unfällen und Notfällen muss es schnell gehen. Darum sollte eine zuvor ausgearbeitete Krisenstory verwendet werden, die im Akutfall mit den existierenden realen Informationen bestückt und verbreitet wird. Denn wenn Sie diese erst in der Engpasssituation anfertigen, dauert es zu lange, bis erste Botschaften gesendet werden.

Eine Krisenstory fasst kompakt und nachvollziehbar die Erklärungen für die Verzögerung zusammen. Dabei sind alle Erklärungen unbedingt schlüssig, fundiert und verständlich zu formulieren. Kurzum, eine Krisenstory hat die Aufgabe, mit wenigen Standard-Sätzen die aktuelle Ausgangslage in Ihrer Einrichtung auf den Punkt zu bringen. Grundsätzlich sollten Sie dabei schnelle Informationen direkt und aktiv, d.h. nicht reaktiv ausgeben. Der Tenor lautet: Agieren statt reagieren. Sobald hinter den Kulissen klar ist, dass der nächste oder die nächsten Patienten nicht gemäß Zeitplan aufgerufen werden, starten Sie mit der Vermittlung.

Inhalte Krisenstory

- Um welchen Sachverhalt handelt es sich? Warum ist die Situation so entstanden (äußere Einflüsse, interne Bedingungen usw.)?
- Wie lange schätzen Sie, dass diese Situation andauert und welche Folgen ergeben sich daraus für Ihre Patienten? (z. B. drei-tägiger Ausfall des CTs)?
- Wie versuchen Sie die Situation zu mildern, zu verändern, zu lösen (welchen Beitrag leistet die Einrichtung dazu)?
- Was können die Patienten jetzt selbst tun (einige klare Handlungsanweisungen oder Vorschläge)?
- Wie werden Sie weiterhin aktuell informieren (in welchen Zeitabständen, mit welchen Medien, konkrete Ansprechpartner usw.)?

Grundsätzlich:

- Alle Mitarbeitenden inklusive Chefs sind über die Krisenstory informiert (entweder mündlich oder über Intranet).
- Wenn Ihre Einrichtung bereits ein EDV-Terminprogramm anbietet, in dem sich der Patient von Zuhause aus einloggen kann, können dort aktuelle Informationen zur Lage gegeben werden. Dies setzt voraus, dass ein Mitarbeiter die Webseite pflegt.
- Es ist dokumentiert, wer in welcher Reihenfolge und mit konkretem Ansprechpartner informiert werden muss.

In Krisensituationen möchten wartende Patienten gerne Emotionen hören, die von Bildern oder einer bildhaften Sprache verstärkt werden. Was erzählt wird, muss authentisch und wahr sein. Ein bewährtes Motiv sollte wiederum an den Emotionen rühren: Das Gute siegt doch oder David gegen Goliath usw. Dabei können auch Beschreibungen von irrtümlichen Eigenheiten der Betroffenen verwendet werden. Auch emotionale Geschichten sind schlüssig und folgerichtig und schließen entweder mit einem glücklichen oder unglücklichen Ausgang. Inszenieren Sie Geschichten mit einem Mix aus Informationen, Nachvollziehbarkeit, aber auch mit realem Lokalkolorit. Nutzen Sie kurze Sätze möglichst mit direkter Rede. Eine gewisse Konsistenz gegen spätere (Online-)Angriffe gelingt, wenn Sie nach dem Formulieren der Krisenstory prüfen, ob Ihre Statements nicht leicht ins Lächerliche gezogen werden können (Steinke 2014, S. 94).

Ist es zur Verzögerung gekommen, liegt es jetzt an Ihnen und Ihren Kollegen, ob der Betroffene es rechtzeitig erfährt und die Situation akzeptiert oder ob die Kaskade der negativen Folgen (Auswirkung des Wartens → Eskalation → Negativwerbung → Folgekosten) gestartet wird. Dazu werden im Kontext von Firmenkrisen drei Umstände, wie man die Medien gegen sich aufbringt, benannt. Hierzu gehören: Lange sprachlos bleiben, Fakten schönreden, Wichtiges verschweigen (a. a. O., S. 86). Sie erinnern sich bestimmt an die Schlagzeilen über den Limburger Bischof Tebartz-van Elst oder den letzten VW-Abgas-Skandal. Die dabei angewendete Salamitaktik (Informationen nur „scheibchenweise" abzugeben und nur dann, wenn die öffentliche Meinung einen bereits in die Enge gedrängt hat) versagte in Gänze, denn irgendwann kam die Wahrheit doch ans Licht. Dies bringt den Verantwortlichen nicht nur den Vertrauens- und Imageverlust über das Geschehen an sich, sondern auch noch den Verlust von Seriosität, Ehrlichkeit und Integrität des Unternehmens, für das sie stehen. Gleiches gilt im Management von Wartenden. Sollten beispielsweise Teammitglieder oder Führungskräfte den Betroffenen gegenüber wegen der Verzögerung zeitliche Versprechungen machen, die erneut nicht eingehalten werden, so kann die Situation sich weiter verschärfen. Alle Botschaften, die Sie ab diesem Moment senden, müssen wirklich Hand und Fuß haben und der Realität entsprechen.

Sprechen Sie eigene Versäumnisse ehrlich an oder erklären Sie nachvollziehbar, dass nicht beeinflussbare Umstände vorgelegen haben. Ein entsprechend glaubwürdiges, selbstbewusstes und kompetentes Auftreten sollte unbedingt rechtzeitig trainiert werden. Dabei sind die Grundsätze von Rhetorik (Betonung, Logik, Verständlichkeit) und bei der Präsentation die Bedeutung der Körpersprache zu beachten. Dann nehmen die Patienten im Wartezimmer die Botschaft der Mitarbeiter oder des Arztes auch ab. Eine noch so gute Krisenstory, die unsicher (zu leise, zu laut, nuschelnd, ohne Übersetzungsmöglichkeiten) vorgetragen wird, wirkt unzureichend und nicht glaubwürdig. Sorgen Sie also auch für Dolmetschermöglichkeiten, indem Sie eine Auswahl der häufigsten Sätze in die gängigen Sprachen übersetzen lassen. So können Wartenden mittels eines Tablet-Computers oder mit einer auf Papier kopierten Information die Gründe für die Verzögerung verdeutlicht werden.

Weitere Tipps bei der Mitteilung von Verzögerungen sind:

- Für den Patienten kann die Absage und/oder Verlegung des Behandlungstermins wie eine regelrechte Hiobsnachricht sein. Diese bezeichnet eine schlechte und folgenschwere Nachricht wie der plötzliche Tod eines Angehörigen oder engen Freundes.
- Informieren Sie mit Fakten, damit Betroffene verstehen und begreifen, was passiert ist. Gegebenenfalls sollte die Botschaft mehrfach wiederholt werden.
- Nehmen Sie Wut oder andere negativ gegen Sie gerichtete spontane Gefühle des Gegenübers nicht persönlich.
- Rechnen Sie bei Betroffenen mit typischen Körperreaktionen: Schock, Herzrasen, Kreislaufprobleme, Kollaps, Schwitzen, Zittern.
- Orientieren und stabilisieren Sie Betroffene durch Zuhören und empathisches Begleiten während der emotionalen (Ausnahme-)Situation.
- Aktivieren Sie nach Möglichkeit die Ressourcen der Betroffenen. Vielen Menschen nutzt es, wenn sie aktiv etwas tun können (andere Personen über die Verzögerung informieren u.Ä.). Gerade wenn organisatorische und administrative Dinge übernommen werden, gelingt es Betroffenen leichter und schneller, wieder handlungsfähig zu werden (Kohräde-Warnken 2015).

7.10.2 Grundsätze der Argumentation für Wartende

Möchten Sie einen Wartenden überzeugen und informieren, dass die Verzögerung nicht durch Ihre Fehlplanung, sondern durch äußere Umstände entstanden ist, gibt es gelegentlich auch Misserfolge. Denn manchmal laufen Argumente, egal wie gut sie sind, ins Leere; das hat mit unserer Gehirnphysiologie zu tun. Unser Denken verläuft nicht linear, sondern eher überschlägig. Das heißt, das Gehirn versucht aus wenigen Informationen und auch mit geringem Aufwand sinnvolle Schlüsse zu ziehen. Es liebt die Anwendung von Faustformeln, denn sie helfen, pragmatisch Entscheidungen zu treffen. Patienten-Kunden halten Begründungen für plausibel, wenn diese stimmig, glaubhaft und einleuchtend sind. Wer plausible Erklärungen abgibt, erhält vom Publikum manchmal sogar Applaus. Erzählungen aus Ambulanzen berichten, dass wartende Patienten nach gehörter Krisenstory so beeindruckt darüber waren, wie die Mitarbeitenden im Handumdrehen neue Prioritäten setzen, dass die Entscheidung, ihre Behandlung zu verzögern, sogar mit Applaus von den Wartenden wertgeschätzt wurde (Bericht einer Seminarteilnehmerin).

7.10.3 Wann klingen die Begründungen für den Betroffenen annehmbar?

Ihre Darlegung sollte eine angemessene und wahre Größenordnung haben. Dazu schätzt der Zuhörer einen Wert grob ab und überprüft, ob der Schätzwert mit diesem Grobwert übereinstimmt.

> Wenn der wartende Patient erfährt, dass aufgrund eines Reisebus-Unfalls nun viele Verletzte zeitgleich zu behandeln sind, kann er das nachvollziehen, denn er sieht die eingeschränkten Kapazitäten von drei Behandlungszimmern und hält die Information für plausibel.

Einer meiner Probanden berichtet, dass er mehrfach als Grund seiner OP-Verzögerung zu hören bekam, dass ein verunfalltes, schwerverletztes Kind vorgezogen wurde. Er bezweifelte im Interview den Wahrheitsgehalt dieser Aussage bei der dritten Verzögerung, stattdessen vermutete er den Vorzug von Privatpatienten (Quernheim 2013, S. 144). Andere Probanden hatten Verständnis, weil sie selbst (mit eigenen Augen und Ohren) die eintreffenden Rettungswagen hörten und somit nachvollziehen konnten, dass in der Ambulanz *„gerade der Bär tobte“*. Somit sollten Ihre Erklärungen in wenigen Sätzen oder mit Bildern nachprüfbar sein. Manche Einrichtungen bringen derartige (Online-) „News“ direkt auf den Monitor im Wartebereich oder auf die mobilen Tablet-PCs der stationären Patienten, um noch glaubwürdiger zu agieren, gemäß dem Grundsatz: „Ein Bild sagt mehr als tausend Worte.“

Nutzen Sie dazu unbedingt auch den Onlineservice Ihrer Regionalzeitung und bleiben Sie dadurch gut informiert. Denn diese Medien haben einen starken regionalen Bezug, erhalten unmittelbar aktuell Polizeimeldungen und geben diese im Eiltempo ins Netz. So erfahren die Wartenden „aus erster Quelle“, was wo passiert ist und können besser nachvollziehen, warum sie im Moment verharren müssen. Aber Vorsicht: Wenn man beispielsweise die Verzögerung eines Ablaufs auf die langsame Genehmigung des Gesundheitsamtes schiebt, könnte ein Patient oder sein Angehöriger diesem Vorwurf nachgehen und die Behörde anfragen. Nicht selten recherchieren und prüfen Betroffene die geäußerten Begründungen geradewegs im Wartezimmer durch ihre internetfähigen Endgeräte. Äußert z. B. im oberen Falle das Gesundheitsamt etwas anderes, ist das Vertrauen verloren!

Wenn ein Wartender eine Information selbst nicht überprüfen kann, können Sie sich unter Umständen auch auf Autoritäten berufen. Diese sind namhafte (lokale oder nationale) Koryphäen wie Wissenschaftler, unbeteiligte Dritte oder Prominente.

> „Unser international anerkannter Hygieneprofessor Herr X empfiehlt uns dringend, hier eine Quarantäne von einem Tag einzuhalten (Verweis auf Aushang oder Internetquelle). Im Sinne Ihrer Sicherheit kommt es aus diesem Grund zu einer Verzögerung von 24 Stunden. Damit stellen wir sicher, dass Sie sich bei uns nicht anstecken.
>
> Wir hoffen auf Ihr Verständnis und bitten Sie um Entschuldigung!“

Wenn Patienten-Kunden die Ursache und Begründung der Verzögerung gehört und bestenfalls akzeptiert haben, wünschen sie klare Handlungs- oder Regieanweisungen. Hier gilt die Grundregel: Je größer die Ungewissheit, desto einfacher erklären – und je geringer die Ungewissheit, desto komplexer kann informiert werden (Gigerenzer 2013, S. 130). Was sollen sie jetzt während der Verzögerung tun? Animieren Sie Ihre Patienten-Kunden:

- vor Ort zu bleiben, wenn das Ende der Verzögerung absehbar und zumutbar ist bzw. geben Sie
- eine Anregung, die Einrichtung verlassen zu können, um zu einem späteren Termin erneut zu kommen, bzw.
- bieten Sie nach entsprechender Entschuldigung und ggf. mit Obolus/Gutschein einen neuen Termin an.

> - „Es wird wahrscheinlich noch eine Stunde dauern. Sie können sich gerne hier mit Getränken bedienen und sich in unserem eigenen TV die neueste Folge einer Informationssendung zum Gesundheitsthema X anschauen …“
> - „Wahrscheinlich dauert es noch zwei Stunden, bis Sie an der Reihe sind. Hinterlassen Sie uns Ihre Mobilnummer und wir melden uns rechtzeitig, etwa 15 Minuten vor Ihrem Termin. So können Sie draußen den Wochenmarkt besuchen oder das Café oder die Ausstellung, die von hier nur fünf Minuten entfernt ist …“
> - „Aufgrund des eben erwähnten Unfalls kann Ihre Behandlung heute nicht mehr stattfinden. Das tut uns sehr leid, zumal

wir wissen, dass Sie sich gewissenhaft vorbereitet haben, immer noch nüchtern sind und fest vom heutigen Termin ausgegangen sind. Wir bitten Sie aufrichtig um Verzeihung und bieten Ihnen als kleine Entschädigung an, einen Wunschtermin wählen zu können und zudem mit diesem Gutschein gegenüber im Bistro Y jetzt oder später einen Imbiss einzunehmen ..."

Bei stationären Patienten bleiben neben Ablenkungsmaßnahmen deutlich weniger Optionen: Die meisten erhalten keine. Aber eine Änderung hat bereits stattgefunden.
Erste Kliniken:

- bieten in der im gleichen Haus befindlichen Physiotherapie oder selbst auf Station eine Massage oder Wellnessbehandlung an,
- verweisen auf Klinikspaziergang, Park oder sonstige kulturelle Besonderheiten innerhalb der Einrichtung,
- bieten Info-Veranstaltungen an,
- erweitern die Besuchszeiten und bieten dem betroffenen Patienten an, dass er bis auf die Zeit der Nachtruhe Besucher empfangen darf,
- Wenn Sie den Eindruck haben oder wissen, dass der Patient mit dem Mitpatienten auf dem Zimmer unzufrieden ist, können Sie in Absprache mit ihm auch eine Verlegung in ein nächstes frei werdendes Bett in Erwägung ziehen.

Verwenden Sie bei Informationen und Begründungen für die Wartenden den Argumentationsdreisatz. Dabei antwortet eine Mitarbeitende auf die Fragen von Betroffenen mit einem Dreisatz aus Situation, Ziel und der Beschreibung von Maßnahmen.

Argumentationsdreisatz

Situation:
„Draußen herrscht Blitzeis mit hohem Unfallaufkommen und zugleich haben wir in dieser Winterwoche einige Grippefälle im OP-Team. Darum können wir Sie heute nicht operieren."

Ziel:
„Ihre OP wird innerhalb der nächsten 48 Stunden durchgeführt."

Maßnahmen:
„Dazu werden wir einen flexibleren Personalpool nutzen und uns jetzt bei den Transport- und Rettungsdiensten für Elektiveingriffe abmelden."

Bevor Sie die Botschaft der Verzögerung kundtun, sollten Sie genau wissen, welche Wartenden davon betroffen sind. Je mehr Sie Ihre Patienten-Kunden und deren individuelle Situation kennen, desto passgenauer wählen Sie später den entsprechenden Argumentationsdreisatz. Vorherige Überlegungen dazu können sein:
Was will ich erreichen?
Beispiel: Patienten sollen Verständnis für die Verzögerung haben.
Wen will ich überzeugen?
Beispiel: Wartende Patienten-Kunden und ihre Angehörigen.
Wie will ich mein Gegenüber überzeugen?
Beispiel: Mit plausiblen und beweisbaren Argumenten, z. B. durch den Hinweis auf den aktuellen Wetterbericht.

Starten Sie mit einem guten Hauptargument zu Beginn, aber „verschießen Sie noch nicht Ihr gesamtes Pulver". Besonders überzeugend ist es nämlich, wenn erst am Ende das nachhaltigste Argument geliefert wird. Dafür wäre beispielsweise eine aktuelle Zusatz- oder Nebeninformation zur Ausgangslage geeignet, die möglicherweise den Zuhörer am ehesten überzeugt. Wenn Sie auch hier Bezugskontakt anwenden, verbessern sich die Erfolgsaussichten. Stellen Sie Übereinstimmungen her, indem Sie Formulierungen wie *„Ja, das habe ich auch schon mal erlebt"* verwenden. Ob Ihre Argumente die Wartenden überzeugen, hängt davon ab, ob es Ihnen gelingt, die von Ihnen angeführten Begründungen den wartenden Patienten-Kunden und ihren Angehörigen so zu präsentieren, dass sie diese verstehen und akzeptieren.

„Wir arbeiten für unsere Patienten-Kunden wegen dieser Engpass-Situation unter Hochdruck an einer Lösung: Wir werden unsere OP-Zeiten heute um zwei Stunden verlängern und haben dazu bereits qualifiziertes OP-Personal von einer kooperierenden Personalgesellschaft angefordert."

Es ist die freie Entscheidung des Patienten, ob er die Entschuldigung akzeptiert. Orientieren Sie sich auch an Ihren Mitbewerbern. Wie verhalten sich diese bei Engpässen? Welche Krisenstorys werden verwendet? Entwickeln Sie Ihr individuelles Best-Practice-Modell (Erfolgsrezept). Welche Praktiken bewährten sich dazu in der Vergangenheit?

7.10.4 Was Sie nicht tun dürfen!

Zu den häufigsten Fehlern in der Krise zählen Bagatellisierung, Respektlosigkeiten und fehlerhafte Entschuldigungen. Letzteres wird aufgrund seines häufigen Vorkommens in einem eigenen Kapitel erläutert. Bei einer Bagatellisierung im Krisenfall spricht ein Teammitglied, schlimmer aber noch der Praxisinhaber oder Klinikdirektor, in Anwesenheit von Wartenden von einem *„kleinen Ausfall"*, unterdessen warten zig hilflose Patienten-Kunden vergebens auf die Wiederaufnahme des Betriebs. Respektlosigkeiten treten auf, wenn sogenannte Unwörter wie *„Kundenfälle"* oder *„Patientenfälle"* für die Patienten Frau A und Herr B verwendet werden oder in der leider immer noch verbreiteten Art und Weise von *„der Niere auf Zimmer XY"* gesprochen wird.

In Anwesenheit von Wartenden unterhalten sich die Mitarbeitenden, dass sie gerade Patient C *„fertig gemacht haben"*, sie verlautbaren, dass eine Patientin D *„völlig durch den Wind sei"* oder Wartende hören die Ansprache zu Patientin E: *„Darf ich Sie kurz belästigen?"* Natürlich ist es nicht so gemeint, was man da hört – aber solche Ausdrucksweisen sind nicht nur in Anwesenheit von Wartenden despektierlich, sondern sie drücken unter Umständen eine abwertende oder abweisende innere Haltung des Teams aus, die sich im Umgang mit Patienten-Kunden widerspiegelt.

7.10.5 Wie sprechen Sie Ihre Patienten-Kunden am besten an?

Anstelle der obigen „unmöglichen" Aussagen verwenden Sie für Frau A und Herrn B neutral den Begriff *„Unsere Gäste/Besucher"*, dass Sie gerade bei Herrn C die *„gewünschte Leistung erbracht haben"*, dass die Patientin D gerade *„etwas unsicher oder verunsichert wirke"* und dass Sie Patientin E *„leider kurz stören müssen, um ihre optimale Versorgung zu gewährleisten"*. Klingt doch schon ganz anders, oder?

Sprechen Sie die Wartenden aktiv und nach Möglichkeit auch mit Namen an. Verwenden Sie Aussagen wie: *„Wir kümmern uns sofort darum!"* (d.h. innerhalb von maximal fünf Minuten) und tun Sie es dann auch umgehend. Oder äußern Sie: *„Wir haben die Verzögerung wahrgenommen, d.h. unsere Warnsysteme funktionieren. Zugleich können wir nachempfinden, dass diese Verzögerung von Ihnen sehr unangenehm erlebt wird, zumal Sie sich jetzt diese bzw. eine begrenzte Zeit freigehalten haben."* Zu Letzterem zählt dann aber auch das Paraphrasieren der eigenen Wahrnehmung. Gerade bei Verzögerungen geben Sie mit Ihrer Haltung und Einstellung die Botschaft: *„Unsere Klinik oder unsere Praxis reagiert auf solche Engpässe oder Verzögerungen unverzüglich und professionell."* Dazu gehört es allerdings auch intern, bei regelmäßigen berufsinternen und berufsgruppenübergreifenden Teamsitzungen, die bekannten Verzögerungsprobleme zu analysieren und notwendige Veränderungen umzusetzen. Es muss klar sein, dass beispielsweise der sich beständig verspätende Physiotherapeut oder Operateur ab sofort keine Rückendeckung mehr vom Team erhält, denn jetzt werden Patienten nicht mehr belogen und es werden keine falsche Argumente für die Verzögerungen genannt. In diesem Zusammenhang ist allen zu verdeutlichen: Ihre wirksamste Unterstützung für Kundenfreundlichkeit und -vertrauen ist die Wahrheit. Dazu meinte schon Abraham Lincoln: „Man kann alle Leute einige Zeit zum Narren halten und einige Leute allezeit; aber alle Leute allezeit zum Narren halten kann man nicht" (Lincoln 2016). Wer das nicht glaubt, sollte die Einträge in Patientenbewertungsforen lesen. Bekanntlich kommt jedes Geheimnis, welches von Bedeutung ist, irgendwann ans Tageslicht, dann aber zu einem Zeitpunkt, der für die Betroffenen meist ungünstig ist. Ein professionelles Krisenmanagement darf die Wahrheit nicht verleugnen, sondern sollte diese neu einordnen und mit stimmigen Botschaften an den Patienten-Kunden bringen (Steinke 2014, S. 93 f.).

7.10.6 „Sorry!", – das richtige Entschuldigen

Die Umstände einer Verzögerung glaubwürdig zu erklären, ist noch lange keine „Abbitte". Denn zu einer angemessenen Entschuldigung gehört es zunächst, das zu benennen, was geschehen ist. Dabei stehen die Mitarbeitenden selbstbewusst zur aufgetretenen Situation. Keinesfalls reicht es, die Sache verkürzt darzustellen; auch hier liegt die Kunst im empathischen Perspektivwechsel.

Falsch: *„Ja, Sie hatten einen Termin, aber Entschuldigung – ich kann ja nun wirklich nichts dafür, dass Sie jetzt nach zwei Stunden immer noch warten müssen."*

Besser: (Dazu wählen Sie die passenden Textbausteine unten aus – kürzen Sie radikal)

Wir haben Ihnen einen Termin verbindlich genannt.

Diesen haben Sie auch exakt eingehalten und gingen wahrscheinlich davon aus, nach maximal 15 Minuten an die Reihe zu kommen.

Wahrscheinlich haben Sie gleich Anschlusstermine und können diese nicht wahrnehmen.

Oder Sie ärgern sich über uns, wegen dieser Unsicherheit nicht zu wissen, ob und wann Sie heute noch dran kommen.

Darum kann ich mir gut vorstellen, dass für Sie die Situation im Moment belastend ist.

Eine der „Parteien" gesteht sich und der anderen gegenüber ein, dass etwas nicht so gelaufen ist, wie es hätte sein sollen. Diese Seite benennt damit die Verfehlung. Auch hier spielt Zeit eine Rolle. Je früher Sie sich entschuldigen, desto einfacher und effektvoller ist es. Leider verwirkt sich die Möglichkeit einer Entschuldigung bei zu lange verstrichener Zeit nach der auslösenden Situation. Nerdinger (1994) berichtet, dass fast alle Patienten, die vor Gericht gegen den behandelnden Arzt Klage wegen Behandlungsfehlern erhoben, auf dieses verzichtet hätten, wenn sich der Arzt glaubhaft entschuldigt hätte. Wenn Sie die Entschuldigung nicht zeitnah einsetzen, wirkt sie nicht mehr (aufrichtig) oder der Patient erhält möglicherweise den Eindruck, es wurde nachträglich etwas verfälscht oder „dazu gedichtet". Außerdem besteht das Risiko, dass Sie als Mitarbeiter diesen Patienten nicht mehr wiedersehen und keinen Einfluss darauf haben, wie er mit der Situation umgeht und ob und wo er sie eventuell veröffentlicht. Vor der auszusprechenden „Entschuldigung" (die ja „Schuld" von einem nimmt) sollte im Idealfall ein Angebot zum „Tatausgleich" erfolgen. Es gibt Einrichtungen, die dabei eine Staffelung vorsehen. Bei Wartezeiten ab 15 Minuten erfolgt die umgehende mündliche Erklärung, ab der 45. Minute wird ein Gutschein für eine Kaffee- oder Tee- bzw. sonstige Getränkespezialität verteilt. Nach 60 Minuten gibt es ein „Give-away" und ab der zweiten Stunde Gutscheine für einen Imbiss. Manchmal wird dem Betroffenen auch Kulanz gewährt. Darunter wird ein Entgegenkommen zwischen Vertragspartnern nach Vertragsabschluss verstanden. In der Wirtschaft wird Kulanz gegeben, um Kunden enger an sich zu binden. Auch ohne eine Rechtsverpflichtung gewährt beispielsweise ein Luxushotel einem Gast, der längere

Zeit auf sein bestelltes Zimmer warten muss, einen Gutschein für eine weitere Leistung, um ihn als Kunden auch zukünftig zu behalten. Bei extremen Wartezeiten entschuldigen sich manche Anbieter mit einem Gutschein für ein Essen im Restaurant oder einer Massage in der angeschlossenen Physiotherapie-Abteilung. Eine Tasse Kaffee oder ein Badetuch mit dem Logo zeigt zwar guten Willen, ist aber nur symbolisch. Denn der Wartende „rechnet dagegen" welche Investitionen er für diesen Termin gegeben hat: also **seine** eingehaltene Pünktlichkeit, **seine** Zeit, die Einschränkung **seiner** Selbstbestimmung, **seine** bislang gezeigte Geduld, **sein** Aufrechterhalten der Höflichkeit und **sein** sich Einlassen auf die „Spielregeln" der Einrichtung. Wichtig ist für den Betroffenen der subjektiv wahrgenommene Wert des Tatausgleichs bzw. der Entschuldigung. Dazu ein Formulierungsvorschlag:

„Wir fragen uns, wie wir das wieder gut machen können. Darum haben wir hier eine kleine Aufmerksamkeit für Sie" (Gutschein etc. je nach Verzögerungsdauer).

Erst im finalen Abschluss wird die Bitte geäußert, die Entschuldigung anzunehmen. Dazu zählt eine angemessene Körperhaltung, Mimik und Gestik.

„Und dafür möchte ich mich im Namen unseres Hauses bei Ihnen in aller Form entschuldigen. Ich freue mich, wenn Sie diese Entschuldigung annehmen."

Abschließend in der Übersicht die drei Teile einer Entschuldigung:

- Was ist geschehen?
  Umstände glaubhaft erklären
- Angebot zum Tatausgleich
  Give-away, Bon, Gutschein, Wunschtermin
- Bitte um Entschuldigung in der Ich-Form.

Der inflationäre Satz: *„Das tut uns leid"* stellt eine unzureichende Entschuldigung dar, weil er zum einen nicht als Bitte formuliert wurde und ein nicht mehr zeitgemäßer Terminus „Pluralis Majestatis" (Wir-Form) unpassend ist. (Wobei hiermit sicher auch das kollektive Bedauern des Teams ausgedrückt werden soll.) Es ist besser, solche Aussagen in Ich-Botschaften auszusprechen. Ein *„Tut mir leid"* ist immer noch besser als ein oberflächliches: *„Sorry"* – oder gar ein *„Passt schon"*.

Bei einer Entschuldigung darf die Bitte nicht an Bedingungen geknüpft sein. Die Rechtfertigung sollte keinerlei Aussagen enthalten, die als Relativierung gedeutet werden können. Sinn der Entschuldigung ist eine Erleichterung oder Vergebung, weil eine der Parteien „Ent-Schuld-igt" wird. Interessanterweise erleichtern sich nicht nur die Mitarbeiter, sondern, wenn Betroffene die Entschuldigung angenommen haben, auch die Wartenden. Damit ist der belastende Umstand abgeschlossen – für alle Beteiligten. Niemand bleibt auf seinen Gefühlen wie Ärger, Hilflosigkeit oder Wut sitzen. Übrigens wirkt eine Entschuldigung auch auf den Aussprechenden positiv. Probanden verspürten anschließend ein erhöhtes Gefühl der Selbstintegrität und ein vergrößertes Selbstbewusstsein (Okimoto et al. 2013).

Manchmal passiert es, dass Patienten-Kunden eine Entschuldigung nicht (mehr) annehmen und das Vorkommnis an die Öffentlichkeit tragen. Machen Sie sich darum bewusst: Der Patienten-Kunde entscheidet mit seiner Annahme oder Ablehnung der Entschuldigung über den Erfolg des Ganzen. Darum dürfen Entschuldigungen nicht unbedacht dahin gesagt werden, sondern müssen aufrichtig und glaubwürdig geäußert werden.

Aufrichtiges Bedauern

Neben der Entschuldigung gibt es auch das Bedauern. Wenn Ihre Einrichtung den Ärger des Patienten-Kunden nicht selbst verursacht oder zu verantworten hat, dann sprechen Mitarbeitende den Betroffenen ihr „Bedauern" aus. Damit wird ausgedrückt, dass einem das Geschehen leid tut und dass man die Situation nachempfinden kann.

> Weil die aktuellen Blutgerinnungswerte eine Kontraindikation für den Eingriff darstellen, wird die OP verlegt. Eine Pflegefachfrau zur Patientin: *„Das tut mir total leid, dass Ihr Termin nun erst einmal verschoben wird. Ich weiß ja aus Ihren Erzählungen, wie intensiv Sie sich auf alles vorbereitet haben und den heutigen Tag herbeiwünschten. Das ist wirklich bedauerlich.“*

Entgegen dem „nur so daher gesagten“ Bedauern versteht man unter einem „aufrichtigen“ Bedauern, dass man dem innersten Gefühl, der eigenen Überzeugung ohne Verstellung Ausdruck gibt (Duden 2016).

7.11 Berührung, Caring, Comforting

Weitere pflegerische Besonderheiten im Umgang mit wartenden Patienten werden nachfolgend dargestellt.

7.11.1 Berührung

Vor allem bei stationären Patienten lassen sich durch Mitarbeitende körperliche Interventionen anwenden. Pohlmann beschreibt, dass es für die Pflegenden selbst auch hilfreich ist, wenn sie eigenständig etwa Einreibungen, Wickel und Auflagen durchführen (Pohlmann 2005). Dies fördert die Beziehung zum wartenden Patienten, weil jener mit solchen Maßnahmen nicht nur abgelenkt, sondern hiermit direkt auf Beschwerden wie Schmerzen oder Ängste reagiert werden kann. Die Wirksamkeit wird angekurbelt, weil Interventionen mit körperlicher Nähe zum Erkrankten die berufliche Beziehung vertieft und sich die Beteiligten verbunden fühlen. Wenn Menschen berührt werden, sind sie eher bereit, persönliche Gefühle mitzuteilen, denn häufige liebevolle Berührungen, wie ein Klopfen auf die Schultern oder ein Händedruck, steigern nicht nur das Wohlbefinden, sondern beruhigen, helfen beim Stressabbau, senken den Blutdruck und fördern auf diese Weise die Gesundheit (Debrot et al. 2013). Glaubten Psychologen früher noch, dass Berührungen nur dazu dienten, den eigenen Emotionen für eine andere Person Ausdruck zu verleihen, geht man heute von anderen Annahmen aus. Nach Hertenstein (2009) ist das taktile Kommunikationssystem mindestens genauso differenziert wie Mimik und Stimme, möglicherweise sogar noch feinfühliger. Die Teilnehmer von Hertensteins Studie konnten sechs unterschiedliche Emotionen nur aufgrund von Berührungen der Hand auf dem entblößten Unterarm erkennen: Mitgefühl, Ärger, Angst, Dankbarkeit, Widerwillen und Liebe. Dabei erreichten Sie eine Genauigkeit zwischen 48 und 83 Prozent. Diverse Stellschrauben sind dabei wichtig: z. B. spezifische Bewegungen wie streicheln oder klopfen, die Intensität, Geschwindigkeit und Plötzlichkeit usw. (a. a. O.).

Eine amerikanische Studie beobachtete Bibliothekare bei der Rückgabe von Ausweisen. So sollten diese ihre Hand über die Handfläche von manchen Studenten legen, um Körperkontakt herzustellen, andere Probanden wurden nicht bewusst angefasst. Schäfer (2016) zeigte auf, dass die, die berührt wurden, den Bibliothekar als freundlicher und hilfsbereiter und insgesamt besser bewerteten als die Kontrollgruppe. Und das, obwohl die Berührung nur einen Moment dauerte und sich die Studenten zum Teil gar nicht mehr daran erinnerten. So scheint es auch Mengeneffekte zu geben: zwei Berührungen scheinen wirksamer zu sein als eine. Es scheint so, dass spezielle Genussrezeptoren in der Haut dabei eine Rolle spielen. Diese sogenannten C-taktilen Fasern, die erst vor ein paar Jahren entdeckt wurden, springen bei langsamen, streichelnden Bewegungen über die Haut an (Ekmekcioglu und Ericson 2011, S. 46 f.). Darüber hinausgehende Berührung, wie eine tröstende Umarmung, sollte nur vorgenommen werden, wenn Sie mit der wartenden Person wirklich vertraut sind. Ansonsten kann eine Umarmung auch ängstigen, verwundern oder befremden.

Hintergrund der hohen Wirksamkeit dieser Körperkontakte könnte sein, dass der Empfänger einer Berührung diese als Zeichen dafür interpretiert, dass der Berührende ihn mag und ihm vertraut, was wiederum seine Kooperationsbereitschaft erhöht (Schäfer 2016). Zudem fördern Berührungen prosoziales Verhalten, weil sie beruhigen und Stress reduzieren. Wenn wir die Ergebnisse dieser Studien auf das Gesundheitswesen übertragen, kann die nachfolgende These aufgestellt werden: Berühren wir wartende Patienten im sogenannten öffentlichen (akzeptierten) Bereich, beispielsweise die Hände, den Unterarm, die Schulter, fördern wir dadurch ganz bewusst das Commitment dieser Patienten, das heißt, sie werden eher bereit sein, Verzögerungen und Wartezeiten zu akzeptieren, als wenn sie ohne den behutsamen und bewusst eingesetzten, aber dennoch authentischen Körperkontakt durch die Mitarbeitenden warten. Wenn beispielsweise chirurgische Patienten von einer Pflegerin berührt werden, die ihnen ihre bevorstehende OP erklärt, weisen solche Patienten weniger Angst auf – was sich in ihren verbalen Reaktionen und in den Blutdruckwerten zeigt (Möller 2010, S. 24). Im Gegensatz zu anderen Dienstleistungsberufen erwarten Patienten-Kunden von den Berufen im Gesundheitswesen Körperkontakt. Gerade in der Pflege sind Berührungen zu Patienten viel häufiger als in anderen Disziplinen, z.B. in der klassischen Gesprächspsychotherapie. Möglichkeiten eines zwar zurückhaltenden, aber wirksamen Körperkontakts liegen im Hand geben, Hand auf die Schulter oder den Oberarm legen, Hand auf den Unterarm legen oder mit der Hand leicht den Kopf des Patienten berühren. Dies gilt nicht für den Erstkontakt und nicht für Patienten aus anderen Kulturkreisen. Zusätzlich können die Konzepte der Basalen Stimulation (Bienstein und Fröhlich 2010, S. 130f.) und Kinästhetik (Hatch und Maietta 2003, S. 38f.) auf wartende Patienten übertragen werden.

7.11.2 Caring und Comforting

Die grundsätzliche pflegerische Haltung des Caring, die bereits mehrfach in diesem Buch als eine sich kümmernde und empathische Einstellung beschrieben wurde, wird bei den Berufsangehörigen an einem zugewandt-aufmerksamen Auftreten und einer ermutigenden und empathischen Physiognomie deutlich. Diese Haltung kann nicht nur beobachtet, sondern durch eine spezielle Intonation der Stimme auch gehört werden.

Die Pflegende bemerkt an Änderungen der Verhaltensweisen, dass dem Wartenden die Verzögerung immer schwerer fällt. Sie aktualisiert sich bezüglich des Stands des Procederes und begibt sich zum Patienten an sein Bett bzw. in den Wartebereich oder separiert den Patienten für ein solches Gespräch in einen Nebenbereich. Sie kalibriert alle Verhaltenszeichen und prüft, ob der Betroffene gerne sprechen möchte oder in Ruhe gelassen werden will. Dabei baut sie Bezugskontakt auf, verwendet dazu auch eine diskrete Berührung und zeigt damit Zuneigung, das heißt Gefühle der Sympathie (Anschauen, Lächeln, Blickkontakt). Meist beginnt dann der Betroffene von sich aus über die Belastungen dieser Situation zu sprechen. Wenn nicht, fragt ihn die Mitarbeiterin, ob er darüber sprechen möchte. Sie bestätigt empathisch die gehörten Aussagen, paraphrasiert diese und äußert Kommentare wie z.B.: *„Ich stelle mir vor, wie belastend das gerade für Sie ist.“* Aber vermeiden Sie Floskeln wie *„Ich weiß genau, wie Sie sich jetzt fühlen“*. Die Mitarbeitende versucht auf die aktuellen Bedürfnisse des Betroffenen einzugehen und kann dann gegebenenfalls Unterstützungsmaßnahmen, wie z.B. ein Getränk oder ein Taschentuch, anbieten. Wirkt der Wartende gereizt, helfen vielleicht auch Angebote wie ein beruhigender Tee oder die offene Frage *„Kann ich irgendetwas für Sie tun?“* Durch Maßnahmen der Ablenkung lässt sich sein Wahrnehmungsfokus ggf. verändern. Hilfreich ist aber auch das einfache Da-sein und Präsenz zeigen. Nicht immer muss dabei gesprochen werden.

Der körperliche Aspekt wird durch Comforting deutlicher betont. Pflege ermöglicht damit die körperliche Linderung von Leiden und Beeinträchtigungen. Dies führt wiederum beim Patienten-Kunden zu Erleichterung bzw. erhöhtem Wohlbefinden. Die Entwicklerin der Pflegetheorie des Comforting schildert ein interessantes Fallbeispiel eines wartenden Patienten:

Patientenbeispiel aus Pflegekonzept Comfort

Ein Patient ist vor einer Knieoperation beunruhigt. Er sieht der Vollnarkose mit Sorge entgegen, befürchtet Schmerzen sowie den Verlust seiner Mobilität, seiner Würde und Unabhängigkeit während des Eingriffs und in der postoperativen Phase. Im Warteraum erlebt der Patient jede einzelne dieser Befürchtungen und sie bündeln sich zur Panik: „*Was wird aus meinem Körper? Meine Operation steht unmittelbar bevor!*“ Die Reaktion der Person als Ganzes ist weitaus intensiver, als wenn sie nur jeweils an einzelne Aspekte wie Immobilität oder Schmerz denken würde. Wir können Comfort bei diesem Patienten im Warteraum messen, noch bevor jemand beginnt, ihn zu beruhigen. Dies wäre sein Ausgangs-Comfort zum Zeitpunkt 1 und der Patient füllt einen Comfort-Fragebogen aus. Aufgrund seiner Panik wäre zu erwarten, dass der Gesamt-Comfort des Patienten im Warteraum sehr niedrig ist. Eine Pflegefachfrau des OPs erkennt seine Panik und misst die Vitalzeichen: sein Blutdruck ist hoch, Puls und Atmung sind beschleunigt. Der Patient zeigt eine Kampf- oder Flucht-Reaktion und würde am liebsten einfach weglaufen. Die aufmerksame Pflegende spricht mit dem Patienten über Alternativen der Vollnarkose und über eine patientenkontrollierte Analgesie nach der Operation. Sie spricht von Übungen zur Kräftigung seines Knies. Sie versichert dem Patienten, der Anästhesist werde ihn während des gesamten Eingriffs kontinuierlich überwachen und der Chirurg werde ihn sorgsam verbinden. Am beruhigendsten ist vielleicht die Tatsache, dass die Pflegende den Patienten in den Operationssaal begleitet und bei ihm bleiben wird. Sie versteht vollkommen, wie er sich hinsichtlich seiner persönlichen Würde fühlt und wird seine Fürsprecherin sein.

Der Patient beruhigt sich. Er füllt den Comfort-Fragebogen erneut aus (Zeitpunkt 2, nach der psychischen Unterstützung) und die Vitalzeichen haben sich verbessert. Dann geht die Pflegeperson über die übliche Pflege hinaus und beginnt mit dem Patienten eine Übung in geleiteter Imagination. Sie bittet den Patienten, die Augen zu schließen und sich vorzustellen, er sei an einem sicheren Ort. Er kann seinen Körper entspannen und sich dann die Operation auf die positivste Weise vorstellen: „*Sie werden nach dem Aufwachen keine Schmerzen verspüren und kaum irgendeine Blutung haben ...*“ Nach Abschluss dieser Imagination ist der Patient vollkommen entspannt und zuversichtlich.

Er füllt einen dritten Comfort-Fragebogen (Zeitpunkt 3) aus und seine Vitalzeichen haben sich nochmals verbessert. Die Pflegende addiert die drei Comfort-Werte zu jedem Zeitpunkt und stellt fest, dass sie sich stetig verbessert haben: Die psychische Unterstützung verbesserte Comfort, jedoch nicht so stark wie die „geleitete Imagination“. Zwischen den Zeitpunkten 2 und 3 war die Veränderung am größten (Kolcaba 2014, S. 60 f.).

Zegelin nennt Handlungsbeispiele, die unter Comforting verstanden werden: „*Ich bringe Ihnen gleich eine dünne Decke und einen Kräutertee*“, sagt die Pflegerin zugewandt und legt die Hand leicht auf den Oberarm der Patientin. Oder sie legt der Patientin ein kühlendes Tuch auf die Stirn und fragt, ob sie einige Eissticks zum Lutschen bringen soll. Abschließend erkundigt sie sich: „*Soll ich das Kopfteil etwas höher machen, dann können Sie besser atmen?*“ (Zegelin 2013).

7.11.3 Trösten

Tröstende Worte oder Gesten ermöglichen Menschen, den traurigen oder entmutigten Zustand zu spüren und zuzulassen, aber gleichzeitig oder kurze Zeit später wieder in eine veränderte, vielleicht zuversichtlichere Stimmung zu kommen. Manche Mitarbeitende scheuen sich, wartenden Patienten ihr Mitgefühl auszudrücken. Möglicherweise fehlt ihnen auch das kommunikative Rüstzeug dafür. Im ersten Buchteil wurde der Wunsch einiger Patienten, beim Warten auf die OP getröstet zu werden, benannt (Quernheim 2013, S. 124f.). Trost ist zwischenmenschliche Unterstützung für jemanden, der in einem belastenden Zustand warten muss und dabei eventuell seelischen und/oder körperlichen Schmerz zu ertragen hat. Trost lässt sich durch Worte, Mimik und Gestik und durch Berührung spenden. Ziel ist dabei, durch den Ausdruck des Verständnisses und des Mitfühlens, den Schmerz und die Traurigkeit des Betroffenen zu lindern. Eine solche Interaktion wird nicht nur durch typisch tröstende Verhaltensweisen (Zugewandheit, Blickkontakt usw.), sondern auch in der Stimme durch eine tröstende und hilfsbereite Ansprache akustisch ausgedrückt (Schäfer 2009, S. 66f.).

Dazu werden nachfolgend einige Hinweise zum mitfühlenden Verhalten gegeben (vgl. Cameron et al. 2015):

7.11.4 Präsent sein und das Leiden erkennen

Nur wenn die Mitarbeiter beim Wartenden präsent sind (sowohl im körperlichen als auch im geistigen Sinne) oder in regelmäßigen Abständen auf diesen zugehen, geben sie ihm die Möglichkeit und den Raum, seine Gefühle und Wünsche auszudrücken. Ihre Haltung sollte eindeutig die Bereitschaft erkennen lassen, die Sache mit Ihrer Unterstützung durchzustehen. Unprofessionelle Mitarbeitende treten aufgrund der eigenen Angst oder Unkenntnis, mit den Befürchtungen des Patienten angemessen umzugehen, ausweichend, kühl und manchmal herabwürdigend auf. Dann fallen unsensible Aussagen wie: *„Stellen Sie sich nicht so an! Das haben schon viele andere vor Ihnen geschafft!"*

Nehmen Sie stattdessen das Leiden und die unveränderte Situation des Wartenden zur Kenntnis und vermeiden Sie, darum herum zu reden, um rasch zum nächsten Thema zu wechseln. Manche Patienten-Kunden sagen zwar nichts, drücken ihre Unzufriedenheit aber durch Seufzer oder tiefes Durchatmen aus. Leider wird von Seiten der Mitarbeitenden zu selten nachgefragt, was den Betroffenen genau in diesem Moment bewegt oder bedrückt. Versetzen Sie sich in den Wartenden und überlegen Sie, was er oder sie brauchen könnte und welche Bedürfnisse jetzt im Moment drängend sind. Wenn Patienten-Kunden registrieren, dass Mitarbeitende nichts tun bzw. nicht handeln wollen, ist diese Inaktivität für den Wartenden belastend. Für einen trostsuchenden Patienten ist es gut zu wissen und wichtig, dass Sie für ihn da sind, dass er während dieses Wartens nicht alleine ist. Hierbei bedarf es keiner großen Worte, aber einer ausgedehnten Bereitschaft, aufmerksam zu sein und zuzuhören. Sie müssen keine Lösungen oder Ratschläge geben. Manchmal ist es viel effektvoller, Stimmung und Gedanken des Patienten ernst zu nehmen, sie aber in eine andere, weniger belastende Richtung zu lenken. Hierzu könnten Ablenkungsmaßnahmen helfen – oft aber müssen Sie nicht in einen Aktionismus oder „Wortschwall" verfallen, sondern einfach und immer wieder da sein.

7.11.5 Emotionale Resonanz

Die Mitarbeitende zeigt mit ihrer Präsenz, dass ihr das Patientenschicksal nicht gleichgültig ist. Das bedeutet nicht, dass sie das gleiche verspürt. Aber rein akustisch ist diese Sensibilität hörbar, weil z.B. die Pflegefachfrau auf einmal langsamer spricht und ihre Stimme weicher wird – oder im Gegenteil bei Aufmunterung energischer und andeutungsweise euphorisch wird. In ihrer Einrichtung darf der wartende Patienten-Kunde Gefühle wie Enttäuschung, Ärger oder Trauer äußern. Auch Weinen gehört unter Umständen zum Verarbeitungsprozess, denn es ist ein Ventil für angestaute Emotionen. Tief empfundene Gefühle werden von Menschen in allen Kulturen auf der Welt durch Tränen ausgedrückt. Allerdings ist es im deutschsprachigen Raum nicht üblich, laut und in der Öffentlichkeit zu weinen. Umso wertvoller empfinden es unglücklich Wartende, einen Menschen an ihrer Seite zu haben, den Weinen nicht irritiert, der die Tränen und die Traurigkeit einfach aushält. Wer sich „ausgeweint" hat, fühlt sich anschließend entspannter und aufgrund der manchmal damit einhergehenden Erschöpfung wieder ruhiger (Paul 2013). Lassen Sie es zu und versuchen Sie nicht, durch Ablenkungs- und Unterhaltungsmaßnahmen diese Gefühle zu unterdrücken oder in dem Moment dieser Gefühlsäußerungen humorvolle Interventionen zu starten.

7.11.6 Körperlicher Kontakt

Ein körperlicher Kontakt, wie das Halten der Hand oder das Klopfen auf die Schulter, kann Trost spenden. Manchmal scheinen wartende Patienten in eine Art Starre versetzt. Sie vergessen alltägliche Dinge und Aufgaben, die jetzt eigentlich anstehen. Greifen Sie hier unterstützend „unter die Arme" und bieten Sie einfache praktische Hilfe an, z. B. das Eintippen der Nummer auf dem Telefon des Patienten-Kunden, um Angehörige zu informieren. Nehmen Sie den Einzelnen individuell wahr, statt diesen als Fall zu betrachten. Beruhigen Sie ihn dabei durch Zuspruch, Hoffnung oder Aufmunterung.

In diesem Prozess des Tröstens sollte nichts bagatellisiert oder beschwichtigt werden. Zeigen Sie Mitgefühl, vermeiden Sie Floskeln wie *„Das wird schon wieder!"* Damit fühlen sich einige wartende Patienten-Kunden missachtet. Betroffene schildern pauschalisierende Aussagen wie *„Ich kann verstehen, wie Sie sich fühlen"* als unecht und beschreiben, wie sich dadurch das Vertrauen zur Mitarbeitenden verringert, weil sie das Gefühl haben, dass es „inflationär" und auswendig gelernt nur so daher gesagt wurde. Verzichten Sie auch bitte auf Sätze wie *„Reißen Sie sich mal zusammen!"* oder *„Es gibt welche, denen geht es noch viel schlechter ..."*.

7.11.7 Ermutigung und Ressourcing

Der deutsche Psychologe Schoenäker (2007) stellte fest, dass ¾ der Selbstgespräche negativ gefärbt sind. Als typische Aussagen von Wartenden zählen dabei: *„Das gibt's doch gar nicht, dass es hier nicht weiter geht!"* oder *„Ich halte das gleich nicht mehr aus!"*. Patienten steigern sich in eine negative Spirale hinein. Hier setzt das Konzept der Ermutigung an (Frick 2011). Sie ist keine leicht zu erlernende Technik, sondern vielmehr eine innere Überzeugung bzw. eine Haltung. Voraussetzung dafür ist eine gute und vertrauensvolle Beziehung zum Wartenden. Erst wenn diese besteht, kann anschließend ein solches „Verfahren" angewendet werden. Falls Sie „Ihre" Wartenden nicht persönlich kennen, können Sie ihnen trotzdem in einer Haltung des wohlwollenden und vertrauensvollen Interesses begegnen. Ist ein guter Draht zum Wartenden entstanden, wird der Patient durch die Art der Gesprächsführung und konkrete Anregungen angehalten, positive Selbstgespräche zu führen. Dabei achten Sie bitte darauf, dass der Patient sich selbst in der Du-Version anspricht. Denn in einer Versuchsserie brachten Kross et al. (2014) ihre Probanden, insgesamt einige Hundert, immer wieder in stressige Situationen. Ein Teil der Testpersonen wurde instruiert, sich mit einem inneren Monolog in „Ich-Form" zu motivieren, also z. B. *„Das bekomm ich schon hin!"*. Die zweite Gruppe sollte sich in Du-Form oder mit ihrem Vornamen anreden, z. B. würde eine Patientin namens Ellen dann zu sich selbst sagen: *„Ellen, du schafft das!"* Die Untersuchung kam zu dem Ergebnis, dass die Probanden der zweiten Gruppe deutlich bessere Leistungen erbrachten und weniger erschöpft waren. Auch später kamen sie nach der stressigen Experimentalsituation viel weniger ins Grübeln als die anderen. Kross et al. folgern daraus, dass im Gegensatz zur Ich-Variante die Du- und die Namens-Variante viel stärker Ängste reduzieren kann.

Empfehlenswerte Beispielsätze für Wartende mit Namen Ellen und Martin:

> *„Das bisherige Warten ist Dir, Ellen, schon besser als letztes Mal gelungen."*
> *„Martin, Du versuchst es einfach!"*
> *„Ellen, das schaffst Du schon!"*
> *„Martin, was würdest Du zu Dir sagen, damit Dir die derzeitige Wartesituation gut tut?"*

Sie können den Wartenden auch auffordern, an eine ermutigende Person von früher zu denken. Dabei soll er in seine Erinnerung zurückgehen und an einen Menschen denken, der ihn in der Vergangenheit (Kindheit oder Jugend) nachhaltig gefühlvoll und beharrlich ermutigt hat. Welche Worte sagte damals diese Person? Dazu ein Anleitungssatz zum Patienten-Kunden: *„Wie war die damalige Haltung dieser Person, dass Sie nicht aufgegeben haben und nochmals einen Versuch unternahmen, der schließlich zum Erfolg führte?"*

Frick (2011) berichtet von der Ermutigung unter Geschwisterkindern und kombiniert dieses mit der in Kapitel 7.9.1 beschriebenen Methode des Deep-acting. Im Beispiel traut sich ein introvertiertes Geschwisterkind beim Sport zunächst nicht, über ein Hindernis zu springen. Dann denkt sie an ihren Bruder, wie der es wohl machen würde und sie schöpft daraus Mut. Schließlich gelingt es ihr. Umgedreht wird der impulsive Bruder, der sonst eher aggressiv ist, aufgefordert, an seine ruhige und besonnene Schwester zu denken. So gelingt es ihm durch Beeinflussung seiner Gefühle, eine größere Gelassenheit zu entwickeln.

Gerade wartenden Patienten kann es durch eine solche Anleitung und einen für sie neuen Denkansatz gelingen, mit einer Verzögerungssituation besser umzugehen. Erste Berichte von Pflegefachfrauen und -männern, die dies nach Seminaren ausprobiert haben, bestätigen dies. Darum findet Ermutigung nicht nur im Kontext von Erziehung bei Kindern statt (Dreikurs et al. 2014), sondern es lässt sich aussichtsreich auf erwachsene Patienten übertragen. Nur wer an sein Gegenüber glaubt, kann dieses bestärken. Eine solche Ermutigung bringt den Patienten-Kunden mit seinen Ressourcen in Kontakt. Das geschieht neben den verbalen auch durch nonverbale Verhaltensweisen der Mitarbeitenden: ein aufmunterndes Nicken, ein freundliches Zwinkern oder ein beruhigendes Lächeln. Im Umgang mit den alltäglichen Schwierigkeiten und Anforderungen des Gesundheitswesens wird den Mitarbeitenden ein hohes Maß an Stehvermögen, Energie, Vertrauen und Begeisterung abverlangt. Dieses sollte gepaart sein mit dem Glauben an einen guten Ausgang und der Gewissheit, dass in jedem Gegenüber möglicherweise bisher nicht gelebte und unentdeckte positive Ressourcen schlummern. Pflegende fordern Patienten-Kunden auf, sich zu erinnern, wie sie sich selbst in früheren Situationen Mut zugesprochen haben. Je besser Sie die Wartenden kennen, desto eher gelingt es Ihnen, Ihren Patienten immer wieder auf seine Ressourcen aufmerksam zu machen. Dies führt zu Stärke und Selbstwirksamkeitsempfinden und bewirkt, dass Zukunftsglaube und Optimismus erfolgreich funktionieren. Handeln Sie nach der Regel: Vor allem das ansprechen, was Ihren Patienten-Kunden Kraft geben bzw. vermitteln könnte.

Ansprache an Wartende

> *„Bestimmt haben Sie in Ihrem Leben schon ganz andere schwierige Situationen durchgestanden! Was hat Ihnen dabei geholfen?"*
> *„Welche Prüfungen haben Sie in Ihrem Leben schon erfolgreich gemeistert? Wie haben Sie das geschafft?"*

Übrigens hängt die Wortherkunft von „Trost" mit dem indogermanischen Wortstamm „treu" zusammen und das griechische Wort für Trost heißt wiederum so viel wie „Ermutigung“ bzw. „innere Festigkeit“(www.wissen.de am 02.05.2016).

7.12 Aufmunterung

Eine optimistische Grundhaltung kann angestoßen werden, die später darin mündet, Hoffnung zu geben. Wie das möglich ist, erfahren Sie hier.

7.12.1 Positive Energie

Es gibt vielfältige Möglichkeiten, wartende Menschen aufzumuntern. Gedanken, Sprüche und Interventionen, die von außen durch Mitarbeitende und Angehörige kommen, geben der (inneren) Denkrichtung einen frischen Impuls und eine erfrischende Beeinflussung. Das angstvolle Grübeln kann dadurch beendet werden und sich zu einem optimistischen Denken entfalten. Durch Aufmunterung lassen sich Tiefpunkte der Stimmung überwinden. Der Patient könnte ähnlich einem Mantra an eine stärkende Aussage denken oder etwas Bestimmtes leise zu sich sagen. Ein Mantra ist ein Leit- oder Sinnspruch, der durch häufig wiederholtes Denken oder Sagen gefestigt werden soll. Manchmal wird dieses auch zigfach aufgeschrieben. Dadurch wird die Aufmerksamkeit des Wartenden umgelenkt; durch den veränderten geistigen Fokus ändert sich die Stimmung bzw. die innere Haltung. Reime lassen sich leichter lernen; hier eine kleine Auswahl:

> Die Operation
> Ohne Komplikation
> ist bald vorbei –
> Und da bin ich garantiert dabei!

Angehörige könnten ihren Liebsten oder Freunden eine optimistische und humorvolle Textnachricht am OP-Tag oder am Vorabend senden:

> Wir wünschen Dir viel Glück für morgen,
> dass Du verschont bleibst von den Sorgen.
> Die Operation ist unumgänglich,
> wir freuen uns schon überschwänglich,
> wenn Du sie überstanden hast,
> fällt uns vom Herzen eine Last.
> Dann werden wir genüsslich feiern,
> manchen Witz vom Stapel leiern,
> bleibe tapfer und habe Mut,
> mit Gottes Willen wird alles gut.
> (o.V. 2016)

Im Handel gibt es Motivationskärtchen, die Patienten individuell zugesteckt werden können.

7.12.2 Hoffnung geben

Hoffnung hilft dem Patienten, schwierige Zeiten zu bewältigen. Sie beschreibt zuversichtliches Denken oder Äußerungen, die mit einer positiven Erwartung verbunden sind. Obwohl dem Hoffnungsträger die Gewissheit fehlt, dass etwas Wünschenswertes in der Zukunft eintreten wird, geht er davon aus. Mitarbeitende können wartende Patienten-Kunden anhalten, ihren Mut zu aktivieren und auf einen positiven Ausgang zu hoffen oder die jetzige Situation zu akzeptieren, statt zusätzliche Kraft dafür aufzuwenden, sich innerlich gegen die Situation zu wehren (Guerre 2015, S. 30). Aussicht auf Hoffnung darf natürlich nur dann geäußert werden, wenn die Situation nicht aussichtslos ist. Wenn Sie Patienten Hoffnung geben möchten, sprechen Sie bewusst in festem und optimistischem Ton. Bereits 1957 sprach der Psychotherapeut Balint von der sogenannte „Droge Arzt“: „Das am allerhäufigsten verwendete Heilmittel ist der Arzt selber.“ Mitunter genügt es, wenn dieser seine Suggestivkraft einsetzt: *„Das wird schon wieder, Herr Schmidt!“* und damit Vertrauen gibt. Als Hoffnungsquellen gelten persönliche Beziehungen, Sinnfindung und Spiritualität, das Vertrauen auf eine positive Zukunft oder Erinnerungen an kraftvolle Momente.

7.13 Wartende Angehörige integrieren

Angehörige sind Menschen, die zum Patienten in einem besonderen sozialen oder rechtlichen Verhältnis stehen. Dazu gehören nicht nur Familienmitglieder, sondern auch engere Freunde und Bekannte, die in das Lebensumfeld des Patienten gehören. Es ist darum selbstverständlich, nicht nur die Patienten, sondern auch ihre Angehörigen bei Begegnungen in Wartesituationen höflich zu begrüßen. Bauen Sie eine gute Beziehung zu ihnen auf und integrieren Sie sie als hilfreiche Ressource. Mitarbeiter müssen sich darüber im Klaren sein, dass auch Angehörige Wartende sind. Deshalb sollten sie von den Angeboten zur Information und Ablenkung genauso partizipieren können wie die Patienten selbst. Nicht zuletzt sind auch sie potentielle Kunden, z. B. zukünftige Patienten, die auf vielerlei Wegen eine Rückmeldung über ihre Zufriedenheit mit der Einrichtung geben. Empfehlen Sie den OP-Kandidaten bereits präoperativ, dass Sie mit ihren Angehörigen einen Standby-Modus vereinbaren. Das heißt, wenn sie bis zur Uhrzeit X nicht operiert sind, sollen diese zu Besuch kommen und ihnen gemeinsam die Wartezeit erleichtern.

Nicht erst seit Ephraim Kishons Kurzgeschichte „Ein Vater wird geboren“ (Kishon 2015) ist offensichtlich, welche Emotionen wartende Angehörige haben. Die Psychologin Kohräde-Warnke beschreibt in einem Artikel einen sichtlich nervösen Mann, der vor der Stationstür steht. Er hat offensichtlich Redebedarf, aber in der Alltagsroutine wird er vom Team kaum wahrgenommen. Er wirkt in keiner Weise eingeschüchtert und trotzdem wartet er respektvoll, bis er angesprochen wird. Eine Pflegende registriert ihn und fragt, ob sie helfen kann. Erleichtert und mit blassem Gesicht fragt der Wartende, ob seine Frau noch im Aufwachraum ist. (Achten Sie nun auf Mimik, Gestik und die professionelle Haltung.) Die Pflegende registriert mit offenem Blick und einem nachvollziehenden Nicken, dass er sich mächtige Sorgen macht. Er erwähnt die große Krebsoperation, der sich die Ehefrau unterziehen muss. Sie verspricht, sich zu kümmern und telefoniert. Anschließend winkt sie den Ehemann herbei, zwinkert verschwörerisch und sagt: *„Ich bringe Sie zum Aufwachraum, Ihre Frau ist wach. Sie soll aber zur Überwachung noch dort bleiben, weil sie viel Blut verloren hat. Ich habe mit der Kollegin gesprochen: Sie dürfen Ihrer Frau kurz Hallo sagen“* (Kohräde-Warnken 2015, S. 43 f.).

Weil Angehörige mit den Stationsabläufen meist nicht vertraut sind, befinden sie sich oftmals im für sie „feindlichen Gebiet“. Sie wissen nicht ob, wann, wen und was sie fragen können. Darum sollte Zuwendung gegenüber Angehörigen, nicht nur beim Warten, ein Grundprinzip des gesamten therapeutischen Teams sein. Denn sie beinhaltet einen kurzen aufmerksamen Blick, die Empathie und das Mitgefühl für die wichtigsten Personen von Patienten. Besteht eine Engpasssituation und in der Notaufnahme kümmern sich derzeit alle um Patienten, sollte dem fragenden Angehörigen klar gemacht werden, dass das Leben der Patienten Vorrang vor Informationen für die Angehörigen hat. Aber schon ein einzelner Satz, wie z. B.: *„Wir kümmern uns gerade um Ihre Tochter und ich sage ihr, dass Sie hier sind“*, dauert nur Sekunden und kann beruhigen (a. o. O.).

Die medizinischen und pflegenden Mitarbeiter sollten bereit sein, dem Patienten wie auch den berechtigten[16] Angehörigen Auskünfte zu geben. Kundenorientiert tun sie das, indem sie medizinisch-pflegerische Fakten laienverständlich aufbereiten und in sensibler Weise reflektieren, welche Information zu welchem Zeitpunkt für den wartenden Angehörigen zumutbar und sinnvoll sind. Komplikationen unter der OP werden natürlich erst dann vom Arzt mitgeteilt,

16 Auf die juristische Grundfragen der Schweigepflicht und die Einwilligung des Patienten, bestimmte Personen davon auszunehmen, wird aus Platzgründen nicht eingegangen.

wenn der Patient sich im Aufwachraum oder wieder auf Station befindet.

Außerdem sollte individuell entschieden werden, wie restriktiv mit der Besuchsregelung umgegangen wird. Die Entscheidung, wann und wie oft welcher Angehörige Zutritt zum Patienten hat, hängt natürlich zunächst vom Gesundheitszustand des Patienten und der Mitpatienten ab. Selbstverständlich ist zu berücksichtigen, ob die Anwesenheit desjenigen Familienmitglieds vom Patienten gewünscht ist und sich positiv auswirkt, was für die Mitarbeiter sicher nicht immer deutlich zu erkennen ist. Aber auch gesundheitliche, berufliche oder geographische Einschränkungen von wartenden Besuchern können berücksichtigt werden. Der Besuchszugang sollte auf keinen Fall vom persönlichen Wohlwollen der Diensthabenden abhängig, sondern mit dem Patienten und im Team abgestimmt sein.

7.13.1 Informations-Zwischenstand an wartende Angehörige geben

Vermutlich ist es bald keine Zukunftsmusik mehr, dass Angehörige von Zuhause online prüfen können, ob Ihr Patient noch wartet oder behandelt wird oder bereits fertig ist. Aktuelle Informationen über den voraussichtlichen Ablauf bzw. derzeitigen Stand können dann den Angehörigen elektronisch gegeben werden: Der Patient bestimmt einen nahen Angehörigen/Freund. Dieser wird via elektronischer Kommunikation (E-Mail/Whats-App/SMS/andere Netzwerke) über den aktuellen Stand informiert. Hier sind ebenso Datenschutzaspekte zu berücksichtigen und das Einverständnis des Patienten-Kunden ist einzuholen.

Beispiel der Textmeldungen des Live-Monitoring für Angehörige:

22.07. 18:00 Uhr	Frau X Station A, Zimmer 2, OP morgen ca. 10:00 bis 11:00 Uhr
23.07. 07:30 Uhr	wird von Pflegenden zum Trinken aufgefordert
23.07. 08:29 Uhr	Verzögerung aufgrund eines akuten Unfalls: neuer Termin ca. 15:00 Uhr
23.07. 08:30 Uhr	Frühstück
23.07. 12:30 Uhr	wird von Pflegenden zum Trinken aufgefordert
23.07. 14:55 Uhr	Patient wird in OP transportiert
23.07. 15:45 Uhr	OP beendet – Frau X ist im Aufwachraum
23.07. 16:30 Uhr	Frau X ist zurück auf Station A, verlegt in Zimmer 7

Aber auch Kliniken und Praxen ohne diese technische Ausstattung haben die Möglichkeit, wartende Angehörige Zuhause zu informieren. So telefonieren einige Ärzte oder Mitarbeitende nach dem Eingriff über eine hinterlegte Rufnummer kurz mit einem nahen Angehörigen/Partner und informieren diesen über den erfolgreichen Verlauf der Operation. Dies wirkt auf Familie und Freunde nicht nur beruhigend, sondern wird als guter Service aufgenommen und die Tatsache, dass die Klinik hier aktiv auf die Angehörigen zugegangen ist, spricht sich im Bekanntenkreis entsprechend schnell herum.

7.13.2 Videovernetzung mit Tablets

Die Zukunftsvision der Videotelefonie zwischen Patienten und ihren Angehörigen (Melms 2015) wird bereits häufiger umgesetzt. Im Vergleich zu beruflich Pflegenden kennen Angehörige „ihren" Patienten am besten und wissen ihn oftmals optimal zu unterstützen.

Gerade bei weit entferntem Wohnort oder bei Maßnahmen der Schutzisolation ist ein Besuch nicht immer möglich. Schon im Erstgespräch werden die Angehörigen über diese technischen Möglichkeiten der Kontaktaufnahme mit dem Patienten informiert und erhalten dazu schriftliche Informationen, um diese später in Ruhe nachzulesen. Die Einrichtungen könnten dazu auf der Webseite einen kleinen Videofilm einstellen, in dem gezeigt wird, wie einfach man von Zuhause aus mit dem Patienten über eine Webcam Kontakt aufnehmen kann.

Als technische Voraussetzung gilt ein sicheres und komfortables WLAN-System in den betreffenden Räumen. Einige Kliniken stellen ihren Patienten dafür bereits mobile Endgeräte (Tablets) zur Verfügung, auf denen ein Programm zur Videotelefonie installiert ist. Die Geräte werden nach Gebrauch desinfiziert. Melms berichtet von Applikationen zur Diebstahlsicherung, die es ermöglichen, einem aktivierten Endgerät einen festen Nutzerradius zuzuordnen. Wird dieser Bereich verlassen, sendet es einen lauten Signalton mit einem Alarm zum Ort des Tablets und schaltet sich inaktiv (Melms 2015, S. 25). Zu den vorher zu klärenden rechtlichen Fragen gehört neben dem Einverständnis des Patienten-Kunden auch dasjenige der Mitpatienten für die Übertragung von weiteren Daten (Bilder von Mitpatienten, sofern keine Trennvorrichtungen im Zimmer existieren bzw. Gespräche im Patientenzimmer im Hintergrund stattfinden usw.).

Solche Endgeräte lassen sich auch als Übersetzungshilfen für ausländische Patienten nutzen oder mit Unterhaltungsprogrammen, E-Büchern zur Ablenkung ausstatten. Kollegen der Physiotherapie trainieren mit dem Gerät feinmotorische Fähigkeiten. Ärztliche Aufklärungen oder Filme mit verständlich aufbereiteten medizinisch-pflegerischen Inhalten zur Patientenedukation ermöglichen ein besseres Verständnis des Patienten zu seiner Erkrankung und Therapie. Nicht zuletzt kann man hiermit für eigene Leistungen werben, z. B. weiterführende therapeutische oder sonstige Angebote, die für das jeweilige Krankheitsbild empfohlen werden.

Klären Sie am Tag des Eingriffs ab, wer von den Angehörigen bei einer Verzögerung informiert werden soll. So vermeiden Sie Situationen, dass Besucher am Nachmittag des OP-Tages das leere Zimmer betreten und möglicherweise in Panik geraten, weil sie denken, dass die OP (mit der sie am Vormittag gerechnet hatten), sich wegen unerwarteter Komplikationen um Stunden verlängert habe oder ihr Nächster verlegt oder schlimmstenfalls verstorben ist. Die sorgenvolle Ehefrau, die um 15:00 Uhr zu Besuch erscheint und vermutet, dass ihr Mann nach der morgendlichen OP bereits wieder ansprechbar und wach ist, wurde nicht informiert, dass ihr Gatte erst um 14.45 Uhr für den Operationssaal abgeholt wurde.

Wie schon erwähnt, sollten Patienten mit ihren Angehörigen für den OP-Tag einen Stand-by-Plan für die Wartezeit organisieren: Ist bis zu einem gewissen Zeitpunkt die Behandlung noch nicht erfolgt, sorgt ein „Angehörigen-Besuchsdienst“ für entsprechende Ablenkung.

7.13.3 Tipps zur Ablenkung für Angehörige

Natürlich ist jede persönliche-individuelle Information besser als Informationsblätter und Broschüren. Aber wenn die Zeit dafür fehlt, ist es besser als nichts.

Infoblatt für Angehörige

Liebe Angehörige unserer Patienten,
es ist erfreulich, dass Sie Ihren Patienten in unserer Einrichtung besuchen. Nicht immer lassen sich im Gesundheitsbereich Verzögerungen vermeiden. Denken Sie bitte nur an die Unmöglichkeit, Unfälle und Komplikationen vorherzusehen. Darum kann es auch bei den Angehörigen des Patienten zum Warten kommen. Nachfolgend haben wir für Sie einige Anregungen zum Umgang mit wartenden Patienten zusammengefasst.
Sobald es Ihnen gelingt, die Aufmerksamkeit des Wartenden auf einen anderen Fokus zu richten, wartet dieser nicht mehr, sondern fühlt sich beschäftigt. Wartezeiten erscheinen viel kürzer, wenn man es schafft sich abzulenken und mit angenehmen Themen zu befassen. Darum überlegen Sie, welche Interessensgebiete, Hobbys, Lieblingsthemen, Spiele, TV-, Internet- oder Radiosendungen Ihr Angehöriger favorisiert. Unterhalten Sie sich nach Möglichkeit beim Besuch, Telefonat bzw. Internetgespräch über solche Themen.

- Durch beruhigende Ansprache und Körperhaltung bauen sich Anspannungen beim Wartenden ab.
- Studien belegen, dass bei Frauen, die kurz vor einer stressigen Situation von ihren Ehemännern eine Nacken- und Schultermassage erhielten, die Herzfrequenz und sogenannte Stresshormone (Kortisol) weniger stark anstiegen als bei Frauen, die sich nur mit ihrem Partner unterhielten oder gar keinen Kontakt zu ihm hatten (Schäfer 2016). Probieren Sie es einfach aus!
- Sie können Ihren wartenden Angehörigen bei allem, was er oder sie gerne macht, begleiten bzw. Gesellschaft leisten. Wie wäre es mit:
  - Spielen
  - Rätseln
  - Neuigkeiten austauschen
  - Fotos gemeinsam anschauen
  - Die zukünftige Urlaubs- oder Wochenendplanung überlegen
  - Gemeinsam Filme oder (verpasste) Sendungen über die Mediatheken der TV-Sender anschauen
  - Einen Spaziergang machen, sofern möglich (hierfür ist Voraussetzung, dass Sie und der Wartende jederzeit erreicht werden können und dass Sie sich in räumlicher Nähe zu uns aufhalten, um ggf. schnell wieder hier zu sein.)
- Sofern Sie bei diesen Aktivitäten die Unterstützung unseres Teams benötigen oder Fragen haben, können Sie uns gerne ansprechen!

Und auch für Angehörige scheint ein Angebot von Filmen, deren Ängste zu mindern. So kommt die Studie von Mojdeh et al. (2013) zum Ergebnis, dass Angehörige, die während der OP ihrer Nächsten einen Film anschauten, weniger Ängste hatten.

8 Behandlungs- bzw. OP-Plan und Wartealgorithmus

8.1 Einführung

Sobald es weniger Therapieplätze als zu behandelnde Patienten gibt, muss eine Entscheidung getroffen werden, welcher Patient behandelt wird und welcher warten muss – kurzum: „Wer wann an die Reihe kommt". Manche OP-Abteilungen verfügen von Beginn an über solche Pläne – andere Einrichtungen des Gesundheitswesens verfahren diesbezüglich ohne klare Regeln und das bewirkt dann oftmals Verzögerungen für Patienten und Anbieter. Durch den hier vorgestellten einfachen Wartealgorithmus, der vor Ort angepasst wird, soll ein Instrument vorgeschlagen werden, mit dem ein Behandlungs- oder OP-Plan erstellt werden kann. Diese Planung lässt sich mit den vorhandenen Kapazitäten, also den zur Verfügung stehenden Mitarbeitern, den Räumen, dem Material, den Transport- und Wechselzeiten usw. kombinieren und erweitert diese. Dabei priorisiert die Verfahrensanweisung die Position und Abfolge des Behandlungsplans. Gerade bei Engpässen gewährleistet das Verfahren ein strukturiertes und transparentes Vorgehen.

Kriterien der Terminvergabe (Fokus Praxisbetrieb)

- Wie zeitintensiv ist die geplante Behandlung/Eingriff?
- Wie zeitlich flexibel sind die Patienten? Menschen ohne Arbeitsverhältnis oder Rentner scheinen flexibler als Schulkinder außerhalb der Ferien. Aus diesem Grund schreiben Praxen und Ambulanzen bestimmte Tageszeiten eindeutig aus:
- *„Von 07:00 bis 08:00 Uhr und 18:00 bis 19:00 Uhr nur für Berufstätige und Schüler."*
- Patienten, die bekannt sind und erfahrungsgemäß viel diskutieren und lange Erklärungen benötigen, sollten nicht zu Praxisbeginn einbestellt werden.
- Nach Urlauben, Wochenenden, Feiertagen sollten zum Start keine zeitintensiven Behandlungen oder Patienten einbestellt werden.

Procedere Praxis- bzw. OP-Betrieb

Die Behandler erstellen einen verbindlichen Ablaufplan. Je besser der Planer den Patienten kennt, desto genauer kann er planen. So kann er nach Analyse der vorliegenden Daten und gegebenenfalls einer ersten Einschätzung mit Blickdiagnostik, einen passenden Platz im Behandlungsplan finden.

Der Wartealgorithmus, welcher nachfolgend vorgestellt wird, kann sowohl für den Praxisbetrieb als auch für die Gestaltung eines OP-Planes verwendet werden. Er besteht aus fünf Schlüsseldiskriminatoren, die zu berücksichtigen sind. Diskriminatoren grenzen Patientenkollektive voneinander ab. Diese unterscheiden sich in ihrer Wertigkeit, d.h. die erste Position ist wichtiger als die zweite usw. Sind darin mehrere Inhalte zu berücksichtigen, so werden diese nachfolgend als Spiegelpunkte gelistet.

- Lebensbedrohung
  - Akut- und Notfallpatienten laut Triage-Stufen
- Schmerz
  - Nur bei unzureichend zu beherrschenden Schmerzsituationen

- Spezielle Patientenkollektive/Alter/Gewicht des Kindes
  - Latexallergiker (im OP-Plan an erster Stelle oder es wird in einem OP-Saal den ganzen Tag latexfrei operiert)
  - Hochseptische Patienten
  - Bei großen Operationen, bei denen ausgedehnte Vorbereitungen wie Darmspülungen usw. anfallen. Grundregel: die längeren Operationen an erster Stelle, die kürzeren später. Oder bei langen Einleitungen eine kleinere OP mit guter Zeitvorgabe vor die große OP ziehen.
  - Kinder
  - Schwangere kurz vor Entbindung
  - Patienten mit unzureichender Konstitution (sehr schwache Patienten)
  - Patienten, die Blutverdünner erhalten
  - ggf. Patienten mit Wahlleistungen
  - Patienten, bei denen kostspielige Vorbereitungen notwendig werden, sollten nicht mehr abgesetzt werden. Dazu zwei Beispiele:
    - Patienten, die zwei Stunden vor der OP Thrombozyten-Konzentrate erhalten müssen, sollten aufgrund des hohen Preises dieser Vorbereitungsmaßnahme unbedingt operiert werden.
    - Bei bestimmten Operationen an Hirntumoren wird ein bestimmtes Mikroskop eingesetzt. Dieses setzt voraus, dass im Vorfeld eine phosphorisierende Injektion (Kosten ca. 1000 Euro) appliziert wird.
- Emotionale Situation
  - Extreme Angst- und Panikattacken
- Ernährungs- und Flüssigkeitszustand
  - Patienten mit relevanten Stoffwechselerkrankungen
  - Flüssigkeits- und Nahrungskarenz > 12 Stunden
  - Früher wurden Diabetiker auch vorgezogen, was bei engmaschigen Blutzuckerkontrollen heute nicht mehr notwendig ist.

Bei der Erstellung einer solchen Planung sind darüber hinaus noch weitere Maxime zu berücksichtigen, die nachfolgend aufgelistet werden. Diese minimieren die Anzahl an verärgerten Patienten, weil u.a. ihr Gerechtigkeitsempfinden weniger negativ tangiert wird und es reduziert natürlich auch die Anzahl von gefrusteten Mitarbeitern, weil auch diese von ihrer Führung einwandfreie ethisch-moralische Regeln erwarten dürfen.

- Zunächst werden Patienten mit lebensbedrohlichen Erkrankungen identifiziert
  - Ja/nein
- Danach Patienten mit unzureichend beherrschbaren Schmerzzuständen
  - Ja/nein
- Danach spezielle Patientenkollektive oder Altersstufen
  - Ja/nein
- Danach Patienten in einer emotionalen Ausnahmesituation
  - Ja/nein
- Abschließend Patienten mit reduziertem Ernährungs- oder Flüssigkeitszustand.

8.1.1 Maxime

- Nur angemeldete Patienten kommen auf den Plan
  Ausnahmen: Notfall- und Akutpatienten (s. Kapitel 6.5.6). Diese werden mit Hilfe eines Triage-Systems dem Behandlungsplan zugeordnet.
- Priorität haben abgesetzte Patienten des Vortages, soweit nicht zwingende Gründe (z.B. Hygienestatus) kontraindiziert sind.
- Die Planung sollte realistisch sein, das heißt maximal zehn Prozent der geplanten Behandlungen werden abgesagt.
- Die Behandlungen und OP-Tagesprogramme erfolgen in der Regelarbeitszeit, nicht im Bereitschaftsdienst.
- Spezielle Wünsche des Patienten zur Reihenfolge können unter Umständen berücksichtigt werden. Gerade wenn Patienten lieber erst später an die Reihe kommen möchten.

- Möglicherweise lassen sich Patienten überzeugen, länger nüchtern zu bleiben. Sie gelten als „Joker-Patienten". Laut Plan kommen sie erst am Ende des Programms an die Reihe – können aber bei Ausfällen am Vormittag vorgezogen werden. Diese Patienten verfügen über eine gute Konstitution und die langanhaltende Nüchternheit im Stand-by-Zustand tangiert sie kaum.
- Personalbindung und deren Ausbildungssituation.

Die Idee, hier ein eigenes Assessment für wartende Patienten zu entwickeln und anzuwenden, wurde fallengelassen. Denn nicht nur der zeitliche Aufwand für die Mitarbeitenden erschien bei den vorhandenen Personalkapazitäten zu groß, sondern Warten lässt sich selten klar klassifizieren und ist immer vom Kontext abhängig. Das heißt die Wartesituation bei Patient Herr Meier kann heute eine andere sein als morgen. Hat er beispielsweise erfahren, dass ein naher Angehöriger unheilbar an Darmkrebs erkrankt ist, belastet ihn seine anstehende Darmspiegelung ungleich mehr. Oder eine Mutter, die pflegende Kinder zu Hause zu versorgen hat, wartet anders, je nachdem ob ihre Kinder betreut oder nicht betreut sind.

Die im Kapitel 7.3 genannten Kriterien zur Terminplanung gelten auch hier.

8.2 Erstellung eines OP-Plans

Erfassen Sie zunächst, wie realistisch die Planungen der Vergangenheit waren. Es gibt Einrichtungen, die eine Treffgenauigkeit von über neunzig Prozent haben und andere liegen deutlich darunter. Manche Ärzte, die täglich zu viele Patienten auf den OP-Plan setzen, canceln diese erst am Ende des OP-Tages. Interessanterweise erleben Betroffene dieses „canceln" (engl. annullieren, stornieren, absagen) als „abgekanzelt werden" (unhöflich scharf getadelt). Manchmal ahnen die Mitarbeiter der OP-Abteilung schon vorher, dass das geplante Pensum am Folgetag nicht erreicht werden kann, allein weil die Verantwortlichen keinerlei oder unzureichende Pufferzeiten für Notfälle einkalkulieren. Wenn aber täglich die Anzahl X bis Y an Notfallbehandlungen notwendig werden, ist es nachlässig, diese Erfahrungswerte nicht in der Planung zu berücksichtigen.

Bei der Erstellung einer solchen Planung sind darüber hinaus noch weitere Bedingungen zu berücksichtigen. Diese minimieren die Anzahl an verärgerten Patienten, weil ihr Gerechtigkeitsempfinden negativ tangiert wurde und natürlich auch die Anzahl von frustrierten Mitarbeitern, weil auch diese von ihrer Führung einwandfreie ethisch-moralische Regeln erwarten. Eine Gleichbehandlung entspricht einer Tauschbeziehung: Jeder, der den gleichen Betrag zahlt, verfügt über die gleichen Rechte. Dafür werden im Behandlungsplan explizite Zeit-Puffer berücksichtigt.

- Priorität haben Patienten, deren Termin bereits verschoben wurde. Diese werden quasi als Wiedergutmachung am Folgetag auf eine der ersten drei Startpositionen platziert.
- Spezielle Wünsche des Patienten zur Reihenfolge können unter Umständen berücksichtigt werden, gerade wenn Patienten lieber erst später an die Reihe kommen wollen.
- Die Planung sollte realistisch sein, d.h. maximal 10 % der geplanten Behandlungen dürfen abgesagt werden.
- Die Zufriedenheit eines OP-Teams durch Zeiteinsparungen im Ablauf wird zwar erhöht, aber Kosten werden deswegen nicht eingespart, weil die Mitarbeiter am Ende des Tages nicht mehr ausgelastet sind. Dann könnte laut der Autoren am Ende des OP-Programmes durch die eingesparte Zeit zwar ein weiterer Patient operiert werden, dies setzt allerdings voraus, dass solche Fälle auch vorhanden sind (a.o.O.).
- Manche Eingriffe setzen eine Personalbindung und spezielle Ausbildungssituation voraus.

8.3 Nüchternheitsgebot

Wartende Patienten müssen bei einigen der nachfolgenden Maßnahmen von Diagnostik und Therapie nüchtern sein. Dazu zählen: Blutuntersuchungen, Operationen mit Narkose, Endoskopien, Untersuchungen mit Kontrastmitteln, z. B. bei CT-Aufnahmen, bestimmten Ultraschalluntersuchungen des Bauchraumes, bei Tests aufgrund eines Verdachts auf Lebensmittelunverträglichkeiten und bei Einnahme bestimmter Medikamente u. a. In einem solchen Fall kommen die Betroffenen nüchtern zu ihrem Termin, d. h. sie mussten dafür ihre normalen Gewohnheiten aufgeben und warten jetzt gegebenenfalls bereits mit Hunger- und Durstgefühlen auf die Maßnahme.

Was ist der Hintergrund? Das Risiko einer perioperativen pulmonalen Aspiration, die eine schwerwiegende Komplikation darstellt, ist bei leerem Magen am niedrigsten. Allerdings besteht bei jeder Vollnarkose ein geringes Risiko, dass Mageninhalt im Verlauf einer OP in die Trachea gelangt. Eine sichere Anästhesietechnik ist grundsätzlich notwendig, da die Magenentleerung variabel ist und das Einhalten der Nüchternzeiten keinen völlig entleerten Magen garantiert (Schmitz und Schmidt 2014).

Die nachfolgend angegebenen Karenzfristen bei Operationen gelten nicht bei der Notfallbehandlung. Anästhesisten verfügen über großes Know-how, um Aspirationsrisiken trotz eines vollen Magens zu minimieren (trotzdem ist zu beachten, dass eine ausreichende Nüchternheit dieses Risiko stark minimiert). Dazu haben internationale (American Society of Anesthesiologists, European Society of Anaesthesiology) und nationale Anästhesiegesellschaften Empfehlungen verabschiedet. Nachfolgend exemplarisch die der Deutschen Gesellschaft für Anästhesiologie und Intensivmedizin. Darin wird empfohlen:

> *„Bis 6 Stunden vor der Narkoseeinleitung kann Nahrung, etwa in Form einer kleinen Mahlzeit, z. B. eine Scheibe Weißbrot mit Marmelade, ein Glas Milch, aufgenommen werden. Klare Flüssigkeiten, die kein Fett, keine Partikel und keinen Alkohol enthalten (z. B. Wasser, fruchtfleischlose Säfte, kohlensäurehaltige Getränke wie Mineralwasser, Limonade oder Tee oder Kaffee, jeweils ohne Milch) können in kleinen Mengen (ein bis zwei Gläser/Tassen) bis zu 2 Stunden vor Narkoseeinleitung getrunken werden. Oral applizierbare (Dauer-)Medikamente und/oder Prämedikationspharmaka können am Operationstag mit einem Schluck Wasser bis kurz vor dem Eingriff eingenommen werden. Neugeborene und Säuglinge können bis 4 Stunden vor Beginn der Narkoseeinleitung gestillt werden oder Flaschennahrung erhalten. Die postoperative Zufuhr von Nahrung und Flüssigkeit ist abhängig von Narkose und Eingriff" (Hisom und Sorgatz 2011, S. 93).*

In Folge der Umsetzung dieser Richtlinien ist der Flüssigkeitshaushalt der Patienten-Kunden ausgeglichen und einer Dehydratation und katabolen Stoffwechsellage wird entgegengewirkt. Am eindrücklichsten werden bei den Wartenden dadurch auch Durst und Hunger minimiert, infolgedessen steigt die Zufriedenheit der Betroffenen und ihrer Betreuer und als weiterer positiver Nebeneffekt wird auch die Kooperationsbereitschaft bei Narkoseeinleitung erhöht (Schmitz und Schmidt 2014, S. 1382). Allerdings gibt es Zustände und Erkrankungen, die mit deutlich verzögerter Magenentleerung einhergehen können bzw. ein erhöhtes Aspirationsrisiko aufweisen, bei denen diese Empfehlungen nicht angewendet werden dürfen:

- Nichteinhalten der empfohlenen Nüchternzeiten
- Mechanischer oder paralytischer Ileus
- Gastroenterologische Erkrankungen oder Voroperationen des Magen-Darm-Trakts mit Einfluss auf die Magenentleerung
- Trauma, schwere Allgemeinerkrankung mit reduziertem Allgemeinzustand
- Medikamentös bedingte verzögerte Magenentleerung

- Neurologische Erkrankung mit verminderten laryngealen Reflexen
- Störungen des autonomen Nervensystems mit verzögerter Magenentleerung
- Inkompetenz des unteren Ösophagussphinkters und Erkrankungen mit persistierenden Nahrungsresten im Ösophagus
- Fortgeschrittene Schwangerschaft mit Wehentätigkeit (Schmitz und Schmidt 2014, S. 1381).

8.3.1 Flüssigkeitskarenz

Im Folgenden werden drei Karenzarten differenziert. Nachgewiesenermaßen passieren „klare Flüssigkeiten", die bis zwei Stunden vor dem Eingriff in begrenzter Menge getrunken werden, bis zur OP bereits den Magen. Damit wird weder das Flüssigkeitsvolumen noch die Produktion von Magensäure vergrößert. Vielmehr hat das Trinken vor dem Eingriff diverse Vorteile. Studien kamen zum Ergebnis, dass Patienten, die bis zwei Stunden vor der OP noch getrunken hatten, ein höheres Wohlbefinden hatten und weniger über Mundtrockenheit, Durstgefühl oder (postoperative) Kopfschmerzen klagten. So fand eine Übersichtsarbeit nach Analyse von 25 Studien mit 2500 Kindern und Jugendlichen bis zum Alter von 19 Jahren Folgendes heraus: Kinder, die bis zwei Stunden vor der Operation noch Wasser oder klare Säfte trinken durften, fühlten sich nach eigener Aussage und den Beobachtungen ihrer Eltern wohler und blieben geduldiger als Kinder, die längere Zeit nüchtern bleiben mussten (Brady 2009). Es ist wichtig, dass Patienten nicht zu lange nüchtern sind.

Schwarzer Kaffee

Von Schmitz und Schmidt 2014 werden die Empfehlungen der ESA-Richtlinien zum Trinken von Kaffee oder Tee ohne Milch diskutiert. Denn es gibt viele Patienten, die eher auf Tee oder Kaffee verzichten würden, als ihn schwarz, also ohne Milch, zu trinken. Deshalb verweisen Schmitz und Schmidt darauf, dass Kaffee und Tee mit einem Zusatz von Milch bis zu maximal einem Fünftel der Gesamtmenge als klare Flüssigkeit und somit sicher bis zwei Stunden vor Narkose angesehen werden, obschon es hierfür keine wissenschaftliche Evidenz gibt (Schmitz und Schmidt 2014, S. 1379). Auch das Trinken von kohlenhydratreichen Flüssigkeiten bis zwei Stunden vor Narkose wird demnach als sicher erachtet und empfohlen (a.o.O.).

Diese Empfehlung wird in Fachkreisen auch kritisch gesehen, weil eine Wahrscheinlichkeit besteht, dass sich einige Patienten nicht daran halten und in diesem Falle dann der Anästhesist „den schwarzen Peter" hat. Alternativ wird nur den Patienten die obige Empfehlung gestattet, von denen die Mitarbeiter den Eindruck haben, dass sie in der Lage sind, es umzusetzen.

8.3.2 Nahrungskarenz

Auf Nahrung müssen Patienten ab sechs Stunden vor einer OP verzichten, denn bei Unterschreitung dieses Zeitfensters können noch verbliebene Essensreste im Magen sein und das könnte bei der Beatmung zu Komplikationen führen. Hier könnte sich dann in der Tat eine Aspirationspneumonie entwickeln, sofern Mageninhalt in die Lunge gelangt ist. Als leichte Nahrung mit anschließender 6-stündiger Karenz gilt dabei Toast, Weißbrot, Marmelade usw. Die American Society of Anesthesiologists empfiehlt jedoch eine verlängerte Nüchternzeit von mindestens acht Stunden nach frittierten, besonders fettreichen oder fleischhaltigen Mahlzeiten (American Society 2011).

Für Kaugummikauen, Rauchen und Lutschen von Bonbons wird von der ESA eine pragmatische Empfehlung gegeben: Diese „oralen Applikationen stellen keine Indikation dar, die Narkosen für Wahleingriffe zu verschieben oder abzusagen" (Schmitz und Schmidt 2014, S. 1379f.).

Umsetzung

Erklären Sie Ihren Patienten, was unter „klaren Flüssigkeiten und leichter Nahrung“ verstanden wird und fragen Sie nach möglichen Risikofaktoren für eine verzögerte Magenentleerung (Schmitz und Schmidt 2014). Durch professionellere Ablaufstrukturen können Sie heute vielen Patienten ein größeres Wohlbefinden bieten. Große Kliniken laufen wie im ersten Teil erwähnt heute im regulären Zweischicht-Betrieb. Das bedeutet, dass das erste Team vom Morgen bis zum frühen Nachmittag operiert und das zweite vom frühen Nachmittag oftmals bis 23:00 Uhr. Alle Patienten mit entsprechender Indikation, deren OP für 14:00 Uhr oder später eingeplant sind, erhalten morgens noch ein leichtes Frühstück und dürfen bis 12:00 Uhr oder später trinken. Patienten, die erst ab 18:00 Uhr operiert werden sollen, erhalten ein leichtes Mittagessen und dürfen bis 16 Uhr trinken.

Aber welche Möglichkeiten haben die Anbieter, wenn es zur Programmänderung kommt, weil beispielsweise ein OP-Kandidat des Vormittags ausfällt? Wie im Kapitel vorher berichtet, werden bei der Planerstellung sogenannte „Stand-by-Patienten“ oder auch „Joker-Patienten“ festgelegt. Das sind die Kandidaten, denen man eine längere Karenzzeit zumuten kann. Der Anästhesist bzw. der Operateur könnte einen solchen Betreffenden wie im nachfolgenden Beispiel informieren.

Arzt zu Patient:

„Wie Sie wissen, planen wir für Sie morgen den Eingriff. Sie haben sehr gute Ausgangsvoraussetzungen: Sie haben keinen Diabetes mellitus, haben keine Infektionen usw., deshalb möchten wir Sie gerne um Ihre Einwilligung für den „Stand-by-Modus“ bitten. Das heißt, normalerweise planen wir Ihre OP für 14:00 Uhr ein. Sollte am Vormittag allerdings ein anderer Patient ausfallen, würden wir Sie als Prioritäten-Kandidat nach vorne ziehen. Dies setzt aber voraus, dass Sie am OP-Tag nur noch bis 6:00 Uhr trinken dürfen und dann nüchtern bleiben. Sind Sie damit einverstanden?“

Oftmals erfolgt die Aufklärung, wenn das OP-Programm noch nicht feststeht. Dies ist in vielen Kliniken erst gegen 14:00 Uhr des Vortages oder später der Fall. Ein Patient wird vormittags oder eventuell schon einige Tage vorher angeschaut und müsste dann über die Besonderheit des „Joker-Patienten“ nachträglich informiert werden.

Nikotinkarenz

Nicht nur Essen und Trinken ist vor bestimmten Behandlungen zu unterlassen. Auch Nikotin zählt dazu, denn bekanntermaßen geht Rauchen mit einer erhöhten Inzidenz perioperativer Komplikationen einher. Dazu zählen unter anderem eine erhöhte Rate an Wundheilungsstörungen und Infektionen sowie eine gestörte Frakturheilung (Mills et al. 2011; Turan et al. 2011). Nach vielen Studien gilt der positive Effekt einer Nikotinkarenz auf die Gesamtkomplikationsrate und perioperative Letalität als unstrittig (Hisom und Sorgatz 2011). Allerdings konnte eine erhöhte Aspirationsgefahr infolge des präoperativen Zigarettenkonsums weitgehend ausgeschlossen werden. Das ist gut zu wissen, denn viele Raucher greifen zur eigenen Beruhigung in solchen angespannten Situationen gerne zur Zigarette. Die Deutsche Gesellschaft für Anästhesiologie und Intensivmedizin meint sogar, dass bei Verstoß gegen die Rauchabstinenz Patienten **nicht** aufgrund fehlender „Nüchternheit“ abgesetzt werden sollten.

8.4 Prämedikation

Der Wartende soll möglichst angstfrei, entspannt und kooperativ den OP-Trakt erreichen. Manchmal werden bei stationären Patienten bereits am Vorabend schlaffördernde Medikamente oral appliziert. Ein mit einem Sedativum prämedizierter Patient bedarf ständiger Überwachung und gilt nach diesem Zeitpunkt als nicht mehr einwilligungsfähig (Online-Lexikon Betreuungsrecht am 02.05.2016). Nur ein geringer Teil der Patienten meiner Studie erhielt am OP-Tag eine Prämedikation. Manche Patienten zweifelten allerdings dabei an der Korrektheit des erlebten Procederes. So können sie nicht verstehen, wenn ihnen das Medikament erst **Sekunden** vor dem Transport in den OP appliziert wird, weil sie die rechtzeitige Wirkung bezweifeln.

> „*Da hat sie* [die Gesundheits- und Krankenpflegerin] *mir noch schnell eine Beruhigungstablette gegeben, die man immer vor der OP bekommt, aber die hat ja gar nicht gewirkt* ...“ (Quernheim 2013, S. 126).

Patienten, die eine ausreichende Zeit vorher prämediziert wurden, erlebten die Wartezeit in einem Zustand der Gelassenheit. Wer gut geschlafen hat und ausgeruht ist, erlebt weniger Stress. Auch berichten Betroffene, dass die am Vorabend erhaltene Schlaftablette während der Wartezeit Nachwirkungen zeigte und sie sich dadurch in einem angenehmen Dämmerzustand befanden. Sie beschreiben ihr Erleben als angstfrei und sicher. Einige träumten und wurden nach eigenen Angaben schlafend in den OP-Trakt gefahren. Somit wäre hier eine Möglichkeit durch strikte und rechtzeitige Prämedikation, den Patienten etwaige Wartezeiten angenehmer zu gestalten.

9 Besondere Aspekte beim Warten

9.1 Kulturelle Unterschiede

Die verschiedenen Kulturen setzen einen behutsamen Umgang mit Wartenden und deren Besonderheiten voraus. Nicht nur in Indonesien unterscheidet sich beispielsweise das Zeitgefühl von unserem. Der Zeitbegriff dort ist sehr dehnbar. Eine Stunde zu spät zu kommen, ist normal, und ein ganzer Tag kaum der Erwähnung wert (Coen 2015, S. 183).

Bitte zeigen Sie wartenden Patienten nicht Ihre Hand mit dem nach oben zeigenden (Tramper-)Daumen. Eine Pflegerin wollte der Wartenden damit freundlich signalisieren, dass alles startklar ist und sie gleich an die Reihe käme. Die wartende Patientin aus dem Iran interpretierte diese Geste als provozierend, denn in Teheran hat es die gleiche Bedeutung wie der abwertende gestreckte Mittelfinger im deutschsprachigen Raum. So streichen wir bei uns und auch in Südeuropa kleinen Kindern im Gespräch oder beim Aufenthalt in der Spielecke des Wartebereichs gern über den Kopf. In Asien, vor allem in Japan, sollte man dies nicht tun, weil es als schwer beleidigend empfunden wird. Während in Europa das Kopfschütteln eindeutig „Nein" bedeutet, signalisiert ein indischer Patient damit ein klares „Ja". Langes Schweigen wird in Japan als angenehm empfunden, während dies in den westeuropäischen Ländern zu Unsicherheit und Verlegenheit führen kann. In anderen Kulturen ist ein Händeschütteln traditionell unüblich oder auf gleichgeschlechtliche Kontakte, z. B. ausschließlich unter Männern, beschränkt. Doch auch hier gibt es Unterschiede. So gilt, wie im Ansatz erwähnt, in der westlichen Welt unter Männern beim Händeschütteln ein kräftiger Händedruck gewöhnlich als Zeichen für Selbstbewusstsein, Kraft und Willensstärke. Ganz anders in Asien. Dort kann ein starker Händedruck als unhöflich und grob angesehen werden (Schneider 2013, S. 18). Bleiben wir bei den Besonderheiten in Asien. Dort ist Lächeln nicht prinzipiell mit angenehmen Emotionen verbunden. So ist es in Japan üblich, den Mund zu verziehen, um Ärger zu verdecken. Lächeln wird dort häufig eingesetzt, um unangenehme und peinliche Situationen zu überspielen (Schneider 2013, S. 29). So hält man dort auch beim Miteinandersprechen viel seltener Blickkontakt. Es gilt sogar als respektlos, höhergestellten Personen öfters in die Augen zu schauen (a. a. O.). Ebenso verwirrt unser westliches Schulterzucken, beispielsweise auf die Frage, wie lange es noch dauert, gerade Japaner sehr stark. Dort wird dies nicht gemacht. Sollte ihr Team überlegen, bei extrem langen Wartezeiten einen Entschuldigungs-Blumenstrauß mit frischen weißen Blumen zu überreichen, so werden chinesische und japanische Patienten-Kunden dann brüskiert, weil weiße Blumen in ihrer Kultur mit dem Tod verknüpft sind (Schneider 2013, S. 85). Also auch aus diesem Grund keine entsprechenden Blumengebinde in den Wartebereichen.

Eine weitere Besonderheit liegt im Umgang mit wartenden Flüchtlingen. Im Gegensatz zu Migranten, die sich schon über Jahre im hiesigen Kulturraum eingewöhnen konnten, sind Flüchtlinge meist erst kurze Zeit in Westeuropa. Ein allein reisendes Flüchtlingskind oder -jugendlicher fühlt sich der Familie im Heimatland verpflichtet, die erwartet, dass „etwas aus ihm wird" bzw. es dazu beiträgt, dass die Familie versorgt wird. Manchmal haben ganze Dörfer für die Flucht gesammelt. Im Wartekontext gilt Folgendes zu beachten: Verantwortung ist für diese jungen Menschen ein zentraler Begriff. Zugleich erleben Kinder von Flüchtlingen große Belastungen, denn sie werden parentifiziert, d.h. häufig müssen sie in Arztpraxis oder Klinik Aufgaben von Erwachsenen übernehmen, weil sie meist besser Deutsch oder Englisch sprechen als ihre Eltern. Manchmal beobachten wir beim Warten, dass Eltern aus deutschsprachigen Ländern ihre Kinder zum Spielen animieren. Ein solches Verhalten kennen viele Kulturen nicht; Spielen ist zum Überleben nicht wichtig. Freizeit heißt im Arabischen „leere Zeit". Außerdem gibt es in den meisten typischen Herkunftsländern immer andere Kinder als Spielkameraden. Mütter, die selbst nie eine europäische Schulbildung hatten, sagen: *„Ich will nicht, dass mein Kind zeichnet, ich will, dass es Ärztin wird."* Körperliche Züchtigung von Kindern in Form von Schlägen, Ohrfeigen und Anrempeln sind andernorts noch akzeptierte Erziehungsmethoden. Sie werden im hiesigen Umfeld jedoch kritisch gesehen und sind zum Teil strafbar (Jugendschutzgesetz). Wenn dies während Wartesituationen in der Arztpraxis oder im Krankenhaus beobachtet wird, ist es sowohl für das Personal als auch die Mit-Wartenden sehr schwierig, mit dem gebotenen Respekt für die elterliche Erziehungshoheit einzugreifen oder Eskalationen zu verhindern. Sicher müssen Angestellte eingreifen, wenn Kindern Schmerzen zugefügt werden. Das sollten sie allein schon deshalb tun, damit sich im Wartebereich nicht eine negative emotionsgeladene Stimmung aufschaukelt, weil Mit-Wartende entweder vom Kind oder dem „brutalen" Verhalten der Eltern empört bzw. genervt sind. Im nächsten Abschnitt wird dezidiert der Umgang mit wartenden Kindern vorgestellt.

9.2 Wartende Kinder

Wie wir eingangs gesehen haben, fällt Warten ja nicht nur Erwachsenen schwer. Nach einer Studie von Pedro et al. (2007) verursacht Warten bei Kindern Angst, Unruhe, Nervosität, Ungeduld, viele weinen oder reagieren mit Gereiztheit, Aggressivität oder Müdigkeit. Kinder zeigten demnach häufig den Wunsch, auch andere Räume als das Wartezimmer zu erkunden, statt still dort zu warten. Darum untersuchten die Forscher die Auswirkungen des Spielens im Wartebereich. Bei Kindern führten Freizeitaktivitäten wie fernsehen, unterhalten, häkeln oder Ablenkung durch Zeitschriften, Bücher und Kreuzworträtsel zur Entspannung und sie wurden ruhiger. Insbesondere Spielzeug verhilft Kindern, sich abzulenken, zu beruhigen und auf andere Gedanken zu kommen und ermöglicht ihnen eine Brücke zwischen ihrer eigenen Welt und der Krankenhaus- oder Praxiswelt zu bauen (Pedro et al. 2007).

Wie bedeutsam die ersten erzieherischen Erfahrungen eines Kindes auf seine spätere Fähigkeit, Geduld zu entwickeln sind, zeigen diverse aktuelle Studien (Sutter 2014). Es scheint so zu sein, dass frühkindliche Rahmenbedingungen, wie z.B. das Stillen, einen Einfluss auf die Geduld des heranwachsenden Menschen haben. Ebenso sind Verlässlichkeit und Sprache der Bezugspersonen des Kindes von großer Bedeutung. Anreize, um das Warten zu trainieren können eine Rolle spielen, um beispielsweise Menschen von Suchtverhalten oder bei unerwünschten Ernährungs- oder Bewegungsgewohnheiten unterstützen zu können (Mischel 2015). Das Training kognitiver Kontrollmöglichkeiten dient bei langfristigen Entscheidungen der Entwicklung von Geduld. Hier müssen wir allerdings beachten, dass es um Kinder geht, die noch nicht über ein den Erwachsenen vergleichbares Zeitgefühl verfügen. Sie können mit den Adverben „vorher", „nachher" oder „gleich" nichts anfangen, denn kleine Kinder verfügen kaum über Geduld. Je älter sie werden, desto mehr Details nehmen sie wahr. Beispielsweise können sie sich die Reihenfolge von Abläufen merken. So ist das Ritual des zu Bett-Gehens wichtig. Vergessen die Eltern nur ein Detail (z.B. das Bereitlegen des Kuscheltiers), ist der Ärger vorprogrammiert. Auch Kinder, die oft schon in Praxis oder Klinik behandelt wurden, kennen solche Rituale. Kinder verstehen unter dem Wort „gleich" nur noch wenige Sekunden bis zum Eintritt, denn der Zeitbegriff von Kleinkindern ist oft nicht länger als wenige Minuten. Darum erklären Sie besser, welche Handlungen (die das Kind beobachten kann) noch passieren werden, bis das ersehnte Ereignis eintritt.

Im Wartezimmer

„Erst werden noch die anderen Kinder hier aufgerufen und wenn die alle dran gekommen sind, dann bist du dran."

Mit zunehmendem Alter entwickeln auch Kinder Einfühlungsvermögen. Erst dann gelingt der sogenannte Triebverzicht, das bedeutet, sie wissen, dass dringendere Bedürfnisse von anderen zunächst gestillt werden müssen, bevor sie an der Reihe sind. Nachfolgend einige Vorschläge für den Umgang mit wartenden Kindern.

- Geschicklichkeitsspiele trainieren Geduld und Konzentration.
- Eltern strahlen selbst Ruhe aus und tun so, als wäre der Besuch von Praxis oder Klinik das Selbstverständlichste der Welt.
- Eine Handpuppe sprechen lassen oder andere Hilfsmittel (Bausteine, Tierfiguren) einsetzen, damit die bevorstehende Untersuchung spielerisch vorbereitet wird (Hoehl 2012, S. 103).
- Utensilien wie Bilderbücher oder Arztkoffer bereiten das Kind auf die nachfolgende Untersuchung vor.
- An den Wänden im Kinderbereich sind in entsprechender Höhe Wandtafeln installiert, wo mit bunter Kreide gemalt werden kann.
- Bleiben Sie ehrlich und lügen Sie nicht: *„Die Blutentnahme tut gar nicht weh"*, stimmt nicht – besser sind Vorankündigungen wie: *„Es gibt gleich einen kleinen Picks."* Zusätzlich kann die Anweisung an das Kind, im Moment des Einstichs tief und hörbar auszuatmen, viele Muskeln im Körper entspannen.
- Angstauslösende Instrumente und Materialien sollten im Behandlungsraum so angeordnet werden, dass das Kind diese nicht sieht (Hoehl 2012, S. 103).

Bei Patienten kurz vor oder im Jugendalter, die alleine vor der Behandlung oder OP stehen, kann ggf. der Vorschlag gemacht werden, ein Telefonat mit der Mutter zu führen, denn Studien weisen auf Folgendes hin: Durch Nachrichtendienste und soziale Netzwerke sind insbesondere junge Menschen heute vielfach schriftlich im Kontakt; die Forscher um Seltzer et al. (2012) stellten sich die Frage, ob dadurch besser Stress bewältigt und die emotionale Bindung auf gleiche Weise gestärkt wird wie bei Gesprächen von Angesicht zu Angesicht. Wenn wir Gespräche führen, hat die gehörte Stimme einen Einfluss auf unser Hormonsystem und alle damit verbundenen körperlichen Prozesse. Insbesondere in Stresssituationen kann ein Gespräch eine beruhigende Wirkung haben und eine engere emotionale Verbindung schaffen – zum Beispiel bei einer Mutter mit ihrem Kind. Das Forscherteam brachte Mädchen zwischen 7 und 12 Jahren in eine Stresssituation und gab ihnen vier Alternativen, um mit ihren Müttern in Kontakt zu treten: Die Mädchen durften entweder (a) direkt mit ihren Müttern sprechen, (b) mit ihnen telefonieren, (c) mit ihnen Textnachrichten austauschen, oder (d) keinen Kontakt zur Mutter aufnehmen. So sollte untersucht werden, wie sich der Kortisolspiegel als Indikator für Stress und der Oxytocinspiegel als Indikator für emotionale Bindung veränderte. Mädchen, die sich nur über Textnachrichten mit ihren Müttern über ihr Befinden austauschen durften, zeigten ebenso wie jene, die keinen Kontakt hatten, keine Anzeichen von Stressbewältigung und Bindungsverstärkung. Im Gegensatz dazu sank bei den Mädchen, die telefonierten und jenen, welche direkt im Kontakt mit ihrer Mutter standen, der Kortisolspiegel und der Oxytocinspiegel stieg. Eine (be-)greifbare und hörbare soziale Interaktion ist also wichtig, um hormonellen Stress zu bewältigen und Bindungen zu verstärken.

9.3 Menschen mit Demenz

Kliniken und Praxen verkürzen für Patienten mit Demenz ganz bewusst die Wartezeit oder eine Begleitperson bleibt im Wartebereich anwesend, damit diese Patienten nicht alleine, z. B. vor der Röntgenabteilung sitzen. Idealerweise sollte für die Begleitung eine vertraute Angehörige oder eine Mitarbeitende gewählt werden, die sich mit an Demenz erkrankten Patienten auskennt und die mögliche Verhaltensweisen einschätzen, sich darauf einstellen und damit umgehen kann. Darum wird bereits in einigen Einrichtungen auf dem Anforderungsbogen für die zu planende Diagnostik oder Therapie dokumentiert, dass der Betroffene eine Demenz oder eine andere neurokognitive Störung hat. So weiß die Funktionseinheit, dass es sich um einen Patienten mit Orientierungsschwierigkeiten handeln kann, der in der Planung priorisiert wird und beim Warten nicht alleine gelassen werden darf.

9.4 Patienten mit Schmerzen

9.4.1 Einführung

Schmerzen entstehen, vom biopsychosozialen Krankheitsmodell her betrachtet, aus unterschiedlichen Gründen, sind individuell, von Außenstehenden nicht messbar und werden von der sie empfindenden Person als real empfunden. Dieser Umstand macht den Umgang mit wartenden Schmerzpatienten ganz besonders anspruchsvoll. Schmerzen sind ein Hauptsymptom, welches dazu führt, dass eine Klinik oder Praxis aufgesucht wird. In diesem Fall kann Schmerz auch ein pflege- oder medizinrelevantes Problem werden, weil es durch Therapiemaßnahmen (Mobilisation, Verbandwechsel usw.) beeinflusst wird. Darum ist die Schmerzerfassung für den Behandlungsprozess sehr wichtig. Dabei orientieren sich Leitfragen u. a. an der Lokalisation des Schmerzes, an Intensität und Qualität, wann erstmalig aufgetreten und ggf. an lindernden oder verstärkenden Faktoren. Voraussetzung für einen professionellen Umgang mit diesen Menschen ist ein Schmerzassessment.

Doch bei diesen dokumentierbaren Anzeichen ist etwas Entscheidendes zu beachten: Solche Äußerungen können Hinweise sein, dass Menschen Schmerzen haben – sie müssen es aber nicht. Denn in einigen Fällen und gerade bei chronischen Schmerzen kann ein Beobachter keine Veränderungen feststellen. Obige Faktoren der Krankenbeobachtung können bei Kindern auch Anzeichen für Stress oder Hunger sein. Somit ist Schmerz in Bezug auf das subjektive Empfinden und seine Äußerung ein sehr unspezifisches Phänomen. Noch immer gilt der Goldstandard: „Schmerz ist das, was der Betroffene über die Schmerzen mitteilt, sie sind vorhanden, wenn der Patient mit Schmerzen sagt, dass er Schmerzen hat“ (McCaffery et al. 1997, S. 12). Jemand, der mit starken Schmerzen in eine Klinik oder Praxis kommt, kann nicht einfach nach Hause gehen, sondern benötigt eine Behandlung und fühlt sich infolgedessen oft der Klinik ausgeliefert.

Bei Angehörigen anderer Kulturen ist das Schmerzempfinden vermutlich gleich; allerdings kann sich die Ausdrucksweise von Schmerz unterscheiden. Dabei sind die ggf. auftretende starke Mimik und Gestik und auch lautes Stöhnen oder Schreien als Hilferuf zu verstehen (Ullrich et al. 2005, S. 307), weisen aber nicht unbedingt auf einen stärkeren Schmerz hin als bei demjenigen, der sich nicht laut äußert. Darum sind bei jedem Patienten die kulturellen Aspekte seines jeweiligen Umgangs mit Schmerzen auch beim Warten zu berücksichtigen (Lauster et al. 2014, S. 559).

9.4.2 Akuter Schmerz

Akuter Schmerz zeigt insbesondere die oben aufgeführten typischen vegetativen Symptome wie eine Vertiefung oder Verflachung der Atmung, Steigerung von Blutdruck, Herzfrequenz und Muskeltonus usw. Er ist ein plötzlich auftretender und in einem begrenzten Zeitraum andauernder Schmerz, der z.B. im Zusammenhang mit einer Gewebeschädigung stehen kann. Er nimmt eine lebenserhaltende Alarm- und Schutzfunktion ein. Bei chronischen Schmerzen fehlen meist diese vegetativen Reaktionen. Die Differenzierung von chronischem und akutem Schmerz kann nur von Mitarbeitenden mit entsprechendem Fachwissen sicher wahrgenommen und eingeschätzt werden.

9.4.3 Chronischer Schmerz

Chronischer Schmerz entwickelt sich durch nicht behandelte akute Schmerzen (Nestler und Portsteffen 2012, S. 1169) und zeigt sich als ein Schmerz, der über längere Zeiträume (>3 Monate) anhält und in seiner Intensität variiert. Gerade postoperativ ungenügend behandelte Schmerzen begünstigen eine Chronifizierung (Schmerzgedächtnis). Folgende Eingriffe zeigen ein besonderes Risiko: Thorakotomie (bis zu 70 Prozent der Patienten entwickeln für bis zu 12 Monate anhaltende Schmerzen), Cholezystektomie, Leistenhernie, Amputationen, Nervenläsionen. In der Fachliteratur werden als Orientierungswert für die Grenzziehung zwischen akutem und chronischem Schmerz ein Zeitwert von drei bis sechs Monaten genannt (Müller-Mundt 2008, S. 33). Chronischer Schmerz ist einer ursächlichen Therapie schwerer zugänglich. Hier treten soziopsychosomatische Störungen stärker in den Vordergrund, wie z.B. eine missmutig-traurige Verstimmung, erhöhte Reizbarkeit, Fokussierung der Erlebnisfähigkeit bis zur Apathie und Resignation (Müller-Mundt 2008, S. 34).

Diese Menschen haben oft jahrelang verzweifelt einen Arzt nach dem anderen aufgesucht in der Hoffnung auf eine klare Diagnose und wurden dabei manchmal auch als Simulanten abgestempelt. Das kann zu Depressionen führen und sie reagieren mitunter verunsichert und misstrauisch. Versetzen wir uns in einen Patienten mit chronischen Schmerzzuständen, dessen Behandlung sich verzögert und der warten muss: Seine Schmerzen sind da und verschwinden nicht. Und erneut muss er warten und die Angehörigen der Gesundheitsberufe zum wiederholten Mal überzeugen, dass er Schmerzen hat. Außenstehenden – so der Grundtenor der diesbezüglichen Patientenaussagen – ist es oft kaum vermittelbar, „was es bedeutet, an chronischen Schmerzen zu leiden“ (a.a.O., S. 38). Darum reagieren sie beim Warten anders, weil es für sie wiederkehrende Geschichten sind. Schmerzkranke Menschen erleben die Versorgungspraxis vielfach dergestalt, dass sie bei den Ärzten und Pflegekräften kein Gehör für ihr Schmerz-Leiden finden (Müller-Mundt 2008, S. 39; Büscher 2014).

9.4.4 Bedeutung des Wartens mit Schmerzen

Darum reagiert der chronisch Kranke vielleicht sogar stärker mit Schmerzen auf das Warten als jemand, der diese Erfahrung nicht gemacht hat. Je stärker und belastender Patienten einen Schmerzzustand erfahren, desto negativer werden Wartesituationen erlebt. Einige haben bereits eine Vielzahl an Instanzen durchlaufen und sind „schon an sich selbst zweifelnd“ von Arzt zu Arzt „gerannt“, bis sie an eine qualifizierte schmerztherapeutische Einrichtung gelangt sind (Müller-Mundt 2008, S. 39). Genau aus diesem Grund entwickeln manche beim Warten Angst, Misstrauen und Resignation, was wiederum zu erhöhter Schmerzwahrnehmung führen kann.

9.4.5 Schmerzerfassung und Schmerzeinschätzung

Vom Deutschen Netzwerk für Qualitätsentwicklung in der Pflege (DNQP) wurden zwei verschiedene Expertenstandards zum Thema

Schmerz entwickelt und werden auf der Webseite www.dnqp.de vorgestellt. Beide Standards können von Angehörigen der Pflegeberufe ohne Zusatzqualifikation angewendet werden. Sie setzen eine enge Zusammenarbeit mit anderen Berufsgruppen voraus, wobei Pflegende dabei eine integrative und koordinierende Aufgabe innehaben. Allerdings sieht der Standard bei einer chronischen instabilen Schmerzsituation die Einbindung von „pflegerischen Schmerzexperten“ in das interprofessionelle Team vor.

Aufgabe der Pflege ist die systematische Schmerzerfassung in regelmäßigen Intervallen: bei akuten Schmerzen mindestens drei-, bei chronischen zweimal täglich. Wobei es bei Patienten mit chronischen Schmerzen auch angezeigt sein kann, die Frage nach Schmerzen nicht routinemäßig zu stellen, da der Fokus bei dieser Patientengruppe oft permanent auf den Schmerz gerichtet ist. Die Frage nach Schmerzen kann dann kontraproduktiv sein. In der Weiterbildung „Schmerzmanagement in der Pflege“ bzw. Algesiologische Fachassistenz (Pain Nurse) wird intensiv die Anwendung der unterschiedlichen Schmerzerfassungs-Skalen trainiert, denn nicht jede Skala passt zu jedem konkreten Patienten. So differenzieren Skalen nach numerischen Werten von 0 bis 4 bzw. bis 10, nach visueller Gestaltung mit Gesichtern bzw. Smileys, in schriftlicher oder mündlicher Art usw. Auswahlkriterien sind neben Einfachheit und Verständlichkeit auch die Verlässlichkeit einer Skala. Auf der Webseite der DNQP, die nachfolgend als Hauptquelle verwendet wird, finden Sie darüber hinausgehende Informationen und Anwendungshinweise.

Die Stärke des Schmerzes ist nur eine messbare Größe des Schmerzempfindens. Erst durch den Einsatz dieser Einschätzungsinstrumente wird die Schmerzstärke zu abstrakten Zahlen, aber für alle am Behandlungsprozess Beteiligten nachvollziehbar und kommunizierbar. Dabei hat die Selbstauskunft immer Vorrang vor einer Fremdeinschätzung.

Um es für einen Patienten weniger abstrakt zu machen, ist es wichtig, dem Betroffenen eine geeignete Schmerzskala direkt in die Hand zu geben und sich darauf die Schmerzstärke zeigen zu lassen. Bei der Erfassung wird zwischen dem Ruhe- und dem Bewegungsschmerz differenziert. Patienten, die solche Skalen kennen, sind in der Regel geübt und geben dezidierte Auskunft, andere Patienten empfinden dieses Verfahren – vor allem bei erstmaliger Nutzung – als ungewohnt und benötigen dazu mehr Zeit. Danach wird die erfasste Schmerzstärke zur Steuerung der pflegerischen oder medizinischen Schmerztherapie genutzt. Bei allen Skalen ist immer der Verlauf entscheidend.

Patientin Frau Schmidt gibt beim Eintritt in die Praxis eine Schmerzstärke von 8 in Ruhe an – erhält dann ein Schmerzmedikament; damit reduziert sich ihre empfundene Schmerzstärke auf 4.

Es ist so ähnlich wie beim Fiebermessen: Ein Wert alleine sagt wenig aus.

Laut Expertenstandard „Akuter Schmerz“ setzt das Schmerzmanagement sofort zu Beginn der Behandlung ein. Dazu empfiehlt sich die Anwendung des Briefpain Inventory (BPI[17]). Der BPI ist ein US-amerikanisches Erfassungsinstrument, welches vollständig ins Deutsche übersetzt wurde. Sobald ein wartender Patient äußert, dass er Schmerzen hat bzw. die Mitarbeiter Schmerzverhalten interpretieren, empfiehlt sich der Einsatz dieses aufschlussreichen Minimalscreenings. Orientierten Patienten kann der Bogen zum Ausfüllen gereicht werden. Eingeschränkten Patienten werden die Fragen vorgelesen bzw. die Schaubilder gezeigt und ihre Angaben werden für sie eingetragen.

Innerhalb des BPI werden diverse Schmerz-Einschätzungsskalen verwendet. Exemplarisch werden nachfolgend vier gängige Skalen: die Numerische Ratingskala, die Verbale Rating-

17 kostenloser Download unter: http://www.dnqp.de/fileadmin/groups/607/Schmerz_Brief_Pain_Inventory.pdf.)

skala, die Visuelle Analogskala (VAS) und eine Gesichterskala vorgestellt. Wichtig ist, dass bei jeder Erfassung dokumentiert wird, welches Instrument benutzt wurde.

Auf einer Gradeinteilung von 0 (kein Schmerz) bis 10 (stärkster anzunehmender Schmerz) sollen Betroffene auf der Numerischen Ratingskala (NRS) angeben, wie sie die akute Schmerzintensität erleben.

Die Verbale Ratingskala (VRS) dokumentiert konkrete verbale Aussagen zur Schmerzintensität, mit der ein Patient seinen aktuellen Schmerz einschätzen kann. Ein theoretischer Nachteil der VRS ist, dass Patienten mit mäßigen Schmerzen eine komplette Schmerzreduktion benötigen, damit eine positive Veränderung des Schmerzzustands abgebildet werden kann. Ebenfalls können Begriffe wie „mäßig“, „mittelstark“ und „stark“ unterschiedlich interpretiert werden.

Alternativ werden in Aufnahmeabteilungen auch Visuelle Analogskalen (VAS) eingesetzt, die mittels eines mobilen Schiebers eingestellt werden können.

Im letzten Beispiel eine auch kinder- und analphabetenfreundliche Gesichterskala, die von Menschen ohne deutsche Sprachkenntnisse einfach angekreuzt werden kann.

Im vorsprachlichen Alter können bei Kindern weitere Fremdeinschätzungsinstrumente zur Schmerzerfassung verwendet werden (z. B. die Unbehagens- und Schmerzskala für Kinder [KUSS]), die beim reifen Neugeborenen bis zum 4. Lebensjahr verwendet werden kann (Nestler

NRS (Numerische Ratingskala)

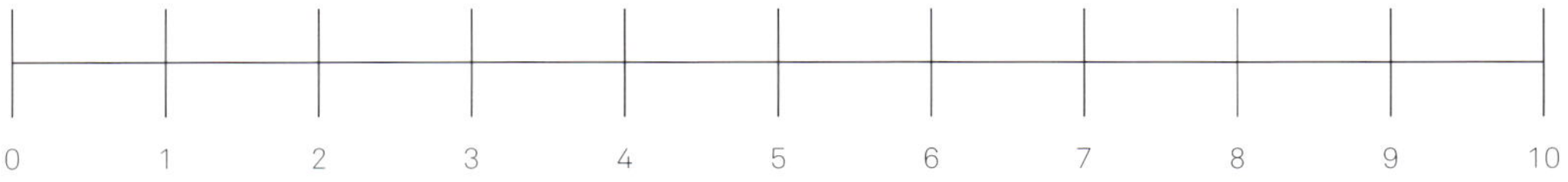

Abbildung 9-1: Numerische Ratingskala (Carr/Mann (2014))

VRS (Verbale Ratingskala)

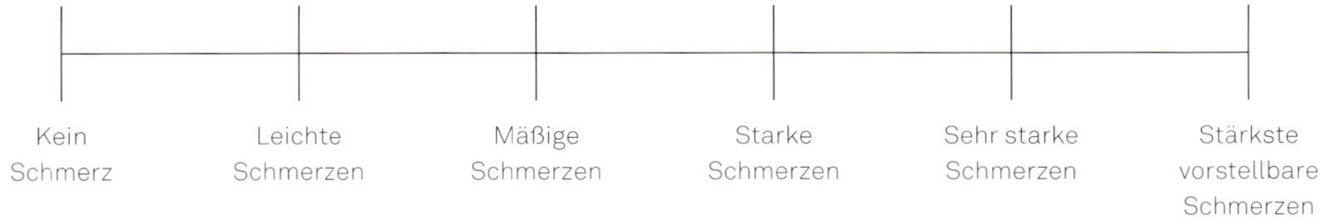

Abbildung 9-2: Verbale Ratingskala (Carr/Mann (2014))

VAS (Visuelle Analogskala)

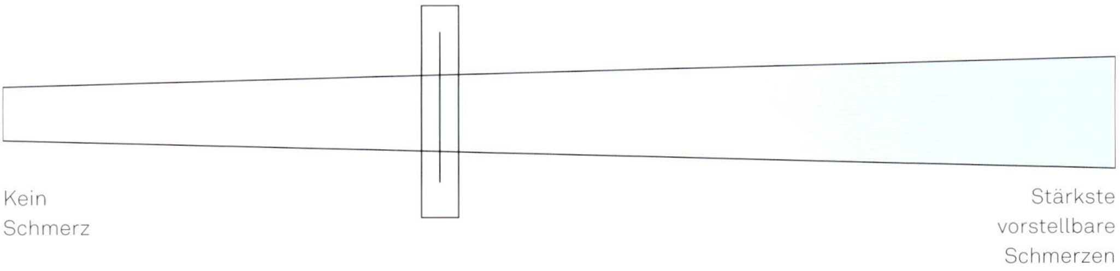

Abbildung 9-3: Visuelle Analogskala (Carr/Mann (2014). Schmerz und Schmerzmanagement)

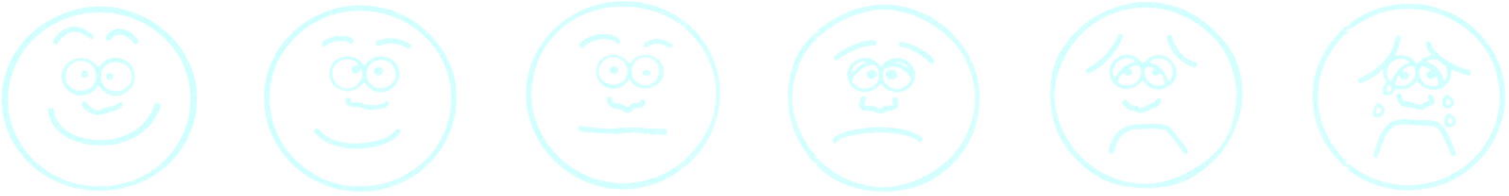

Abbildung 9-4: Nachdruck der FACES mit freundlicher Genehmigung durch Elsevier, UK. Nach: Hockenberry MJ, Wilson D: Wong's essentials of pediatric nursing, ed. 8 St. Louis, 2009, Mosby. Used with permission © Mosby.

und Portsteffen 2012, S. 1174). Allerdings kann teilweise bereits ab einem Alter von zweieinhalb Jahren eine Selbsteinschätzung durch das Kind vorgenommen werden.

Trotz des Einsatzes dieser Instrumente lassen sich vorhandene Schmerzen nicht sicher ausschließen, weil beispielsweise bei einer Demenz auch andere Ursachen für Schmerzen vorliegen können. Hier werden mit einem Fremdeinschätzungsinstrument Beobachtungen und Fragen zu einem Score addiert. Allerdings lässt sich nicht immer aufgrund häufig gezeigter Verhaltensveränderungen auf die Schmerzstärke schließen. Geringe Auffälligkeit im Verhalten könnte bei demenziell Erkrankten auf Schmerzen schließen lassen. In diesen Situationen kann es hilfreich sein, Angehörige zu Rate zu ziehen, da diese bestimmte Verhaltensweisen des Patienten oft besser im Kontext verstehen können[18].

9.4.6 Was tun bei wartenden Patienten mit Schmerzen?

Für wartende Patienten mit Schmerzen ist ein gutes Informationsmanagement notwendig. Sie sollten erfahren, warum sie warten müssen und welche Möglichkeiten sie haben, selbst aktiv werden zu können. Wenn sie nicht wissen, warum sie warten, verfallen gerade chronische Schmerzpatienten ganz schnell in alte Verhaltensmuster. Sie erleben Stress und dieser kann wiederum Auswirkungen auf ihre Schmerzen haben, die dadurch oftmals verstärkt werden. Erhalten sie Optionen, selbst aktiv werden zu können, bekommen sie die Kontrolle zurück und erleben die Verzögerungszeit weniger hilflos und ausgeliefert und sind weniger fokussiert auf ihr Schmerzempfinden.

Information, Anleitung, Beratung

Im Rahmen des Schmerzmanagements haben Informationen, Anleitung und Beratung eine herausragende Bedeutung. Darum werden hier exemplarisch einige Inhalte vorgestellt, um Anregungen zu geben, wie Sie wartenden Schmerzpatienten solche wirksamen Instruktionen geben können.

Wenn der Patient versteht, warum seine Behandlung indiziert ist, in welcher Art und zu welchem Zeitpunkt bestimmte Maßnahmen angewendet werden usw., steigt die Erfolgswahrscheinlichkeit seiner Schmerzbehandlung. Inhaltlich gehört dazu die Vermittlung von Wissen zur Unterstützung eines Krankheits- und Schmerzverständnisses. Dieses unterstützt die Fähigkeit zur Symptom- bzw. Schmerzwahrnehmung und zur Kommunikation über das eigene Befinden. Auch Therapiewissen, um aktiv Therapieentscheidungen mittragen zu können und die Anbahnung einer Kompetenz zur Bewälti-

18 Schmerzerfassungsinstrument bei Menschen mit Demenz: **BESD oder BISAD**
Schmerzerfassung bei bewusstlosen oder beatmeten Patienten: **BPS**
Patienten mit Hirnorganischen Erkrankungen: **ZOPA**
Früh-/Neugeborenen: **NIPS**

gung des Schmerzes gehören neben weiteren Inhalten dazu (Müller-Mundt 2008, S. 40). Wichtig ist, die Patienten dahingehend aufzuklären und anzuleiten, wie sie ihr Schmerzerleben so zum Ausdruck bringen können, dass dies für die Mitarbeiter verständlich und nachvollziehbar ist (Müller-Mundt 2008, S. 41).

Bereits vor einer Operation sollen Patienten lernen, wie sie die im Anschluss daran vorgesehene PCA-Pumpe (PCA= patient controlled analgesia = durch den Patienten kontrollierte Schmerzbehandlung) selbst steuern und bedienen können (Lauster et al. 2014, S. 566). Auch den Plan, wann und warum welches Medikament verabreicht wird und Hinweise, z.B. zur Obstipationsprophylaxe, erleben die meisten Patienten als hilfreich. Mit diesem Wissen steigt das Gefühl der Selbstwirksamkeit und Kontrolle und sie fühlen sich weniger ausgeliefert. Für die angemessene Patientenedukation ist es wichtig, dass solche Maßnahmen dem kognitiven Leistungsvermögen und den Handlungsmöglichkeiten (z.B. die Steuerung obiger Pumpe, spezielle Lagerungspositionen usw.) Rechnung tragen (Müller-Mundt 2008, S. 44), denn schnell kann es bei langanhaltenden Schmerzsituationen zur Überforderung des Patienten kommen.

Analgesie

Leider scheint es immer noch Ärzte, Pflegende, MFA und andere Mitarbeiter zu geben, die wartenden Patienten mit Schmerzen mitteilen, dass vor Abschluss der Diagnostik keine Analgetika verabreicht werden dürften. Diese Aussage ist fachlich obsolet. Etwaige Allergien, Nüchternheitsgebote und die voraussichtliche Intervention, also der Grund, warum der Patient überhaupt wartet, sind bei einer Analgesie zu berücksichtigen. Es liegt auf der Hand, dass sich der Einsatz von Acetylsalicylsäure (enthalten in Präparaten wie Aspirin®, Dolomo®, Spalt®, Togal®, Thomapyrin®, Boxazin®, Neuralgin®) wegen der gerinnungshemmenden Wirkung vor invasiven Eingriffen verbietet. Der alternative Wirkstoff Paracetamol dämpft allerdings nicht nur den Schmerz, sondern auch Gefühle (Durso et al. 2015). Das Schmerzmittel bewirkt eine emotionale Reduktion, sodass positive Bilder als weniger positiv und negative Bilder als weniger negativ empfunden wurden. Bei Patienten mit vorbestehender Schmerzmedikation gilt: Effektive transdermale Systeme werden belassen und turnusgemäß weitergeklebt. Deren Lage sollte postoperativ überprüft werden. Orale Opioide müssen präoperativ gegeben werden. Postoperativ müssen diese Opioide oral oder systemisch weitergegeben werden, da es sonst zu Entzugssymptomen kommen kann.

Die Pflegefachkraft oder MFA setzt die ärztliche Anordnung zur Einleitung oder Anpassung der Schmerzbehandlung nach einem Behandlungsplan und einer Bedarfsmedikation um. Sie überprüft den Behandlungserfolg in den Zeitabständen, die dem eingesetzten Analgesieverfahren entsprechen. Bei schmerzhafter Diagnostik und Therapie muss mit der Schmerzbehandlung **vor** dem Eingriff gestartet werden. So würde es sich jeder Laie beim Zahnarzt verbieten, dass der Dentist nach Applikation der Betäubungsspritze direkt zur Zahnextraktion ansetzt. Einige wartende Patienten berichten, dass sie die Mitarbeitenden nach dem Eingriff mit starken Schmerzen um eine Linderung bitten mussten und nicht verstehen konnten, warum sie nicht rechtzeitig **vor** dem schmerzhaften Eingriff prophylaktisch ein Analgetikum erhalten haben. Die häufig von Angehörigen der Gesundheitsberufe geäußerte „gute" Praxiserfahrung im Umgang mit Schmerzpatienten darf selbstkritisch gesehen werden. So ermittelten in einer kanadischen Studie Watt-Watson et al. (2000) zu postoperativem Schmerzmanagement eine große Diskrepanz zwischen der Einschätzung von Patienten und ihren betreuenden Pflegenden. Dabei wurden 225 Patienteninterviews am dritten postoperativen Tag nach einer Herzbypass-OP geführt. Zusätzlich wurden 94 Pflegende interviewt und anschließend die Daten mit der Methode des Paarvergleichs analysiert. Die Forscher ermittelten, dass die Schmerzeinschätzung der Pflegenden in den meisten Fällen unzutreffend war, d.h. nicht mit der subjektiven Schmerzwahrnehmung des Patienten übereinstimmte. Patienten erhielten nur 47 Prozent der verordneten Schmerz-Medikation. Patienten schätzen in dieser Studie die Aufmerksamkeit der Pflegenden in Bezug auf ihre Schmerzen sehr gering ein (Thoke-Colberg 2003).

Bei Kindern wird vor Punktionen beispielsweise das Emla®-Pflaster zur Oberflächenanästhesierung der Haut angewendet. Bereits nach fünf Minuten beginnt ein leichter lokalanästhetischer Effekt – aber erst nach 60 Minuten erreicht das Pflaster die maximale Wirkung (Lauster et al. 2014, S. 564).

Jeder Patient hat ein Recht auf Schmerztherapie. Eine solche Notfallintervention kann geleistet werden, ohne dass dafür eine weitere Diagnostik stattfinden muss. Ethische Kodizes und Guidelines weisen auf diesen Umstand hin und viele Kliniken und Praxen beschreiben dies in ihren eigenen Leitlinien. Anbieter im Gesundheitswesen halten professionelle Schemata und Algorithmen vor, nach denen wartenden Patienten mit Schmerzen nach erfolgtem Assessment Bedarfsanalgetika verabreicht werden dürfen. Das nimmt dem wartenden Patienten schon einmal den ersten starken Druck und ihm wird vermittelt: *„Wir kümmern uns um Sie und lindern Ihre Schmerzen.“* Hat jemand starke Schmerzen, z.B. bei einem Herzinfarkt, und erhält eine wirksame Analgesie, dann verschwinden aufgrund des Schmerzmedikaments nicht die eindeutigen und unter Umständen lebenswichtigen Symptome. Betroffene können in der Regel immer noch angeben: *„Meine Schmerzen waren gerade noch da und da.“* Zudem dokumentiert eine vorherige Erfassung die Ausgangssituation. Gerade mit den modernen Diagnosemöglichkeiten benötigen Ärzte die exakte Beschreibung des Schmerzes zur Differenzialdiagnostik nicht mehr so ausführlich wie früher.

9.4.7 Selbstmanagement – Zurückerhalten der Kontrolle

Selbstmanagement meint das tagtägliche Bemühen der Schmerzpatienten um Kontrolle des Krankheitsgeschehens und – soweit möglich – um Prävention oder zumindest Milderung von Krankheitsfolgen in ihrer spezifischen Lebenssituation und mit den ihnen zur Verfügung stehenden Ressourcen (Müller-Mundt 2008, S. 34). Patienten warten nicht nur auf die Erlösung durch die OP oder Behandlung, sondern sie können in der Zeit bis dorthin durch Eigeninitiative selbst viel organisieren und trainieren. Dazu lassen sich auch praktische Übungen integrieren. Das nachfolgende Beispiel soll dieses illustrieren.

> Menschen vor einer Rücken-Operation werden präoperativ geschult und lernen, wie sie sich nach der OP besser aus dem Bett bewegen. Dadurch ergreifen sie anschließend Eigeninitiative und sind nicht mehr so abhängig von anderen. Im präoperativen Zustand können sie sich auf die Übungen besser einlassen, können zuhören und es selbst trainieren. Nach der OP ist das schwieriger. Somit können Sie gerade bei längeren Wartezeiten Patienten an solche Übungen erinnern und dazu animieren.

Aufmerksamkeitslenkung

Bei Schmerzen kann es zur Aufmerksamkeitssteigerung kommen, denn wer sein Interesse auf den Schmerz richtet, verstärkt diesen unter Umständen (Ferrari 2015). Auch Informationen vor einer Behandlung können nach diesem Wirkungsprinzip die Wahrnehmung von Schmerzen erhöhen.

> Ein geschulter Patient beobachtet, ob die präoperativ angekündigten Schmerzen auch bei ihm eintreten.

Hier wirkt neben dem Preframing auch die sich selbsterfüllende Prophezeiung (Watzlawik

2007): Wer erfährt, dass er gleich Schmerzen haben wird, erlebt diese auch tatsächlich. Darum empfiehlt der Studienautor Robert Ferrari, präoperativ auf Schmerztagebücher zu verzichten (Ferrari 2015). Nach seiner Ansicht führt eine solche schmerzfokussierte Wahrnehmung möglicherweise zu einer Intensitätssteigerung postoperativer Schmerzen. Wenn Schmerzpatienten allerdings mit einer neuen Medikation eingestellt werden, ist es wichtig, dass sie ein Schmerztagebuch führen, denn durch einen solchen Einsatz kann der Entstehung von Schmerzen vorgebeugt, diese auf ein erträgliches Maß reduziert oder sogar beseitigt werden.

Preframing und Schmerz

Durch Preframing können präoperative Informationen zur Bewältigung des Schmerzes dem Patienten eben das Gefühl einer gesteigerten Selbstwirksamkeit und/oder (Schmerz-)Kontrolle vermitteln.

Pflegefachmann zu Patient

„Nachdem Sie jetzt den Umgang mit dieser visuellen Schmerzskala erlernt und mir eben beschrieben haben, welche Lage Sie dann selbst einnehmen können, werden Sie nach der OP feststellen, wie leicht Sie damit einen eventuell auftretenden Schmerz selbst mildern können. Sobald Sie auch nur den kleinsten Schmerzreiz spüren, atmen Sie zusätzlich in diese Region und werden dadurch weniger Schmerzen erleben.“

Ablenkungsmaßnahmen können das Erleben von Schmerzen mildern. Wählen Sie ein Thema, zu dem der Patient wahrscheinlich etwas sagen kann. Damit lenken Sie den Fokus seiner Wahrnehmung weg vom Schmerz. Verfügen Sie darum über ein Potpourri von kontroversen Diskussionsthemen und locken Sie ihn aus der Reserve. Auch sollten Patienten mit akutem Schmerz davon abgehalten werden, die Augen zu schließen, denn dadurch konzentrieren sie sich meist noch mehr auf ihren Schmerz.

Die im Kapitel 5.3 „Ablenkungsmöglichkeiten“ vorgestellten Maßnahmen können durch eine solche Umlenkung der Aufmerksamkeit zur Schmerzreduktion führen. Weitere pflegerische Möglichkeiten der Schmerzreduktion, bei denen Patienten aktiv eingebunden sind, werden hier stichpunktartig erwähnt:

Peripher wirkende Interventionen:

- Wärmeapplikation
  Dem Patienten wird der Umgang mit der Wärmequelle angeleitet
- Eis- oder Kältetherapie
  Sofern der Patient keine eingeschränkten Kommunikationsfähigkeiten hat
- Einfache Massagen
  unterstützen die allgemeine Entspannung und wirken besonders durch den Hautkontakt mit nahestehenden Personen
- Einweisung und Mitwirkung bei der transkutanen elektrischen Nervenstimulation, bedarf der ärztlichen Anordnung.

Zentral wirkende Interventionen

Auch im Falle der tiefen Atementspannung wird zu einer präoperativen Patientenschulung geraten, da diese dann im Falle eines Schmerzereignisses autonom angewandt werden kann. Aber sorgen Sie bitte dafür, dass eine solche Schulung nicht während eines Schmerzereignisses angewendet wird.

- Anleitungen zu Atementspannung
- Entspannungstechniken wie autogenes Training oder progressive Muskelentspannung nach Jacobsen
- Ablenkung mit Hilfe von imaginären Techniken (Traumreise usw.)
- Einsatz von Musik zur Analgesie
  - Eine Meta-Analyse zum Thema „Musik als Hilfe zur postoperativen Genesung“ verglich über 4000 Veröffentlichungen, davon 73 randomisierte kontrollierte

  Studien und bestätigte, dass Musik postoperative Schmerzen reduziert und die Zufriedenheit der Patienten erhöht (Hole et al. 2015).
  - Bernatzky beschreibt die rezeptive Musiktherapie. Als Bedingungen sind definiert: Eher geringe Lautstärke, wenig/kaum Lautstärkeveränderungen, langsames Tempo, wenig Tempowechsel, enger Tonumfang, geringe harmonikale Komplexität (Bernatzky et al. 2007, S. 158f.).
- Ablenkung durch Unterhaltungen (Gespräch, Lektüre, Filme, Musik usw.).

9.4.8 Zweifel an der angegebenen Schmerzsymptomatik

Die bekannte Tatsache, dass es in einigen Regionen zu wochenlangen Wartezeiten in Facharztpraxen kommt, animiert einige Patienten, ein solches Warten gar nicht mehr in Kauf zu nehmen, sondern sich direkt an eine Klinikambulanz zu wenden. Sie wissen, dass Patienten mit Schmerzzuständen behandelt werden müssen und rechnen damit. Sie warten in der nächstgelegenen Klinik deutlich kürzer, statt wochenlang auf den Facharzttermin, wenn auch einige Stunden, sofern sie angeben, Schmerzen zu haben. Darüber hinaus ist eine kurzfristige interdisziplinäre Diagnostik oder Behandlung im Rahmen einer Klinik meist besser möglich als über einen längeren Zeitraum in unterschiedlichen Arztpraxen. Über diesen Verdacht berichten in meinen Seminaren einige Mitarbeitende von Ambulanzen, Praxen und Notaufnahmen. Hier würden manche Patienten einen höheren Leidensdruck vortäuschen und Schmerzen angeben, um nicht oder wenigstens kürzer warten zu müssen (Spiegel 2016/1; Spiegel 2015/52; Bertram 1999, S. 107). Einige Patienten wüssten in der Notaufnahme, „dass sie mit bestimmten Worten früher an die Reihe kämen. Sie gäben stärkere Schmerzen an, als sie wirklich haben oder würden sagen, dass sie zuvor aufgrund ihrer Bauchschmerzen erbrechen mussten. Diese unwahren Angaben erschweren die Einschätzung der Patienten. So berichten auch Mitarbeitende im Nacht- oder Wochenenddienst von Patienten, die angeben, schon tagelang Schmerzen zu haben, jetzt aber erst die Klinik aufsuchen. Im schlimmsten Fall führe es dazu, dass jemand, der wirklich dringend Hilfe benötigt, im System nach hinten rückt“ (Steinbeißer 2015). Aber wie kann diese Annahme in der Realität nachgewiesen werden?

Natürlich darf in solchen Situationen nicht die Perspektive des Patienten vergessen werden, seine Not im schlimmsten Falle Schmerzen zu erleben, die aber von den Mitarbeitenden nicht als real akzeptiert werden. Wissenschaftliche und ethische Empfehlungen besagen, dass in Praxis oder Klinik alle Patienten, die Schmerzen angeben, umgehend behandelt werden müssen. Das ist u.a. einer der Gründe, warum die Ablauforganisation im Gesundheitswesen so ungenau planbar ist und es gegebenenfalls zu Verzögerungen kommt.

Es ist keine leichte Aufgabe, hier eine Entscheidung zu treffen und einem Patienten möglicherweise zu misstrauen, dass er Schmerzen hat und in welcher Intensität er diese empfindet. Pflegende und Ärzte sollten den Schmerz nicht in Frage stellen oder den Patienten für einen Simulanten halten, sondern eine gezielte Einschätzung vornehmen. Dies ist sicherlich in einer Ambulanz nur ansatzweise zu leisten.

Es ist Aufgabe der Mitarbeiter, im Aufnahmegespräch eine für die akute Behandlung notwendige Schmerzeinschätzung vorzunehmen. Sollte dabei ein begründeter Verdacht für eine Simulation vorliegen, so können die Mitarbeiter versuchen, mit dem Patienten während des Schmerzassessments ein ausführlicheres Gespräch zu führen. Analysieren die Mitarbeiter Diskrepanzen in den Patientenangaben und Inkongruenzen in der Körpersprache, wird dieser damit konfrontiert.

Beispiel: „*Sie schilderten eben, dass Sie bei Rotationsbewegung starke Schmerzen haben, jetzt aber beobachte ich, dass Sie diese Bewegung beim Eintritt in den Raum ohne Beeinträchtigung ausführen konnten.*" Langfristig merken die wenigen unter Umständen „simulierenden" Patienten, dass mit der Angabe von Schmerzen ein größerer administrativer Aufwand verbunden ist. Diese „erzieherische Maßnahme" wird von Mitarbeitenden ganz konkret beabsichtigt. Dass solche intensiven Gespräche nicht am Desk geführt werden können, scheint offensichtlich. Betreibt man eine derartige, eigentlich diagnostische, manchmal aber misstrauende Befragung bei Patienten mit Schmerzen, kann es passieren, dass diese wütend das Warten abbrechen und zum Mitbewerber abwandern. Hier sind eine wohlwollende Haltung, professionelles Geschick, Berufserfahrung und ein gutes Einfühlungsvermögen gefragt.

9.5 Patienten mit Angst und Panik

9.5.1 Einleitung

Bei wartenden Patienten sind vielfältige Aspekte zu berücksichtigen, denn es geht manchmal auch um ihre Ängste vor dem Eingriff oder Behandlung und natürlich die Angst vor den Konsequenzen von Therapie oder Diagnostik. Diese kann massive Auswirkungen auf ihre Lebensqualität haben. Darum unterscheidet sich auch hier das Warten vom Warten auf den verspäteten Zug oder Flieger.

Im Idealfall werden in ihrem Verhalten auffällige Patienten von den ruhig Wartenden separiert, sodass das in Wartezonen häufig geäußerte Bedürfnis nach Ruhe erlebt bzw. die Lektüre oder das Rätsel ungestört genossen werden können. Die verstärkte Ausprägung von Angstsymptomen ist die Panik oder auch Panikattacke. Diese kann durch Selbstsicherheit von dem Patienten selbst und auch von seiner Begleitung auf beiden Seiten verringert werden. Einerseits strahlt eine selbstsichere Pflegefachfrau oder MFA Stärke, Ruhe und Zuversicht aus, sodass in ihrer Anwesenheit Patienten Vertrauen schöpfen und sich Ängste reduzieren. Andererseits machen sich Patienten, die im sonstigen Leben eher selbstsicher sind, aber in bestimmten Situationen, wie im Krankenhaus, Angst und Panik verspüren, ihr bisheriges erfolgreiches Risikomanagement der Vergangenheit bewusst oder sie trainieren in simulierten Situationen (mittels Preframing) einen angstfreien Umgang mit dem Warten bzw. der Behandlung. Bei einer Panikattacke kommt es zu plötzlich auftretenden Symptomen der Angst, die bis zu dreißig Minuten anhalten können. Betroffene spüren lebensbedrohlich wirkende körperliche Symptome wie Schwindel, Schwitzen, Herzrasen und Beklemmungsgefühle. Manchmal kann auch ein durch die Angst entwickelter zu niedriger Blutdruck oder Blutzuckerwert beim Betroffenen zu solchen Attacken führen. Ziel ist, dass die Betroffenen den Zusammenhang zwischen ihren Angstgedanken und den real erlebten körperlichen Reaktionen verstehen, denn fast nie kommt es zu den vom Patienten befürchteten extremen Zuständen.

Bei anhaltenden Ängsten kommt es postoperativ zu einem höheren Schmerzmittelverbrauch, einer längeren Verweildauer und einer labileren Verfassung. Steinmayer und Reuschenbach (2011) postulieren, dass es durch geringere Angstzustände zu komplikationsärmeren OP-Verläufen komme und ein kostengünstigerer Krankenhausaufenthalt eintreten könne.

9.5.2 Veränderung des Denkens

Angst- und panikbesetzten Patienten sollte deutlich sein, dass ihre emotionale Situation das Ergebnis ihrer Denkprozesse beim Warten sein kann: „*Wenn ich anders denke, erlebe ich die Situation anders.*" Beispiele für angstreduzierende Gedanken wurden im Kapitel 7.11.4 erklärt. Beispiel: „*Ich werde es schaffen. Ich bleibe hier in dieser Situation, bis ich ruhiger werde. Dazu setze ich ganz bewusst die Bauchatmung ein."*

Anleitung zur Bauchatmung beim Warten
„Dabei „saugen" Sie beim Einatmen die Luft tief in den Bauch. Nach einer kleinen Atempause atmen Sie diese langsam wieder aus. Bei einer noch wirksameren Variation atmen Sie vollständig aus und halten jetzt den Atem für 3–5 Sekunden an – zählen Sie in Gedanken mit. Machen Sie auch nach dem vollständigen Einatmen eine Atempause. Entscheiden Sie nach 10 Atemzügen, welche der beiden Techniken für Sie angenehmer ist."

Angst engt ein – jedes Weiten, Öffnen und Entfalten steht diesem diametral entgegen. Versuchen Sie, die eingeengte Situation des Betroffenen im wahrsten Sinne des Wortes zu er-weitern. Zeigen Sie den Horizont, versuchen Sie sein Blickfeld zu öffnen.

Ein Pflegefachmann zur wartenden Patientin

„Sehen Sie, jetzt haben Sie das ganze Anmeldeprocedere hinter sich und heute ist der Tag der Untersuchung. Und schon sind Sie mitten im Prozess. Gleich erfolgt der nächste Teilschritt. Aufgrund aller Vorbefunde liegt bei Ihnen eine optimale Ausgangslage vor und die Maßnahme wird bestimmt ohne unerwünschte Nebenwirkungen sein. Ganz im Gegenteil, am Ende haben Sie endlich Gewissheit und dann entscheiden Sie, ob und was ggf. zu tun ist."

Bei bettlägerigen wartenden Patienten wirkt häufig eine veränderte Lagerung, die der Person neue Perspektiven eröffnet und neben dem äußeren Blickfeld auch die innere Enge erweitern kann.

Eine Pflegefachfrau zu einem wartenden liegenden Patienten, nachdem sie sein Bett so verschoben und ihm seine Brille angeboten hat, sodass er durch das Fenster in die Umgebung schauen kann:

„Schauen Sie sich doch einmal diese anregende Umgebung hier an. Ich bin mir sicher, dass Sie durch die Beobachtung der vielen kleinen Details gleich eine interessante und spannende Zeit erleben werden. Achten Sie beispielsweise nur einmal auf die Fahrfähigkeiten beim Einparken von so manchem Besucher auf unserem Parkplatz. Da werden Sie einiges erleben. Hier bei uns sind Sie sicher – Sie brauchen jetzt im Moment nichts zu tun, genießen Sie diese kleine „Wellnesspause" – und sobald ich neue Informationen habe, bin ich umgehend bei Ihnen!"

Ein allzeit offenes Patientenzimmer bietet wartenden Betroffenen zu wenig Rückzug und Schutz. Klopfen Sie bei Eintritt selbstverständlich an und ermöglichen Sie eine private Atmosphäre. Sofern allerdings Patienten eine geöffnete Tür wünschen (z. B. aus der Angst heraus, etwas zu verpassen oder um die Aktivitäten auf dem Flur zu beobachten) und dies mit eventuell vorhandenen Zimmergenoss/innen abgesprochen ist, kann die Tür auch offen bleiben.

Bei der Angstbewältigung während des Wartens geht es neben der Aufklärung vor allem darum, im einfühlsamen Gespräch auf die individuellen Sorgen und Ängste einzugehen, diese ernst zu nehmen und für den betroffenen Patienten da zu sein. Allein die Tatsache, dass die Mitarbeitenden sich gefühlvoll in die Situation des Wartenden hineinversetzen können und etwaige Sorgen ansprechen, reduziert beim Betroffenen die Angst. Ganz häufig können falsche Annahmen des Patienten, um die er sich unnötig Sorgen macht, damit erkannt, reduziert oder sogar beseitigt werden.

Pflegefachperson: *„Sie sehen gerade sehr bedrückt aus."*

Wartende: *„Ja, ich hasse es, hier so untätig herumzusitzen und zu denken: Gleich bin ich dran, dann holen sie dich in den OP und dann bekommst du wieder diese furchtbare Maske aufgedrückt!"*

Pflegefachperson: *„Ja, das verstehe ich, das macht Sie dann noch nervöser. Aber wussten Sie, dass es diese Masken in Ihrem Fall heute gar nicht mehr gibt? Die Narkose wird mit ei-*

ner Spritze eingeleitet, da schlafen Sie ganz ruhig dabei ein und merken alles Weitere gar nicht mehr."

Die Interaktionen finden auf Augenhöhe statt, d.h. beide Parteien haben die gleichen Möglichkeiten, für die Dauer des Gesprächs bequem zu sitzen bzw. bei bettlägerigen Patienten holt sich die Pflegende einen Stuhl ans Bett. Sofern es wichtig ist, werden Angehörige in die Gespräche miteinbezogen. Oft liegen auch bei Familienmitgliedern falsche Annahmen zu Grunde, die in der Unterhaltung beim Warten korrigiert werden können.

In einer spanischen Untersuchung wurden Patienten vor einer HNO-Operation Landschafts- und Städtebilder der Region mittels Beamer zusammen mit klassischer Musik angeboten. Als Indikatoren für eine prä- und postoperative Angst wurden die Parameter Angst, Blutdruck, Atmung und Puls gemessen. Die größte Angstreduktion ergab sich bei der Patientengruppe, die sowohl die Bilder- als auch die Musikpräsentation erhielten (Gómez-Urquiza et al. 2016).

Bei Gesprächen mit ängstlichen Patienten bleibt die Intimsphäre soweit möglich gewahrt und die Pflegenden sollten dem Patienten deutlich machen, dass für das gemeinsame Gespräch, ausreichend Zeit vorhanden ist.

Wenn es bei einem Gespräch um die eigenen Ängste geht, insbesondere wenn es um existenzielle Themen geht, reagieren viele Menschen häufig sehr emotional. In solchen Situationen sind die Mitarbeiter zu einem professionellen und würdevollen Handeln aufgefordert, das heißt, es sollte bei allen Gesprächen für eine ausreichend private Atmosphäre gesorgt werden. Im gefüllten Wartezimmer können Sie Wartende separieren. Fordern Sie den Betreffenden auf, Ihnen zu folgen und wählen Sie einen ungestörten Gesprächsort. Nachfolgend noch einige Tipps, die Sie neben der generellen Frage nach seiner Befindlichkeit ängstlichen Patienten anbieten können.

Aufforderungen an ängstliche Wartende

- *„Kauen Sie Kaugummi oder Nüsse, das reduziert Angstattacken."*
- *„Bedienen Sie sich an den Getränken und trinken Sie. Es ist gut, wenn Sie aufstehen und sich ein bisschen die Beine vertreten."*
- *„Sprechen Sie innerlich mit ihren Symptomen: „Aha schau an, hier ist dieses Zittern wieder. Aber jetzt macht es mir nichts mehr – und Du (Zittern) wirst mir nichts anhaben. Denn ich bin hier in sicheren Händen ..."*
- *„Fokussieren Sie ihre Aufmerksamkeit weg vom Inneren auf das Äußere: Was geschieht gerade in Ihrer Umgebung? Was sehen sie auf dem Monitor, in den Zeitschriften usw.?"*
- *„Unterhalten Sie sich mit ihren Mitpatienten oder hören Sie Musik."*

9.5.3 Atem- und Körperwahrnehmungsübungen

Achtsames Innehalten

Insbesondere in emotional instabilen Lebensphasen neigen Menschen dazu, die Gefühle nicht wahrzunehmen oder unterdrücken zu wollen. Dies erfordert neben dem Versuch, mit der unerwünschten Emotion klarzukommen, einen beträchtlichen Energieeinsatz. Häufig ist es eine große Erleichterung, die „Erlaubnis" zu bekommen (bzw. sich selbst zu geben), diese Emotionen spüren zu „dürfen". Die folgende Übung dauert drei bis fünf Minuten und kann von Pflegenden nicht nur angeleitet, sondern für diesen kurzen Zeitraum auch selbst mitpraktiziert werden (und damit für die Psychohygiene der Mitarbeiter nützlich sein):

Anleitung zum achtsamen Innehalten

- Spüren Sie Ihre Körperhaltung, die Sie in diesem Moment eingenommen haben. Werden Sie sich bewusst, wie Sie liegen, sitzen oder stehen.
- Richten Sie Ihre Aufmerksamkeit auf Ihre Gedanken. Vielleicht haben Sie gerade angenehme Gedanken, vielleicht auch unangenehme. Nehmen Sie wahr, was

ist, ohne es beseitigen oder verändern zu wollen.
- Richten Sie Ihre Aufmerksamkeit auf Ihre Gefühle. Nehmen Sie wahr, in welcher Stimmung Sie sind. Vielleicht erleben Sie Angst oder Langeweile, Ablehnung oder Neugierde. Heißen Sie alles willkommen, wie es jetzt ist.
- Richten Sie Ihre Aufmerksamkeit auf Ihre Körperempfindungen. Vielleicht spüren Sie gerade Anspannung, Druck oder Schmerzen, vielleicht aber auch Entspannung oder Leichtigkeit. Nehmen Sie alles so wahr, wie es ist.
- Beobachten Sie nun den Atem an Ihrer Bauchdecke oder im Brustkorb. Nehmen Sie die Einatmung wahr, die Ausatmung und die Pausen dazwischen.
- Erweitern Sie nun Ihre Aufmerksamkeit, sodass Sie sowohl Ihre Atembewegungen als auch Ihren Körper als Ganzes wahrnehmen. Es gibt nichts zu tun oder zu erreichen – seien Sie einfach da, hier und jetzt."(nach Löhmer und Standhardt, 2012)

Bei allen Atemübungen sollte berücksichtigt werden, dass Menschen mit Angststörungen tendenziell oberflächlich atmen, was sie beim schnelleren Atmen leicht in Hyperventilation bringt, die wiederum Angst verstärken kann. Deshalb sollte darauf geachtet werden, dass die Patienten langsam und nicht zu tief atmen und dass das Ausatmen mindestens so lange ist wie der Einatem (kann gezählt werden). Eventuell kann hierfür eine Audio-Anleitung oder elektronische Unterstützung (CD u.Ä.) zur Verfügung gestellt werden.

Die nachfolgenden Übungen nach Schädle-Deininger (2014, S. 106f.) entstammen dem Grundlagenwerk „Das Angst-Buch für Pflege- und Gesundheitsberufe“ (Hax-Schoppenhorst und Kusserow 2014):

Kontrollierte Bauchatmung

Die kontrollierte Bauchatmung wirkt beruhigend, entspannend und beugt Ängsten vor Behandlungen vor:

- Legen Sie Ihre linke oder rechte Hand (intuitiv wählen) etwa 2 cm unterhalb des Bauchnabels auf den Bauch.
- Atmen Sie tief ein und stellen Sie sich vor, wie Ihr Atem langsam bis hinunter zu Ihrer Hand fließt.
- Stellen Sie sich nun vor, wie Ihr Atem langsam wieder über den Brustraum und die Nase ausströmt und nehmen Sie wahr, wie Ihre Hand wieder nach unten sinkt.

Atmen während einer Panikattacke

Hier ist die Anleitung durch die Mitarbeitenden besonders wichtig, da ein Mensch, der sich in akuter Panik befindet, zunächst nichts anderes wahrnehmen kann. Der Pflegefachmann sollte in dieser Situation selbst eine klare Haltung (aufrecht sitzend oder stehend) und eine beruhigende Stimme haben und ein gewisses Maß an Ruhe empfinden und ausstrahlen.

- Halten Sie Ihren Atem an, ohne vorher tief einzuatmen und zählen Sie bis fünf.
- Bei fünf angekommen, atmen Sie aus und sagen zu sich selbst: „Entspanne dich.“
- Atmen Sie jeweils drei Sekunden ein und wieder aus (innerlich oder laut jeweils bis drei zählen) und sagen Sie sich dabei: „Ich bin ganz ruhig“.
- Nach ca. 10 Atemzügen halten Sie wieder Ihren Atem für fünf Sekunden an.
- Dies wiederholen Sie so oft, bis Sie sich ruhiger fühlen.

Atementspannung

Es gibt weitere kleine Übungen, die gut eingesetzt werden können:

- Die Luft anhalten: Über ca. 15 Sekunden einatmen, 15 Sekunden die Luft anhalten und dann 15 Sekunden ausatmen, drei bis vier Mal wiederholen.

- Kurzentspannung: Einige Male tief und bewusst durchatmen, den Körper so weit wie möglich anspannen (alle kontrollierbaren Muskeln), maximal 30 Sek. halten (dabei weiteratmen) und ausatmend loslassen. Dieses drei bis vier Mal wiederholen.
- Beim Ein- und Ausatmen jeweils bis drei oder vier zählen. Dies fördert die Konzentration auf den Atem und beugt Hyperventilation vor. Die Ein-und Ausatmung haben dabei die gleiche Länge.
- Die Atemzüge fortlaufend zählen, wenn man bemerkt, dass man abgeschweift ist, wieder neu bei eins beginnen. Auch dies fördert die Konzentration auf den Atem und wirkt beruhigend auf das zentrale Nervensystem.

Achtsamkeit

Ängstliche Menschen befinden sich oft in einem Kreislauf von negativen Gedankenketten und sind nur in eingeschränktem Maße fähig, die Realität wahrzunehmen. Sorgen stehen im Vordergrund und es werden Sinnfragen gestellt, die in wartefreien Situationen gar nicht aufkommen. Wenn Menschen auf etwas warten, das nicht eintritt, von dem sie aber unbedingt wollen, dass es endlich eintritt, lässt die steigende Nervosität mit auswuchernden Phantasien Menschen sich sukzessiv „in Idioten" (Godeau 1999, S. 13) verwandeln. Hier hilft es, sie immer wieder darin anzuleiten, dass sie den gegenwärtigen Moment und ihr Handeln wahrnehmen: *„JETZT putze ich mir die Nase, JETZT lese ich einen Text, eine Zeitschrift, ein Buch, JETZT gehe ich zur Toilette …"* usw. Das reduziert die Aufmerksamkeit auf die negativen Gedanken. Auch diese sollen wahrgenommen werden, jedoch mit einer Haltung des neugierigen Beobachtens, wie zum Beispiel: *„Aha, das denke ich jetzt gerade!"*

Achtsamkeit schult auch die Fähigkeit, insbesondere die körperlichen, aber auch emotionalen und kognitiven Erscheinungen der Angst wahrzunehmen, ohne sie verändern oder beseitigen zu wollen. Mit zunehmender Übung können Betroffene feststellen, dass dieser Zustand vorübergeht, ohne permanent Kraft für seine Nicht-Wahrnehmung aufwenden zu müssen.

Progressive Muskelentspannung und autogenes Training

Diese und andere Entspannungstechniken werden in beruflichen und privaten Zusammenhängen mit teilweise großem Erfolg (z. B. bei Angst- oder Erschöpfungserscheinungen) angeboten; viele Menschen kennen inzwischen solche Verfahren. Sie sollten allerdings durch Mitarbeiter angeleitet werden, die dafür ausgebildet sind. Auf Station können auch Tonträger mit entsprechenden Anleitungen zur Verfügung gestellt oder Patienten ermutigt werden, ggf. eigene Hörversionen von zu Hause mitzubringen und diese regelmäßig bzw. in besonders kritischen Situationen anzuwenden.

Kognitive Angstbewältigungsstrategien zur Kontrollierbarkeit

Aus der Psychotherapie ist bekannt, dass Ängste umso größer werden, je mehr ein bedrohliches Ereignis unkontrollierbar erscheint. „Im Gegensatz dazu führt die Vorhersehbarkeit und Kontrollierbarkeit von Ereignissen, kombiniert mit sogenannten Sicherheitssignalen, wie zum Beispiel sozialer Unterstützung, zur Angstreduktion" (Seligman 2004, S. 89). Allerdings liegt gerade hier die Crux im Wartesetting. Nicht immer können wir den Patienten klare Aussagen zur Vorhersehbarkeit machen. Umso wichtiger ist es, in solchen Situationen den Wartenden Sicherheitssignale zu senden. Angefangen vom kurzen Blickkontakt, der signalisiert: *„Ich habe Sie gerade wahrgenommen und bin gleich bei Ihnen"* oder einen Blickkontakt während des Wartesettings, der aussagt: *„Ja mir ist bekannt, dass Sie hier immer noch warten. Sobald ich mehr weiß, werde ich Sie informieren."*

Eine hohe Selbstwertschätzung beeinflusst Angstzustände offenbar nachhaltig: Je höher das Selbstwertgefühl eines Menschen ist, umso eher wird eine angstauslösende Situation als Herausforderung und möglicher Gewinn gesehen; je niedriger das Selbstwertgefühl, umso bedrohlicher wird die Situation eingeschätzt und desto eher wird ein möglicher Schaden befürchtet.

Im Stationsalltag gibt es nicht immer ausreichend Zeit, um mit Patienten im intensiven Gespräch beim Warten in Kontakt zu treten. Gerade im Wartezimmer-Setting geht es oft Schlag auf Schlag ohne Zeit für weitergehende Begegnungen. Im Setting des stationären Aufenthaltes dagegen ergeben sich manchmal Chancen, mit dem Patienten über Gedanken zu sprechen, die möglicherweise den Horizont erweitern.

Der Achtsamkeitstherapeut Georg Seifert vergleicht Angst mit einem Tauziehen: Man nimmt ein Seil in die Hand und spürt mit allen Fasern seines Körpers, wie anstrengend und schmerzhaft es ist, immer am Seil zu ziehen, während das „Angstmonster" auf der anderen Seite dagegenhält. So liefern sich Menschen mit Ängsten ein dauerhaftes Tauziehen mit der Angst: Je stärker sie ziehen, desto stärker zieht das Angstmonster auf der anderen Seite. Dieser Kampf dauert oft Jahre, manchmal auch Jahrzehnte und bringt sie an den Rand der Verzweiflung, manche bis zur Selbsttötung, weil sie keine Kraft mehr empfinden, der Angst etwas entgegen zu setzen. Die Lösung ist eigentlich simpel, kann aber in der angestrengten Situation nicht gesehen werden: das Seil los- oder fallenlassen. Wenn Menschen es schaffen, das zu tun, sind sie unendlich erleichtert und überrascht, dass die Entspannung, die sie sich immer erhofft haben, plötzlich eintritt. Wenn die Mitarbeiter solche Lösungsansätze bei Ängsten aus der Psychotherapie kennen, gelingt es ihnen gegebenenfalls, diese beim Umgang mit wartenden Patienten aufzugreifen.

Frau Batz, eine angstvolle Patientin fürchtet sich vor der anstehenden Kontrastmitteluntersuchung. Die radiologische Mitarbeiterin versucht im Gespräch Frau Batz anzuregen, die Angst vor auftretenden Allergien durch das Kontrastmittel fallenzulassen und sich den ausgeprägten Erfahrungen dieser Praxis anzuvertrauen. Die Mitarbeiterin beruhigt sie, indem sie sagt: *„Frau Batz, wir führen diese Untersuchung jeden Tag mindestens zwanzig Mal durch. Erst kürzlich haben wir das Kontrastmittel umgestellt. Das neue verursacht 90 Prozent weniger allergische Reaktionen. Und sollte sich eine solche trotzdem anbahnen, garantiere ich Ihnen, dass wir sofort ein wirksames Arsenal an Gegenmitteln einsetzen. Vertrauen Sie uns. Hier sind Sie gut aufgehoben."*

Die meisten Menschen werden in Wartesituationen im Gesundheitswesen beherrscht von Befürchtungen und sorgenvollen Gedanken. Dagegen können neue Denkrichtungen helfen.

9.5.4 Coping-Strategien

Coping (engl. to cope = bewältigen) bezeichnet jene Reaktionen, die Personen bei der Konfrontation mit potenziell belastenden oder bedrohlichen Situationen zeigen (Müller 2005). Coping ist die individuelle Art der Bewältigung derartiger Situationen, in der Regel durch Wahrnehmen, Erkennen, Begreifen oder Urteilen. Dabei gibt es drei Arten.

Emotionsorientiertes Coping

Hier geht es um den Abbau der emotionalen Erregung. Ohne sich mit der Problemlösung zu befassen, wird versucht, die eigene emotionale Befindlichkeit zu verbessern, z. B. durch Entspannungsübungen (Falk 2014, S. 115).

Die Pflegefachfrau setzt sich für wenige Minuten ans Bett des Patienten und leitet ihn an, auf den Atem zu achten und sich auf eine kurze Fantasiereise mit Elementen aus dem autogenen Training zu begeben: *„Stellen Sie sich vor, Sie befinden sich auf einer duftenden Sommerwiese. Sie laufen durch das knöchelhohe Gras, die Sonne scheint wärmend auf Ihre Haut, Sie hören die Vögel singen und sehen bunte Wiesenblumen. Sie suchen sich einen schönen Platz auf dieser Wiese – in der Sonne oder im Schatten, vielleicht an einem kleinen Bachlauf, wie es Ihnen gerade angenehm erscheint – und lassen sich auf einer Bank oder Decke nieder. Sie legen sich auf den Rücken und schauen in den Himmel. Sie sehen die dünnen Wolken vorüberziehen und Sie bemerken: Ihre Arme werden ganz schwer. ... Ihre Beine werden ganz schwer. ... Ihr Atem strömt leicht und ruhig durch Ihren Körper.“*

Problemorientiertes Coping

Diese Strategie zielt darauf ab, das Problem selbst positiv zu beeinflussen oder zu erleichtern, z.B. durch Informationsbeschaffung, Handlungen oder Unterlassen von Aktionen. Hierzu gehört, z.B. die klassische Frage des Patienten an das Personal nach dem Zeitpunkt einer OP und eventuell die Bitte, hierüber regelmäßig auf dem Laufenden gehalten werden zu wollen (a.a.O., S. 115f.).

> Die Mitarbeitenden können dem Wunsch nach regelmäßigen Informationen zuvor kommen, indem sie immer wieder das Patienten- oder Wartezimmer aufsuchen und den Wartenden darüber informieren, wie lange voraussichtlich die Wartezeit noch andauert. Bei dieser Gelegenheit macht eine Pflegende gleichzeitig einen emotionalen Check-up, sich also ein Bild davon, in welchem Zustand sich der Patient befindet und wie er die Information aufnimmt, um ggf. weitere Interventionen einzuleiten.

Bewertungsorientiertes Coping

Hierbei geht es um eine Neubewertung der Situation. Ziel ist es, die ängstliche Person gedanklich so zu beeinflussen, dass sie eine Belastung eher als Herausforderung denn als Bedrohung ansieht, um sowohl das emotionale Erleben zu erleichtern als auch angemessener reagieren zu können.

> Statt zu denken: *„Ich habe Angst vor der OP“*, sich fokussieren auf *„Diese OP wird mir Erleichterung meiner Beschwerden bringen“*.

Konfrontation

Verhaltenstherapeutische Verfahren konfrontieren phobische Klienten mit den angstauslösenden Situationen. Pflegefachfrauen und -männer haben nicht die Kompetenz und den Anspruch, wie Psychotherapeutinnen zu agieren. Jedoch kann in diesem Kontext das Wissen hilfreich sein, wie Therapieprofis mit solchen Patienten umgehen. Ängstliche Menschen bewegen sich häufig in einem Teufelskreis: Äußere Reize führen zu bestimmten Wahrnehmungen, die wiederum Gedanken (die Bewertung der jeweiligen Gefahr) auslösen. Das führt zu sicht- und spürbarem Flucht- oder Vermeidungsverhalten und physiologischen Veränderungen; diese körperlichen Empfindungen wiederum verstärken die Wahrnehmung. In der therapeutischen Situation wird nun beispielsweise eine „Angsthierarchie“ beim Warten auf den Eingriff erarbeitet und der Klient wird aufgefordert, sich entweder real oder in Gedanken in die angstauslösende Situation zu begeben. Zunächst in die für ihn kleinste furchtauslösende Situation (z.B. Warten auf ein Arztgespräch, um eine Arbeitsunfähigkeitsbescheinigung zu erhalten), dann nach und nach in schwierigere (Plombieren eines Zahns ohne Betäubungsspritze, dann Plombieren mit vorheriger Injektion usw.) bis zur schlimmsten Vorstellung (Eingriff unter Vollnarkose). Darin sollen Patienten so lange verharren, „bis die Angst von selbst“ geringer wird, ohne zu versuchen, sie zu unterdrücken oder sich abzulenken (Veselinovic und Schneider 2014, S. 80).

Manchmal wird in der Angstbehandlung der Klient von der Therapeutin auch nur angeregt, die für ihn problematische Situation zu fantasieren und sich unter fachgerechter Anleitung ihres Katastrophencharakters bewusst zu werden und damit diese Art „Sorgenketten" zu unterbrechen (a.a.O., S. 80).

Der österreichische Neurologe Viktor E. Frankl meint: „Der Patient soll lernen, der Angst ins Gesicht zu sehen, ja, ihr ins Gesicht zu lachen" (Frankl 1987, S. 164). Riedel et al. erweitern dies: „Es ist zunächst wichtig, die Angst zu Ende zu denken, um dabei auf den Kern der Angst zu stoßen" (Riedel et al. 2002, S. 292). Frankl hat die „Paradoxe Intervention" entwickelt, um der Erwartungsangst entgegenzuwirken. Dabei regte er seine Patienten an, die Angst maßlos zu übertreiben, um ihr damit „den Wind aus den Segeln zu nehmen" (Frankl 1987, S. 165). Eine wesentliche Rolle spielt dabei Humor, durch den es dem Patienten gelingen kann, sich von der Angst zu distanzieren.

Bei der Personifizierung der Angst stellt sich der Wartende mit Hilfe der Fantasie seine Angst als ein lebendiges Wesen vor, von dem er sich gedanklich distanzieren kann. Um die einzelnen Schritte noch einmal zusammenzufassen: Zunächst geht es darum, die Angst in den Blick zu nehmen, sie beim Namen zu nennen, sie zunehmend zu ignorieren und sich gedanklich von ihr zu distanzieren, um dann den Blick auf das zu richten, was aktuell und persönlich von Interesse ist. Der Betroffene kann dadurch lernen, sich der Angst aktiv zu widersetzen und ihr darüber hinaus etwas entgegenzusetzen.

Distanzierung

Distanzierung ist ein Prozess zunehmenden emotionalen Abstands zur Realität, der es erlaubt, sie nüchterner zu analysieren und eine realitätsgerechtere Sicht auf die eigene Situation zu entwickeln. Achtsamkeit im Sinne der nicht beurteilenden Wahrnehmung des eigenen Körpers erlaubt beispielsweise ein gewisses Maß an Distanzierung. Eine andere Strategie ist das Erkennen individueller Stressoren (Was schwächt mich beim angstvollen Warten?) und das Entwickeln eigener Ressourcen (Was stärkt mich? Wann habe ich ohne Angst gewartet?). Diese Faktoren sowohl im beruflichen als auch im privaten Bereich zu identifizieren hilft, mit mehr innerem Abstand individuelle Lösungen zu finden.

Visualisierungen wie z. B. Fantasiereisen, die die Selbstheilungskräfte des Menschen aktivieren, schaffen sichere innere Orte, die ein Gegengewicht zu den äußeren Belastungen sind. Die Fähigkeit, beim Warten innere Bilder zu erschaffen, kann gezielt zur Angstbewältigung bzw. Genesung eingesetzt werden.

Pflegefachfrau zum Patienten:

„Stellen Sie sich vor, Sie begeben sich an einen Ort, an dem Sie sich rundherum wohl fühlen. Dies kann ein Ort Ihrer Fantasie sein oder einer, an dem Sie tatsächlich einmal waren. Malen Sie sich diesen Ort in allen Einzelheiten aus: Wie sieht es aus um Sie herum? Was hören Sie? Was riechen Sie? Vielleicht schmecken Sie auch etwas oder fühlen Sonne oder Wind auf Ihrer Haut? Welche Gefühle tauchen auf und welche Körperempfindungen? Stellen Sie sich die Situation so genau vor, dass Sie das Gefühl haben, Sie seien gerade wieder dort. Und in Ihrer Fantasie können Sie immer, wenn Sie es möchten, an diesen sicheren und wohltuenden Ort zurückkehren."

Positive Selbstinstruktion

Hierbei handelt es sich um eine Einflussmöglichkeit des Patienten, welches bereits bei Schmerz- oder Atemkontrolle erfolgreich eingesetzt wird. Solche Ansätze können auch Ängste reduzieren. Dabei geht es um den Ausbau der Eigenverantwortung und des Bewusstseins, dass man der Angst nicht ausgeliefert ist. Entwickeln Sie mit Patienten positive Leitsätze, zum Beispiel: „*Dieser Moment ist einzigartig*" oder „*Ich lasse los und fühle mich ganz gelassen*".

Unsicherheitsgefühle sind unangenehm, aber noch mehr Kraft kostet es, sie NICHT haben oder wahrnehmen zu wollen. Meist empfinden Menschen Entlastung, wenn sie die Angst wahrnehmen, akzeptieren und beobachten, wie diese sich stetig verkleinert oder zumindest verändert, wenn sie das „Kopfkino" verlassen.

Reflexionsfragen

- Erinnern Sie sich bitte an ähnliche Wartesituationen aus Ihrer Vergangenheit.
- Wann hatten Sie vor vergleichbaren Eingriffen weniger Angst? Was müsste passieren, damit Ihre Angst weniger wird?
- Woran genau spüren Sie, dass sich die Angst verkleinert – in Gedanken, im Geist und wo im Körper?

Eine weitere Möglichkeit positiver Selbstinstruktion ist, den Patienten anzuregen, sich auf das zu konzentrieren, was ist; sich Gedanken und innere Bilder dazu zu machen, wenn die OP erfolgreich vollzogen ist.

„Stellen Sie sich vor, Ihre OP ist bereits vorbei – wie fühlen Sie sich? Sie haben keine Schmerzen (mehr), Sie sind erleichtert und freuen sich, Ihre Angehörigen wieder zu sehen."

Dies kann zu jeder Phase vor der OP erfolgen: noch im Zimmer, in der Holding Area oder in anderen Bereichen. Zukünftig könnten Anbieter überlegen, Kurzfilme bereitzustellen, in denen die erfolgreiche OP eines Musterpatienten gezeigt wird. Im Anschluss daran könnte der Patient durch gezielte Fragen geleitet und imaginiert werden, wie sich in seinem konkreten Fall eine erfolgreiche OP auf sein Leben auswirken wird und er postoperativ seine Lebensenergie wieder findet.

9.5.5 Nichtmedikamentöse Pflegeinterventionen zur Angstreduktion

Zunächst kommen nichtmedikamentöse Pflegeinterventionen zur Angstreduktion zum Einsatz, die von Pflegenden eigenständig und ohne ärztliche Anordnung ausgeführt werden können. Als Grundsatz gilt dabei, dass alle nachfolgenden, überwiegend beratenden Maßnahmen, mindestens einen Tag vor dem geplanten Eingriff angeboten werden. Nur so haben die Betroffenen ausreichend Zeit, um die neuen Wissensinhalte zu verarbeiten und sich emotional darauf einstellen zu können. Neben den Pflegenden der Station können hier auch Pflegemitarbeitende aus Anästhesie oder OP für die nachfolgenden Informationen sorgen. Johannßen und Frenzel haben im Rahmen einer systematischen Literaturrecherche analysiert, welche Interventionen besonders geeignet sind, die präoperative Angst zu reduzieren (Johannßen und Frenzel 2014, S. 184). Informieren Sie den Patienten:

- Was geschieht?
  Ablauf des OP-Tages, Katheter, Drainagen, Pumpen
- Was kann gegen die Angst getan werden?
  Musiktherapie, Ablenkung, Entspannungsübung, Gelassenes Denken
- Wie lässt sich der Schmerz durch pflegerische Maßnahmen bewältigen?
- Aufkommen, Möglichkeiten der Analgesie, Ablenkung, Schonhaltungen, Bewegung, Schlafposition
- Was ist sonst noch zu beachten?
- Venenkompression, Atmung, Medikation, Angehörigenkontakte.

9.6 Umgang mit wartenden psychiatrischen Patienten

Patienten mit psychiatrischen Erkrankungen kommen genauso wie andere Patienten in die Wartezonen von Notaufnahmen, Praxen oder somatische Stationen. Die internationale Literatur geht davon aus, dass bis zu 15 Prozent aller Patienten in allgemeinen, interdisziplinären Notaufnahmen psychische Störungen aufweisen (Puffer et al. 2012). Zum Teil kommen diese wegen somatischer Störungen, Verletzungen oder Erkrankungen. Bei psychisch kranken, suchterkrankten oder altersverwirrten Menschen scheint deren Verhalten manchmal aggressiv, obwohl es das nicht ist. Sie werden dann als Bedrohung erlebt, obgleich sie selbst eigentlich Hilfe benötigten. Bei einem klassischen psychiatrischen Notfall handelt es sich dagegen um einen Zustand, der durch eine psychische Störung oder Krankheit bedingt ist und einer sofortigen Diagnostik und/oder Therapie bedarf, um eine Gefährdung des Betroffenen oder anderer Personen abzuwenden (Schmitt et al. 2000). Das heißt: Je länger ein solcher Patient auf Behandlung warten muss, desto komplizierter kann die Situation werden.

Die Daten einer multizentrischen Befragung von Puffer et al. (2012) kommen zum Ergebnis, dass aggressive Patienten, auch wenn sie selten sind, viel Schaden in einer Notaufnahme anrichten können. In der Studie von Puffer wurden durchschnittlich drei Prozent der Patienten als aggressiv angegeben. Pro Jahr werden demnach in den befragten Einrichtungen im Mittel 2,5 Mitarbeiter durch aggressive Patienten verletzt. Manche rasten aus und werden tätlich, wenn die Wartezeit ihren Breaking-Point übersteigt. Darum ist bei psychisch auffälligen Patienten die Beobachtung von Verhaltensveränderungen besonders bedeutsam. Puffer et al. beschreiben auch, dass bei vielen Ärzten in Notaufnahmen eine hohe Rechtsunsicherheit besteht: Was und welche Maßnahmen wann und unter welchen Bedingungen bei eigen- und fremdgefährdeten Patienten durchgeführt werden dürfen (a.a.O. 2012, S. 222).

Ein sehr angetrunkener Patient beschimpft eine korpulente Pflegefachfrau in der Notaufnahme und beleidigt sie wegen ihrer Körperfülle. Wie die Pflegerin mit dieser Beleidigung umgehen kann, hängt mit davon ab, ob sie sich persönlich angegriffen fühlt oder ob sie das aggressive Verhalten des Patienten möglicherweise als eine Abwehrreaktion auf eine drohende Maßnahme interpretieren kann. Fühlt sie sich jedoch persönlich beleidigt, kann sie dies zwar versuchen zu überspielen, aber die gefühlte Beleidigung wird in ihr bestehen bleiben und Auswirkungen auf ihre Beziehung zum Patienten haben. Interpretiert sie die Aggression als mögliches Abwehrverhalten des Patienten, bleibt ihr eine Kränkung erspart und sie kann mit dem aggressiven Verhalten des Patienten umgehen. Reagiert die Pflegende jedoch beleidigt und greift den Patienten nun ihrerseits an, wird die Situation möglicherweise eskalieren. Denn diese Verhaltensreaktion der Pflegerin löst nun beim Patienten eine negative Gefühlsreaktion aus. In der Folge kann es passieren, dass sich die aggressive Verhaltensweise des Patienten weiterhin aufbaut oder sogar steigert.

Aggressive Verhaltensweisen eines Menschen haben immer eine Ursache (Auslöser) und einen Beweggrund (Motiv, Intention). Die Kenntnis dieser Ursachen und die Beweggründe sind Voraussetzung dafür, deeskalierend auf einen Patienten eingehen zu können. Durch die Wahrnehmung seiner aktuellen Bedürfnisse, Probleme und Gefühle, die möglicherweise hinter seinen aggressiven Verhaltensweisen stehen, können wir mit ihm in Kontakt kommen, ihn verstehen und beruhigen, außerdem können wir ihm und uns selbst helfen, die Situation zu meistern und eine weitere Eskalation zu verhindern.

Die nachfolgenden Besonderheiten bzw. Maßnahmen sind bei wartenden psychiatrischen Patienten empfehlenswert: Gerade bei chronisch kranken Psychiatriepatienten kann jede Veränderung in dem sonst oft routiniert verlaufenden Tagesablauf zu massiven Verhaltensveränderungen und -auffälligkeiten führen. Diese Veränderungen können mit einer Verstärkung der Krankheitssymptome einhergehen oder diese erneut auslösen.

Wartesituation beim Arzt bzw. Untersuchungstermin

Für den Begleiter/In:

- Kurze Wartezeiten vereinbaren, dieses setzt eine gute Planung und Absprache für die Durchführung von, z.B. Therapie und -Diagnostikmaßnahmen voraus.

- Den Patienten auf die geplante Maßnahme gezielt vorbereiten. D.h., wenn Sie den Patienten begleiten, berichten Sie ihm, was jetzt wo gemacht werden soll. Fragen Sie konkret nach, was die geplante Maßnahme bei ihm auslöst. Wobei fühlt er sich sicher, was löst welche Befürchtungen aus oder wovor hat er gar konkrete Ängste? Besprechen Sie die Ängste und vereinbaren Sie mit dem Patienten, wie und womit er Ihnen durch Zeichen signalisieren kann, dass ihn die Situation möglicherweise so belastet, dass diese sofort abgebrochen werden muss.
- Bereiten Sie die Wartezeit vor. Das heißt, wenn z.B. ein Patient mit einer Schizophrenie seinen Ausdruck der Gefühle mit Malen vollzieht, nehmen Sie sein Malpapier und Stifte mit. Ein dementer Patient bleibt vielleicht deshalb ruhig, weil er einen für ihn wichtigen Gegenstand (Kuscheltier) mitnehmen kann. Oder ein suchtkranker Patient im Entzug wird ruhiger, wenn er Musik über den Kopfhörer hören kann.
- Teilen Sie dem Patienten den Ablauf bis hin zur Untersuchung mit. Beschreiben Sie so z.B. den Fahrweg bis hin zur Praxis oder zum Untersuchungsraum im Krankenhaus. Wenn der Ablauf dem Patienten klar ist, wird er deutlich sicherer und strukturierter sein.
- Sprechen Sie ermutigende Sätze und zeigen Sie dem Patienten, dass Sie für ihn da sind und die benötigte Zeit auch eingeplant ist. Geben Sie ihm das Gefühl, gemeinsam die zu meisternde Situation zu überstehen.
- Sprechen Sie vorher mit dem Patienten ab, ob er die Anmeldung vor Ort selbst durchführen will/kann oder ob Sie dies für ihn übernehmen sollen/können. Eine genaue Abwägung der Möglichkeiten des Patienten erscheint hier angemessen. Bei manchen psychischen Störungen neigen die Patienten krankheitsbedingt dazu, schnell jedem für sie fremden Menschen alles innere nach außen zu verbalisieren (Seelenstriptease). Eine Übernahme von Tätigkeiten für den Patienten kann so also auch dem Schutz für seine Persönlichkeit dienlich sein. Andererseits gilt es auch, mögliche Ressourcen des Patienten für ihn erlebbar zu machen.
- Geben Sie Schutz!
- Fordern Sie Begleiter und Angehörige auf, Ihnen gegebenenfalls wichtige Informationen zum Zustand des psychiatrischen Patienten zu geben. Hier erhalten Sie am besten diskret, z.B. Informationen über mögliche Ängste des Patienten, ohne dass es der Betroffene oder andere Wartende mitbekommen.
- Sprechen Sie ab, wie lange die Wartezeit dauern wird (Preframing) und teilen Sie dies dem Patienten mit. So stellen Sie Verbindlichkeit für den Patienten her.
- Fragen Sie den Patienten, ob es für Ihn OK ist, im Wartebereich zu warten, oder ob er einen anderen Ort bevorzugt.
- Fordern Sie Begleiter auf, im Kontakt mit dem Patienten zu bleiben. Diese sollen sich neben ihn setzen und Blickkontakt halten. Empfehlen Sie unterhaltsame und kurzweilige Gesprächsthemen und fragen Sie gelegentlich nach dem Befinden des Betroffenen und wie er die Situation erlebt.
- Bieten Sie ihm Wasser oder Tee an und versuchen Sie die Situation für den Patienten so angenehm wie möglich zu gestalten.

Für die Mitarbeiter der empfangenden Praxis oder Fachabteilung:

- Wenn möglich vergeben Sie den Termin in erfahrungsgemäß ruhigere Tagesphasen mit weniger Patientendurchlauf. Planen Sie möglichst kurze Wartezeiten ein.
- Wenn der Patient mit seiner Begleitung erscheint, beziehen Sie ihn mit in das Procedere der Aufnahme der Daten mit ein. Klären Sie ab, welche der beiden Personen welche Daten zur Verfügung hat, z.B. der Patient die Krankenkassenkarte, Geburtsdatum etc., der Begleiter hält Arztbriefe oder Überweisungen bereit. Ist es aus

krankheitsbedingten Störungen des Patienten nicht möglich, ihn aktiv bei der Datenerhebung mit einzubeziehen (z. B. bei einer Demenz), halten Sie den Blickkontakt mit dem Patienten und beziehen ihn durch allgemeine Fragen mit in das Gespräch ein.

- Sprechen Sie den Patienten direkt mit seinem Namen an und fragen Sie ihn nach seiner momentanen Befindlichkeit und ob er für die Gestaltung der Wartezeit bestimmte Wünsche oder Bedürfnisse hat.
- Erklären Sie dem Patienten, wie der gesamte Termin in der Reihenfolge ablaufen wird und ggf. welche Verzögerungen zu erwarten sind.
- Wenn der Patient für Sie machbare Wünsche zur Gestaltung der Wartezeit äußert (z. B. zwischendurch eine Zigarette im Hof zu rauchen), versuchen Sie ihr Bestes, um auf die Wünsche einzugehen.

9.7 Gemeinsames Warten

Manchmal werden alle anderen Mitpatienten eines Mehrbettzimmers der Reihe nach zur Operation abgeholt. Auch dies wirkt sich auf das Erleben aus, denn der verbleibende Patient rechnet nun umso intensiver mit seiner Abholung. So etwas kann belasten. Auch sollten stationäre Patienten, die auf eine Transplantation des gleichen Organs warten, nicht auf dasselbe Zimmer gelegt werden.

Wie im ersten Teil berichtet, kann die Anwesenheit von Mitpatienten Auswirkungen auf die Möglichkeiten der Ablenkung beim Warten haben (Wahl eines Fernseh- oder Radioprogramms). Ähnliches gilt für das gemeinsame Warten in einem Wartezimmer.

Trinken oder essen Mitpatienten im Raum und der nüchterne und wartende „nächste OP-Kandidat" nimmt hungrig und durstig den Anblick und den Duft dieser Getränke und Speisen wahr, wird sein Warteerleben negativ beeinflusst. Mitpatienten können sowohl als wohltuende Gesprächspartner als auch als zusätzliche Stressoren erfahren werden. So erlebte eine Patientin die siebenstündige Wartezeit auf ihre OP gerade durch die Mitpatientin im Zimmer als angenehm (Quernheim 2013, S. 129). Wenn Patienten **vor** dem Behandlungstermin ihre Mitpatienten kennen lernen und ein eher freundschaftliches Verhältnis zu ihnen haben, erleben sie das Vorziehen solcher Patienten nicht als problematisch. Wenn präoperative Patienten auf Station oder in anderen Wartezonen gemeinsam warten, stehen häufig mehrere Betten mit Wartenden nahe beieinander (im schlechtesten Fall in Gängen) und die zuständigen Pflegenden könnten anregen, miteinander ins Gespräch zu kommen, z. B. indem die Betten so zueinander angeordnet werden, dass Liegende sich sehen können.

So kann dann auch eine längere Wartezeit positive Aspekte bekommen, denn sie gibt Patienten in einem Wartezimmer die Gelegenheit zu Sozialkontakten. Solche Gespräche können von der Umgebung und dem bevorstehenden angstauslösenden Ereignis ablenken und durch den zwischenmenschlichen Kontakt entspannende Wirkung haben. Nachteilig könnte eine gegenseitige negative Beeinflussung oder Bestärkung der präoperativen Zimmergenossen untereinander sein, ein gegenseitiges Aufschaukeln in Angst-Szenarien. Darum wünschen einige Patienten explizit einfach nur Ruhe. Ihnen ist es recht, wenn sie alleine in ihrem Zimmer bzw. abgesondert in einer Wartezone die Zeit verbringen. Wenn Sie solche unterschiedlichen Optionen anbieten können, sollten Sie eingangs Ihre Patienten befragen, was ihnen lieber ist.

10 Warten genießen

10.1 Die Kunst des Wartens

Wie lässt sich Warten lernen? Wissenschaftler erforschten bereits in den 1960er-Jahren die Willensstärke von Kindern. Sie fanden heraus, dass sich ein hohes Maß an Selbstkontrolle, Frustrationstoleranz und Ausdauer positiv auf die Erfolgschancen und das Wohlbefinden im späteren Leben auswirkt und nannten dieses Phänomen die Entwicklung von **Geduld**, also die Fähigkeit, eigene Wünsche und Bedürfnisse zurückzustellen oder zu einem späteren Zeitpunkt zu erfüllen bzw. erfüllt zu bekommen. Wartezeit lässt sich durch selbstreflektierende Aktivitäten zur sinnstiftenden Zeit machen. Hierzu kann ein durchschnittlicher mitteleuropäischer Mitbürger mit seiner eng getakteten Zeit ermuntert werden, z. B. durch einen solchen Aushang:

Liebe Patientin, lieber Patient,
warten Sie hier gerade? Dann laden wir Sie ein, jetzt bewusst Ihre Tätigkeiten oder Gedanken für einen kurzen oder längeren Moment zu unterbrechen, Ihr Tempo zu verlangsamen und z. B. darüber nachzudenken:

- Was haben Sie heute bereits getan?
- Was haben Sie heute noch vor?
- Welche angenehme(n) Tätigkeit(en) oder Begegnung(en) hatten Sie heute?
- Wann und wem möchten Sie in den nächsten Tagen „Danke" sagen?
- Was macht das Leben für Sie lebenswert?
- Sie können Ihr Warten als Hingabe ohne Zeitdruck gestalten.
- Warten ist Selbstpflege – als kurzer Genuss im stressigen Alltag.
- Beim Warten lernen Sie Triebverzicht, statt des gierigen „Jetzt sofort will ich das!", entwickeln Sie mehr Demut im Sinne von Ergebenheit, Fügsamkeit, Bescheidenheit.
- Warten können bedeutet auch, sich selbst etwas zuzumuten.
- Menschen, die achtsam im Augenblick sind, warten nicht, sondern leben bewusst.
- Warten zu dürfen ist eine Einladung zu einer kleinen Meditation.

10.2 Exkurs gelassenes Denken lernen (GDL)

Gelassenheit ist kein Dauerzustand, sondern ein schrittweiser Prozess und lässt sich durch fortwährendes Training entwickeln. Bei allen Menschen tauchen immer wieder Gefühle als Folge ihrer Art zu Denken auf. Zum Beispiel beim Mitarbeiter am Empfang.

„Patient Herr Müller hat einen Termin um 14:00 Uhr. Jetzt ist es 14:10 Uhr und er ist immer noch nicht da. Diese Unzuverlässigkeit macht mich (als Rezeptionskraft) wütend!"

Unsere Gefühle hängen nicht von den äußeren Ereignissen ab, sondern davon, wie wir diese Umwelteinflüsse interpretieren und bewerten. Albert Ellis (1997) entwickelte dazu das Modell des A-B-C-Denkens. Alle äußeren Ereignisse A (engl.: „activity") werden von uns in einem zweiten Schritt B (engl.: „beliefs") bewertet. Derjenige, der auf Herrn Müller wartet, könnte auch denken: *„Ach, wie gut, ich habe noch ein wenig Zeit, dann mache ich gerade noch diese Patientenaufnahme fertig oder genieße meine Tasse Tee."* Entscheidet sich der Akteur für diese Denk-Version, kann er als Konsequenz C (engl.:

Prozess	Beispiel
A	• Es ist 14:10 Uhr, Herr Müller ist nicht hier
B	• Herr Müller ist wie immer unzuverlässig • Herr Müller hält die gesellschaftlich akzeptierte „akademische Viertelstunde“ ein • 14:00 Uhr war mein Vorschlag , der aber nicht von Herrn Müller bestätigt wurde
C	• Ich bin wütend und ärgerlich • Ich bleibe gelassen, statt wartend herumzusitzen erledige ich andere Sachen • Ich werde zukünftig schriftliche Terminabsprachen treffen, die von den Patienten bestätigt werden

Tabelle 10-1: A-B-C-Denkschema nach Ellis (1997) in Anlehnung an Quernheim (2010, S. 43 f.)

„consequence“) entspannt und mit einem subjektiven „Gewinn“ die Zeit auskosten (Quernheim 2010 a).

Meine Seminarteilnehmenden, denen ich das A-B-C-Denkschema vorstelle, stimmen diesem Phänomen nicht immer zu; einige merken leicht gelangweilt an, dass es ja eigentlich nichts Besonderes sei, weil man „immer so“ denken würde. Wenn ich kurze Zeit danach die Mitarbeiter des Gesundheitswesen bitte, stressige Situationen der letzten Zeit zu benennen, kommen allerdings Aussagen, die nicht dem A-B-C-Denken, sondern dem A-C-Denken entsprechen. A-C-Denker sind überzeugt, dass äußere Begebenheiten und Personen bei ihnen sofort Gefühle auslösen und dies tun sie dann auch häufig. Viele sind sich nicht bewusst, dass sie es selbst sind, die an der Stellschraube während des Prozessschritts B drehen können. Lässt jemand den zweiten Denkschritt aus, dann wird derjenige quasi zum A-C-Denker und ist den äußeren Begebenheiten vermeintlich machtlos ausgesetzt. Beispiele dazu lauten: „*Wenn ich schon das Gesicht dieses Patienten sehe, könnte ich ausflippen.*“ Oder aber: „*Meine Kollegin mit ihrer dominanten Art macht mich rasend*!“ Die Wahrnehmung Ihrer Realität hängt also entscheidend von Ihren Bewertungen dieser subjektiven Wirklichkeit ab. Ereignisse haben keine festgelegte Bedeutung. Sie halten selbst den Schlüssel in der Hand, ob und wie oft Sie Stress erleben oder ob nicht.

Menschen, die sich trotz äußerer Stressoren nicht als gestresst erleben und gesund bleiben, beurteilen Situationen anders. Sie betrachten Veränderungen und die eigene Flexibilität als unvermeidlich im Leben und als eine Chance, selbst daran zu wachsen. Äußere oder innere Veränderungen werden nicht als Bedrohung gewertet, sondern als permanente Selbstverständlichkeiten des Lebens. Tabelle 10-2 veranschaulicht typische Beispielaussagen mit den doppelten

A: Äußeres Ereignis	B: Bewertung	C: Konsequenz
Der Patient jammert und beschwert sich bereits zum dritten Mal.	Das macht mich nervös.	Ich reagiere genervt.
	Kranke Patienten sind mein Job,	darum lasse ich mich davon nicht aus der Ruhe bringen und reagiere gelassen.
Wenn ich Person X nur schon sehe,	könnte ich aus der Haut fahren.	Ich reagiere aufgeregt und erlebe Hypertonie.
	lasse ich X so wie er/sie ist	und biete Standardkommunikation an.
Personalausfall im Team.	Ich weiß gar nicht, was ich zuerst machen soll	und reagiere mit nervöser Hektik.
	Ich setze professionell andere Prioritäten,	orientiere mich an Krisenplänen und gebe der Führung ein Feedback.

Tabelle 10-2: Beispielaussagen zum Bewertungsschritt „B“ aus Quernheim: Nicht ärgern, ändern (2010, S. 46)

Wahlmöglichkeiten, die sich während des zweiten und wichtigsten Bewertungsschritts „B" anbieten:

A Das äußere Ereignis – und Ihre Möglichkeiten

Die Welt ist zunächst einmal so wie sie ist. Wir können nicht die „nervigen" Patienten, die „dominante" Kollegin, den „nicht wertschätzenden" Chef oder die Gesundheitspolitik ändern, aber wir können unsere Einstellungen und unser Denken dazu ändern. Zudem haben Sie immer auch die Wahl: Sie können äußere Bedingungen entweder ändern, ganz abwählen oder diese akzeptieren. Belastungssituationen, wie z. B. das Warten bei kritischen Lebensereignissen entzerren sich, sobald Sie sich Ihrer Wahlmöglichkeiten bewusst sind und sowohl den Preis als auch das Risiko einer Veränderung oder des Akzeptierens kennen. Sie übernehmen aktiv Verantwortung für sich. Entscheidend ist, ob Sie die Dinge so akzeptieren möchten/können oder ob Sie sie ändern wollen. Suggerierende Worte wie: *„Ich muss!"* gleichbedeutend mit *„Ich habe keine Entscheidungsfreiheit!"* täuschen Ihre Wahrnehmung. Niemand, der nicht als Notfall kommt, muss in der Regel zur OP, sondern hat vorher eine selbstständige Entscheidung dafür getroffen (Sprenger 2015). Darum erkennen Sie, was Sie ändern könnten und tun Sie dies dann bzw. leiten Sie erste Schritte ein. Dies ist kein Plädoyer dafür, sich mit allen Widrigkeiten oder Ungerechtigkeiten des Lebens zu arrangieren – es geht immer wieder um das Sich-bewusst-Machen von Wahl- und Entscheidungsmöglichkeiten.

B Der 2. Schritt: Bewertungen – und Ihre Möglichkeiten

Nicht alles lässt sich ändern. Andere Menschen, Ereignisse, Umstände und gewisse Fakten können Sie selbst nicht ändern – dann müssten Sie zaubern. Aber Sie können Ihre Einstellungen dazu ändern. Darum fragen Sie sich:

- Betrifft mich oder meine Patienten diese Situation direkt?
  - Wenn nicht, wenden Sie sich Dingen zu, die Sie selbst betreffen. Wenn ja, dann folgen wir der nächsten Frage:
- Möchte ich an dieser Situation etwas ändern?
  - Wenn nicht, dann akzeptieren Sie diese wie sie ist. Infolgedessen ärgern Sie sich nicht mehr und wenden sich Dingen zu, die wichtiger sind. Wenn ja, gehen wir zur letzten Frage:
- Kann ich an dieser Situation etwas ändern?
  - Wenn nicht, bleibt Ihnen nichts übrig, als die Umstände so zu akzeptieren, wie sie sind. Stoppen Sie den negativen Energiefluss und Ihren Widerstand und machen Sie das Beste daraus.

Der Philosoph Epiktet lehrte dazu: „Je weniger Sie akzeptieren – desto mehr müssen Sie leiden." (in Quernheim 2010). Im Gesundheitswesen wird auch zukünftig die Sparschraube angezogen bleiben; Gesundheitsminister brechen ihre Versprechungen, wann immer sie es wollen. Menschen orientieren sich mehr am Geld als an ethischen Grundsätzen. Dem Wetter und der Tier- und Pflanzenwelt ist es egal, ob es regnet oder schneit – sie lassen es ohne weiteren Energieaufwand geschehen. Nur wir Menschen regen uns über das Wetter und andere Dinge auf, die wir kontrollieren wollen, oft aber gar nicht beeinflussen können.

C Der 3. Schritt: Konsequenzen – und Ihre Möglichkeiten

Durch A-B-C-Denken bekommen Sie mehr Bewusstsein über und Einfluss auf Ihre Gefühle und Gedanken. Andere können nicht mehr so leicht über Sie bestimmen. Sie entscheiden, wie Sie sich fühlen werden. Dazu bieten sich weitere Möglichkeiten:

Verantwortung übernehmen

Sie können jederzeit Verantwortung für sich und Ihr Leben übernehmen und sich vergegenwärtigen, welche Wahlmöglichkeiten Sie haben und welche Entscheidungen Sie treffen möchten. Wenn Sie z. B. feststellen, dass Sie Ihre „Wunschlösung" (noch) nicht verwirklichen möchten, weil Ihnen das Risiko zu hoch ist, seien Sie wohlwollend mit sich und überprüfen Sie sie in regelmäßigen Abständen neu.

Entdramatisieren

Einige Kollegen im Gesundheitswesen neigen zu Dramatisierungen. *„Also, heute Morgen gab's hier eine Riesenkatastrophe: Die Visite kam zwei Stunden später, alle Patienten auf Station mussten so lange darauf warten!"* Dramatisierende Sprache bewirkt ein dramatisiertes Denken und ist das Gegenteil von Entspannung! Sie kennen bestimmt auch Kollegen, die ein ganzes Team mit ihrer Nervosität anstecken bzw. das Team lässt sich von solchen Kollegen anstecken. Überlegen Sie, welche Adjektive Sie bevorzugt verwenden:

- fürchterlich, abscheulich, beängstigend, grauenvoll (dramatisches Denken) oder
- unerfreulich, traurig, ernüchternd, unangenehm, irritierend (entspanntes Denken).

Entdramatisieren Sie Ihre Sprache, z. B. durch die Verwendung anderer Adjektive! Vergeuden Sie bei unumkehrbaren Situationen keine Energie und verzichten Sie darauf, gegen den Strom zu schwimmen und sich an den Gegebenheiten permanent aufzureiben. Sicherlich ist es sinnvoll, aktiv gegen Missstände vorzugehen, so hat z. B. berufspolitisches Engagement meist nur langfristig Erfolg. Hier können viele Kollegen, die immer wieder auf Ungerechtigkeiten hinweisen und öffentlich machen, längerfristig etwas erreichen. Die hohe Kunst ist es zu unterscheiden: Dort, wo Sie etwas bewirken können, sollten Sie handeln. Wenn Sie nichts ausrichten können, bleiben Sie gelassen. Stressgedanken bewirken Tunneldenken, d.h. sie nehmen nur noch die stressauslösende Situation wahr; gelassenes Denken ermöglicht geistige Freiheit und Flexibilität.

Was haben Sie davon? Ein entspanntes Denken hat viel mit Toleranz zu tun und damit, anderen Bedürfnisse einzuräumen. Zudem ist es überall verfügbar und kostet kein Geld. Sie beenden Ihr unbewusstes Dramatisieren meist erst dann, wenn Ihnen selbst Ihre Übertreibungen und Horrorvisionen klar werden. Durch diese Wahrnehmung entsteht häufig das Bedürfnis, die bisherigen Verhaltensweisen zu verändern. Sobald Sie erkennen, was und wie Sie denken, haben Sie wiederum die Wahl: Sie können so weiterdenken oder die Denkrichtung ändern (Hohensee 2012).

Ob Sie immer die negativen oder positiven Eigenschaften Ihrer Vorgesetzten, Kollegen und Patienten wahrnehmen, ist Ihre persönliche Entscheidung und keine vorgegebene Sichtweise. Niemand ist dauerhaft schlecht, bösartig oder ungerecht; ganz im Gegenteil. Die meisten Menschen haben gute Absichten und möchten, ebenso wie Sie selbst, anerkannt und verstanden werden – das ist für das Gegenüber nicht immer erkennbar. Gerade in Situationen höchster Belastung sollten Sie versuchen, eine Haltung des inneren wohlwollenden Beobachtens zu finden. Sie nehmen dabei wahr, was Sie denken und fühlen – und das Wichtigste ist: Sie beurteilen es nicht und identifizieren sich auch nicht mit dem Beobachteten. Somit liegt es also an Ihnen selbst, wie die wahrgenommene Umwelt interpretiert, bewertet und erlebt wird. Sie haben die Wahl:

- Erleben Sie Ihren Berufsalltag als Belastung oder als positive Herausforderung?
- Deuten Sie den Umgang mit einem unzufriedenen Patienten oder „schwierigen Kollegen" als Problem oder als typische berufliche An- oder gar Herausforderung?

10.3 Anleitung zu entspanntem Warten

Das Beeinflussen der eigenen Gefühle ist eine der wenigen Aktivitäten, die der Patient willentlich tun kann. Dies bestätigen Forschungen von Troy et al. (2013). Nach diesem Ansatz wurde der unten stehende Kasten für wartende Patienten verfasst, der pauschal ausgelegt, ausgehängt oder auf einem Monitor eingeblendet werden könnte; oder die Mitarbeitenden haben diesen als Broschüre und geben diese nur dann aus, wenn eine gewisse Wartezeit für einen Patienten überschritten wurde. Denkbar sind auch Audiotexte, die den Wartenden via Kopfhörer angeboten werden. Eine Auswahl finden Sie zum Download auf meiner Webseite.

Warten, aber richtig (Anleitung für Wartende)

In diesem Abschnitt werden Patienten angeleitet, wie sie trotz Verzögerungen die Wartezeit stressfrei und entspannt erleben. In meiner langjährigen Coaching- und Trainererfahrung stellte ich schnell fest, dass manchmal den Betroffenen einfach nur das Wissen, wie sie ihre stressauslösenden Gedanken ändern können, fehlt.

Auch der geneigte Leser, der sich mit solchen Zusammenhängen beschäftigt, tappt irgendwann in solche Denkmuster. Darum werden im nachfolgenden Passus Anregungen für andere Denkrichtungen gegeben, die Sie wiederum auch wartenden Patienten weitergeben können. Erst wenn der Mitarbeiter es für sich selbst klar hat – kann er diese stressreduzierenden Denkempfehlungen anderen weitergeben.

Beim gelassenen Warten geht es um Ihr Wollen, Ihr Wissen und Ihr Können. Entspannt zu warten, bedeutet, vorher eine Wahl zu treffen. Wie wollen Sie die Wartezeit erleben? Welche Ziele streben Sie für die Zeitsequenz an? Im Grunde wissen Sie selbst ganz gut, wie Sie in gewissen Grenzsituationen geduldig bleiben. Denn ob an der roten Ampel, in der stehenden Schlange an der Kasse oder hier in Klinik oder Praxis – Sie konnten oftmals in der Vergangenheit mit solchen Situationen gut umgehen. Was ist heute anders? Wenn Sie es damals schon optimal bewältigt haben, was hindert Sie daran, es heute erneut zu machen?

Manche Menschen tun das in solchen Situationen nicht und steigern sich stark in eine negative Denkspirale hinein (Hohensee 2012), das heißt, sie stellen sich im sogenannten Kopfkino die schlimmsten negativen Fantasien vor (z.B. in der Diagnostik wird Krebs festgestellt, aus der Narkose wachen sie nicht mehr auf usw.). Jeder Mensch würde dabei natürlich Stress erleben und einige reagieren so aufgeladen, dass sie lautstark brüllen und ihr Blutdruck steil nach oben geht. Manche beleidigen sogar die Mitarbeitenden der Einrichtung. Kommt so etwas häufiger vor und kennen es die Betroffenen gar nicht anders, weil sich schon ihre Eltern oder andere Vorbilder so verhalten haben, wird es zur Gewohnheit. Sobald es irgendwo stockt, kommen die bekannten negativ eingespielten Verhaltensweisen zum Vorschein. Wer hier nicht aktiv eingreift und die Kaskade des negativen Denkens unterbricht, erhält nicht nur Hausverbot, sondern erlebt immer wieder den gleichen Stress und Warten wird für ihn zur Hölle.

Sie können sich wegen der Verzögerung ärgern oder es so hinnehmen und das Beste daraus machen. Wie wäre es, mit den anderen Patienten um Sie herum in Kontakt zu kommen? Ohne das heutige Warten hätten Sie diese vielleicht nie kennen gelernt. Oder Sie könnten sich in aller Ruhe mit Ihrer Liste der unerledigten Dinge beschäftigen. Organisieren Sie sich etwas zu schreiben und denken Sie nach, ob Sie vielleicht etwas vergessen haben und welche mittel- und langfristigen Dinge anstehen.

Egal wie bedrückend die Umgebungsfaktoren sind: Menschen bleiben gelassen, wenn sie stressauslösende Gedanken unterlassen. Das glauben Sie nicht? Im Vergleich mit ihrer jetzigen Situation ist der Aufenthalt in einem Luftschutzkeller im zweiten Weltkrieg in London doch ein „Kinderspiel“. Damals beobachtete Anna Freud (Tochter des Psychoanalytikers Sigmund Freud) einige schreiende Mütter mit ihren schreienden Babys, die sich in Panik hineinsteigerten, weil sie glaubten, dass die nächste Bombe nicht die Umgebung, sondern

das Haus über ihnen treffen würde. Andere Mütter dagegen blieben ganz ruhig und stillten ihre (ruhigen) Säuglinge. Es kommt also weniger auf die Umfeldsituation, sondern viel mehr auf das Denken der Betroffenen an.
Können Sie sich vorstellen, locker und entspannt zu warten, die Zeit zu genießen und sich des Lebens zu freuen? (Cave: Gilt nicht für lebensbedrohliche Diagnosen oder Zustände!)
Wie sehen Sie sich in der konkreten Situation? Wie behütet und aufgehoben fühlen Sie sich in der Organisation? Was ist das besondere an Ihrem entspannten Gesichtsausdruck? Woran merken Sie, dass Sie ganz geduldig abwarten können? Was fällt Ihnen dabei positiv auf? Wie ist Ihr Gefühl der Selbstwirksamkeit, wenn Sie rückblickend feststellen, dass Sie die Zeit angenehm erlebt haben? Vielleicht sogar im Unterschied zu anderen Wartenden in der gleichen Situation, die laut wurden und denen man ansieht, dass sie Stress erleben und einen hohen Blutdruck haben? Führen Sie sich solche positive Zukunftsvorstellungen immer wieder in ihrem geistigen Kino auf, so dass diese für Sie ausnahmslos attraktiv ist.
Manchmal werden Patienten wütend, wenn sie einen Verstoß gegen ihre Gerechtigkeitsvorstellungen feststellen. Dann können ihre Emotionen so richtig in Wallung geraten. Oder auch, wenn der oder die Betroffene sich nicht respektiert behandelt oder gedemütigt fühlt. Aber dies ist ein Denkfehler bzw. zeugt von mangelndem Selbstbewusstsein, denn sie machen den Wert ihrer Person davon abhängig, wie eine andere Person mit ihnen umgeht bzw. sie beurteilt (Ijzerman und Bender 2013). Darum liefern Sie sich Ihrer eigenen Wut nicht schutzlos aus – sondern lernen Sie diese im Griff zu haben. Empfehlenswert ist es, wenn Sie Ihrer Irritation Ausdruck verleihen, statt in völliger Wut zu entbrennen. Beispiel: „*Ich warte nun schon seit 50 Minuten auf meinen Termin, ohne dass Sie mich über den Fortgang informieren. Das irritiert mich …*“ Thematisieren und verbalisieren Sie Ihre Besorgnis, statt selbst in Panik zu geraten.

11 Beschwerden von Wartenden

11.1 Warum sind Beschwerden Trainingsaufgaben?

Beim Wort „Beschwerde" assoziieren wir zunächst erst einmal etwas Negatives: Irgendjemand hat Fehler gemacht, versagt oder Wünsche von Patienten-Kunden oder Mitarbeitenden nicht erfüllt. Jede Einrichtung bekommt durch Beschwerden viele Chancen von Veränderungsmöglichkeiten, die in der Regel zu Qualitätsverbesserungen führen können. In der Literatur wird die Reklamation von der Beschwerde abgegrenzt. Eine Reklamation ist die Teilmenge einer Beschwerde, die ein Patienten-Kunde auch auf dem Rechtswege durchsetzen kann. Hauptziel des Beschwerdemanagements ist die Wiederherstellung der Kundenzufriedenheit. Wenn der Patient im Vergleich zwischen seinen Erwartungen und der wahrgenommenen Leistung eine Übereinstimmung erlebt, ist er zufrieden (McCarthy et al. 2011). Durch nicht erfüllte Erwartungen bei in Anspruch genommenen Dienstleistungen entsteht ein Ungleichgewicht, das durch erfolgreiches Beschwerdemanagement wieder ausgeglichen werden soll. Die Klinik oder Praxis bekommt eine Menge wertvoller Hinweise, welche Wünsche ihrer Kunden nicht erfüllt werden, bzw. wie sich die Bedürfnisse im Laufe der gesellschaftlichen Entwicklung verändern. War bei manchen Fachärzten früher stundenlanges Sitzen im Wartezimmer ohne Equipment an der Tagesordnung, so wäre heute eine massive Patientenabwanderung die Folge, weil immer mehr Menschen unter diesen Umständen nicht warten möchten. Mit einer professionellen und genauen Beschwerdeanalyse und -bearbeitung kann der Träger kostspielige Kundenbefragungen minimieren, um Bedürfnisveränderungen festzustellen. Voraussetzung dafür ist, dass Beschwerden neben ihrer unverzüglichen Bearbeitung systematisch gesammelt, dokumentiert und danach regelmäßig analysiert werden. Hier lohnt es sich, die Bedeutung des Wortes Analyse genauer zu betrachten. Im Setting des Beschwerdemanagements ist sie eine systematische Untersuchung, bei der die Beschwerde in ihre Bestandteile zerlegt und auf Grundlage von Kriterien erfasst wird. Dies ist im Dienstleistungsbereich besonders bedeutsam, da die Merkmale nicht so objektivierbar sind wie bei materiellen Gütern. Anschließend werden die Kriterien geordnet, untersucht und ausgewertet. Insbesondere betrachtet man Beziehungen und Wechselwirkungen zwischen den Bestandteilen (Wirtschaftslexikon 24 am 02.05.2016).

11.1.1 Worüber beschweren sich Patienten-Kunden und ihre Angehörigen?

Es entstehen für manche Beteiligten Wartezeiten, Ärger und Frustrationen wenn:

- externe Anfragen zu spät oder gar nicht beantwortet werden
- sich Patienten oder ihre Angehörigen respektlos und unfreundlich behandelt fühlen
- versprochene Rückrufe nicht rechtzeitig erfolgen
- Anrufer länger als 30 Sekunden in der Warteschleife verharren
- ihr Gegenüber bei Verspätungen nicht proaktiv informiert wird
- Patienten oder Zuweiser zugesagte Angebote oder Informationen verzögert oder nicht erhalten

- Patienten ungenaue Auskünfte erhalten und deswegen erneut anfragen müssen.

11.1.2 Wie reagieren Patienten-Kunden bei Unzufriedenheit?

Ein reklamierender Kunde ist immer verärgert oder enttäuscht. Währenddessen schwankt er in der Beschwerdesituation oft zwischen unterschiedlichen Emotionen: der Wunsch nach Wiedergutmachung auf der einen Seite und gleichzeitig einem Schuldgefühl auf der anderen Seite, weil ihm manchmal sein überzogenes Verhalten bewusst ist. Einige äußern sich zuerst auf der emotionalen Ebene, machen also ihrem Ärger Luft, attackieren ihr Gegenüber, bevor sie über die sachlich-inhaltlichen Aspekte ihrer Beschwerde sprechen können. Was geht dabei im Beschwerdeführer vor sich? Wer eine Beschwerde hat, ist irgendwann verärgert und zum Teil wütend. Dabei versetzen Stresshormone seinen Körper in Alarmbereitschaft. Widerstehen Sie dem Versuch, in einem solchen Moment ein Streitgespräch zu führen. Selbst wenn Sie das Streitgespräch „gewinnen" würden, etwas hätten sie dann schlimmstenfalls verloren – Ihren Patienten-Kunden! Stattdessen praktizieren Sie eine klare und zielorientierte Gesprächsführung. Verhaltensweisen von Patienten sind:

Sie beschweren sich

Manchmal fällt es Patienten leichter, sich über das Zimmer, die Parksituation oder das Essen zu beschweren, als über Wartezeiten. Zudem äußert ein Teil der Patienten ihre Beschwerden nicht direkt gegenüber dem Unternehmen, sondern wenden sich, wie im ersten Teil ausgeführt, an Drittinstitutionen, z.B. Patientensprecher, Heimbeirat oder die Ombudsmänner/-frauen von Kassen- oder Ärztevertretern bzw. Verbraucherberatungsstellen. Wenn Sie die dadurch resultierenden Folgen betrachten, verstehen Sie, warum Sie sich regelrecht freuen können, wenn Sie direkt von einer Beschwerde erfahren. Denn nach einer Untersuchung beschweren sich nur 4 % der Kunden (Poser und Schlüter 2001). Stattdessen verharren die meisten der „Beschwerer" zunächst still und „revanchieren" sich hinterher, d.h. sie teilen ihrer Umgebung ihre negativen Erfahrungen mit. Somit erspart Ihnen das rechtzeitige Erkennen und Lösen einer Beschwerde bares Geld, denn Sie erhalten ein kostenloses Feedback über einen Fehler, der bei erfolgreicher Beschwerdebearbeitung nicht wieder auftritt. Ist das nicht schön?!

Menschen, die Beschwerden äußern, haben oft eine enttäuschte Hoffnung und sind eigentlich an einer positiven Beziehung zur Einrichtung interessiert. Wenn sie dann erleben, dass ihre Kritik ernst genommen und Veränderungen umgesetzt wurden, fühlen sich solche Patienten-Kunden anschließend intensiver mit dem Unternehmen verbunden als vor der Beschwerde (Nerdinger 2003). Darum fordern Sie bitte Patienten in Broschüren, Hinweisschildern oder auf dem Umschlag, in dem der Befund steckt, aktiv auf, ihren Verbesserungsvorschlag einzureichen. Sie kennen das bestimmt? Wenn ein Wartender eine Beschwerde äußert, folgen ihm auch andere. Bertram berichtet von den Aussagen der MFA, dass sich in den untersuchten Arztpraxen meistens immer die gleichen Patienten beschweren und sich diese Reklamationshaltung wiederum relativ schnell auch auf andere Patienten überträgt, die sich infolgedessen auch beschweren (Bertram 1999, S. 117f.).

Negative „Mund-zu-Mund-Propaganda"

Wie im ersten Teil ausgeführt, veröffentlichen manche Patienten ihre subjektiv erlebten Beschwerden im Internet – oft mit Nennung von Namen der Mitarbeitenden (vgl. Abb. 11-1).

So etwas spricht sich im Bekanntenkreis oder sogar in der Öffentlichkeit schnell herum. Extrem enttäuschte Patienten können mit ihrer ganzen Kraft das Unternehmen nachhaltig schädigen: Sie aktivieren miserable und oft rufschädigende Internetpropaganda und erzählen ihre meist radikale, einseitige und womöglich noch mit kleinen Unwahrheiten oder Dramatisierungen versehene Version der „Geschichte" im gesamten sozialen Umfeld. Und dann ist niemand dabei, der Ihre Einrichtung verteidigt oder die Vorkommnisse aus seiner (anderen) Sicht richtig stellt.

Wechsel des Anbieters durch Abwanderung

Manche Patienten nehmen sich nach den als schlecht bewerteten Erlebnissen vor, die negativ erlebte Praxis oder Klinik „nie wieder" aufzusuchen. Je öfter dieses vorkommt, desto negativer sind die Auswirkungen für den Ruf des Hauses.

Furchtbar und grausam, unmenschliche Zustände

03.11.16 Mister X berichtet als Angehöriger eines Patienten Jahr der Behandlung 2016 **Onkologie**

Gesamtzufriedenheit	unzufrieden
Qualität der Beratung	unzufrieden
Medizinische Behandlung	unzufrieden
Verwaltung der Abläufe	unzufrieden
Ausstattung und Gestaltung	unzufrieden
Pro	Intensivstation, tolles Personal, ehrlich, zuvorkommend
Kontra	–
Krankheitsbild	Leukämie, Lungenentzündung, Nierenversagen
Privatpatient	nein
Erfahrungsbericht	Meine Partnerin war hier zur Chemotherapie: eine einzige Katastrophe!! Nie war der Station, trotz deren Terminvergabe, bekannt, wann meine Partnerin zur Behandlung eingewiesen würde. Zu keiner Zeit stand ein Bett zur Verfügung. Sie mußte mehrfach über Stunden auf dem Flur warten. Fazit: Es wurde auch kein Blut abgenommen – ohne Bluttest keine Chemo. Ergo: Diese wurde erst einen Tag später gestartet, was den Klinikaufenthalt ständig unnötig verlängerte. Sogar einen Tag vor Einweisung anzurufen, brachte überhaupt keine Besserung der Organisation. Nur auf massives Drängen wurden Informationen weitergegeben. Wenn, dann auf sehr unhöfliche Art und Weise. Ich habe den Leiter über das Beschwerdemanagement aufgefordert, die Informationen preiszugeben. Darauf wurde umgehend die Erwartungshaltung geäußert, dass nach der Information der Fragebogen zur Patientenbefragung neu und zufriedenstellend auszufüllen sei. Sehr anmassend! Das Klinikpersonal befindet sich in einem Klima der Angst und sie geben keinerlei Informationen an die Patienten. Die gesamte Situation ist eine Zumutung besonders für Patienten mit solch schweren Diagnosen. Wir haben die Klinik gewechselt und erleben, dass es auch ganz anders möglich ist.

Verstoß melden Weiter empfehlen kommentieren

Abbildung 11-1: Patienten-Kunden-Beschwerde im Internet

11.1.3 Fordern Sie Beschwerden ein

Eine große Kunst ist es, Beschwerden aktiv „einzufordern". Machen Sie sich klar, dass Beschwerden einen strategischen Vorteil gegenüber den Mitbewerbern bieten, denn sie können uns verändern, um auf die nicht befriedigten Bedürfnisse konkreter einzugehen und die Qualität unserer Dienste weiter zu entwickeln. Unzufriedene Patienten werden konsequent und einladend aufgefordert, die von ihnen wahrgenommenen Fehler oder Ärgernisse gegenüber der Einrichtung zu benennen. Dazu werden den Kunden möglichst bequeme Kommunikationswege angeboten, z. B. vorbereitete Beschwerdeformulare, Animation zur direkten mündlichen Mitteilung oder eine Telefon-Hotline. Die schriftlichen Dokumente sollten unbedingt Anonymität ermöglichen, auch können regelmäßige Zufriedenheitsabfragen (Fragebögen oder mündlich direkt im Nachgang von bestimmten Tätigkeiten) die Patienten ermutigen, ihre Ansichten wahrhaftig zu äußern. Nachfolgend finden Sie einen solchen Hinweis, der an Patienten-Kunden gerichtet ist.

> **Aushang**
> Liebe Patienten,
> wir sind bestrebt, unser Angebot beständig zu verbessern und Ihren Kundenwünschen anzupassen. Wir nehmen sehr gerne Ihre konstruktive Kritik oder Rückmeldung entgegen, weil wir uns nur dadurch verbessern können – sicher nicht, wenn Sie schweigend unsere Einrichtung verlassen und sich vielleicht nur Ihren Freunden und Bekannten mitteilen.
> Wir freuen uns, wenn Sie uns dabei behilflich sind und uns Auffälligkeiten mitteilen, die Ihnen negativ aufgefallen sind. Wenn Sie zufrieden sind, sagen Sie es bitte Ihren Freunden und Bekannten, aber wenn Sie unzufrieden sind, so sagen Sie es bitte zuerst uns!
> Vielen Dank!

Mitarbeitende im Gesundheitswesen sollten durch ihre sicht- und fühlbare Haltung Beschwerde- und Kritikbereitschaft ausstrahlen. Dazu gehört die routinemäßige, aber ernsthaft interessierte Frage am Ende von Dienstleistungen:

- *„Haben Sie Verbesserungsvorschläge, damit wir Sie zukünftig noch besser pflegen bzw. behandeln bzw. untersuchen können?"*
- *„War für Sie alles in Ordnung?"*
- *„Wie zufrieden waren Sie mit meiner bzw. unserer Leistung?"*
- *„Was könnten wir bzw. was darf ich zukünftig besser machen?"*

11.1.4 Beschwerde-freundliche Einstellung

Nerdinger (2003, S. 84) gibt zu bedenken, dass eine Pflegefachfrau unterstellen könne, mit dem Recht des Patienten auf Pflege habe dieser Patient auch die Pflicht, die Pflegerin höflich zu behandeln; denn Höflichkeit stelle eine allgemeine Norm des Umgangs zwischen Menschen dar. Da wir im Buch häufig diesen Begriff angetroffen haben, sollte spätestens hier dessen Wortbedeutung genauer betrachtet werden. Patienten fordern höfliches Verhalten ein und manche MFA berichten in Seminaren ganz häufig von unhöflichen Kunden. Von der Wortbedeutung stammt „Höflichkeit" etymologisch vom „Verhalten bei Hofe". Doch wie höflich geht es beim Warten und Anstehen im Gesundheitswesen wirklich zu? Mitarbeiter berichten von einer öffentlichen Rempeltechnik, es herrsche zum Teil ein strategischer Grobianismus (Mießgang 2013) und einige Wartenden meinen, je intensiver, lauter und öfter sie sich beschweren, desto eher würden sie aufgerufen. Vielleicht spekulieren in der Tat einige der nörgelnden Wartenden mit so einer Taktik, damit sie prompter an die Reihe kommen, weil die Mitarbeiter sie möglichst schnell wieder loswerden wollen. Andererseits könnte ein Patient glauben, mit seiner Pflicht zur Bezahlung, habe er, der Patienten-Kunde, auch das Recht auf demütiges Verhalten der Pflegerin erworben (Nerdinger a. a. O.).

Dass mit netten und hilfsbereiten Patienten „jeder kann", wissen nicht nur Auszubildende der Gesundheitsberufe. Die Kunst ist es, auch mit den Patienten, die im ersten Eindruck nicht sofort alle Register von Charme und Höflichkeit zeigen, eine Möglichkeit zu finden, dass sie ähnlich respektvoll mit Ihnen, den Mitarbeitenden – und Sie mit ihnen – in Verbindung treten und sich an die Normen und Regeln der Einrichtung halten. Kalibrieren (justieren) Sie sich darum auf die Körpersprache Ihrer Patienten-Kunden und achten Sie auf Anzeichen von Aufgeregtheit, Unsicherheit, Angriffslust oder Unverständnis. Je früher Sie es bemerken, desto schneller und eindeutiger können Sie intervenieren.

Beispiel
Frau Müller wartet seit 65 Minuten im Wartezimmer. Niemand der Mitarbeitenden hat seit ihrem Eintreten mehr von ihr Notiz genommen oder sie informiert, obwohl dies aufgrund der offenstehenden Türe und dem häufigen Ein- und Austreten möglich gewesen wäre. Auf ihrem Stuhl bewegt sich Frau Müller seit 15 Minuten unruhiger und äußert einige tiefe Atemseufzer. Aber auch das registrieren die Mitarbeiter nicht. In der 68. Minute ihres Wartens passiert es dann: Sie steht auf und marschiert fluchend im aggressiven Stechschritt direkt auf die Rezeption zu. Die anderen 15 Personen richten sofort ihre ganze Aufmerksamkeit auf Frau Müller, sind dankbar „dass endlich mal jemand etwas tut" und nehmen mit Interesse und vielleicht ein bisschen Schadenfreude ihre lautstarken Aussagen durch die offene Türe zur Kenntnis *„So etwas wie hier habe ich noch nie erlebt. Sie geben mir einen Termin für 9:00 Uhr, ich komme pünktlich und Sie sagen zu mir, ich möchte noch einen Moment im Wartezimmer Platz nehmen. Seit über einer Stunde sind Ihre Mitarbeiter mehr als 20 Mal in den Raum eingetreten, um andere Patienten aufzurufen oder zu informieren. Niemand von Ihnen hat mich dabei angeschaut, geschweige denn informiert. Niemand von Ihnen hat bemerkt, wie mir immer mehr der Kamm angeschwollen ist – aber jetzt ist Feierabend! So eine unprofessionelle Einrichtung habe ich bislang nirgendwo erlebt. Sie werden von mir hören und lesen!"*

Kaum hat Frau Müller die Eingangstüre hinter sich zugeschlagen, beginnt im Wartezimmer die Diskussion unter den Wartenden. Viele pflichten bei und berichten von ihren häufigen Erfahrungen, dass auch sie in der Vergangenheit hier länger als eine Stunde warten mussten und überlegen, was man dagegen unternehmen könnte ..."

Hier hatte das Team die Chance vertan, aufkommende Verhaltensveränderungen zu registrieren und rechtzeitig zu intervenieren. Durch die in vorderen Kapiteln dargestellten Tools wären seitens der Mitarbeitenden vielfältige Variationen möglich gewesen, um eine sich verändernde Emotionslage gar nicht erst zu einer Beschwerde entwickeln zu lassen. Doch ab diesem Zeitpunkt war es zu spät. Frau Müller hat die Einrichtung verlassen und wird ihre Empörung an vielen Stellen kundtun.

11.1.5 Verblüffte Querulanten durch Dank

Kommunikativer Druck entsteht durch Forderungen und Vorwürfe. Diese laden das Gegenüber direkt zur „Vergeltung" ein und nicht wenige „gehen dabei die Palme hoch" oder umgangssprachlich „auf die Palme". Generell sind oberlehrerhafte Anweisungen und Drohungen seitens der Mitarbeiter zu vermeiden. Machen Sie sich bewusst, dass es sich hier um eine berufliche Beziehung handelt. Es ist also ein Unterschied zu Ihrem Freizeitverhalten. Dort reagiert man auf Aggressionen manchmal unreflektiert im Affekt. Im Berufssetting dagegen ist Zielorientierung gefordert. Mein Ziel ist es, die Kunden wieder („von der Palme") runter zu holen. Dieses erreichen Sie durch lösungsorientierte und positive Reaktionen, mit denen Sie manchmal sogar Ihr Gegenüber verblüffen können. Bei Beschwerden äußern Sie darum:

- *„Danke, dass Sie mich auf diese Situation aufmerksam gemacht haben.“*
- *„Vielen Dank für Ihren Hinweis, wir arbeiten stetig daran, uns zu verbessern.“*
- *„Ich kann Sie gut verstehen, Sie haben sicher etwas anderes (schnelleres Vorgehen) erwartet.“*
- *„An Ihrer Stelle wäre ich jetzt auch verärgert.“*

Es ist überraschend, welche Auswirkungen ein Bedanken bei Beschwerden hat:

- Durch den (positiven) Dank verändern sich die Gedanken des Beschwerdeführers weg vom negativen Anlass
- es verstärkt die Motivation und Wertschätzung
- meist verbessert sich dadurch die Stimmung des Patienten
- und sie verbessert die Mitarbeiter-Patienten-Beziehung.

Und wenn Ihr Beschwerdemanagement erfolgreich war, wird er Ihre Einrichtung erneut besuchen, weil er sich mit positiven Gefühlen an die Situation zurück erinnert.

Verzichten Sie auf „Aber – Sätze“. Also bitte nicht wie die Ärztin zum Patienten: *„Ich kann Sie verstehen, aber wir haben da unsere Bestimmungen.“* Liegt Ihnen das Wort *„Aber“* auf der Zunge, atmen Sie einfach tief durch. Denn dadurch entsteht eine Kunstpause. Nun haben Sie die Möglichkeit das Wort mit dem Wort *„und“* auszutauschen. Beispiel: *„Ich kann Sie verstehen – und ich erkläre Ihnen jetzt, warum unsere Bestimmungen zu einem anderen Ablauf führen …“*

Die höchste Kunst ist es, bei Beschwerden mit „ja genau“ zu reagieren. Zum Beispiel äußert der Patient: *„Ich warte jetzt schon eine Stunde auf den Arztbrief!“* Daraufhin äußert die Pflegefachfrau: *„Ja genau, der Stationsarzt beeilt sich gerade sehr, diesen fertigzustellen“* (Frucht 2013). Dadurch vermeiden Sie Diskussionen, wo gar nicht erst nach einer Lösung Ausschau gehalten wird, sondern in denen es nur um das Recht-behalten geht. Wenn ein Patient gegen die Vorgaben handelt, sprechen Sie mit freundlicher, aber klarer und etwas lauterer Stimme: *„Möglicherweise habe ich mich eben nicht klar genug ausgedrückt – Verzeihung, ich meine …“* Strahlen Sie Freundlichkeit, Ernsthaftigkeit und Wohlwollen aus. Dazu bietet sich die sogenannte milde Mimik an.

Milde Mimik

- Freundlicher Blickkontakt ohne Anstarren und Fixieren
- Soziales Grunzen
- Bestätigen der Patientenaussagen mit *„genau“*
- Bestätigen von Aussagen des Beschwerdeführers
- Offenes, interessiertes Lächeln
- Einladung zum Sprechen, z.B. erhobene Augenbrauen, interessierter, fragender Blick.

Achten Sie auf Anzeichen in der Mimik, der Gestik oder der Körpersprache, dass der Beschwerdeführer einlenkt. Beschwichtigen Sie nicht, sondern gehen Sie mit Empathie auf die Befindlichkeit des verärgerten Patienten-Kunden ein.

11.1.6 Versetzen Sie sich zunächst in die Perspektive des Gegenübers

Wie gehen Sie nun konkret bei aufkommenden Beschwerden vor? Wie eben ausgeführt kommen Stimmungsänderungen selten plötzlich, sondern bahnen sich in vielen Fällen rechtzeitig an. Wichtig ist, dass Sie sich, wenn die Eskalation begonnen hat, durch die verbalen Angriffe nicht aus Ihrer Ruhe bringen lassen. Wenn Sie sich in die Situation des Patienten hineinversetzen, ist es oft gut nachvollziehbar, dass dieser so harsch reagiert. Springen Sie aber nicht auf „seinen Zug“ auf, sondern bleiben Sie freundlich, ruhig und gelassen. Nur dadurch hat Ihr Gegenüber überhaupt eine Chance, durch das von Ihnen angewendete Instrument des Führens wieder „herunterzukommen“. Sie selbst waren ja bislang noch nicht „oben“. Jetzt entsteht die klassische Win-win-Situation, d.h. der sich beschwerende Patient bemerkt auf einmal, dass seine Angriffe die falsche Person treffen. Oft zeigt er dann Einsicht, wird ruhiger und nicht selten entschuldigt er sich anschließend für die Eskapade. Würden Sie stattdessen auch laut werden und Schimpftiraden über die „undankbaren Patienten“ äußern, beschleunigt sich die Eskalation von Aggressionen. Dann gibt es auf beiden Seiten keine Gewinner mehr. Manchmal ist es nur Eitelkeit, die verärgerte Patienten dazu treibt, die in ihren Augen entdeckten Missstände Journalisten zu stecken, per Leserbrief zu publizieren oder im Internet zu posten. Im Worst Case entwickelt sich eine Eskalationsspirale mit Schlagzeilen, Reportern und Fernsehteams vor Ihrer Eingangstür (Steinke 2014, S. 80). Dazu ein Ausschnitt aus der Tagespresse:

„Der weiße Kittel schützt schon lange nicht mehr“, sagt Günter Niklewski, Chefarzt am Klinikum Nürnberg. Weil hier die Fälle von Gewalt immer mehr zunahmen, hat das Krankenhaus einen ungewöhnlichen Schritt gewagt: Seit kurzem sind private Sicherheitsleute in den besonders betroffenen Abteilungen präsent. Vor einem halben Jahr schlug im Klinikum ein Patient eine Oberärztin krankenhausreif. „Die Situation war haarscharf“, berichtet Niklewski. Und der Mann habe lediglich Schlafstörungen gehabt, sei also kein psychiatrischer Patient gewesen, betont der Mediziner. „Denn damit können wir umgehen.“ Ärzte und Pfleger, die täglich mit psychisch kranken Menschen zu tun hätten, seien speziell geschult und wüssten, wie sie sich verhalten müssen. „Worüber wir sprechen, ist die allgemeine Verrohung“, sagt Niklewski. [...] Ein weiterer Faktor, an dem sich immer häufiger Gewalt entzündet: lange Wartezeiten in der Notaufnahme. Viele hätten kein Verständnis dafür, dass eilige Fälle schneller verarztet werden und weniger dringliche auch mal warten müssen, sagt Personalvorstand Peter Schuh ...“ (Simon 2015).

In einer Arztpraxis wird im Allgemeinen der Arzt leichter als Autorität anerkannt, gegen den sich Patienten nicht so leicht auflehnen. Bevor die Sache eskaliert, kann durch Hinzuziehen des Chefs, seine professionelle Anbahnung von Bezugskontakt zum Beschwerdeführer und seine entsprechenden beruhigenden Worte, Schaden abgewendet werden. Zudem sehen viele Patienten die MFA in der Verantwortung für Verzögerungen der Terminplanung und wenden sich an die (aus ihrer Perspektive) „richtige Adresse“ (Bertram 1999, S. 116). Ganz im Gegensatz zum stationären Setting; hier wurden zwar auch die Pflegenden bei Verzögerungen angeraunzt, aber häufig entschuldigten sich die Beschwerdeführer hinterher mit dem Satz, dass sie leider die Unschuldigen angegriffen hätten (Quernheim 2013, S. 151).

11.1.7 Wer hat Schuld?

Kommen wir hier zur „Schuldfrage“. Die meisten Kunden möchten zwar wissen, warum es zur Verzögerung kommt, aber vielen ist es egal, wer an der Verzögerung Schuld hat. Er ist wegen seines Termins in Praxis oder Klinik und hat bis zu diesem Moment immer noch die Erwartung, dass es zur angekündigten Zeit losgeht. Auch wenn Sie ihm nun ausführlich erklären, welche EDV-Fehler oder sonstigen Koordinierungsfehler ursächlich für die Verzögerung oder Annullierung sind – er ist enttäuscht, weil er an das Eintreten des Termins glaubte und hat darüber hinaus kein Interesse, von Ihren internen Problemen zu hören. Er will schnellstmöglich Sicherheit erfahren und wissen, wann er nun definitiv dran kommt. Wie wir gesehen haben, gehört zu einem guten Informationsmanagement auch das Benennen der Ursachen – aber es ist nicht empfehlenswert, vor dem Patienten jetzt mit Schuldzuweisungen konkrete andere Mitarbeiter zu bezichtigen, z. B. *„Da können wir nichts für, dass die Sekretärin den Termin nicht eingegeben hat.“*

11.1.8 Die gute Lösung

Wie wir oben gesehen haben, sind Kunden, die sich beschweren, an einer Partnerschaft interessiert. Wenn diese abschließend mit der Bearbeitung der Beschwerde zufrieden sind, fühlen sie sich mit Ihrer Einrichtung enger verbunden als vor der Beschwerde. Das ist zwar ein Paradox, wird aber vielfach in der psychologischen und betriebswirtschaftlichen Literatur bestätigt (Gouthier 2013, Nerdinger 2003).

Gesundheitseinrichtungen können daher Patienten-Kunden gerade in Beschwerdesituationen durch ein schnelles und unkompliziertes Vorgehen begeistern (Gouthier 2013, S. 12). Wichtig ist, dass der Betroffene das Handeln als bewusst durchgeführte Reaktion des Unternehmens aufgrund seiner Beschwerde empfindet und nicht als zufälliges Resultat. Besonders positiv wird es vom Kunden wahrgenommen, wenn er die Reaktion der Klinik/Praxis oder des Mitarbeiters als individuelle Verhaltensweisen und nicht als standardisierte Reaktion erlebt (a.o.O., S. 12).

Reaktionsmöglichkeiten bei Beschwerden
- Persönliches Gespräch
- Nachbesserung
- Kleine Aufmerksamkeit
- Präsent
- Gutschein
- Entschuldigungsschreiben
- Bei extrem langen Verspätungen erhält der Patient eine handgeschriebene Karte der höchsten Führungskraft mit einem Satz der Entschuldigung
- Oder er erhält vor dem Verlassen eine handgeschriebene Karte mit *„Wir freuen uns auf Ihren nächsten Besuch“*
- Individueller Blumenstrauß.

11.1.9 Welche Botschaften senden?

Wie schon erwähnt, lautet das erste Signal auf die eingehende Beschwerde: *„Wir kümmern uns.“* Beschwerdeführer „lieben“ nicht gehaltene Versprechungen, denn diese sind Grundlage für spätere bissige Kommentare und Negativpropaganda. Darum transportiert eine gute erste Botschaft die folgenden Inhalte:

- *„Wir haben Ihre Beschwerde zur Kenntnis genommen. Sie haben mit Ihrer Wahrnehmung Recht und das bedeutet, dass unser Warnsystem funktioniert.“*
- *„Wir danken Ihnen für Ihre konstruktive Kritik. Wir sind ein Unternehmen, das auf Beschwerden unserer Patienten reagiert und sein Handeln entsprechend einstellt.“* (Steinke 2014, S. 87)

Zielsetzung ist das schnelle Überstehen dieser Beschwerdesituation ohne nachhaltige negative Auswirkungen und möglichst baldige Wiederaufnahme der regulären Geschäftsprozesse. Damit gelingt es, die Beschwerde aus dem kollektiven Gedächtnis des betreffenden Patienten oder des ganzen Wartezimmers mitsamt der Angehörigen verschwinden zu lassen. Dabei ist Ihre schärfste Waffe: Die Wahrheit (Steinke 2014, S. 89). Empfehlenswerter Weise könnten Sie gemeinsam im Team einige Botschaften zusammenstellen, die die häufigsten Anlässe von Beschwerden betreffen.
Dazu gehören:

Beschwerde über die lange Wartezeit

„Sie haben Recht. Von uns erhielten Sie einen Termin um 11:00 Uhr. Als Sie pünktlich kamen, sah es auch noch so aus, dass Sie gegen 11.15 Uhr behandelt werden. Dann aber hat sich hier X ereignet (Verweis auf X). Das war auch der Grund, dass wir Ihnen zwischenzeitlich keine Recalls anbieten konnten. Bitte entschuldigen Sie unser Verhalten. Wahrscheinlich werden Sie in zehn Minuten aufgerufen.“

Beschwerde, dass andere Patienten die später eingetreten sind, bereits aufgerufen wurden

„Diese Patientin hat eine wiederkehrende Behandlung, die durch unsere MTA ausgeführt wird und an der der Arzt nicht beteiligt ist. Deshalb kann sie

früher aufgerufen werden als Sie, die den Arzt selbst sprechen möchten.“

Beschwerde über die Terminvergabe

„Ja, wir verstehen Ihre Beschwerde. Wir arbeiten daran, unsere Termine besser abzustimmen. Normalerweise gelingt uns das schon ganz gut, aber an diesem Tag leider nicht. Das tut uns aufrichtig leid.“

Beschwerde über Absetzungen oder Terminverlegungen

„Es tut uns sehr leid, Ihren Termin verlegen zu müssen. Heute kam X dazwischen und nun schaffen wir es nicht mehr, alle Patienten bis zum Sprechstundenende dranzunehmen. Wir bieten Ihnen morgen einen Termin an, bei dem wir auf Ihre Wünsche Rücksicht nehmen können.“

Tipps für empfehlenswerte Textbausteine

Äußert der Patient besondere Bedürfnisse, für die Sie im Moment keine personellen oder materiellen Ressourcen haben, sagen Sie nicht: *„Dafür haben wir jetzt keine Zeit!“* Besser klingen Botschaften wie zum Beispiel am Telefon: *„Momentan ist das etwas ungünstig. Für die Klärung Ihres Anliegens benötige ich mehr Zeit. Darf ich Sie bitte später nach Erledigung zurückrufen?“*

Verzichten Sie auf Botschaften wie „Müssen“ und „Sollen“ (s. Kapitel 7.5.9 dieses gilt nun ganz besonders in Beschwerdesituationen). Also bitte nicht: *„Sie müssen dann pünktlich um 14:00 Uhr zur Untersuchung da sein!“* Stattdessen verwenden Sie kundenorientierte Aussagen wie: *„Wir bereiten alles so vor, damit wir pünktlich um 14:00 Uhr mit Ihrer Untersuchung starten können.“*

Nerdinger (2003) berichtet von Studien, die die Kundenperspektive bei Situationen, die nicht zufriedenstellend gelöst wurden, untersuchten. Interessanterweise entscheidet die Reaktion der Mitarbeiterin darüber, ob der Kunde zufrieden oder unzufrieden ist. Entschuldigt sich die Kollegin für den Fehler und bietet Verbesserungen oder Entschädigungen an, so erinnert sich der Kunde später positiv daran. Da es von hoher Wichtigkeit ist, hier noch einmal typische empfehlenswerte und nicht zu empfehlende Formulierungen in der Übersicht (vgl. Tab. 11-1).

11.1.10 Verneinungen vermeiden

Bei verneinenden Auskünften erklären Sie dem Patienten die Verweigerung. Also bitte nicht: *„Unsere Expertin Frau Güls ist jetzt nicht zu sprechen!“*, sondern besser: *„Sie können Frau Güls im Moment nicht sprechen, weil sie in einer Untersuchung ist.“* Verpacken Sie jede Verneinung in eine positive Redewendung, weil Patienten dann freundlicher reagieren: Also nicht: *„Die Oberärztin ist derzeit nicht zu sprechen!“* besser: *„Unsere Oberärztin steht Ihnen heute ab 16:00 Uhr wieder zur Verfügung.“* Statt *„Sie müssen warten“*, verwenden Sie besser:

- *„Bitte gedulden Sie sich noch etwas“*,
- *„Der Eingriff streckt sich noch“*,
- *„Es dauert noch“*,
- *„Die Untersuchung verzögert sich leider“*.

Die von Ihnen zu sendende Botschaft sollte vollständig sein. Also: Wer hat was wann, wo, wie

Empfehlenswerte Formulierungen	Nichtempfehlenswerte Formulierungen
„Ich versuche das jetzt einmal mit Ihren Augen zu sehen.“	*„Das war hier schon immer so.“*
„An Ihrer Stelle wäre ich auch sehr verärgert.“	*„Anderen geht es genauso.“*
„Ich werde mein Bestmögliches für Sie tun.“	*„Geben Sie doch zu, dass ...“*

Tabelle 11-1: Formulierungshilfen

und warum getan? Ihre Geschichte muss gerade für den Laien nachvollziehbar sein. Die Plausibilität, Abgeschlossenheit, Vermittelbarkeit sollte in wenigen Sätzen darstellbar sein. Und Ihr Patient sollte Ihre Ausführungen mittragen können. Prüfen Sie allerdings auch, ob Ihre Botschaften leicht ins Lächerliche gezogen werden könnten (Steinke 2014, S. 89). Verwenden Sie knappe Sätze in möglichst direkter Rede.

- *„Wir arbeiten derzeit mit viel Energie an einer Lösung für unsere Patienten.“*
- *„Wir danken für Ihr Verständnis und bitten alle Anwesenden hier im Wartezimmer um Entschuldigung“.*

11.1.11 Verärgerte Patienten-Kunden separieren

Gestatten Sie verärgerten Patienten-Kunden, wütend und ärgerlich zu sein! Manchmal reagieren diese aufgrund von Angst oder der ungewohnten Situation so explosiv. Solche „Show Downs“ sind für andere Unbeteiligte oft willkommene Abwechslungen vom trivialen Wartealltag. Meist ist es besser, in diesen emotional aufgeladenen Situationen den unzufriedenen von anderen Wartenden zu separieren, damit Sie in einen Nebenraum ohne Publikum seine Emotionen „herunterkühlen“ und sich seiner Anliegen annehmen können. Die meisten Menschen haben die Erfahrung, dass Beschwerden oder Kritik erst dann gehört werden, wenn sie diese mit dramaturgischen Mitteln lauthals oder eben mit starken Emotionen vorgetragen haben. Erst nach einem solchen „Ausbruch“ kann sich der Betroffene beruhigen und klarer denken. Vorher brauchen Sie keine Lösungsmöglichkeiten anbieten, denn er hat den Kopf dafür nicht frei.

Hinter Übertreibungen steht manchmal der Wunsch, dass dann Beschwerden besser und schneller zu Gunsten desjenigen, der das Bedürfnis äußert, geklärt werden. Menschen werden oft erst dann lautstark ärgerlich und „zickig“, wenn sie den Eindruck haben, nicht ernst genommen zu werden. Zeigen Sie darum Verständnis für die emotionale Lage und bringen Sie in dieser Situation zunächst wenige Sachargumente. Halten Sie Blickkontakt und vermindern Sie durch „milde Mimik“ die Aggression des Gegenübers.

Siehe dazu Abbildung 11-2, die die Möglichkeiten darstellt, wie Sie die Stimmung des wartenden Patienten-Kunden wieder aufbauen können.

11.1.12 Zuerst die gute oder die schlechte Nachricht?

Nach einer Studie von Legg und Sweeny (2014) wählen die meisten Probanden, dass ihnen erst die schlechten Nachrichten überbracht werden. Denn anschließend kann es für sie ja nur noch besser werden. Wer zuerst negatives Feedback und dann positives hört, ist besser gelaunt und zuversichtlicher als jemand, der die Informatio-

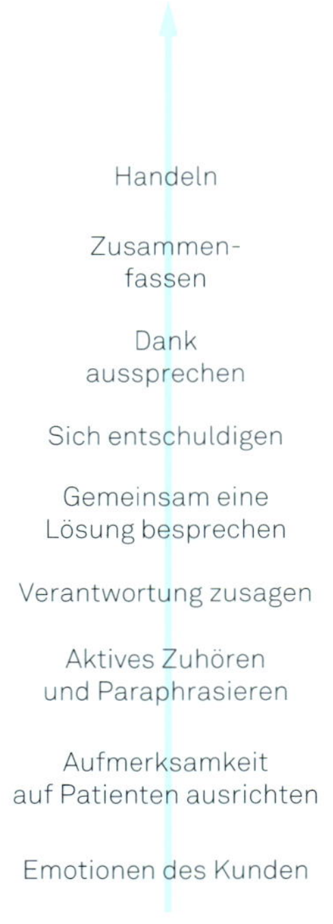
Handeln
Zusammen-fassen
Dank aussprechen
Sich entschuldigen
Gemeinsam eine Lösung besprechen
Verantwortung zusagen
Aktives Zuhören und Paraphrasieren
Aufmerksamkeit auf Patienten ausrichten
Emotionen des Kunden

Abbildung 11-2: Chronologie und Möglichkeiten

nen in umgekehrter Reihenfolge erhält. Im Beratungssetting kann es umgedreht erfolgreicher sein, denn wer andere zu Veränderungen bewegen und ihre Offenheit für Rückmeldungen fördern will, beginnt besser mit der guten Nachricht.

Wenn Sie es schaffen, auch anspruchsvolle Patienten-Kunden zu überzeugen, müssen Sie sich um die wirtschaftliche Zukunft Ihres Arbeitsplatzes nicht mehr sorgen. Dies gilt insbesondere für die Privatpatienten der Einrichtung! Die Grundregel lautet: Erst wenn der Patient zu Ihnen sagt, dass er zufrieden ist – können die Mitarbeiter es auch sein. Keinesfalls gilt diese Regel umgedreht.

11.2 Beschwerden von Angehörigen

Ihr Team sollte sich angewöhnen, Familienmitglieder und enge Freunde von Patienten nicht als Bittsteller zu sehen, sondern in der Regel als diejenigen, die ein umfangreiches Expertenwissen besitzen, von dem Sie profitieren können. Angehörige können als hilfreiche Ergänzung gerade bei umfassenden Pflegesituationen angesehen und integriert werden.

Der Pflegefachmann Thomas ärgerte sich früher im Klinikum über die in seinen Augen nörgelnden Angehörigen der Patienten-Kunden. Nachdem er sich nun bewusst geworden ist, welche Bedürfnisse in einem Fall eine Tochter einer Patientin haben könnte, entdeckte er ihre dahinter versteckt liegenden Ängste (dass nämlich ihre Mutter immer zu lange auf das Essen warten müsse und damit nicht gut bzw. ausreichend versorgt werde). Thomas arrangierte ein Gespräch mit dieser Tochter und entkräftete dabei ihre unbewussten Befürchtungen, indem er ihr präzise die Abläufe der Speisenausgabe bei ihrer Mutter schilderte. Seither verbesserte sich das Verhältnis augenblicklich. Heute sieht Thomas jeden Nörgler als einen Trainingspartner an. Thomas will diesen nicht bekämpfen und fühlt sich auch nicht persönlich angegriffen, sondern bemüht sich gemeinsam mit ihm oder für ihn eine akzeptable Lösung finden.

11.3 Beschwerde-Eigentümer

Wer als Mitarbeiter erstmalig eine Beschwerde entgegen nimmt, ist der sogenannte „Complaint owner“ (Beschwerdeeigentümer bzw. -verantwortlicher); dabei gibt es keine Ausreden von Nichtzuständigkeit oder Ähnlichem. Also bitte nicht: *„Dafür bin ich hier nicht zuständig, da kann ich Ihnen nichts zu sagen“*, sondern besser *„Das kläre ich gerne für Sie!“* Um angemessen und souverän auf Beschwerden reagieren zu können, sind die nachfolgenden Kompetenzen für das Team Voraussetzung:

- Das fachliche Wissen, um eine Reklamation oder einen angeblichen Fehler richtig einschätzen zu können.
- Soziale und kommunikative Kompetenz, um sich gegebenenfalls zu distanzieren und die Reaktion des Kunden nicht persönlich aufzufassen und
- Teamgeist, um sich in schwierigen Situationen auf die Rückendeckung eines kollegialen Teams verlassen zu können.

Sobald die Beschwerde geäußert und entgegen genommen wurde (egal ob mündlich oder schriftlich), übernimmt der Mitarbeiter wie ein guter Anwalt die Verantwortung für eine zuverlässige Lenkung der Kritik und für ein erfolgreiches Beschwerdemanagement. Sofern es seinen Kompetenzbereich betrifft und er dazu in der Lage ist, sorgt er für eine unmittelbare Problemlösung. Sind andere Mitarbeitende für die Problembewältigung zuständig, so leitet er die Beschwerde an fach- und entscheidungskompetente Personen weiter. Sein „Eigentum an der Beschwerde“, also seine Verantwortung, endet erst mit der erfolgreichen Problemlösung bzw.

mit der Sicherstellung des Bearbeitungsprozesses durch einen nächsten „Complaint owner" (z.B. Teamleiter). Auch im Fall einer Weiterleitung der Beschwerde informieren die neuen „Beschwerdeeigentümer" den ursprünglich Verantwortlichen über den Stand der Dinge. Eine Leitlinie im Umgang mit Beschwerden sollte einrichtungsspezifisch festgelegt sein.

11.3.1 Checkliste Beschwerde

Zusammenfassend eine Ablaufliste für den Umgang mit Beschwerden

1. Zuhören ohne zu unterbrechen, damit sich der angefüllte Sack an Aggressionen und Ärger entleeren kann. (Aktivieren Sie dabei Ihren Neoprenanzug s. Kap. 11.7.1).
2. Nutzen Sie das soziale Grunzen: *„aha"*, *„wirklich?"*, *„stimmt"* und umschreiben Sie das Gehörte mit Ihren eigenen Worten. Dadurch erfährt der Beschwerende, dass Sie ihn wirklich verstanden haben.
3. Verzichten Sie auf Bewertungen wie, *„Ja, das ist ja wirklich schrecklich ..."*
4. Entschuldigen Sie sich nicht überstürzt.
5. Grenzen Sie den Grund der Beschwerde näher ein.
6. Je nach Ursache haben Sie verschiedene Möglichkeiten:
   - Fehler lag beim Patienten-Kunden:
     - Erläutern Sie ihm freundlich und höflich, warum es zu der Angelegenheit gekommen ist.
   - Sind Sie selbst für den Fehler verantwortlich, so entschuldigen Sie sich umgehend und glaubwürdig.
     - Dem Patienten-Kunden ist es egal, ob und wer schuldig an der Ursache seiner Beschwerde ist, denn es bringt ihm selten eine Lösung. In dieser Phase entschuldigen sich Mitarbeiter im Namen der Einrichtung beim Patienten-Kunden.
   - Ist **jemand aus Ihrer Abteilung** Ursache eines Fehlers, so entschuldigen Sie sich bitte auch stellvertretend dafür und klären Sie es später mit den Verursachern.
7. Lösungen anbieten.
   - Fragen Sie ihn auch nach seinen Ideen, wie das Problem behoben werden kann.
8. Abschließend nimmt der Patienten-Kunde die Lösung an oder er lehnt sie ab. Bei letzterem besteht Eskalationsgefahr.
9. Schriftlich festhalten.
   - Dokumentieren Sie den Vorfall, damit Beschwerden interdisziplinär analysiert, ausgewertet und Verbesserungen angegangen werden können.
   - Diese Informationen münden schließlich in den kontinuierlichen Verbesserungsprozess des Unternehmens, welcher wiederum Bestandteil des Qualitätsmanagements ist.

11.4 Konfliktmanagement oder Patienten vor die Türe setzen?

Ein Konflikt ist eine schwierige Situation, in der unterschiedliche Interessen, Forderungen oder Meinungen aufeinander treffen. Konflikte entstehen, wenn Beschwerden nicht optimal gelöst werden. Ursache ist meist, dass Interessen oder Wertvorstellungen von Patienten-Kunden und Mitarbeitenden unvereinbar erscheinen. War das Beschwerdemanagement nicht erfolgreich, reduziert sich auf beiden Seiten die Zuwendung und zuweilen kommt es zu hochnäsigem Desinteresse. Natürlich gibt es von Patientenseite oft eine hohe Anspruchshaltung. Manche fordern das Unmögliche und reagieren bei Ausbleiben des Wunsches schnell mit Vorwürfen. In jeder Konfliktsituation muss es das Ziel sein, eine Win-Win-Situation herzustellen. Denn es kommt nun nicht mehr darauf an, selbst im Recht zu bleiben, sondern das Vertrauen des

Patienten in die Fähigkeiten der Mitarbeiter wieder zu stärken.

11.4.1 „Schwierige Patienten"

Als typisch „schwierige Patienten" gelten Menschen mit Hypochondrien und funktionellen/somatoformen Beschwerden. Nicht selten beeinträchtigen sie den reibungslosen Klinik- oder Praxisablauf, indem sie häufig länger als üblich im Arztzimmer bleiben, was wiederum zu längeren Wartezeiten für andere Patienten führt.

Sie beschweren sich zum Beispiel über die ihrer Meinung nach nicht ausreichende Behandlung des Arztes bei der Mitarbeiterin. Sie klagen über das Essen, das Raumklima, die Mitpatienten u.v.a.m. Hier empfiehlt es sich, der Antipathiefalle zu entgehen und bewusst Empathie einzusetzen. Betreten Sie die mentale Insel des anderen – also versetzen Sie sich in Ihr Gegenüber, statt sofort eine (negative) Bewertung vorzunehmen. Hören Sie solchen Patienten bewusst zu, zeigen Sie Interesse am Kern der Beschwerde und reagieren Sie freundlich.

11.4.2 Lösungsprinzip in vier Schritten

Konfliktlösung nach einem leicht zu erlernenden und verständlichen Prinzip wie der gewaltfreien Kommunikation (Rosenberg 2002) orientiert sich an vier Handlungsschritten:

- **Beobachtung ohne Bewertung ausdrücken**
  „Wenn Sie unruhig und nervös im Raum auf und ab laufen, während Sie hier warten ..."

Wichtig: Wörter wie *„immer"*, *„dauernd"*, *„oft"*, *„ständig"* vermeiden. Beziehen Sie sich ausschließlich auf diese eine konkrete Situation, nicht auf ggf. bereits ähnliche vorangegangene.

- **Gefühle ausdrücken**
  „... bin ich unsicher"

Benutzen Sie keine Begriffe, die eine Bewertung des Empfängers ausdrücken, z.B. *„genervt"* oder *„fühle ich mich gestört ..."*

- **Eigene Bedürfnisse ausdrücken**
  „... weil ich nicht weiß, ob Sie damit eine Ungeduld über das Warten oder Schmerzen ausdrücken."

Negative Gefühle entstehen, wenn Ihre Bedürfnisse nicht erfüllt sind und nicht, weil Ihr Gegenüber sich so oder so verhält. Also nicht: *„Ich ärgere mich, weil Sie ..."*, sondern *„Ich bin ärgerlich, weil ich ... brauche"*!

- **Eine Bitte formulieren**
  „Ich bitte Sie, mir zu sagen, wie es Ihnen gerade (mit dem Warten) geht."

Die Bitte ist eine Überbrückung, um die Kommunikation mit dem Empfänger auf wohlwollende Weise wieder aufzunehmen. Wichtig: Eine Bitte ist keine Forderung! Niemand sollte genötigt werden, Ihre Bedürfnisse zu erfüllen.

11.4.3 Das sollten Sie sich gefallen lassen

Bei Ihnen, dem Leser, könnte jetzt der Eindruck entstanden sein, dass es ganz schön herausfordernd sein kann, Beschwerden professionell zu begegnen und all diese Tipps zu verinnerlichen. Das stimmt – und die anderen Dienstleistungsberufe (Hotel, Gastronomie und Reisebranche) lernen dies bereits viel früher in der Berufsschule und im Betrieb, im Gesundheitswesen hingegen bislang kaum. Einige Mitarbeiter sind aufgrund ihrer „guten Erziehung" optimal aufgestellt, aber darauf hat ein (jugendlicher) Mensch selbst nur wenig Einfluss. Viel eher lernen wir in solchen Situationen durch Versuch und Irrtum.

Nehmen wir uns an den Verkaufs- und Hotelprofis ein Beispiel und betrachten, was sich solche Kollegen „von schwierigen Kunden" gefallen lassen. In Dienstleistungsberufen gibt es klare

Regeln zum „Erdulden", um auch schwierige Kunden zu halten und nicht zu verärgern. Übertragen auf unser Setting rechnen Sie damit, dass:

- Ihre Meinung nicht (immer) von Anderen geteilt wird.
- Patienten-Kunden zum Teil Banales erzählen wollen („Smalltalk") und geduldige Zuhörer brauchen. Nach Ihrer Meinung oder Befindlichkeit wird dabei kaum gefragt. Was denken Sie, wie viel sich Ihre Friseurin den ganzen Tag anhören muss?
- Ein einzelner Patienten-Kunde einen Kommentar zu etwas Allgemeinem wie Wetter, Politik usw. abgibt. In vielen Ambulanzen und Praxen hören Sie dieses in der gleichen Dienstschicht immer und immer wieder. Das ist alltäglich. In allen Berufen mit Kundenkontakt hören Mitarbeiter die gleichen Anmerkungen X-mal am Tag.
- Patienten-Kunden Leistungen erhalten und selbstverständlich annehmen, ohne sich zu bedanken. Klar wäre es schön, wenn mein Engagement von Patienten-Kunden gewürdigt würde und ich einen Dank bekäme. Aber diese Erwartung ist unrealistisch. Auch Führungskräfte oder Kolleg/innen bedanken sich nicht immer.
- Diverse Patienten-Kunden auf *„Bitte"* oder *„Danke"* verzichten. Solche „Zauberwörter" mögen zwar in Kindergarten und Schulen eingefordert werden können, im Umgang mit erwachsenen und erkrankten Patienten-Kunden besteht kein Anspruch darauf.
- Patienten-Kunden merkwürdige Ansichten äußern, viele, zum Teil wiederholte Fragen stellen und unlogische Verhaltensweisen an den Tag legen. In solchen Fällen denken Sie sich Ihren Teil. Trotzdem hat auch dieser Patienten-Kunde ein Recht so zu sein, wie er ist.
- Patienten-Kunden die Freiheit haben zu machen, was sie wollen. Als kundenorientierter Mitarbeiter akzeptieren Sie das.
- Patienten-Kunden sich nicht immer im vollendeten Stil verhalten, sondern unter Umständen diverse Unfreundlichkeiten äußern oder Grußformeln wie „Guten Tag" nicht verwenden. Dies ist kein Anlass, wütend oder beleidigt zu sein, stattdessen betrachten Sie solche Situationen mit Gelassenheit. Denn Sie können andere Menschen nicht ändern.
- Patienten Ärger, den sie gegenüber Ihrer Einrichtung haben, als erstes Ihnen gegenüber äußern. Und Sie hören den Beschwerden geduldig zu.
- Patienten eigene Meinungen äußern, die mit Ihren persönlichen Ansichten nicht deckungsgleich sind. Ihr Gegenüber hat ein Recht auf seine Sichtweise der Welt und solange er sich in seinen Verhaltensweisen an die „Spielregeln" hält, bekommt er bei Ihnen die gleichen Leistungen wie jeder andere Patienten-Kunde auch.

Dies bedarf einer professionellen Toleranz (Duldsamkeit). Jedes Unternehmen sollte die einzelnen Punkte der „professionellen Toleranz" diskutieren, ggf. reduzieren, erweitern oder einschränken und das Resultat als verbindliche Vorgabe beschließen. Ab diesem Moment haben sich alle Mitarbeiter daran zu halten.

Glücklicherweise gibt es viele freundliche und nette Patienten-Kunden, die einen in eine positive Stimmung bringen, die sich bedanken oder sogar kleine Geschenke mitbringen oder etwas für die Kaffeekasse spendieren. Lernen Sie den Dank zu akzeptieren, anstatt es abzutun. Denn wenn diese Arbeit nach eigener Auskunft des Dienstleisters *„gar nicht der Rede wert ist"*, dann könnte der Patienten-Kunde daraus folgern, dass z. B. Pflege nichts Besonderes sei.

11.4.4 So schützen Sie sich vor Anmaßungen

Anmaßend oder unangemessen sind solche Situationen, in denen aufgrund der äußeren Umstände oder nicht zu akzeptierender Verhaltensweisen von Patienten-Kunden keine Kundenorientierung im Sinne einer Beschwerdeannahme stattfindet. Hier geht es darum, sich an den vorher festgelegten Werten und Grundsätzen eines Unternehmens zu orientieren. In solchen Fällen konzentrieren Sie sich bewusst auf den Schutz Ihrer Person und Ihrer Einrichtung. Im Kap. 12.1.4 werden die ethischen Richtlinien dazu vorgestellt.

11.4.5 Das verbitte ich mir

Wenn es gerechtfertigt und nachvollziehbar ist, darf man auch zu einem Patienten-Kunden „*Nein*“ sagen! Besser ein ehrliches „*Nein*“ als ein verlogenes „*Ja*“. Es gibt Dinge, die darf und muss man nicht akzeptieren.

Dazu gehören:

- **tätliche Angriffe**, die durch körperliche Berührung eingeleitet werden,
- **verbale Angriffe**, durch Beleidigungen und Begriffe wie „Arschloch, Idiot, Fotze, Pisser, Hure usw.[19]“, aber auch ehrverletzende Unterstellungen oder Verleumdungen,
- **Verhalten, das den Normen zwischenmenschlichen Umgangs zuwider läuft**, z. B. Patienten-Kunde zum Pfleger: „*Mach mein Bett, Du Idiot!*“
- **sexuelle Anspielungen und Übergriffe**, egal ob durch nonverbale, verbale und körperliche Verhaltensweisen,
- **ungerechtfertigte Beschwerden bei Vorgesetzen**, z. B. Verdrehung von Tatsachen (vgl. Quernheim 2010, S. 112).

Prinzipiell müssen bestimmte Grenzen körperlicher Art und Umgangsformen von beiden Seiten gewahrt werden, sonst drohen sowohl Patienten-Kunden als auch Mitarbeitern Konsequenzen. Es muss Patienten-Kunden klar gemacht werden, dass sie unangemessene Erwartungen haben bzw. mit ihrem Verhalten Grenzen überschritten haben. Hier muss die Geschäftsführung voll hinter den Mitarbeitern stehen. Dazu sind verbindliche Regeln notwendig:

- An welcher Stelle darf ein Mitarbeiter den Kontakt abbrechen?
- Welches Verhalten von Patienten-Kunden darf der Mitarbeiter in welcher Form verbal in die Schranken weisen?
- Unter welchen Umständen sollte ein Patienten-Kunde an einen Kollegen verwiesen werden?

Der Vorteil solcher dokumentierter Normen besteht darin, dass Mitarbeiter dadurch ihr Gefühl der Selbstwirksamkeit stärken; dies hat weniger Ohnmachtsgefühle zur Folge und die Mitarbeiter können die Situation besser kontrollieren.

11.4.6 Sanktionen bei Grenzüberschreitungen

Grenzüberschreitungen wird es trotz aller Regeln immer wieder geben. Mitarbeiter anderer Dienstleistungsberufe, z. B. in Hotel oder Verkauf, können unter Umständen deutlichere Grenzen setzen: Wenn dort Kunden unverschämt werden oder sich nicht an Regeln oder Absprachen halten, wird die Zusammenarbeit aufgekündigt. Das können Sie mit Patienten-Kunden nicht so einfach machen.

Im Gesundheitswesen können Sie sich Ihre Patienten-Kunden kaum aussuchen. Es gibt ge-

---

19 Laut Aussagen meiner Seminarteilnehmer wurden diese Ausdrücke tatsächlich in Notaufnahmen gegenüber Mitarbeitenden verwendet.

setzliche Verpflichtungen zur Behandlung und Sie haben oftmals einen Versorgungsauftrag. Eine einseitige Vertragskündigung zwischen Patienten und Arzt darf laut Rechtsprechung des Bundessozialgerichts nur in bestimmten, sehr eingegrenzten Situationen vorgenommen werden, z. B. bei einem gestörten Vertrauensverhältnis oder bei Überlastung des Arztes durch eine Überzahl an Patienten (Az.: B6 KA 54/000 R). Patienten-Kunden, die sich vorsätzlich nicht an Hausordnungen und Normen halten, darf nach dieser obersten Rechtsprechung in solchen Fällen einseitig der Behandlungsvertrag gekündigt werden (Quernheim 2010, S. 113).

11.5 Gewalttätige Patienten in der Notaufnahme

Nirgendwo anders tritt so viel Gewalt auf wie in Notaufnahmen. Ohlbrecht et al. (2009, S. 9) fassen den internationalen Forschungsstand zusammen und berichten, dass für die USA 98 Prozent der in der Notaufnahme tätigen Pflegenden innerhalb von sechs Monaten verbale und 67 Prozent physische Gewalt erfahren haben. Für Kanada belegt eine Studie, dass 84 Prozent der Befragten mindestens einmal pro Schicht Zeuge von verbalen Beschimpfungen und 90 Prozent mindestens einmal pro Woche selbst Opfer verbaler Gewalt waren. Zu Australien wird ausgeführt, dass es im Durchschnitt fünfmal pro Woche zu Gewalterfahrungen in einer Notaufnahme gekommen ist (a. a. O.). Liegt es möglicherweise an dem besonderen Klientel von Patienten, die in der Notaufnahme warten müssen? Dazu gehören nicht krankenversicherte Patienten wie Wohnungslose, Asylbewerber, Menschen die aufgrund sprachlicher Verständigungsprobleme ohne Hausarzt sind oder Menschen, die zu Hause zu lange gewartet haben, bis sie eine medizinisch-pflegerische Einrichtung aufsuchen. Ohlbrecht et al. kommen zum Schluss, dass es dabei keine Rolle spiele, ob ein Notfall im medizinischen Sinne vorliege; entscheidend sei die subjektive Einschätzung der Patienten bzw. seiner Angehörigen. In der Untersuchung klassifizieren die Autoren, welche Patienten in der Notaufnahme gewalttätig reagieren. Dazu gehören Patienten im Schockzustand, mit großen Schmerzen, ungeduldige, ängstliche und irritierte Patienten. Aber auch Angehörige, die besorgt sind und sich nicht ausreichend informiert fühlen und alkoholisierte Patienten, die der deutschen Sprache nicht oder nicht ausreichend mächtig sind. Ursächlich begünstigten Alkoholkonsum und lange Wartezeiten dort aggressives Verhalten (Innes et al. 2015; Ohlbrecht et al. 2009), ebenso Gefühle der Ungleichbehandlung und Übermüdung der Wartenden (a. a. O., S. 10).

11.5.1 Wie gehen Sie vor?

In einer Notaufnahme ist noch mehr auf Ängste, Schmerzen und das Kontrollbedürfnis der Patienten und Angehörigen einzugehen als in anderen Wartezonen. Meist haben Wartende gerade dort keine oder nur wenige und oft schlechte Vorerfahrungen, darum sind sie auf die Hilfestellung der Mitarbeitenden angewiesen. Die Regeln der Triage und die Hausordnung sind unbedingt transparent zu erklären und in den notwendigen Fremdsprachen der Patienten, die dort behandelt werden, sichtbar zu machen und durchzusetzen (s. Kapitel 7.4.1). Ein verbessertes Informationsmanagement der Patienten und Angehörigen in den Aufnahmebereichen erklärt dabei verständlich die Abläufe und das Reglement. Personalsparend bieten sich dafür kleine Infofilme auf Monitoren an, auf denen sich der Wartende zusätzlich die jeweils passende Sprache wählen kann.

Individuelle deeskalierende Handlungsmöglichkeiten des Personals, angefangen von verbaler Beruhigung über Medikamentengabe bis hin zur Fixierung, werden mithilfe von Trainingsmaßnahmen für die Mitarbeitenden angeboten und immer wieder aktualisiert. Dazu gehört ein wirksames Konfliktmanagement, um Gewaltpotenziale in der Notaufnahme zu begrenzen. Die Einrichtung sollte Angebote zur Nachbearbeitung von Gewalt- und anderen Grenzerfahrungen, etwa durch interne Psychologen/Sozialpädagogen/Supervisoren in der Klinik anbieten. Zudem sollten strukturelle Sicherheitsvorkehrungen wie Metalldetektoren, Sicherheitspersonal, Überwachungskameras usw. vor Ort dazu dienen, bereits im Vorfeld das Gewaltrisiko zu minimieren (Kansagra et al. 2008). Dazu zählt auch die Verbesserung der Organisationsabläufe und -bedingungen mit etwaiger Veränderung der Raumgestaltung inklusive der Wartezonen (Ohlbrecht et al. 2009, S. 11).

11.5.2 Problem in Bezug zum großen Ziel setzen

Setzen Sie sich persönlich und beruflich attraktive Ziele, umso weniger ärgern Sie sich über die alltäglichen Probleme, die Ihnen im Vergleich zum „großen Ganzen" dann unbedeutender erscheinen. Wenn mich ein Patienten-Kunde oder Kollege beleidigt bzw. kritisiert, werde ich meines Selbstwertgefühls gewahr und setze es in Relation zu meiner übergeordneten Zielsetzung.

Jeder nimmt seine Welt subjektiv wahr. Sie treffen die innere Entscheidung, ob Sie sich bei Stressauslösern weiter ärgern und Ihre negativen Gefühle durch das Fokussieren auf Probleme oder Schwierigkeiten verstärken oder ob Sie Ihre Ziele oder wichtige angenehme Erfahrungen in Bezug zu Ihren beruflichen Herausforderungen setzen.

Vermutlich gibt es noch Bedeutenderes in Ihrem Leben, das Sie beschäftigt oder das Sie erreichen möchten, z.B. eine sichere Existenz, eine sinnvolle berufliche Tätigkeit; dann ist die im Augenblick unangenehme Situation, verglichen mit den wirklich wichtigen Angelegenheiten in Ihrem Leben, möglicherweise nicht überzubewerten.

11.5.3 Zwiebelmodell

Das Zwiebelmodell verhilft dem Anwender zur Fähigkeit Doppeldeutigkeiten (Ambiguitätstoleranz) auszuhalten; weil es Resilienz (Widerstandsfähigkeit), Kritikfähigkeit und Selbstdisziplin stärkt.

Hierzu machen Sie sich zunächst bewusst, welche Ressourcen und Fähigkeiten Sie haben, was für ein Mensch Sie sind:

- In welche Umstände Sie geboren wurden und wie Sie Ihre erste Rolle als Kind Ihrer Eltern oder Erzieher übernommen haben.
- Danach kamen Sie, wie die meisten, in den Kindergarten. Dort stand das Erlernen des Sozialverhaltens im Mittelpunkt und Sie übernahmen erstmals eine bestimmte Rolle außerhalb der Familie.
- Auch in der Schulzeit waren Sie vielleicht in der Rolle des Klassensprechers, Klassenclowns oder Sie gehörten zu den stillen oder präsenten Schülern. Auf jeden Fall hatten Sie auch dort eine bestimmte Rolle.
- Diese unterschied sich oft von der Rolle in Ihrer Peergroup, d.h. innerhalb Ihrer gleichaltrigen jugendlichen Freunde, die Sie hatten und mit der Sie in die Welt des Erwachsenwerdens starteten.
- Auch unterscheidet sich Ihre Rolle in der Berufsausbildung vielleicht von derjenigen, die Sie in Ihrer heutigen beruflichen Situation innehaben.

Wenn Ihnen nun ein verärgerter Patienten-Kunde begegnet, der aufgrund einer Verzögerung so sehr von den Fehlleistungen Ihrer Einrichtung ge- und betroffen ist, bombardiert er Sie vielleicht lauthals mit Kritik. Persönlich sind Sie wahrscheinlich noch nicht einmal Ursache seines Ärgers. Der professionelle Mitarbeiter schafft unmittelbar eine innere Distanz zu den Inhalten und der Art der Äußerung, relativiert sie und denkt sich:

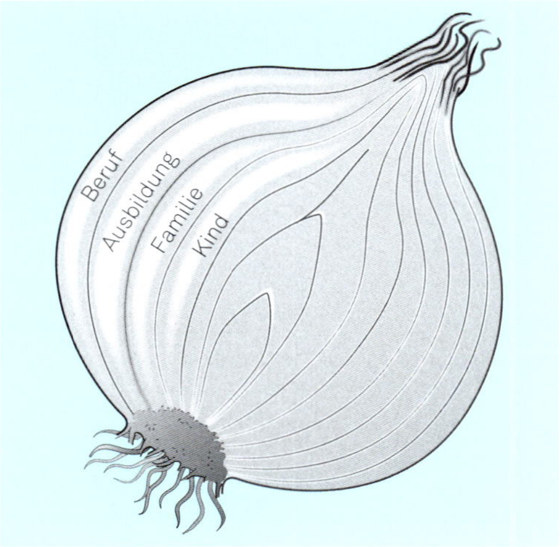

Abbildung 11-3: Zwiebelmodell

„Einerseits scheint er Recht zu haben, und ich repräsentiere jetzt hier meine Einrichtung und nehme die Beschwerde an. Außerdem finde ich interessant, was er wahrgenommen und mir mitzuteilen hat, auch wenn es in etwas unangemessener Lautstärke ankommt.

Aber andererseits meint er mich persönlich ja überhaupt nicht. Meine Dienstkleidung, mein Namensschild mit dem Logo, meine Berufserfahrung und meine verschiedenen Rollen schützen mich wie die Schalen einer Zwiebel. Wäre ich heute im Urlaub oder hätte frei, so bekäme ein anderer diese Kritik ab. Also reagiere ich professionell und verhalte mich gemäß den Leitlinien!“

11.5.4 Resilienz

Menschen mit hoher Resilienz (psychischer Widerstandsfähigkeit) sind meist ausgeprägte Optimisten, sie konzentrieren sich auf Lösungen statt auf die Probleme und akzeptieren berufliche und private Krisenereignisse eher in dem Sinne, dass sie nicht versuchen, sich innerlich dagegen zu wehren, sondern damit klar zu kommen. Durchaus sinnvoll ist manchmal die Verwendung des Satzes: „Der Mensch hat zwei Ohren, damit Angriffe auf der einen Seite zwar rein – aber in manchen Fällen ohne Reaktion auf der anderen Seite wieder herausploppen.“ Dabei stellen sie salopp ausgedrückt Ihre Ohren auf Durchzug: „Das geht da rein und da wieder raus!“ und sie bleiben nicht nur freundlich, sondern regen sich auch wegen der Verhaltensweisen anderer nicht auf. Das heißt nicht, dass sie die Beschwerde nicht ernst nehmen, aber vom unangemessenen Ton, in dem sie vorgetragen wird, oder auch von den Übertreibungen, die sie beinhaltet, können sie sich so besser distanzieren.

11.5.5 Gefühle beeinflussen

Durch autosuggestive Gefühlsbeeinflussung, das innere Einstimmen auf eine Situation, entsteht das gewünschte nonverbale Verhalten automatisch. Sie denken sich z. B. „Die Wartezeiten sind heute wieder ausgeprägt bei uns, ich rechne mit Beschwerden und werde sie freundlich aufnehmen. Außerdem werde ich das im nächsten Teamgespräch ansprechen, denn ich könnte mir eine Verbesserung durch Maßnahme X vorstellen.“ Durch körperliche Entspannungstechniken kann innere Ruhe erreicht werden, damit die „unerwünschten“ Gefühle abklingen.

Manche Kundenberufe bringen sich dabei vor dem Kontakt mit dem Kunden in eine entsprechende Stimmung. Berater oder Psychotherapeuten versetzen sich in den oft kurzen Pausen zwischen zwei Klienten in einen gesammelten, entspannten Geisteszustand, damit sie den vorangegangenen Klienten „loslassen“ und sich bereit für einen nächsten Klienten machen können. Ähnlich machen es Profis im Gesundheitswesen: Vor wichtigen Gesprächen mit wartenden Patienten-Kunden, z. B. beim Überbringen von schlechten Nachrichten, zentriert sich der Mitarbeiter mit einem kurzen, bewussten Innehalten auf diese Situation und stimmt sich so auf sein Gegenüber ein.

11.5.6 Positive Absicht

Verinnerlichen Sie sich folgende Einstellungen: Hinter jedem Patientenverhalten steckt eine positive Absicht. Jedes Verhalten hat (-te einmal) seine Berechtigung (nämlich zum Beispiel bei früheren Erfahrungen des jeweiligen Menschen). Mit dieser Einstellung werden manche Probleme des Alltags weitaus einfacher.

Früher ärgerte sich die MFA über den ungeduldigen Patienten, der trotz Grippe-Epidemie heute noch unbedingt einen Termin zur Verordnung von orthopädischen Einlagen haben möchte. Heute denkt sie sich: " *Er wird es in seiner Kindheit nicht anders gelernt haben. Ich bleibe freundlich und gelassen und biete ihm einen für ihn günstigen Termin an. Warum sollte ich mich jetzt noch mit ihm herumärgern?! Ich habe gerade Anderes/Wichtigeres/Besseres zu tun!*"

Tatsächliche Einschränkungen Ihrer oben vorgeschlagenen Reaktionsmöglichkeiten liegen bei extremen Persönlichkeitsmerkmalen vor, z. B. bei suchtkranken oder psychiatrischen Patienten.

11.6 Eskalation unterbinden

Die nachfolgenden Anzeichen einer Eskalation (franz.: Treppe) sollten Sie wachsam werden lassen. Ihr Gegenüber:

- starrt Ihnen drohend in die Augen,
- wiederholt dieselben Satzphrasen,
- schwankt möglicherweise,
- verändert die Stimme in meist hohe oder laute Tonhöhe und Lautstärke,
- sucht aggressiven Streit,
- äußert eine veränderte Wahrnehmung,
- wirkt „geladen".

Sollte Ihr Gegenüber so vor Ihnen stehen, seien Sie wachsam und versuchen Sie, die Situation zu entschärfen.

11.6.1 So gelingt Ihnen die Kontaktaufnahme zum aggressiven Patienten-Kunden

Deeskalationsmaßnahmen verhindern oder verringern Gewalt und Aggression. Empfehlungen dazu sind:

- Sprechen Sie den auffälligen Patienten-Kunden immer mit seinem Namen an.
- Starten und sprechen Sie laut und selbstbewusst und
- wenn er reagiert, wechseln Sie in eine normale Sprechlautstärke.
- Zu den Deeskalationstechniken zählt das leichte Neigen des Kopfes, was bedeutet, dass Sie nicht in „Kampfstellung" (mit hoch erhobenem Kopf) gehen.
- Verzichten Sie auf „Du, bzw. Sie"-Angriffe, sondern verwenden Sie „Wir-Aussagen" wie: „Ich bedaure sehr, wie wir beide hier sprechen."
- Kalibrieren Sie seine Denkweise (=schwingen Sie sich darauf ein) und sein Verhalten und versuchen Sie ihn dort zu erreichen, wo er sich gerade befindet (vgl. Kapitel 7.5.3). Spiegeln Sie, wenn es sinnvoll ist und führen Sie ihn in einen ruhigeren und sachlicheren Zustand.

Wenn der Patienten-Kunde sich mit lauter Stimme äußert, macht es ihn vielleicht noch wütender, wenn Sie selbst dann ganz leise und beruhigend sprechen. Treten Sie selbstbewusst und klar auf. Nutzen Sie eine klare und fragend klingende Betonung, damit er sich erklären kann. Sollte er angreifen, verwenden Sie Aussagen wie: *„Halt – Stopp! Hören Sie sofort damit auf!"* Holen Sie sich weitere Helfer und spielen Sie nicht den Helden.

11.7 Umgang mit aggressiven Patienten-Kunden

Versuchen Sie, aggressives Verhalten von Patienten, Chefs u. a. als Ausdruck von Unsicherheit zu verstehen. Wut, Zorn, Neid und Hass haben etwas mit Furcht und Unsicherheit Ihres Gegenübers zu tun, auch wenn die „Verpackung" zunächst ganz anders erscheint. Darum bedenken Sie: Je häufiger es Ihnen gelingt, nicht „Gleiches mit Gleichem zu vergelten", desto stabiler wird Ihr Selbstwert- und Selbstwirksamkeitsgefühl. Wenn Sie einem „frechen" Patienten-Kunden ebenso aggressiv entgegentreten, ziehen Sie meist den Kürzeren, denn er wird möglicherweise seine Erfahrungen mit Ihnen und Ihrer Einrichtung weiter verbreiten und dabei natürlich nicht berichten, dass er sich selbst auch unkorrekt verhalten hat.

Mitarbeitende sollten allerdings auch angehalten werden, allzu angriffslustige Anrufer unbeirrt abzublocken. Eine Beispielaussage zu einem aggressiven Kunden am Telefon: *„Bitte rufen Sie unsere Klinik wieder an, wenn Sie sich beruhigt haben. Auf Wiederhören."* Eine niederländische Studie von Arik et al. 2012 stellte fest, dass Mitarbeiter gerade nach Anrufen von aggressiven Patienten gedanklich und emotional noch sehr damit beschäftigt und in ihrer Arbeitsleistung eingeschränkt sind.

11.7.1 Deeskalation: Hilfreiche Einstellungen bei Beschwerden und Aggressionen

Die Anteile unseres Gehirns, die bei Angst „heißlaufen", lassen sich durch Selbstvertrauen „herunterkühlen". Dazu sind professionelle Einstellungen notwendig.

Beispielsweise:

- *„Ich kann gut damit leben, wenn ein einzelner Patient mich und meine Tätigkeit ablehnt."*
- *„Es macht mir Freude, mich in Diskussionen gelassen mit Anderen zu messen."*

Thiele (2012) empfiehlt Mitarbeitern, diese Glaubenssätze auch selbst zu verinnerlichen. Infolgedessen verändern Sie neben den Gedanken auch Ihr Erscheinungsbild mitsamt Physiognomie, Mimik und Gestik. Sie reagieren mit Gelassenheit und die Angreifer sehen Ihre Aufregung nicht. Eine praxisnahe Möglichkeit, verbale Attacken von Patienten, Angehörigen, aber auch Vorgesetzen unmittelbar zu entschärfen, besteht darin, emotionale Distanz zu ihnen herzustellen. Dafür lassen sich mentale Bilder eintrainieren. Werden diese häufig aufgerufen, verändert sich das Denken. Schon Marc Aurel meinte: „Auf die Dauer der Zeit nimmt die Seele die Farbe der Gedanken an" (Vöpel 2010). Wenn ich überwiegend negativ denke, z. B. *„Warum werden die Patienten immer nur bei mir pampig? Ich bin OK und die anderen sind alle nicht OK."* – dann wird auch meine gesamte innere Haltung negativ und ich erlebe mich vermehrt in kräftezehrender Verteidigungsposition.

Stattdessen stellen Sie sich selbst in einem unsichtbarer Neoprenanzug vor (Quernheim 2010) mit einer räumlichen Distanz von einer Armeslänge (Thiele 2012, S. 38). Keine unfaire Kritik, kein persönlicher Angriff kann uns da erreichen. Dieser mentale Schutzschild wirkt wie ein Puffer und letztendlich bestimme ich selbst, wer mich ärgern darf. Schon der griechische Philosoph Epiktet lehrte, dass wir niemals andere Menschen ändern können – aber wir können unsere Haltung zu ihnen ändern: *„Und wenn sich der andere vor mir aufregen möchte: bitteschön. Dann soll er es von mir aus tun – ich aber bleibe ruhig und lasse mich nicht von seinem Bluthochdruck anstecken."*

Eine andere nützliche Metapher ist der sogenannte Wutkeller (Nöllke 2009, S. 101). Man stellt sich vor, der Schlagabtausch mit dem Angreifer findet auf zwei Etagen der Klinik oder Praxis statt. Wir arbeiten im Erdgeschoss bzw. in einem der höheren Stockwerke und führen dort ausschließlich Gespräche, die sachgerecht, fair und zielorientiert verlaufen. Wenn ein emotional aufgeladener Patient oder Angehöriger uns angreift, malen wir uns aus, dass dieser in den Keller geht, um dort seinen Gefühlen Luft zu machen. Offenbar benötigt er ein psychologisches Ventil, weil sein denkendes Gehirn gerade blockiert ist. Wir sollten auf keinen Fall zu ihm herabsteigen, sondern auf unserer Etage bleiben. Irgendwann wird er dann schon wieder heraufkommen. Auch diese Methode kann prophylaktisch als Preframing-Technik verwendet werden. Sobald Sie die aufgestauten negativen Gefühle eines Gegenübers registrieren, verwandeln Sie den aktuellen Rahmen der Situation und stellen sich Ihr Stockwerk und einige Meter tiefer den Keller vor, in dem der Aggressive gerade hinabschreitet (oder mit dem Aufzug herunterrast). So können Sie verbale Attacken in die emotionale Leere laufen lassen. Sie bewerten bereits in der Angriffssituation Ihr Gegenüber durch einen Perspektivwechsel anders und setzen die Situation sozusagen in einen neuen Rahmen. Thiele empfiehlt, eine polemische Attacke eines Gegenübers auch als infantile Regression zu deuten (Thiele 2012, S. 80). Weil dieser bestimmte, gesellschaftlich akzeptierte Gesprächsregeln noch nicht gelernt hat, handelt er im Kindheits-Ich und meine deeskalierende Aufgabe besteht nun darin, ihn wieder zu einem sachgerechten Dialog zu bringen, indem er aus dem Erwachsenen-Ich heraus handelt (a.a.O., S. 34). Eine weitere Denkmöglichkeit besteht darin, sich bei den ersten Anzeichen von verbalen Attacken und Angriffen eine Sparrings-, also Trainingssituation vorzustellen. Denken Sie sich: „*Wie schön, jetzt habe ich Gelegenheit, zum Nulltarif meine vor langer Zeit antrainierten Kompetenzen der Deeskalation endlich mal wieder auszuprobieren und zu verbessern!*" Dann stecken Sie wie ein Sportler vermeintliche Tiefschläge besser weg und agieren nicht so verbissen, sondern spielerischer.

11.8 Pflegen und schützen Sie sich selbst

Sorgen Sie gut für sich selbst! Tun Sie sich etwas Gutes! Umgeben Sie sich mit angenehmen Menschen, Pflanzen und Tieren oder gehen Sie hinaus in die Natur. Steigern Sie Ihr körperliches Wohlbefinden durch Selbstpflege, Entspannung, Sport und Wellness. Fokussieren Sie Positives und Erbauendes – lassen Sie Negatives los. Denn sicher kennen Sie das auch: An Tagen, an denen Sie gut ausgeschlafen, voller Freude, gesund und motiviert auf die Arbeit gehen, sind Sie vor Konflikten oder etwaigen Angriffen viel besser geschützt und lassen diese gar nicht so nahe heran – als an Tagen mit Beeinträchtigungen (schlecht geschlafen, erkältet, Sorgen, Stress).

Mitarbeitende, die sich an obigen Empfehlungen orientieren, wissen, was sie sich gefallen lassen und was sie sich verbitten dürfen. Ein Arsenal an persönlichen Schutzmaßnahmen (Bezug zum Ziel, Zwiebelmodell, Resilienz, Gefühlsbeeinflussung, Unterstellung einer positiven Absicht) unterstützen Sie dabei.

11.8.1 Professionelle Frustrationstoleranz

Wir benötigen dazu eine gehörige Portion Frustrationstoleranz. Das heißt immer damit zu rechnen, dass sich Patienten, Ärzte und Kollegen nicht an Absprachen halten werden. In einem solchen Falle müssen Sie sich als Mitarbeiter nicht negativ hineinsteigern, sondern Dinge zunächst so akzeptieren, wie sie sind. In einem späteren, zweiten Schritt sollten Sie gemäß des Kaizen (s. Kapitel 7.6.2) im Team überlegen, ob dieser Umstand oder Fehler zu beheben ist.

Die feste Erwartung eines positiven Feedbacks vom Patienten als ein Wort des Dankes oder einer Anerkennung oder auch nur Verständnis sollten Sie fallen lassen, um nicht enttäuscht zu werden.

> Fühlen Sie sich nicht für alles, was an Ihrer Arbeitsstelle schief läuft, verantwortlich. Achten Sie auf ein ausgewogenes Verhältnis von Engagement und notwendiger Abgrenzung. Pflegen Sie angemessene Ansprüche an sich, Ihre Kollegen, Chefs, die wartenden Patienten mitsamt der Angehörigen und überprüfen Sie diese regelmäßig. Würdigen und wertschätzen Sie all das, was gut läuft und was Ihnen und Ihren Patienten Spaß macht, ganz bewusst (Frick 2015).

Nicht zu empfehlen sind dagegen Gedanken oder Selbstgespräche wie: *„Ziehe ich mir diesen Schuh an – ist das jetzt hier meine Schuld? Es ist doch nicht meine primäre Aufgabe, den Patienten zu bespassen?"*

Verwenden Sie Distanzierungstechniken und lassen Sie Ihrem Gegenüber Zeit zum emotionalen Abreagieren. Denn in der aktuellen Situation repräsentieren Sie die gesamte Einrichtung. Darum bedenken Sie: Der schimpfende und fluchende Patienten-Kunde meint nicht Sie persönlich, Sie nehmen in diesem Augenblick die Beschwerde entgegen.

Überhören Sie in dieser Phase Provokationen oder Geschmacklosigkeiten und lassen Sie sich keinesfalls auf der Beziehungsebene herausfordern. So behalten Sie die Kontrolle über die Situation.

Wenn Sie in der Lage sind, Provokationen zu überhören, zeigen Sie damit Stärke!

Fühlen Sie sich möglichst nicht persönlich angegriffen oder falls es passiert, machen Sie es sich bewusst und versuchen Sie, davon Abstand zu nehmen. Diese Vorgabe ist anspruchsvoll, denn jede (auch verbale) Verteidigung erfolgt reflexhaftig.

Lassen Sie etwaige verbale Angriffe ins Leere laufen und reagieren Sie mit Verständnis und Milde.

Sobald Ihr Patienten-Kunde wieder in der Lage ist, sachlich zu kommunizieren, kann der eigentliche Beschwerdeanlass geklärt werden. Unterbrechen Sie ihn nicht, wenn er die Beschwerde vorträgt und geben Sie keine Widerworte. Nutzen Sie stattdessen die Techniken des Bezugskontaktes.

> Wenn ein Patient zu Ihnen sagt: *„Das ist ja so ein Saftladen hier, und Sie können ja nicht mal Termine gescheit machen!"* antworten Sie z. B. *„Oh, Sie sind ja ganz schön wütend über die Situation. Ich kann Sie verstehen, so lange zu warten ist ja auch unangenehm. Wenn Sie möchten, können wir jetzt gemeinsam überlegen, wie wir die Situation für Sie angenehmer gestalten können oder ob Sie einen neuen Termin vereinbaren möchten."*

Die Kunst ist es, hinter der Sachebene einer Reklamation noch andere, bislang verborgene Botschaften zu erkennen: Was möchte der Patienten-Kunde wirklich sagen oder haben? Vermitteln Sie unzufriedenen Kunden, dass Sie sie ernst nehmen. Patienten, die Ärzte verklagt haben, hätten dies nie getan, wenn der Arzt ernsthaftes Interesse für Sie und ihre Befindlichkeit gezeigt hätte (Nerdinger 1994). Vermeiden Sie also, dem Patienten-Kunden arrogant zu begegnen. Positive Preframing-Einstellungen schützen und motivieren bereits bei Dienstbeginn. Diese können lauten:

- *„Das wird heute spannend ..."*
- *„Durch unsere vielfältigen Erfahrungen bekommen wir das bestimmt hin ..."*
- *„Das wird Spaß machen ..."*
- *„Das könnte bei der Personalbesetzung heute herausfordernd werden und dieses bedeutet für mein Gehirn einen spannenden Lernprozess, denn es erweitert meinen Horizont und ich verknüpfe neue Inhalte ..."*

12 Change-Management

12.1 Definitionen und Voraussetzungen

Change-Management ist ein Teilbereich der Organisationsentwicklung und beschreibt das professionelle Vorgehen, um in bisherigen Prozessen eines Unternehmens Änderungen erfolgreich umzusetzen. Ein Wandel, ob im Privatleben oder im Beruf, funktioniert erst dann, wenn Menschen sich bewegen. Dazu sind mindestens zwei Motivationen erforderlich: Entweder verändern sie sich, um etwas zu bekommen, was sie (noch) nicht haben, aber anstreben – oder weil Menschen etwas loswerden möchten. Das heißt, wenn der Leidensdruck ansteigt und ein bestimmtes Maß überschritten wird. In diesem Fall bringen sie die notwendige Veränderungsenergie dafür auf. Unternehmen im Gesundheitswesen sind manchmal so wie ein guter Tanker im Hafen. Sie sind verlässlich und stabil, aber leider sind sie auch träge. Bevor neue Steuerungsimpulse umgesetzt werden, vergeht viel Zeit.

Warum sollte sich das Wartemanagement in Ihrer Einrichtung überhaupt verändern? Denn manchmal geht es den Mitarbeitenden darum, möglichst viel unverändert zu lassen, weil sie es nicht anders kennen. Menschen lieben nun mal ihre Gewohnheiten und ändern sich nicht besonders gerne. Der Anlass des Veränderungsprozesses kann viele Ursachen haben: Die Einrichtungsleitung ist mit der Ergebnisqualität durch zunehmende Kundenbeschwerden unzufrieden. Möglicherweise liegen die Gründe an den ausufernden Kosten, die durch Verspätungen und Wartezeiten entstehen oder Sie verlieren teamintern zu viel Energie wegen tagtäglicher Konflikte durch Verzögerungen, sodass auch die Teammitglieder selbst Organisationsänderungen wünschen.

Eine Führungskraft kann das Change-Management gemeinsam mit ihrem Team angehen bzw. zur Unterstützung einen externen Berater oder Trainer einbeziehen. Zur erfolgreichen Umsetzung benötigt der entsprechende Prozessleiter eine wichtige Vorrausetzung: nämlich realistische Zukunftsvisionen. Deren Erarbeitung kann prozesshaft erfolgen und wird später im Kapitel 12.4 ‹Querdenken› aufgezeigt. Nur weitblickenden Führungspersönlichkeiten bzw. Trainern gelingt es, ihrem Team eine Vorstellung davon zu geben, wie die Arbeitswirklichkeit nach geglücktem Veränderungsprozess aussehen wird. Diese Zukunft stellen sich die Mitarbeitenden unter Anleitung mit allen Sinnen attraktiv vor. Infolgedessen wird die Motivation in dieser Richtung gestärkt, sie können sich die positive Umsetzung der Veränderung anschaulich vorstellen und spüren nicht nur, was sie konkret davon haben, sondern auch wie sich ihre Arbeit und das Ergebnis dadurch verbessern wird. Die Inhalte und Abläufe von Change-Management füllen ganze BWL-Bücher und Studiengänge. Darum kann hier aus Platzgründen keine vollständige Abhandlung dazu erfolgen. Vielmehr wird das Grundprinzip vorgestellt und in Oberpunkten die einzelnen Schritte aufgeführt. Am Ende des Kapitels werden Auszüge aus sechs einzelnen Praxisprojekten, die auf die Reduktion von Wartezeiten zielen, in Kurzbeschreibungen dargestellt.

12.1.1 Führungseigenschaften

Eine gute Führungspersönlichkeit benötigt eine gehörige Portion Optimismus. Darunter wird eine lebensbejahende und zuversichtliche Grundhaltung verstanden. Ebenso ist zu Beginn jeglicher Veränderungsprozesse im Team gründliches Zuhören notwendig. Optimismus und Engagement wirken echt.

> Schon aus Prinzip kommt eine solche Führungspersönlichkeit zu früh zu angesetzten Meetings. Sie nutzt die Zeit, um mit den Mitarbeitenden zu sprechen und signalisiert damit, dass sie die Sache wichtig nimmt. Im Gegensatz dazu würde ein oberflächlicher Manager häufig zu spät und unvorbereitet erscheinen und diese früher verlassen. Dabei sind Führungskräfte auch gute Gastgeber, die hinter den Kulissen dafür sorgen, dass ihre Mitarbeitenden die besten Voraussetzungen erhalten, um Patienten-Kunden das Optimum anzubieten. Solche Chefs geben nicht nur Informationen, sie kommunizieren auch dialogisch erfolgreich.

Wer verändern will, muss verstehen, warum die Abläufe so sind, wie sie sind. Er sollte dazu insbesondere den Ursprung und die Funktion ihrer Stabilität und Beharrungskräfte begreifen (Doppler und Lauterburg 2005, S. 517). Niemand verändert sich gerne auf Anordnung. Machen Sie sich bewusst: Durch Change-Management destabilisieren Sie zunächst. Altes muss verlernt und Neues gelernt werden. Dabei sollen die Mitarbeitenden keinesfalls ohne Sorgfalt auf Mittelmaß ausgerichtet werden, sondern viel empfehlenswerter ist es, hier Charles Darwin heranzuziehen, der sagte: „Die größten Chancen zum Überleben hat, wer anpassungsfähig und veränderungsbereit ist" (Doppler 2011, S. 44). Das bedeutet, nicht der Stärkste, sondern der anpassungsfähigste im Sinne des Kaizen, kommt weiter.

Nutzen Sie den Einsatz der Frage nach dem „*Wozu?*"! Wenn jedem Teammitglied konkret klar wird, wozu das Change-Management für alle, aber auch für den einzelnen Mitarbeitenden nutzbringend ist, steigt seine Erfolgswahrscheinlichkeit. Im Kontext des Wartens differenzieren Man et al. (2004) zwei Ansätze, um Patientenwartezeiten erfolgreich zu begegnen. Zum einen den kostenintensiven operativen Ansatz, der etwa durch die Einrichtung eines OP-Leitstands (s. Kapitel 6.5.3), der Bereithaltung eines Personalausfallpools oder durch bessere EDV-Systeme Verzögerungen minimiert. Zweitens gibt es die Ansätze aus Pflegewissenschaft, Psychologie, Soziologie und Pädagogik, welche auf die subjektive Wahrnehmung der Patienten-Kunden zielen und ausführlich im zweiten Teil des Buches vorgestellt wurden (Tools wie Script-based-Trainings, der Aufbau einer kundenorientierten Einstellung, Preframing usw.). Wie die Autoren betonen, kann in diesem Zusammenhang auf die Bedeutung der Kommunikation in der Patientenbetreuung gar nicht stark genug verwiesen werden (a.a.O.).

12.1.2 Voraussetzungen

Als Grundlagen für erfolgreiches Change-Management gelten neben Vertrauen und Ehrlichkeit die Aktivierung der Selbstwirksamkeit der Mitarbeitenden, Transparenz und Konsequenz (siehe Abbildung 12-1).

Nur durch diese anzustrebenden positiven Werte gelingt eine erfolgreiche Unternehmensführung. Ist das Klima dabei angstfrei und partnerschaftlich, funktionieren auch Veränderungsprozesse. Der erste Punkt ist dabei schnell abgehandelt und es darf in aller Schärfe lakonisch gesagt werden: Ist eine Führungskraft nicht vertrauenswürdig und ehrlich, spielt der Rest keine Rolle mehr (Gigerenzer, S. 159). Der Volksmund umschreibt dies mit der Aussage: „Der Fisch stinkt vom Kopfe" und meint, dass die Ursachen von Missmanagement meist eine Frage der Führung ist. Diese liegen häufig bei Personen, die in der Hierarchie zwar an höherer Stelle stehen, aber führungsunfähige Vorgesetzte sind.

Abbildung 12-1: Voraussetzungen für ein erfolgreiches Change Management

Die Mitarbeitenden werden aktiv in Entscheidungsprozesse einbezogen. Individuen und Gruppen innerhalb des Unternehmens wird Vertrauen geschenkt und Verantwortung an sie delegiert. Dies steigert die Selbstwirksamkeit und damit wiederum die Motivation der Teammitglieder. Kapitel 12.1.4 veranschaulicht die mitarbeiterorientierten Maßnahmen. Durch Transparenz wird jedem klar, um was es geht und wie wichtig er für den Unternehmenserfolg ist.

Deswegen können die Beteiligten alle W-Fragen zum Projekt vollständig beantworten:

Was machen wir?
Warum und wozu?
Wo machen wir es?
Welche Ziele streben wir an?
Wie gelingt uns das?
Wer macht was?
Wann läuft welches Projekt?

Dazu kann eine emotionale Changestory wichtig sein. Diese zeigt allen Beteiligten, warum Situationen noch nicht optimal gestaltet sind und welche Folgewirkungen dies hat. Beispielsweise taucht die Frage auf: „Warum bestellen wir neue Patienten zu einer Uhrzeit ein, obwohl die derzeitigen Patienten noch im Bett/Zimmer sind und dadurch Hektik und Stress für alle Beteiligten entsteht?“ Je echter und authentischer diese „Story“ ist, desto eher entwickeln die Mitarbeitenden die Bereitschaft zur Veränderung. So hatten wir einen Beschwerdebrief einer Angehörigen von einer neutralen Person vorlesen lassen und aufgezeichnet. Bei der Teamsitzung wurde dieser Brief vorgelesen. Jedes Teammitglied wusste, dass die Begebenheit genauso passierte und konnte sich nun gut in die Perspektive der Angehörigen versetzen. Zum Teil kam es zu Tränen und starken Emotionen. Dieses gab dem Veränderungsprozess einen deutlichen Innovationsschub. Ab diesem Zeitpunkt wusste das Team, warum es diese Veränderung wirklich wollte.

12.1.3 Gratifikation und Sanktion

Konsequentes Handeln mit klaren Regeln und Sanktionen stabilisiert die vereinbarten Vorgehensweisen. Es ist erforderlich, dass Verstöße gegen gesetzte Regeln im Rahmen eines Eskalationsprozesses schlussendlich der Geschäftsführung gemeldet werden. In diesem Zusammenhang richten immer mehr Unternehmen sogenannte „Ethical Conduct Guidelines“ (= ethische Richtlinien) ein und veröffentlichen diese intern (für die Mitarbeitenden) und extern (für externe Kunden) auf ihrer Website. Diese Selbstverpflichtung wirkt und sorgt für Transparenz. Darum wägen Sie bitte bei Veränderungsprozessen gründlich ab, welche Konsequenzen oder Sanktionen folgen, wenn Richtlinien nicht eingehalten werden.

Erfolgsbeteiligungen

Interessant sind Grafikationssysteme, die nicht nur die jeweilige Abteilung am Erfolg beteiligen, sondern den Fokus auch auf das Gesamtergebnis setzen. Denn was nutzt es, wenn die „Abteilung Diagnostik“ personell unterbesetzt ist und niemand aus der „Nachbarabteilung Therapie" dort aushilft? Durch einen solchen Engpass wird früher oder später auch die Therapieabteilung ihre Leistungen herunterfahren müssen. Darum erhalten einige Mitarbeiter in anderen Wirtschaftsbranchen (wie im Verkauf) eine Erfolgsbeteiligung, beispielsweise fünfzig Prozent als Festgehalt – und die anderen fünfzig Prozent variabel. Diese fünfzig sind noch einmal unterteilt: dreißig Prozent, wenn die eigenen Ziele erreicht sind und zwanzig Prozent, wenn das Unternehmensziel geglückt ist. Hierdurch wird die Bereitschaft gesteigert, anderen Bereichen Support (Unterstützung) zu geben und über den eigenen Tellerrand hinaus zu schauen, zu denken und zu handeln. Solche monetären oder anderen Anreize werden angeboten, damit der Gesamtprozess gefördert wird. Wichtig ist hier aber, dass die Ziele der Abteilungen abgestimmt sind und nicht im Konflikt stehen! Nur wenn das ganze Unternehmen gute Ergebnisse bringt, partizipieren die Mitarbeiter von dem vereinbarten Bonus. Sind diese gesteckten Ziele realistisch und beinhalten keine pathologische Gewinnmaximierung, stärken sie intern die Corporate-Identity und beteiligen die Mitarbeiter noch stärker am Unternehmenserfolg. In Seminaren wird berichtet, dass einige wenige Leistungserbringer ihre persönlichen Interessen dem Wohl des Patienten vorziehen.

Beispielsweise spielte ein Arzt, trotz Klinikanruf in seiner Rufbereitschaft, weiter Golf und der urologische Patient, der auf seine Behandlung hoffte, musste stundenlang mit Koliken warten. In dieser Klinik galten offiziell christliche Leitlinien, die allerdings im Tagesgeschäft nur eine unzureichende Rolle spielten. Kurzum: Es war egal, ob sich ein Mitarbeiter daran orientierte oder ob nicht.

Hat nämlich ein solcher Verstoß gegen die Leitlinien keine Konsequenzen, machen es andere auch! Im Kapitel 6.5.5 hatten wir uns mit der anspruchsvollen Entwicklung eines OP-Statuts beschäftigt. An dieser Stelle geht es nun um die Frage: Wie gehen dort die Mitarbeiter und OP-Koordinatoren vor, wenn Vereinbarungen nicht eingehalten werden?

Eskalationsprozess

In einem solchen Falle tritt der im OP-Statut definierte Eskalationsablauf in Kraft. Darin ist der Handlungs- und Kompetenzrahmen umfassend beschrieben, durch den spürbare positive und negative Konsequenzen für die Betroffenen definiert sind (Liehn et al. 2014).

Beispiel
Besuch eines Außendienstmitarbeiters, der schon häufiger in der OP-Abteilung war, aber immer wieder gegen den Hygieneplan verstoßen hat. Nach mehrmaliger Aufforderung, die Vorschriften einzuhalten, wurde er gegenüber den Pflegerinnen laut und schrie sie an. In einem solchen Fall lässt das OP-Statut es zu, ein Hausverbot auszusprechen, was dann auch getan wurde.

Hier werden Beispiele für positive Konsequenzen durch Erfolgsbeteiligungen vorgestellt. Sobald es aufgrund eines Fehlverhaltens eines Mitarbeiters zu einer Verzögerung oder Wartezeit von mindestens zehn Minuten kommt, setzt der Mechanismus ein. Beispielhaft wird nachfolgend das Vorgehen skizziert.

- Gespräch zwischen Verursacher und OP-Koordinatorin
- Rücksprache mit dem Vorgesetzten des Verursachers
- Rücksprache mit ärztlichem Direktor bzw. Pflegedirektor
- Gespräch mit der Geschäftsführung.

Darüber hinaus können Verstöße gegen das OP-Statut arbeitsrechtliche Konsequenzen haben.

Beispiel
Ein Springer gibt einen angeforderten Trokar (ein rohrartiges Instrument) der am Tisch stehenden OP-Pflegefachfrau. Diese gibt den Trokar an den Operateur weiter. Dabei stellt dieser fest, dass es nicht der richtige Trokar

ist und wirft den Trokar in Richtung Springer. Der Springer kann sich noch eben zur Seite wenden, er hätte den Trokar sonst vor den Kopf bekommen. Nach mündlicher Beschwerde beim OP-Management ging von dort aus sofort eine schriftliche Beschwerde an die Geschäftsführung der Klinik. Das Ergebnis der arbeitsrechtlichen Beschwerde war eine persönliche Entschuldigung bei dem Mitarbeiter sowie eine Abmahnung.

Regelung von Beschwerden

Nicht gelöste Streitigkeiten, Beschwerden oder Hinweise auf Fehler können von jeder Seite (Patienten und Mitarbeitenden) gegenüber der Geschäftsführung oder dem Qualitätsmanagement schriftlich oder mündlich geäußert werden. Mündliche Beschwerden werden dann durch die sie entgegennehmende Mitarbeiterin verschriftlicht. Eine Entscheidung über den Sachverhalt erfolgt je nach Notwendigkeit sofort, innerhalb von einem Tag und spätestens nach einer Woche. In diesem Zeitraum wird auch der Beschwerdeführer über den Fortgang informiert, sofern er nicht anonym bleiben möchte. Letzteres ist in der Umsetzung wegen Mobbinggefahr schwierig.

12.1.4 Notwendige Personalbesetzung

Manchmal liegt es an der fehlenden Einsicht der Geschäftsführung, dass es zur Befriedigung der Bedürfnisse von Patienten-Kunden ausreichend Personal bedarf. Mit ausgedünnten Personaldecken und dürftigen Mindestbesetzungen ist an die Reduktion von Wartezeiten nur schwer zu denken. Wenn Unternehmen ihre Angestellten „mitarbeiterorientiert" behandeln, werden diese wiederum „kundenorientiert" mit ihren Leistungsempfängern umgehen. Dies schließt eine faire Vergütung mit ein. Was innen nicht glänzt, kann außen nicht funkeln. Im Gesundheitswesen, das bekanntlich von der Kommunikation „lebt", nur noch Leistungs- und Geldfaktoren in den Fokus zu rücken und Gespräche mit Patienten-Kunden nicht wertzuschätzen, rächt sich. Mitarbeitende haben sich ja deswegen für ihren Beruf in dieser Branche entschieden, um mit Menschen zu arbeiten. Wenn sie dieses aufgrund Personalmangels und Fließbandarbeit nicht mehr leisten können, wenn ihnen Zeit zur Interaktion fehlt, geht die Sinnkomponente verloren und die Verweildauer im Beruf reduziert sich (Quernheim 2013 a; Kersting 2013). Da nützen auch keine interaktiven Websites, Hochglanzbroschüren, Kinospots oder Anzeigenkampagnen zur Werbung für Pflegeberufe. Jungen Medizinern geht es im Übrigen genauso: Auch Sie wandern ins Ausland ab, wo sie bessere Rahmenbedingungen vorfinden. Wenn faire Arbeitsbedingungen nicht geschaffen werden, steigen Mitarbeiter aus. Gerade in den letzten Jahren hat die Wechselbereitschaft zu Trägern mit besseren Arbeitsbedingungen enorm zugenommen. Planstellen bleiben dann beim alten Arbeitgeber unbesetzt. Wenn infolgedessen Betten und Leistungen nicht gekürzt werden, bedeutet es eine Zusatzbelastung für die verbleibenden Teammitglieder, sodass sich der Teufelskreislauf des Ausstiegs aus der Pflege weiter zuspitzt.

Ethical-Conduct-Guidelines und Überstunden

Auch aus dieser Intention heraus haben andere Branchen die oben erwähnten Ethical-Conduct-Guidelines formuliert. Diese werden u. a. in Anzeigen, Flyern veröffentlicht und stärken damit auch das Vertrauen der Patienten zum Anbieter. Wenn (potenzielle) Kunden erfahren, dass sich dieser Betrieb beispielsweise an die gesetzlichen Arbeitszeiten hält, reduzieren sich die Ängste, von übermüdeten und unkonzentrierten Mitarbeitern behandelt oder gepflegt zu werden. Dazu gibt es beispielsweise immer noch die Aussagen des Berufsverbandes der Deutschen Chirurgen und des Berufsverbandes Deutscher Anästhesisten. Sie fordern gemeinsam:

> *„Das Operationsprogramm sollte – soweit kein Schichtdienst besteht – so geplant werden, dass es nach den bisherigen Erfahrungen innerhalb der üblichen Arbeitszeit abgewickelt werden kann. Eine ständige Überschreitung der physischen und psychischen Leistungsgrenzen durch die Ausdehnung des Operationsprogramms bis in die Nachmittagsstunden geht zu Lasten der Konzentrationsfähigkeit der beteiligten Ärzte, Krankenschwestern und Krankenpfleger und gefährdet die ordnungsgemäße Erledigung der übrigen Dienstaufgaben“ (Hisom und Sorgatz 2011).*

Hier darf kritisch angemerkt werden, dass es sich betriebswirtschaftlich und bezogen auf die Mitarbeiter-Gesundheit negativ auswirkt, Personal über Monate und Jahre mit hunderten Überstunden einzusetzen. Dieser Druck lastet auf dem gesamten Team.

Die Rechtsprechung ist insoweit eindeutig: So hat in Deutschland das Verwaltungsgericht Stuttgart (4 K 2370/11) in einem Urteil vom 21.06.2012 als Leitsatz formuliert:

> *„Die Anordnung von Überstunden ist für vorübergehende Mangelsituationen gedacht und daher nicht geeignet, eine dauernde Personalunterdeckung auszugleichen. Überstunden können daher nicht bei der Berechnung der Einhaltung des Personalschlüssels herangezogen werden.“*

Regelmäßig auftretende Überstunden machen eine Überarbeitung der Terminplanung erforderlich, zumal sie arbeitsvertraglichen Vereinbarungen nicht entsprechen!

Das OP-Barometer wurde 2008 erstmals von Prof. Busse (Frankfurt University of Applied Sciences) als Befragung zur Arbeitssituation der Pflegenden im OP durchgeführt. Immer wieder werden personelle und organisatorische Probleme offenkundig.

2015 sind 64 % der OP-Angestellten eher zufrieden mit ihrem Arbeitsplatz, auch wenn 46 % die OP-Pläne eher unzuverlässig beurteilen. 57 % der Befragten finden, dass es viele unnötige Wartezeiten gibt und 34 % bewerten den Organisationsgrad in ihrem OP-Bereich eher nicht gut. 61 % findet, dass die eigene Berufsgruppe unter hohem Krankenstand leidet und immerhin knapp die Hälfte (49 %) wäre motivierter durch eine bessere OP-Organisation (Busse 2015).

Selbst Passagiere von Fernbussen werden unruhig, wenn sie feststellen, dass der Fahrer keine Ablösung hat und auf seine Ruhepause verzichtet. Ein solches Sicherheits-Bewusstsein verstärkt sich zunehmend auch bei Patienten im Gesundheitswesen. Patienten-Kunden überlegen: „Wo lasse ich mein Geld? Entspricht die Unternehmenskultur meinen eigenen Werten? Oder werden hier die Mitarbeiter regelrecht verheizt?“ Die Drogeriekette Schlecker ging auch deswegen in Konkurs, weil die Kunden die in der Öffentlichkeit bekannten, zum Teil desolaten Arbeitsbedingungen der Verkäuferinnen nicht weiter mitfinanzieren wollten (Alter 2012). Patienten reagieren in Sachen Nachhaltigkeit sensibel, denn sie bemerken mitunter, wie Mitarbeitende in der Praxis/Klinik behandelt werden. So solidarisierten sich bereits Patienten mit Pflegenden, die „vor versammelter Mannschaft von ihrer Führung im Wartechaos angebrüllt wurden“.

Bei der Entwicklung dieser Ethical-Conduct-Guidelines wirkt der Betriebsrat mit (Lüthy und Buchmann 2009, S. 69). Die Normen helfen den Mitarbeitenden, sich bei ethischen und rechtlichen Herausforderungen in der Berufspraxis korrekt zu verhalten. Typische Themen für moralisches Unternehmenshandeln können sein:

- Jeder Patienten-Kunde bekommt bei Wartezeitbeschwerden eine Rückmeldung.
- Wir verpflichten uns, Gesetze und Normen einzuhalten (d.h. auch das ArbZG).
- Bei unangemessenem Verhalten am Arbeitsplatz (seitens des Patienten oder des Mitarbeiters) werden durch die Vorgesetzten Konsequenzen gezogen.

- Definierte Verhaltenspflichten (z. B. aktiv auf den Patienten zugehen, Hilfsbereitschaft zeigen, alle Besucher, Patienten und Kollegen im eigenen Arbeitsbereich grüßen, werden umgesetzt.
- Die Annahme von Geschenken ist durch Verhaltensregeln beschrieben, damit Interessenskonflikte vermieden werden.

Sie müssen von Arzt, Pflegedirektion oder Hausleitung aktiv vorgelebt, unterstützt und eingefordert werden, denn die Mitarbeitenden orientieren sich immer an ihrer Führungskraft (Siebenbrock 2013, S. 225).

12.2 Veränderungsprozess

Ein sogenannter innerer Führungskreis, auch Kerngruppe genannt, koordiniert den äußeren Führungskreis. Je nach Einrichtungsgröße stehen weitere Führungskräfte und Leistungsträger an dritter Stelle der Veränderungshierarchie (s. Abbildung 12-2). Danach folgt das gesamte System mit allen Kollegen.

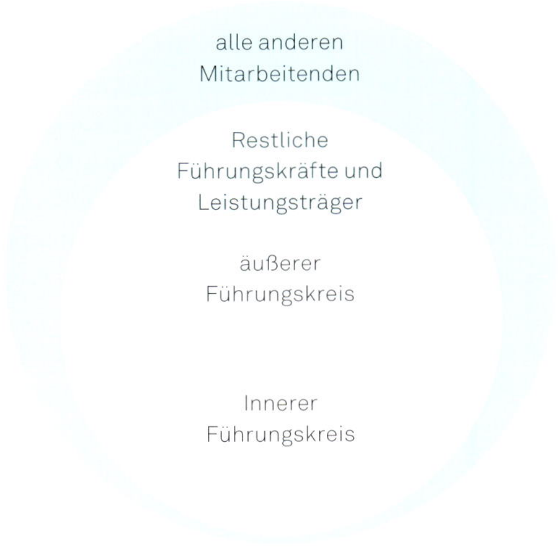

Abbildung 12-2: Führungskreise

12.2.1 SWOT-Analyse

Bestimmen Sie Ihre Stärken und Schwächen sowie die Chancen und Bedrohungen Ihres Unternehmens. Dazu kann das Instrument der sogenannten SWOT-Analyse (zusammengesetztes Wort für die englischen Bezeichnungen: „Strengths" = Stärken, „Weaknesses" = Schwächen, „Opportunities" = Chancen und „Threats" = Bedrohungen) zum Einsatz kommen. Es ist Fundament der strategischen Planung des Veränderungsmanagements.

Beispielfragen der SWOT-Analyse
Welche Chancen stecken in der Reduktion von Wartezeiten?
Wie lassen sich dadurch die angebotenen Dienstleistungen verbessern und (für uns) attraktive Patienten-Kunden gewinnen?
Was bietet oder plant diesbezüglich unsere „Konkurrenz"?
Was bewährt sich beim Mitbewerber?
Welche aktuellen Tendenzen gibt es noch?

Der letzte Spiegelpunkt wird auch als Benchmarking bezeichnet und richtet den Blick auf Ihre Mitbewerber. Identifizieren Sie dort die „Best-Practice-Modelle" eines Wartemanagements. Um Veränderungen in Praxis/Klinik anzugehen, werden möglichst viele Kollegen beteiligt. Allen Teammitgliedern sollte während des Prozesses klar sein, wer von ihnen zu den engagierten Unterstützern zählt, und wer am Schluss die rote Laterne trägt (Drauschke et al. 2014), wer also eher schleppend und unmotiviert, bzw. bremsend auf den Projekterfolg wirkt. Weil in der Regel niemand diese rote Lampe tragen möchte, wird Bewegung stattfinden. Aus der Hirnforschung wissen wir, dass wir uns von alten Prägungen erst dann lösen, wenn wir erleben, dass die Anwendung neuer Muster in der Praxis funktioniert (Thiele 2012, S. 36 f.). In manchen Einrichtungen blieben allerdings die mit viel Engagement geplanten und erarbeiteten Maßnahmen zum Change-Management ohne jegliche Effizienz, weil dort keine Konsequenzen gezogen wurden.

12.2.2 Analyse der logistischen Abläufe in Klinik/Praxis

Viele Mitarbeitende geben auf Nachfrage eine prompte Übersicht, was vor Ort beim Warten gut läuft und was (noch) nicht optimal gelöst ist. Nutzen Sie diese Ressourcen und sammeln Sie Details für Ihre erste Analyse. Bertram hält allerdings Schätzungen des Praxisteams für problematisch, da die MFA aufgrund ihrer starken Beschäftigung eine entgegengesetzte Zeitwahrnehmung hätten wie wartende Patienten (Bertram 1999, S. 79). In einem Review beschreiben Ballini et al. (2015), wenn Einrichtungen die Ursachen von Wartezeiten bewusst investigativ (lat.: „aufspürend") untersuchten, führte dies zu einer Reduktion der Wartezeit um dreißig Prozent (a.a.O.). Dokumentieren Sie darum an Stelle von Schätzungen die tatsächlichen Wartezeiten. Nehmen Sie dazu bewusst die Perspektive Ihrer Patienten-Kunden und deren Angehöriger ein. Wie erleben diese die Situation? Was schätzen sie positiv, was wird (immer wieder) kritisiert? Bevor Sie hier mitunter kostspielige externe Beratungsleistungen einkaufen, ermöglicht Ihnen dieses Vorgehen, zunächst die eigenen Ressourcen zu nutzen. Erstellen Sie sich eine Übersicht zu den Zahlen, Daten und Fakten: Wer kommt wie häufig? Welche Behandlungen sind für unsere Einrichtung besonders lukrativ? Dazu wählen Sie einen repräsentativen Zählzeitraum und eine bestimmte Anzahl Ihrer Patienten. Jede Warte- und Behandlungszeit wird erfasst und nach Alter und Geschlecht sortiert. Zur systematischen Analyse gehören viele Einzelaspekte.

Fragen über Fragen zum Warten

- Wie lange dauert es, bis ein externer Anrufer einen Termin am Telefon erhält?
- Wieviel Tage Forecast (engl.: „Vorschau") halten Sie für welche Untersuchungen/Eingriffe vor?
- Wie unterscheidet sich das Vorgehen, wenn der Anfragende die Praxis persönlich betritt?
- Wie, wenn ein Facharzt für einen Patienten anfragt?
- Gibt es Unterschiede bei der Terminvergabe zwischen privat und gesetzlich versicherten Patienten?
- Wie viele Minuten dauert es, bis ein persönlich erschienener Patient aufgenommen und im Wartebereich platziert ist?
- Wie lange dauert das Gleiche, wenn der Patient mit Angehörigen erscheint?
- Wie viele Minuten wartet der Patienten-Kunde bis zu seinem Aufruf?
- Wie verläuft anschließend die Handlungskette?

Controlling

Überlegen Sie, was Sie von Ihren bisherigen Leistungen entsorgen können.

- Welche Angebote haben sich „überlebt"?
- Welche umständlichen und sinnlosen Prozesse können wir abschaffen?

Eine solche Entsorgung sollte periodisch geschehen. Nur der Patienten-Kunde kann uns sagen, in welcher Art und Qualität der Nutzen für ihn ist. Erst an nächster Stelle kommen dann die Fragen nach Umsätzen und Gewinnen. Diese Rangfolge ist unbedingt zu beachten. Wenn sich die Einrichtung in erster Linie auf den Nutzen für ihre externen und internen Kunden konzentriert, folgen automatisch Gewinne und die Sicherheit von Arbeitsplätzen. Die Schnittmenge zwischen dem moralischen Anspruch des Praxisinhabers deckt sich dann auch mit den ökonomischen Zielen. Zahlen sind zwar für die Buchhaltung wichtig, aber sie eignen sich weniger, um die wahren Defizite oder Ressourcen zu erfassen (Lüthy und Buchmann 2009, S. 126f.). Zahlen bilden selten aktuelle Prozesse ab, sondern stellen eher die Ergebnisse von Leistungen aus der Vergangenheit dar. Viel wichtiger sind der Nutzen, den zufriedene Patienten-Kunden haben, die Bandbreite der Leistungen Ihres Teams sowie die positive Außenwirkung von engagierten Mitarbeitern.

Ergebnis, Termin und Kosten sind nicht unabhängig voneinander. Betrachten wir dieses Faktum am Beispiel für ein zusätzliches Serviceangebot.

Die Klinik oder Arztpraxis möchte Patienten die Möglichkeit bieten, dass Blutabnahmen im Umkreis von fünf Kilometern Zuhause erfolgen. Dabei soll eine Mitarbeiterin den Patienten in seiner Wohnung aufsuchen, Blut abnehmen und weitere Informationen zu den nächsten Behandlungsschritten vermitteln. Dieses verursacht zusätzliche Kosten. Die Erstkraft (als Vorgesetzte der MFA) argumentiert:
„Um diesen neuen Service sicher anbieten zu können, benötige ich eine 0,75 Prozent-Stelle plus Firmenwagen. Diese Mitarbeitende ist wochentags von 07:00 Uhr bis 10:00 Uhr unterwegs und könnte in dieser Zeit die Anzahl X Blutabnahmen leisten."

Tabelle 12-1 stellt dazu drei unterschiedliche Modifikationen vor. Das **Ergebnis** ist ein zusätzlicher mobiler Service. Der **Termin** wird geplant für fünfmal wöchentlich jeweils drei Stunden. Und die **Kosten** betragen eine Personalaufstockung um eine 75 Prozent-Stelle. Die Möglichkeiten 1 bis 3 (siehe Tab. 12-1) stellen flexible Anpassungen vor, wenn das Ergebnis, der Termin oder die Kosten verändert werden. Alle drei sind nicht unabhängig voneinander.

Der Veränderungsprozess benötigt Zeit. Siebenbrock erwähnt den Vergleich eines Unternehmens mit einem Karussell. Dreht es sich zu schnell, verliert es wegen der hohen Geschwindigkeit irgendwann ausnahmslos alle Mitarbeiter auf dramatische Weise (Siebenbrock 2013, S. 104).

Employer-Branding

Einige Geschäftsführer mussten in den letzten Jahren eingestehen, dass die anfänglichen extremen Leistungssteigerungen langfristig nicht zu halten waren, weil Mitarbeiter kündigten. Denn viel wahrscheinlicher ist, dass vor allem die TOP-Kollegen aufgrund der Dauerbelastung mittel- bis langfristig nicht mehr können, krank werden oder zu Arbeitgebern wechseln, die nicht nur in Hochglanzbroschüren eine angenehme Arbeitsatmosphäre propagieren, sondern auch tatsächlich bieten. Denn schlechte Arbeitsbedingungen sprechen sich nicht nur im Internet schnell herum. Die Kultur eines Unternehmens spürt bereits jede Praktikantin und immer häufiger formulieren gefrustete Mitarbeitende Negativeinträge in den sozialen Netzwerken. Beliebte Arbeitgeber gelten dabei als echte „Marke"; und idealerweise hören potentielle Mitarbeitende davon, dass man in der Einrichtung gerne und gut arbeitet. Dieses wird als Employer-Branding bezeichnet (Arbeitgebermarkenbildung) und kann vom Unternehmen zum Teil gesteuert werden (Quernheim 2015). Auch Mitarbeiter im Gesundheitswesen geben auf Arbeitgeberbewertungsplattformen wie www.kununu.de, www.meinchef.de oder www.jobvote.de ihre Meinung wieder. Und wie will eine Klinik noch motivierte Mitarbeiter für ihre Einrichtung finden, wenn die ehemaligen und derzeitigen Kollegen ihre Wahrnehmung im Internet posten, wie desaströs es hinter den Kulissen aussieht?

Vorschlag 1	Vorschlag 2	Vorschlag 3
Ergebnis ist OK	Ergebnis ist OK	Ergebnis: nur Blutabnahme, keine Aufklärung und Information
Termin ist OK	Termin nur an 3 von 5 Tagen	Termin ist OK
Kosten: Reduktion auf 0,5 Stelle	Kosten sind OK	Kosten sind OK

Tabelle 12-1: Analysemöglichkeiten des Fallbeispiels „zusätzliches Serviceangebot"

1,40 12.05.2016 - NEU

Nichts ändert sich

Verbesserungsvorschläge

Bin schon lange dabei. Es wir immer nur versprochen, aber gar nix wird verändert. Alle guten Leute werden entlassen und dann wird die schlechte Situation der Firma auf die Entlassenen geschoben.
Die Führungsleute sind sich keinerlei Schuld bewusst.

Pro

Dafür ist das Klima zu schlecht

Kontra

Oberen denken nur an ihren eigenen Vorteil

Bewertung

Vorgesetztenverhalten
Kollegenzusammenhalt
Interessante Aufgaben
Arbeitsatmosphäre
Kommunikation
Gleichberechtigung
Umgang mit Kollegen 45+

Firma
Anonymus
Stadt
Nirwana
Jobstatus
Aktueller Job
Position/Hierarchie
Angestellte/r
Abteilung
Hauswirtschaft

Abbildung 12-3: Beispiel Arbeitgeberbewertung

2,46 13.08.2016 - NEU

Von wegen „Aus Liebe zum Menschen"

Vorgesetzenverhalten

Trotz angeblich sozialer Besinnung wird im endeffekt jeder Mitarbeiter leider nur als kostenverursachender Faktor und als ersetzbar angesehen – für mich als Berufseinsteigerin war es mehr als desillusionierend!

Arbeitsatmosphäre

Teilweise willkürliches Verhalten von Vorgesetzten, teilweise trippelten ganze Abteilungen nur auf den Zehenspitzen, um ja nicht angeschnauzt zu werden. Katastrophal! Die Anspannung war allgegenwärtig.

Kontra

Oberen denken nur an ihren eigenen Vorteil

Weiterlesen ▶

Firma
Anonymus
Stadt
Nirwana
Jobstatus
Ex-Job seit 2013
Position/Hierarchie
Angestellte/r
Abteilung
Gehobener Dienst für die Gesundheits- und Krankenpflege demenzerkrankter Menschen

Abbildung 12-4: Beispiel Arbeitgeberbewertung

2,03 22.04.2016 - NEU

Nur für den Übergang

Vorgesetzenverhalten

Hochnäsig, chaotisch, planlos, kein Interesse an den Mitarbeitern

Kollegenzusammenhalt

Alle gegen alle, kreuz und quer, Mobbing hüben und drüben

Umgang mit Kollegen 45+

Keine Kollegen in dieser Alterstufe, alle Mitarbeitenden sind sehr jung

Karriere / Weiterbildung

Keine, nicht einmal interne Schulungen, keine Aufstiegsmöglichkeiten

Image

Gegen aussen hat die Phylios-Gruppe einen erstaunlich guten Ruf. Was meinen Bereich anbelangt, kann ich es aber niemandem empfehlen, es sei denn höchstens für eine Überbrückung.

Weiterlesen ▶

Firma
Anonymus
Stadt
Nirwana
Jobstatus
Aktueller Job
Position/Hierarchie
Angestellte/r
Abteilung
IT und Outsourcing Management

Abbildung 12-5: Beispiel Arbeitgeberbewertung

Und so schließt sich der Kreis vom Employer-Branding zum Warten. Denn eine solide Termin- bzw. Programmplanung ist eine wichtige Voraussetzung für hohe Mitarbeiterzufriedenheit. Ein pünktlicher Feierabend ist wichtig. Hierzu ist es erforderlich, dass festgelegte Zeiten von allen Beteiligten in gleicher Weise als verbindlich angesehen werden. Störfaktoren und Fehlerquellen, die eine zügige Abwicklung des Programms behindern, sollten gemeinsam ermittelt und im vertrauensvollen interdisziplinären Gespräch offen beim Namen genannt werden.

12.2.3 Argumentationsstrategien

Um den Veränderungsprozess zur Reduktion von Wartezeiten zu unterstützen, werden nachfolgend Argumentationsstrategien aus drei unterschiedlichen Funktions-Perspektiven aufgeführt. In einer Klinik können der kaufmännische Direktor, der ärztliche und der Pflegedirektor unterschiedliche Begründungen anführen, die für ein Change-Management stehen. In Tabelle 12-2 werden diese dargestellt. Die jeweilige Argumentation ist abhängig von der Bedeutsamkeit und den Prioritäten für Ihren Gesprächspartner.

12.3 Ablauf des Change-Managements

Ohne gewissenhafte Untersuchung darf kein Projekt begonnen werden. Dazu befragen Sie auch bitte ausgewählte Kunden, also die, die Ihnen ein dezidiertes Feedback geben können. Zu den Kunden gehören bekanntermaßen auch Ihre Kooperationspartner wie andere Haus- und Fachärzte, Kliniken, ambulante Pflegedienste, Therapeuten, Hebammen, Psychologen, Heime, Labore, outgesourcte Wäschereien oder Lieferanten. Auch diese Zielgruppen sollten Sie nach

Reduktion von Wartezeiten	Kaufmännischer Direktor	Ärztlicher Direktor	Pflegedirektor
Fakten Was das Interesse des Anderen trifft	Reibungsloser Ablauf, weniger Kosten, weniger Schadensersatz-Forderungen	Möglichst ohne große Verpflichtungen operieren können	Patienten- und Mitarbeiter-Zufriedenheit
Daten Was dem Anderen entgegenkommt	Besseres Benchmarking	Bessere Behandlungserfolge und Benchmarking	Arbeitserleichterung
Statistik Was den Zielen des Anderen entspricht	Hoher Gewinn	Erreichung der vereinbarten OP-Kennzahlen	Selbständiges Handeln
Stichworte Was dem Image, Wertesystem zusagt	Gute Reputation	Ehre, Status, Macht, Guter Ruf	Patienten-Kunden-Orientierung bei Berücksichtigung der Mitarbeiterorientierung
Subjektive Erfahrungen Was die Erfahrungen des Anderen berücksichtigt	Schon manche Projekte sind begonnen worden, bei denen zu viel Geld ausgegeben wurde	Ausnahmen sind wichtig, jeder Patient ist anders	Schöne Worte keine Taten
Praxisnachweis Was der Problemlösung des Anderen hilft	Kosten-Nutzen-Berechnung	Sichere OP-Ablaufpläne, weniger negative Internet-Einträge	Hilfreiche Tools, mehrere Infomöglichkeiten

Tabelle 12-2: Mögliche Argumentationen aus drei unterschiedlichen Perspektiven

Verbesserungsvorschlägen fragen. Gerne auch die kritischen – denn nur durch diese erhalten Sie wertvolle Hinweise, um Abläufe ständig zu verbessern.

12.3.1 Kundenperspektive

Ideal ist dabei der Einsatz eines externen Moderators. Er wird bei Ihren eigenen Mitarbeitern das Preframing einsetzen und sie damit vorbereiten, dass es jetzt gleich „schmerzhaft" werden könnte. Wichtig ist für die eigenen Mitarbeiter wirklich nur das Zuhören, keine Verteidigung, keine Rechtfertigung. Wie könnte so eine Befragung ablaufen? Dazu ein Beispiel mit dem Fokus auf die externen Transportdienste.

Laden Sie als Klinik alle Rettungs- und Transportdienste, mit denen Sie zusammenarbeiten, ein. Schaffen Sie ein attraktives Ambiente, beispielsweise mit Kaffee und Kuchen, zu dem externe Kunden gerne kommen. Und dann fragen Sie offen nach Verbesserungsmöglichkeiten. Hören Sie gut zu, machen sich umfangreiche Notizen. Am Ende verfügen Sie über ein meist ansehnliches Startkapital, um später im Verbesserungsmanagement daran zu arbeiten.

Ähnlich kann es auch mit den Zu- und Einweisern einer Klinik veranstaltet werden. Laden Sie die Ärzte und deren Teams ein und stellen Sie die gleichen Fragen. Sie werden sich wundern, welche Anregungen kommen. Dann reden sich diese Externen mal ihre Bedürfnisse von der Seele und beschreiben, warum sie möglicherweise oft auf Sie (als Anbieter) warten müssen und was sie dabei ärgert. Solche externen Kunden wünschen oftmals eine bessere telefonische Erreichbarkeit mit **einem** Ansprechpartner, manche fänden es Klasse, wenn Entlassungstermine und Zeiten vorher wegen der Weiterbehandlung abgesprochen werden und andere begrüßen eine bessere telemedizinische Verknüpfung.

12.3.2 Meilensteine und Leitfragen

Wie auch bei anderen Projekten üblich werden neben dem geplanten Endziel auch Zwischenziele gesetzt und terminiert. Solche „Meilensteine" geben Ihrem Team Orientierung und motivieren zur Zielerreichung. Die folgenden Fragen leiten den Prozess des Change-Managements (Doppler und Lauterburg 2005, S. 151 f.) ein:

Ausgangslage
Was könnte verbessert werden (gemeinsame Statusanalyse)?
Warum ist Veränderung notwendig?
Wozu ist diese notwendig?
Zielsetzung
Was soll erreicht werden (strategische Leitlinien und Konzepte)?
Welche Ziele werden angestrebt (inkl. Kennzahlen)?
Welche Konsequenzen wird das haben?
Erfolgskriterien
Welche Kriterien hat die Zielerfüllung?
Wie soll ein Projekterfolg quantitativ gemessen werden?
Wie soll ein Projekterfolg qualitativ beurteilt werden?
Organisation
Wer steuert und koordiniert?
Wer tut was und wie verteilen sich die Aufgaben?
Wer trägt die Verantwortung für Entscheidungen?
Planung
In welchen Phasen verläuft der Veränderungsprozess?
Was sind die einzelnen Schritte, die wichtigsten Meilensteine und deren Termine?
Evaluation
Wie wird der Projektfortschritt kontrolliert?
Wann und wie soll eine kritische Zwischenbilanz gezogen werden?

Change-Management orientiert sich an Prozessen. Arbeiten Sie dazu die wesentlichen Ursache-Wirkungs-Beziehungen heraus. Gibt es ein Szenario für eine zukünftige „Best-Case"- und „Worst-Case"-Entwicklung Ihrer Einrichtung? Sind eindeutige strategische Ziele formuliert, die in operative Aufgaben umgesetzt sind und für die klare Messgrößen bestimmt wurden? Ist der pflegewissenschaftliche und medizinische Fortschritt als wesentlicher Bestandteil der strategischen Konzeption integriert? Wird eine Fehlerkultur so praktiziert, dass Beinahe-Fehler berufsgruppenintern und -übergreifend offen kommuniziert und die Ursachen eliminiert werden? Wurden alle patientenbezogenen Prozesse greifbar im Hinblick auf Schnittstellen, Verzögerungen und Serviceorientierung verbessert? Gibt es für jeden Teilprozess einen Prozessverantwortlichen? Sind Leitlinien widerspruchsfrei und eindeutig formuliert? Auch die Kostentransparenz muss klar sein: Erreichen Sie strategische Ziele durch Partnerorientierung (Zuweiser, Pflegeeinrichtungen, Nachbarkliniken u. a.).

12.4 Querdenken ausprobieren

Je flexibler Menschen denken, desto weniger müssen sie leiden (Quernheim 2010 a, S. 51). Wenn ich nur auf meine Sichtweise beharre, als die einzig richtige – und die Perspektiven anderer ausblende, werde ich viel Energie in Konflikte investieren müssen. Natürlich kann ich selbst mein Gegenüber nicht verändern, aber möglicherweise hat **meine** Verhaltensänderung Auswirkungen auf das Gegenüber. Um flexibles Denken zu trainieren, sollen die beteiligten Teammitglieder ihre Perspektive verändern. Dazu finden Sie hier einge Anregungen.

12.4.1 Mitarbeitende setzen sich die Patienten-Kunden-Brille auf

Aus der gewohnten Sichtweise als (zum Teil langjährige) Mitarbeiter wechseln Sie jetzt zur Perspektive des potentiellen Patienten, der also noch niemals in der Einrichtung war und danach zur Sichtweise eines Stammkunden, welcher Sie schon lange kennt. Dazu empfehlen sich routinemäßige Erfassungen durch die Mitarbeiter der Aufnahme oder Pflege. Die stärkste Aussagekraft hat die Abfrage der Patientenbewertung am Ende der Behandlung, vor allem bei den Patienten, wo es zu einem Rezidiv oder zu Komplikationen gekommen ist. Dazu bietet sich auch die Nutzung moderner Klinikinformationssysteme an. In anderen Branchen sind Kundenbefragungen längst üblich. Langsam rücken diese zunehmend in den Interessenbereich der Krankenhäuser. Für ambulante Patienten liegen bisher nur spärliche Daten vor.

Schmidt et al. (2009) entwickelten für das Change-Management ein Instrument zur Messung der Zufriedenheit von ambulanten Patienten, die einen HNO-Eingriff erlebten. Der Fragebogen mit 42 Fragen, dessen Ausfüllen ca. 15 Minuten beanspruchte, wurde den Patienten bei der Anmeldung ausgeteilt. Die Pflegenden wurden darüber informiert, dass eine Fragebogenerhebung zur Verbesserung der Wartezeiten und Organisation erfolgt. 56 Patienten wurden in die Studie eingeschlossen. Der Anteil der onkologischen Patienten lag bei 46 Prozent. Vor allem die Wartezeiten zur Erstuntersuchung und Diagnostik wurden von den Patienten als zu lang empfunden, während sämtliche anderen Parameter (Erreichbarkeit, organisatorischer Ablauf, Freundlichkeit und Orientierung) als gut bewertet wurden. An positiven Aspekten wurde die Fachkompetenz der Ärzte hervorgehoben, an negativen die bauliche Ausgestaltung der universitären Einrichtung. Durch diese Abfrage konnten zahlreiche Teilprojekte für Verbesserungen des Klinikablaufs aufgezeigt werden. Dazu sind wiederholte Messungen als Erfolgskontrolle empfehlenswert.

12.4.2 Wie gelingt Querdenken?

Laterales Denken, oft als Querdenken bezeichnet, gehört zu den Methoden von Kreativitätstechniken. Damit werden auf nichtlinearen, d.h. „um die Ecke denkenden" Wegen, Problemlösungen und neue Ideenfindung gefunden.

Stellen Sie Ihren Kollegen die Frage: *„Wenn das meine Klinik wäre, was würde ich ändern?"* Bei Workshops unterbreiten Sie zunächst keine Vorschläge, sondern lassen die Teilnehmenden erste Ideen idealerweise in kleinen Gruppen erarbeiten. Die Praktiker kennen am besten die Gegebenheiten im Haus – sie kennen auch die Besonderheiten der Kollegen. Beziehen Sie die Mitarbeitenden unmittelbar in die Lösungsfindung ein. Nutzen Sie beispielsweise die **Kopfstandtechnik**, indem Sie das „Problem auf den Kopf stellen". Formuleren Sie dazu im Team eine ungewöhnliche Frage:

„Wie können wir unsere Patienten-Kunden beim Warten noch viel stärker frustrieren?" – und dann sammeln Sie auf Flipchart die Beiträge in Form von Stichworten. Diese könnten lauten:

- Noch weniger Informationen geben
- Ausdehnung der Zeiten von Karenz ohne Essen und Trinken
- leere Versprechungen machen
- Patienten-Kunden belügen
- ein unbequemes Ambiente vorhalten
- veraltete Medizin einsetzen
- antiquierte Pflegemaßnahmen anbieten
- WLAN noch langsamer konfigurieren.

Manchmal lassen solche paradoxe Fragestellungen neue Lösungen entstehen. Fragen Sie sich und die Beteiligten: Was wirkt hemmend? Was ist förderlich?

Motivieren Sie beispielsweise die Teammitglieder auf anderen als den gewohnten Wegen, den Arbeitsort zu erreichen. Probieren Sie dazu etwas Neues. Fahren Sie mit dem Rad zur Klinik oder Praxis, um die Wegezeiten noch genauer kalkulieren zu können. Kommen Sie auch mal mit Bus und Straßenbahn, um die Perspektive dieser Patienten-Kunden nachzuvollziehen. Dadurch können Sie noch zielsicherere und zeitgenauere Wegbeschreibungen geben und wissen um Standorte von naheliegenden Cafés oder Restaurants, um sie hungrigen Patienten empfehlen zu können. Natürlich halten Sie auch immer den aktuellen Bus-, Straßenbahn-

oder Zugfahrplan am Empfang bereit, um damit nicht nur für einen zuverlässigen Behandlungsbeginn, sondern auch für eine pünktliche Heimreise Ihrer Patienten-Kunden zu sorgen. Benutzen Sie auch einmal selbst die Patiententoiletten, hängen Sie **Ihre** Jacke an die Patientengarderobe, testen Sie dabei die Höhe der Haken, und den zur Verfügung stehenden Platz, wenn Ihr Wartezimmer voll ist. Welche Zeit benötigt ein mobiler Patient, wie lange ein in der Mobilität beeinträchtigter Patient für den WC-Besuch bei Ihnen?

> Empfehlung für die ganz Harten unter Ihnen: Stoppen Sie die Wartezeit von dem Moment der Aufforderung, sich zu entkleiden bis zum Abschluss der Untersuchung. Erleben Sie anschließend mit diesen Zeitvorgaben selbst das halbnackte Liegen im Untersuchungszimmer und erfahren die gefühlte Raumtemperatur.

Filmen Sie mit einer Kamera den Weg eines Patienten von der Wartezone bis zu den Untersuchungsbereichen, in denen erneut gewartet wird. Welche Sichtperspektive hat er dabei (Fußboden, Wände, Decke, Bilder, Hinweisschilder usw.)? Betrachten Sie später im Team mit den Augen ihrer Patienten-Kunden den Film via Beamer oder großem TV-Bildschirm.

Team-Mixing

Mischen Sie Experten und Anfänger. Dabei sollen die „alten Hasen des Teams“ zusammen mit neuen (hoffentlich innovativen) „Frischlingen“ sprechen, zuhören und gemeinsam visionieren. Danach lassen Sie die Sache erst einmal ruhen und legen einen Folgetermin fest. Sammeln Sie Impulsfragen vor Ende der Sitzung. Dadurch kommt es bei den Teilnehmenden zur „Spreading activation“. Darunter versteht man, dass sich im Hirn die Wissensgebiete miteinander verbinden, die ansonsten im bewussten Zustand separiert sind (Ritter 2014). Damit entstehen neue Ideen.

Excellence-Orientierung im Kontext des Wartens

Es geht um die Erfassung relevanter Kundenerlebnisse.

- Welche Gründe hat ein Patient, ausgerechnet in Ihre Einrichtung zu kommen?
- Was denkt der Kunde, was Sie vor allem besonders gut können?
- Was bekommt er – welche außergewöhnlichen Leistungen bieten Sie ihm an?
- Was gibt es nur bei Ihnen?
- Was würde fehlen, wenn es Sie und Ihr Team nicht (mehr) gäbe?

Aber eine relevante Frage lautet auch:

- Was tun wir nicht mehr (welche Leistungen wollen wir für wen nicht) anbieten und warum?

12.5 Projekte

Bei komplexen Dienstleistungen wie das Managen von Engpass-Situationen oder dem Verhalten bei einer Konflikteskalation kommen Kompetenztrainings zum Einsatz. Um die sozialen und personalen Kompetenzen weiter zu entwickeln, sind auch „Off-the-job-Trainings“ angebracht. Diese finden außerhalb des eigentlichen Arbeitsplatzes statt, meist im Rahmen von hausinternen oder externen Fortbildungen.

12.5.1 Engpassmanagement

Die sogenannte Engpasstheorie (engl.: „Theory of Constraints“) abgekürzt TOC, gilt als Management-Theorie der Begrenzung und wirkt wie ein Taktgeber, der Bewegung und frischen Schwung in festgefahrene Strukturen bringen kann (Goldratt 2000). Wie eingangs aufgeführt, gibt es vielerlei Gründe für Engpässe: Variierende OP- oder

Behandlungszahlen führen zu schwankender Kapazitätsauslastung; denn teuer sind, wie schon erwähnt, leere OP-Säle und Behandlungsräume usw. Genau diese Kosten zählen in der Logistikkette monetär zu den höchsten. Dadurch sind Häuser gezwungen, ihre OPs im Mehrschichtbetrieb zu fahren. Ähnlich wie Linienflugzeuge oder Reisebusse nur dann Geld verdienen, wenn sie fliegen oder fahren. Deswegen steht die Vollauslastung solcher „Produktionszentren" im Vordergrund. Davon abgeleitet werden die „untergeordneten" Prozesse, zu denen das Warten von Patienten gehört. Hier werden gerne von Seiten der Betriebswirte Aussagen gemacht wie: „Ein bisschen Warten ist doch nicht so schlimm", eben „untergeordnet". Inwieweit die langfristigen Folgen auf das finanzielle Betriebsergebnis wirken, wurde im ersten Buchteil ausführlich dargestellt. Können die Kapazitäten bei einer großen Anzahl von zu behandelnden Patienten nicht flexibel genug vergrößert werden, kommt es zu Wartezeiten. Eine solche Anpassung durch mehr Personal ist meist teurer, denn der Einsatz von Zeitarbeitskräften kostet zusätzliches Geld.

Beispiel
Eine Klinik hat fünf OP-Säle und die Kosten, vor allem die Allgemeinkosten, sind auf diese fünf OP-Säle verteilt. Es wird versucht, diese OP-Kapazität optimal auszulasten. Das ist das erste logistische Ziel. Wenn die Patientenanzahl sinkt, kann außer dem Abbau von Überstunden, die Kapazität kurzfristig nicht angepasst werden. Wenn die Patientenanzahl steigt, hat das Haus kaum Möglichkeiten, die OP-Kapazität kurzfristig zu erhöhen. Darum ist neben der optimalen Auslastung ein nachgeordnetes Ziel, dass man kontinuierlich prüft, wie die OPs ausgelastet sind und dann mittelfristig entscheidet, diese zu erhöhen oder zu reduzieren, sprich der Nachfrage anzupassen.

Prophylaktische Pufferzeiten sind wegen des Fixkostencharakters zum Teil unerwünscht; ebenfalls würden flexible Kapazitätsanpassungen durch Mitarbeiterüberstunden oder den Einsatz von Zeitarbeitern für Sonderschichten kurzfristig höhere Kosten verursachen. Abbildung 12-6 verdeutlicht die dargestellten Zusammenhänge und Abhängigkeiten:

Warum ist es ungünstig, höhere Prozesskosten entstehen zu lassen? Die Behandlung der regulären Fallpauschalen bringt einen bestimmten Erlös. Davon werden die Kosten abgezogen. Dadurch entsteht (hoffentlich) aus der Differenz ein Gewinn. Wenn nun für eine Behandlung die Kosten (durch Zeitarbeit) ansteigen, wird dieser Gewinn geschmälert bzw. je nachdem, wie knapp der Gewinn kalkuliert ist, führt die flexible Kapazitätsanpassung sogar zu ein7em Verlust für den Träger. Deswegen werden Patienten lieber warten gelassen, als dass schnell und flexibel auf Kapazitätsanpassungen reagiert wird.

Vielleicht ist es noch Zukunftsmusik, aber in der Wirtschaft behilft man sich mit Preisnachlässen oder mit „Zeitkonten" der Mitarbeiter in bestimmten Situationen, um eine bessere Auslastung zu erreichen. Denn sinkende Patientenzahlen führen zu höheren Kosten. Diese fixen Kosten können nun auf weniger Patienten umgelegt werden, was dazu führt, dass die Behandlung insgesamt für die Klink teurer wird. Des Weiteren entsteht hierdurch eine kritische Situation, da die Fallpauschalen in ihrer Summe fix vereinbart sind. Hier bedeuten kurzfristig höhere Prozesskosten ein Gewinnrisiko, welches im schlechtesten Fall zu einem Verlustgeschäft für die Klinik wird. Somit stehen wirtschaftliche Kapazitätsauslastung und flexible Anpassungen im Fokus von jedem Klinikmanager. Vielleicht werden irgendwann einmal für Selbstzahler oder den Kostenträger Leistungen zum günstigeren Preis angeboten, um Angebot und Nachfrage exakter steuern zu können. Sie merken gewiss schon: Genau das ist die Crux im Gesundheitswesen; anders als die Nachfrage in der Wirtschaft, lässt sich im Gesundheitswesen die Nachfrage nach ärztlicher und pflegerischer Behandlung durch das Auftreten von Krankheiten oder Unfällen und die darausfolgenden klinischen Patientenströme nur schwierig steuern. Umgedreht aber waren die heutigen Werbemaßnahmen von Operateuren, um die OP-Zahlen

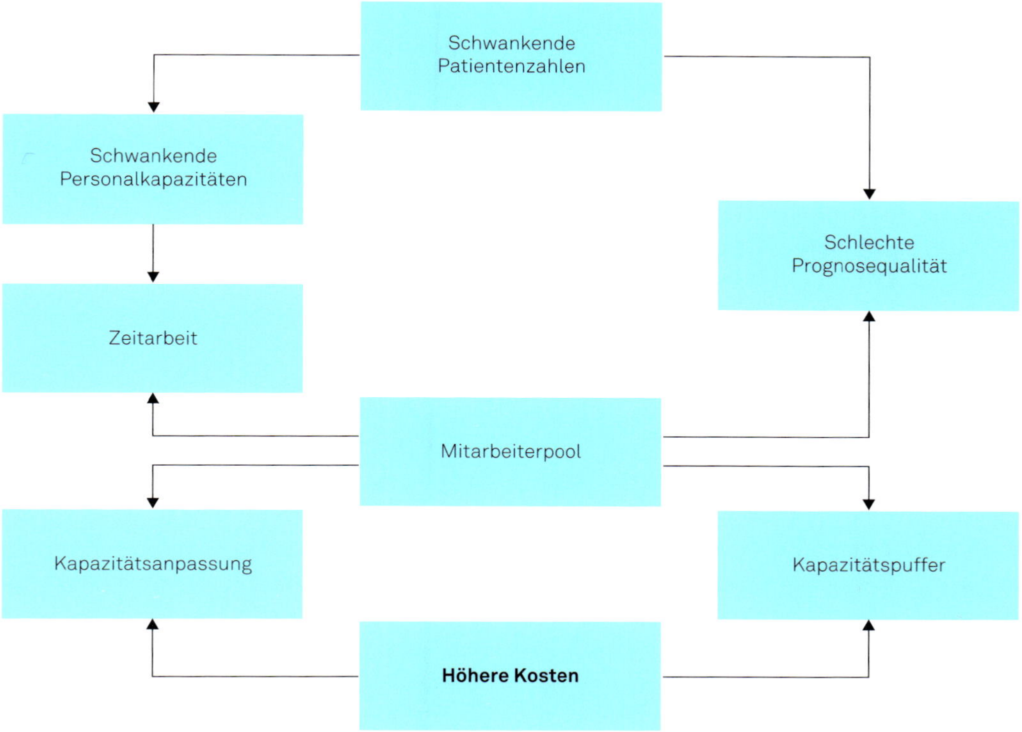

Abbildung 12-6: Schwankende Leistungszahlen

von elektiven orthopädischen OP-Leistungen anzuheben, noch vor zwanzig Jahren undenkbar. Und heute sind sie Alltag geworden. Durch gezielte Werbung sollen die Mindestzahlen an bestimmten Operationen erreicht und (elektive) Patienten angezogen werden.

Beim TOC wird nach einer Unternehmensanalyse die passende Strategie ausgewählt. Diese führt zur Steigerung von Produktivität und Durchlaufzeiten. TOC eröffnet eine oftmals neue und zugleich ganzheitliche Perspektive, weil allen Mitarbeitenden verdeutlicht wird, dass der Behandlungsprozess als Kette voneinander abhängiger Aktivitäten anzusehen ist. Jede Kette ist dabei nur so stark wie ihr schwächstes Glied. Was nützt ein hypermoderner OP-Saal, wenn durch Ausfall von Aufzügen die Stationen die Betten nicht transportieren können, weil der Hausmeister die Wartung nicht wie vorgesehen durchgeführt hat? Nicht nur deshalb spielt beim Engpassmanagement die verständliche und umfassende Information von allen Beteiligten (inklusive Hausmeister) eine wichtige Rolle. Wenn beispielsweise dem behandelnden Arzt auf der Systemebene klar wird, welche Folgekosten durch seinen fehlenden Arztbrief für den Patienten, aber auch für das Unternehmen entstehen, kann dies mitunter dazu führen, dass der Arzt seine Prioritäten zukünftig anders setzen wird, um die damit verbundenen Kosten zu reduzieren. Nachfolgend sind die Folgen des fehlenden Arztbriefes dargestellt:

Kaskade: Folgekosten eines fehlenden Arztbriefes

Patient kann nicht nach Frühstück entlassen werden

- Blockiert Bett,
- muss darum noch Mittagessen.
- Weil nachmittags seine Hausarztpraxis geschlossen hat,
- kann er diesen nicht mehr vor Praxisende aufsuchen

- Kommt nicht an Medikamente/Rezepte,
- Verschlechterung seines Zustandes,
- Mehrkosten durch Drehtüreffekt für Klinik und Kostenträger!

Stellen Sie fest, dass jetzt zwar die Ärzte die Entlassbriefe pünktlich diktieren, der Schreibservice aber nicht hinterher kommt, müssen die Prioritäten dort verändert werden: Anstatt von oben nach unten abzuarbeiten, wird vorher flexibel festgelegt, welche Entlassungen heute an erster Stelle stehen müssen. Ebenso kann ein gutes Entlassungsmanagement Wartezeiten vermeiden, wenn die Betten der entlassenen Patienten umgehend als frei gemeldet werden.

Jedes Teammitglied muss wissen, dass der Ausfall eines Prozessschrittes oder eine falsch getroffene Entscheidung zu kostspieligen Engpässen führen kann. Werden die Aktivitäten für zu entlassende Patienten, die sonst länger in der Einrichtung bleiben müssten, vorrangig erledigt, entfällt Zusatzarbeit durch wartende Patienten. Jede vermeidbare Zeit kostet Energie von Mitarbeitenden und es entstehen der Einrichtung Folgekosten an Medikamenten bzw. Speisen, Getränken und der Verknappung der Bettenkapazität.

12.5.2 Teamentwicklungsmaßnahmen

Teamentwicklung ist ein Prozess und keine Einzelmaßnahme. Es werden die Stärken weiterentwickelt, um vermeintliche Schwächen und Konflikte durch Lösungen in den Griff zu bekommen. Allen werden die gemeinsam erarbeiteten Ziele und Regeln transparent, und geeignete Strategien gelingen schneller und erfolgreicher.

Gerade neue Teams erreichen dadurch eine gute Startposition und es erleichtert Gruppen in kürzerer Zeit, in die Performance-Phase zu gelangen. Bei bestehenden Teams lassen sich Veränderungsmaßnahmen (beispielsweise die Ausweitung von Serviceangeboten, der Fokus auf die Wartezeiten usw.) durch Teamentwicklung leichter und trotzdem systematischer angehen. Es geht um die Stärkung des Zusammenhalts und des Wir-Gefühls, das Bewusstmachen von Individualitäten, die Notwendigkeit der Zusammenarbeit und bearbeitete teaminterne Konflikte.

12.5.3 Bedeutung einer systematischen Einarbeitung

Wenn Sie neue Prozesse erarbeitet haben, wirken diese nur dann nachhaltig, wenn infolgedessen alle und vor allem die neuen Mitarbeiter darin konsequent und systematisch geschult werden. Dies beinhaltet eine interdisziplinäre Einarbeitung. Gerade bei der Einstellung von Leitungskräften (PDL, Chefärzte oder leitenden Oberärzten) sind die gewachsenen Strukturen zu berücksichtigen. So kann es nicht sein, dass in einem Gesamtunternehmen die neue Führungskraft (welche ja selten die Gesamtverantwortung des Unternehmens trägt) alle zuvor erarbeiteten Prozesstandards „über den Haufen wirft". Viele Kliniken geben der neuen Leitungskraft die gebündelten Standards und Prozesse mit der Vorgabe, diese bis zum Termin X innerhalb ihrer Probezeit zu sichten, mit ihrer Unterschrift anzuerkennen bzw. konstruktive Änderungsvorschläge für die nächste Überarbeitung einzureichen. Dieser Punkt ist ein Meilenstein innerhalb des Einarbeitungsprozesses und entscheidet mit, ob die neue Führungskraft wirklich zur Kultur der Einrichtung passt. So werden Adhoc-Veränderungen und Unruhe verhindert. Natürlich gilt eine solche Einarbeitung und Kenntnisnahme der bisherigen als verbindlich verabschiedeten Standards auch für jeden neuen Mitarbeiter und Auszubildenden/Studenten. Umso wichtiger sind regelmäßige Aktualisierungen, die im Konsens getroffen werden. Jährliche Mitarbeitergespräche oder Zielvereinbarungsgespräche (ZVG) gewährleisten, dass ein Leitbild noch stärker im gesamten Team präsent ist. Hat sich die Einrichtung die Reduktion der Wartezeiten auf ihre Fahnen geschrieben, so wird in allen diesen Meetings der Regelkommunikation, immer wieder der Fokus auf Verzögerungen und deren Folgen gelegt. Beim Jahresgespräch zeigt sich, ob und welche Ziele erreicht wurden, wo Stolpersteine lagen, was aus der Perspektive des Mitarbeiters und des Vorgesetzten verbessert werden kann (Kaizen), wie sich die Kritikfähigkeit entwickelt und welche Lösungskompetenzen ausgebaut werden können. Werden gemeinsam Teamziele entwickelt, werden diese von allen (z.B. auf dem Flipchart) unterschrieben und bleiben (im Sozialraum) als motivierender Anker lange Zeit präsent.

Leider gibt es Kollegen, die das Vorhalten und Anwenden von dezidierten Einarbeitungskonzepten für überflüssig halten, weil sie selbst so etwas in ihrer Biografie nicht erlebten. Dann hört man Aussagen wie: „Haben wir doch schon immer so gemacht", die nicht nur selten hinterfragt werden, sondern auch auf die neuen Teamkollegen übertragen werden. Dieses Procedere setzt voraus, dass regelmäßige Aktualisierungen im Konsens getroffen werden und eine interdisziplinäre Regelkommunikation stattfindet. Eine professionelle Einarbeitung gehört zu den Grundlagen der Personalentwicklung und erhöht die Qualität und Sicherheit der Tätigkeit und des neuen Stelleninhabers. Dies wird nachfolgend exemplarisch am Transportdienst beschrieben.

Beispiel Patientenanforderung und Transportdienst

Das Außenbild der Klinik zeigt sich auch an der Schleuse, denn gerade hier müssen Patienten-Kunden professionell empfangen werden. In der eingangs beschriebenen hochemotionalen Situation des Transports von der Station zum OP begleitet idealerweise die zuständige Pflegefachfrau der Station ihren Patienten bis an die Schleuse. Dieses wird eine Muss-Bestimmung, sofern der Patient vor dem Transport eine Prämedikation erhalten hat. Um Kosten zu senken, experimentieren einige Kliniken mit outgesourcten Transportdiensten für den Weg vom und zum OP. Gerade in diesem Bereich sind die Anforderungen der Patienten hoch. Wenn ein anspruchsvoller Patienten-Kunde auf seiner Station von einem Mitarbeiter abgeholt wird, der unzureichende Sprachkenntnisse hat, der die Gepflogenheiten der hiesigen Kultur (Begrüßung, Smalltalk, Blickkontakt usw.) nicht anwendet und vor allem mangels Ausbildung nicht in der Lage ist, auf die Ängste und Sorgen in dieser emotional schwierigen Transportsituation einzugehen, können beim betroffenen Patienten verstärkte Zweifel und zusätzliche Unsicherheiten aufkommen. Das kann ab diesem Moment den Behandlungsprozess negativ tangieren. Auch im Schleusenbereich müssen die Mitarbeitenden über eine hohe Empathiefähigkeit und ausgeprägte Kommunikationskompetenzen verfügen. Denn diese letzten Minuten vor der Operation sind Schlüsselszenen und hier entscheidet ausschließlich der Patient über die wahrgenommene Dienstleistungsqualität.

12.5.4 Simulationstrainings

In sogenannten Simulationstrainings (vgl. Universitätsspital Zürich[20]) wird der Umgang mit komplexen medizinisch-pflegerischen Situationen geübt. Dabei sind Pflegende, Ärzte und MFA gemeinsam aktiv. Also die, die zusammen arbeiten, trainieren auch gemeinsam. Typische Trainingsthemen sind, z.B. die Versorgung eines intraoperativen kardiogenen Schocks oder Polytraumas beziehungsweise die Bewältigung von Engpasssituationen. Im Gegensatz zum klinischen Alltag können während des Trainings verschiedene Herangehensweisen risikofrei ausprobiert werden und alle Beteiligten reflektieren anschließend darüber. Anders als in der beruflichen Grundausbildung oder im Studium ist das Lernen im Simulationszentrum erfahrungsbasiert, denn die Teilnehmenden mit zum Teil beträchtlicher Berufspraxis erhalten im simulierten Szenario konkrete Einsichten, die relevant für ihren klinischen Alltag sind. So wie auch der Pilot einer Fluggesellschaft am gesetz-

20 http://www.simulationszentrum.usz.ch/fachwissen/seiten/simulationstrainingS. aspx

lich vorgeschriebene Crew-Ressource-Management (CRM)-Training regelmäßig teilnehmen muss. Ist das vorgeschriebene Training bis zum Stichtag nicht absolviert, darf die betroffene Person der Fluggesellschaft nicht eingesetzt werden (Pateisky und Härting 2013, S. 19 f.).

Das klinische Simulationstraining wird gefilmt und die aktiv beteiligten Personen können sich direkt im Anschluss im Video selbst beobachten. Solche Beobachtungen sind wichtig für das gemeinsame Überlegen und Diskutieren darüber, welche Gedanken, Handlungen und Abläufe sich bewährt haben und welche verändert werden könnten. Um ein effektives Lernen zu ermöglichen, ist es enorm wichtig, eine psychologisch sichere Atmosphäre zu schaffen. Man weiß, dass ein Simulationstraining nur dann effektiv sein kann, wenn es in einer „sicheren" Lernumgebung stattfindet. Dazu gehört, dass das im Simulator Erlebte vertraulich bleibt und nicht nach Außen getragen wird. Die Filme werden nur zur Analyse gebraucht und anschließend gelöscht. Die Leistung im Simulator ist nicht 1:1 vergleichbar mit der Realität und kann darum weder als Prüfung noch als Qualifikationstool gebraucht werden. Simulationstrainings eignen sich besonders für das Verändern von eingefahrenen, aber nicht effektiven Routinen.

„Non-Technical"- Fehler

Bekanntermaßen sind achtzig Prozent der auftretenden Fehler sogenannte nicht technisch bedingte Fehler auch als „Non-Technical" (Notechs) bezeichnet (Pateisky und Härting 2013, S. 27 f.). Infolgedessen entstehen vielfältige Probleme – vor allem aber Verzögerungen und Wartezeiten. Zu den Notechs zählen kognitive und interpersonelle Fehler bei Kommunikation, Teamarbeit, Situationsbewusstsein und Entscheidungsfindung. Ein großes Angebot von Trainingsmaßnahmen für die Mitarbeiter bezieht sich darum auf Kommunikationstrainings zwischen den unterschiedlichen Berufsgruppen.

Die Lösung von Teamproblemen ist fester Bestandteil der Qualitätssicherung. Dabei werden den Teilnehmenden unter anderem die Modelle und Auswirkungen menschlicher Kommunikation deutlich gemacht. So sollte ein Flugkapitän in einer Notsituation nicht sofort sagen, was er für richtig hält, sondern zunächst die anderen Crewmitglieder offen nach ihrer Meinung fragen. Dieses Prinzip wird unter dem Stichwort: „Erst zuhören, dann sprechen" in der Pilotenausbildung eingetrichtert (Gigerenzer 2014, S. 160), bei Anordnungen von oben nach unten (Top-down) und Feedbacks von unten nach oben (Bottom-up). So beruhen in der Luftfahrt viele vermeidbare Unglücke darauf, dass der Flugkapitän kraft seiner Autorität Anordnungen durchsetzt, obwohl andere Crewmitglieder Bedenken anmelden. Darum lernen Flugkapitäne, wie sie mit Anregungen und anderen Meinungen ihrer Crew umzugehen haben. Übrigens lautet das erste Wort nach einer solchen Bottom-up-Äußerung seitens des Kapitän immer: „*Danke*".

Wie würde eine solche Regel den Alltag im Gesundheitswesen verändern? Wenn die leitende Pflegefachfrau ihrer Studentin oder der Chefarzt seinem Stationsarzt die sinnlose Frage stellt: „*Haben Sie mich auch verstanden?*" und ein „*Ja*" erhalten, zeigt dies pointiert Kommunikationsdefizite. Feedbacks sind anspruchsvoll, wenn es um gravierende Dinge geht. Selbst wenn Sie im China-Restaurant Ihre Bestellung aufgeben, antwortet die Kellnerin nie mit einem „*Ja?*", sondern wiederholt die Bestellung Wort für Wort und oft auch Zahl für Zahl (Pateisky und Härting 2013, S. 62 f.). Leider ist ein solches Read-Back-Verfahren noch viel zu selten Standard in Klinik und Praxis. Obwohl es einfach, kostenlos und effektiv ist, wird es kaum angewendet. Das Vorlesen und Rückmelden stellt ein Musterbild geschlossener Kommunikation dar. Es vermeidet nicht nur Missverständnisse, sondern dadurch auch Wartezeiten. Dabei werden die angeordneten Infos aufgeschrieben, danach vorgelesen und vom Übermittler rückbestätigt. In praktisch allen Hochsicherheitsbereichen (Raumfahrt, Luftfahrt, Formel 1, Sport, Militär) müssen solche heiklen Informationen wiederholt werden. Leider geschehen im Gesundheitswesen tagtäglich gravierende Fehler: beispielsweise die Amputation des falschen Beines, „10-fach-Dosierungen", die neue TEP an der falschen Seite u.v.a.m. In der Klinik wird davon berichtet, dass beispielsweise bei Intubationsproblemen Pflegefachfrauen und -männer konkret wussten, was zu tun ist. Allerdings hatten sie sich wegen der vorherrschenden Hierarchie nicht getraut, dies den im Stress gefangenen Ärzten zu sagen (a.a.O., S. 27f.).

Da die interprofessionelle Teamarbeit einen erheblichen Anteil am Ergebnis der Behandlung in Praxis und Klinik hat, empfehlen sich Simulationstrainings gerade für das Training komplexer Behandlungen (Bsp. Reanimationen) in solchen therapeutischen Teams. Das vollständige Anordnen, Rückbestätigen und das korrekte Delegieren wird dabei geübt. Nach einem Schaden werden Fehler häufig rasch gefunden; ist das erledigt und der „Schuldige" ermittelt, gilt die Aufarbeitung des Falles damit vordergründig als beendet. Pateisky und Härting konstatieren, dass die weiße Weste des Systemverantwortlichen im obigen Fall weiß bleibt. Passiert eine ähnliche Situation erneut, ist die Wahrscheinlichkeit, dass der gleiche oder ein anderer Mitarbeitender genauso versagt, vorprogrammiert. Die Autoren schildern das Originalzitat eines Chefarztes nach Entfernung der falschen Niere: „Menschliches Versagen, anders ist das nicht erklärbar" (a.a.O., S. 35). Einstellungen wie die dieses ärztlichen Leiters verhindern eine nachhaltige und erfolgreiche Arbeit an der Patientensicherheit. Natürlich lassen sich nicht alle Unvollkommenheiten vermeiden, aber nachhaltigen Schaden beim Wartenden eliminieren Sie durch gute Informationen und geeignete Gegenmaßnahmen.

Tafelbesprechung

Unklarheiten, wann auf einer Station an diesem Tag Visite stattfindet, welche Besonderheiten aktuell unbedingt zu klären sind, wann der notwendige Austausch zwischen den Berufsgruppen geleistet wird, werden in einer sogenannten täglichen Tafelbesprechung umgesetzt. Dort sitzen jeden Tag Ärzte und Pflegende morgens 10 Minuten zusammen und klären, was wann läuft und wer für was zuständig ist. Nach Auskunft der Beteiligten reduziert diese kurze Abstimmung nicht nur deutlich Wartezeiten, sondern auch Missverständnisse und Fehler.

12.5.5 Soziale Kompetenz

Das Training sozialer Kompetenzen bezeichnet verschiedene Verfahren, welche beispielsweise ermöglichen, durch standardisierte Trainingsmethoden die sozialen Fähigkeiten der Teilnehmenden zu erhöhen. Es dient dem Ausbau der Teamfähigkeit oder sogenannter Soft Skills. Dabei kann auch die kollegiale Beratung für Mitarbeiter angewendet werden. Nachdem die Teilnehmer in Bezug auf lösungsorientierte Beratung und systemisches Denken trainiert sind, geben sie ihr Erfahrungswissen an (neue) Kollegen weiter (Quernheim 2013 b). Langjährige Mitarbeiter entwickeln vielfältiges Erfahrungs-, zum Teil auch Expertenwissen, welches sie vorausschauend bei der Planung des Tagespensums anwenden. Die Fähigkeit zur Empathie zeichnet sich im Wartekontext in erster Linie dadurch aus, die richtigen Fragen zu stellen und die Interaktion zu paraphrasieren. Entscheidend für den Erfolg ist die gelebte Kundenorientierung des gesamten Teams, insbesondere das Verhalten der Führungskräfte. Deren Einfluss auf das Verhalten der Kollegen ist ausgeprägter als allgemeine Schulungs- und Trainingsmaßnahmen. Ein angemessenes Dienstleistungsverhalten wird somit durch Lernen am Modell erfolgreich umgesetzt und setzt gute Vorbilder voraus. Empathie-Trainingsmaßnahmen widmen sich vor allem der Entwicklung folgender Fähigkeiten:

- Verbesserung der Selbsterkenntnis, insbesondere durch die Auseinandersetzung mit dem Selbst- und Fremdbild und die Dokumentation eigener Gefühle
- Bewusstes Beobachten und Reflektieren
- Erlernen bzw. Vertiefen emotionaler Intelligenz
- Beschwerdemanagement
- Kommunikationstraining.

12.5.6 Weniger Aggressionen in der Notaufnahme

Folgende Ausgangslage stand am Beginn eines Change-Management-Prozesses.

Beispiel
Die Notaufnahme einer Klinik litt unter aggressiven Patienten und ihren Angehörigen. Im Laufe der Jahre bürgerte es sich derart ein, dass immer mehr Patienten und Besucher sich respektlos verhielten. Eine Hausordnung gab es zwar, aber diese wurde weder transparent gemacht, noch wurde deren Einhaltung eingefordert. So kam es zu mehrfachen Überschreitungen, angedrohten Körperverletzungen und Sachbeschädigungen. Mitarbeitende stellten hausinterne Versetzungsanträge und die Leitung konnte kaum noch geeignete Mitarbeiter finden.

Durch einen gelungenen Veränderungsprozess mit dem Projektnamen: „Faire und klare Regeln" wird vor Ort nun viel stärker auf die Einhaltung der allgemeinen Umgangsformen geachtet. Es laufen Infofilme auf den Monitoren im Wartebereich, in allen gängigen Sprachen wird das Triage-System erklärt, die Mitarbeitenden gehen proaktiv auf die Betroffenen zu. Nachts unterstützt ein Security-Service die diensthabenden Pflegenden und Ärzte. Allein die Anwesenheit des Wachdienstes wirkte bereits deeskalierend. Zusätzlich wurden die Telefone mit einem speziellen Alarmknopf aufgerüstet. Konsequent wird bei Verstößen vom Hausrecht Gebrauch gemacht. Selbst mit laufenden Infusionen werden aggressive und „unverschämte" Patienten, die sich nicht an die Regeln halten, des Hauses verwiesen. Nach weniger als einem Jahr haben sich diese Maßnahmen in der Region herumgesprochen. Die betroffenen aggressiven Patienten- und Besucherclans meiden seither diese Klinikambulanz, weil sie wissen, dass sie hier keine Standardbehandlung mehr erhalten, sondern nur eine Notfallversorgung mit sofortiger Verlegung bzw. Abweisung. Seither fühlen sich Mitarbeitende und andere Wartende sicherer und die Klinik registriert wieder mehr Zulauf von Patienten und Angehörigen, die die Umgangsformen einhalten.

12.6 Fazit und Ausblick

Wer Patientenorientierung bzw. Kundenorientierung ernst meint, muss das Wartezeiterleben der Betroffenen so positiv wie möglich gestalten. Zweck eines jeden Gesundheitsunternehmens ist es, seinen Patienten-Kunden einen hervorragenden Nutzen in Diagnostik, Therapie und Pflege zu bieten und zugleich den Mitarbeitenden bestmögliche Arbeitsbedingungen zu gewährleisten, damit diese wiederum ihre Ressourcen optimal einsetzen.

Betriebswirtschaftliche Forderungen nach effizienter Praxis-, Heim- oder Klinik-Auslastung sollten nicht ausschließlich unter einer monetären Perspektive betrachtet werden. Viele Menschen, die auf Behandlung und Pflege warten, befinden sich in einer Ausnahmesituation. Diese ist mit Alltagswartesituationen nur bedingt vergleichbar. Hier sind Patienten im wahrsten Sinne des Wortes verletzlich.

Stattdessen geht es um die Kombination beider Ansätze. Den Mitarbeitenden muss bewusst werden, dass Wartenlassen ein echtes Problem darstellt und dass dieses zu unrentablen Folgekosten führt – also teuer ist! Wartende

Patienten benötigen professionelle Unterstützung, um zusätzliche negative körperliche oder psychische Folgen zu verhindern.

Am Ende dieses Praxishandbuchs sei die Frage gestattet, ob sich durch die Lektüre Ihre Perspektive zum Thema verändert hat. Sie erinnern sich noch an die provokanten Thesen zu Beginn des ersten und zweiten Buchteiles?

Wartezeiten im Gesundheitswesen können ein Indiz dafür sein, dass einzelne Mitarbeitende oder das Team (noch) nicht optimal arbeitet. Das Gesundheitswesen wird immer mehr auf Qualität ausgerichtet und im scheinbar nebensächlichen und „unvermeidlichen(?)“ Bereich des Wartens wird der Einfluss der wahrgenommenen Kundenqualität zukünftig weiter ansteigen.

Wer sich nicht um die positive Einflussnahme des Wartezeiterlebens seiner Patienten kümmert, hat Kundenorientierung nicht verstanden. Es benötigt Sensibilität und Einfühlungsvermögen, um die Sicht der Patienten-Kunden zu übernehmen, die als einzige Geld in Ihre Einrichtung bringen. Alle anderen geben es aus! Und diese Zielgruppe lässt man warten?

Zum benötigten Grundverständnis zählt auch die Berücksichtigung der gravierenden Folgewirkungen von Patientenbewertungen im persönlichen Umkreis und im Internet. Darum wird zukünftig eine vom Patienten-Kunden empfundene hohe Qualität als Wert und Maßstab noch viel deutlicher in den Vordergrund treten. Es darf vermutet werden, dass infolgedessen die derzeitige Erlösdebatte sukzessive in den Hintergrund tritt. In den USA wurde bereits begonnen, die Vergütung der Ärzte und Kliniken von der Zufriedenheit der Patienten abhängig zu machen.

Der Fokus dieses Buches liegt in der Anregung des Lesers für kreative Ideen zur Verkürzung von Wartezeiten, zur sinnvollen oder entspannten Nutzung der entstehenden Freiräume und in der Vermeidung von Fehlern im Wartemanagement usw. Es ging weder primär um die Arbeitszeitverschwendung der Mitarbeitenden noch um die Vergeudung von Lebenszeit der Patienten. Vielmehr sollte ein Paradigmenwechsel angestoßen werden. Dieses setzt eine Änderung der Haltung voraus.

Ich wünsche Ihnen für das Gelingen des „richtigen“ Wartemanagements Erfolg und freue mich auf Ihr Feedback.

Verwendete Literatur

Aiken, Linda H.; Sloane, Douglas M.; Bruyneel, Luk; van den Heede, Koen; Griffiths, Peter; Busse, Reinhard et al. (2014): Nurse staffing and education and hospital mortality in nine European countries. A retrospective observational study. In: *The Lancet* 383 (9931), S. 1824–1830. DOI: 10.1016/S0140-6736(13)62631-8.

Alsleben, Brigitte (2007, S. 915): Duden, das Herkunftswörterbuch. 4., neu bearb. Aufl. Mannheim. Bibliographisches Institut; Dudenverlag.

Alter, Roland (2012): Schlecker oder: Geiz ist dumm. Aufstieg und Absturz eines Milliardärs. 1. Aufl. Berlin: Rotbuch Verlag.

American Society of Anesthesiologists Committee on Standards and Practice Parameters (2011): Practice guidelines for preoperative fasting and the use of pharmacologic agents to reduce the risk of pulmonary aspiration. Application for healthy patients undergoing elective procedures: an updated report, S. 495–511.

Anbar, Ran D.; Murthy, Vaani V. (2010): Reestablishment of Hope as an Intervention for a Patient with Cystic Fibrosis Awaiting Lung Transplantation. In: *The Journal of Alternative and Complementary Medicine* 16 (9), S. 1007–1010. DOI: 10.1089/acm.2010.0107.

Anderson, Roger T.; Camacho, Fabian T.; Balkrishnan, Rajesh (2007): Willing to wait? The influence of patient wait time on satisfaction with primary care. In: *BMC Health Serv Res* 7 (1), S. 31. DOI: 10.1186/1472-6963-7-31.

Arbeitszeitgesetz (2016): ArbZG – Einzelnorm. Online verfügbar unter https://www.gesetze-im-internet.de/arbzg/_4.html, zuletzt aktualisiert am 23.05.2016, zuletzt geprüft am 23.05.2016.

Arik, Cheshin; Anat, Rafaeli; Arie, Eisenman (2012): Encountering Anger in the Emergency Department. Identification, Evaluations and Responses of Staff Members to Anger Displays. In: *Emergency Medicine International* 2012 (11), S. 1–5. DOI: 10.1155/2012/603215.

Augurzky, B.; Krolop, S.; Pilny, A.; Schmidt, C. M.; Wuckel, C (2016) Mit Rückenwind in die Zukunft? Der Krankenhaus-Rating-Report. Heidelberg: medhochzwei-Verlag GmbH.

Aust, H.; Eberhart, L. H. J.; Kalmus, G.; Zoremba, M.; Rüsch, D. (2011): Wertigkeit von 5 Kernaspekten der Prämedikationsvisite. In: *Anaesthesist* 60 (5), S. 414–420. DOI: 10.1007/s00101-010-1828-1.

Bain, J; Kelly, H; Snadden, D.; Staines, H. (1999): Day surgery in Scotland: patient satisfaction and outcomes. In: Quality in Health Care, Jg. 1999, H. 8, S. 86–91.

Baker, Julie; Cameron Michaelle (1996): The effects of the Service Environment on Affect and Consumer perception of Waiting Time. An integrative Review and Research Propositions. In: *Journal of Academy of Marketing Science* (24), S. 338–349.

Ballini, Luciana; Negro, Antonella; Maltoni, Susanna; Vignatelli, Luca; Flodgren, Gerd; Simera, Iveta et al. (2015): Interventions to reduce waiting times for elective procedures. DOI: 10.1002/14651858.CD005610.pub2.

Bartholomew, Kathleen (Hg.) (2009): Feindseligkeit unter Pflegenden beenden. Wie sich das Pflegepersonal gegenseitig das Leben schwer macht und den Nachwuchs vergrault. Bern: Huber.

Bateson, John E. G. (1999): Managing Services Marketing. 2. Aufl. Orlando. Harcourt College Pub.

Bellebaum, Alfred (1990): Überdruss und Lebenssinn. Opladen: Westdeutscher Verlag.

Bellebaum, Alfred; Hettlage, Robert (Hg.) (2013): Unser Alltag ist voll von Gesellschaft. Sozialwissenschaftliche Beiträge. Wiesbaden: Imprint: Springer VS.

Benner, Patricia E. (2012): Stufen zur Pflegekompetenz. From novice to expert. 2. vollständig überarb. u. erg. Aufl. Bern: Huber.

Bernatzky, Günther; Ausserwinkler, Michael; Likar, Rudolf; Sittl, Reinhard; Wendtner, Franz; Wenzel, Gerhard (Hg.) (2007): Nichtmedikamentöse

Schmerztherapie. Komplementäre Methoden in der Praxis. Vienna: Springer-Verlag/Wien. Online verfügbar unter http://site.ebrary.com/lib/alltitles/docDetail.action?docID= 10187802.

Bertram, M. (1999): Wartezeit für Patienten in allgemeinärztlichen Praxen als Qualitätsaspekt. Dissertation. Medizinische Hochschule Hannover.

Bienstein, Christel; Fröhlich, Andreas D. (2010): Basale Stimulation in der Pflege. Die Grundlagen. 6. überarb. Aufl. Bern: Huber.

Bildung, Bundeszentrale für politische (2016): Bevölkerung mit Migrationshintergrund I | bpb. Online verfügbar unter http://www.bpb.de/nachschlagen/zahlen-und-fakten/soziale-situation-in-deutschland/61646/migrationshintergrund-i, zuletzt aktualisiert am 15.05.2016, zuletzt geprüft am 17.05.2016.

Billing, Kathryn; Newland, Henry; Selva, Dinesh (2007): Improving patient satisfaction through information provision. In: *Clin Exp Ophthalmol* 35 (5), S. 439–447. DOI: 10.1111/j.1442-9071.2007.01514.x.

Billinghurst, B.; Whitfield, M. (1993): Why do patients change their general practitioner? A postal questionnaire study of patients in Avon. In: *The British journal of general practice: the journal of the Royal College of General Practitioners* 43 (373), S. 336–338.

Bischöfe Deutschlands und Österreichs und der Bistümer Bozen-Brixen und Lüttich (Hg.) (2001): Die Bibel. Altes und Neues Testament; Einheitsübersetzung. Lizenzausg. Freiburg im Breisgau: Herder.

Black, Hulda G.; Kelley, Scott W. (2009): A Storytelling Perspective on Online Customer Reviews Reporting Service Failure and Recovery. In: *Journal of Travel & Tourism Marketing* 26 (2), S. 169–179. DOI: 10.1080/10548400902864768.

Bliersbach, Gerhard (2014): Panorama gegen Lebensängste. In: Thomas Hax-Schoppenhorst und Anja Kusserow (Hg.): Das Angst-Buch für Pflege- und Gesundheitsberufe. Praxishandbuch für die Pflege- und Gesundheitsarbeit. 1. Aufl. Bern: Huber, S. 21–28.

Bloomfield, Sally F.; Aiello, Allison E.; Cookson, Barry; O'Boyle, Carol; Larson, Elaine L. (2007): The effectiveness of hand hygiene procedures in reducing the risks of infections in home and community settings including handwashing and alcohol-based hand sanitizers. In: *American Journal of Infection Control* 35 (10), S. S27-S64. DOI: 10.1016/j.ajic.2007.07.001.

BMG Bundesministerium für Gesundheit Deutschland (2016): Terminservicestellen. Hg. v. Bundesregierung. BMG. Online verfügbar unter http://www.bmg.bund.de/themen/krankenversicherung/gkv-versorgungsstaerkungsgesetz/terminservicestellen.html, zuletzt geprüft am 22.05.2016.

Bohsen, Guido (2015): Retter in der Not. In: *Süddeutsche Zeitung*, 18.02.2015.

Bose, Alexandra von (2014): Bunte Vielfalt. Interkulturelle Zusammenarbeit in Gesundheitsberufen. Berlin: Springer.

Brady, Marian C.; Kinn, Sue; Ness, Valerie; O'Rourke, Keith; Randhawa, Navdeep; Stuart, Pauline: Preoperative fasting for preventing perioperative complications in children. DOI: 10.1002/14651858.CD005285.pub2.

Brandes, D.; Fedrigotti, A.; Höhler, G. (2005) FOCUS-Forum: Die Erfolgsmacher II: Von den Besten profitieren. Frankfurt: Campus.

Brandmeyer, Klaus; Pirck, Peter; Pogoda, Andreas (Hg.) (2015): Medizin trifft Marke. Markentechnik für den Gesundheitsmarkt. Wiesbaden: Springer Gabler.

Braun, Frank; Benz, Patrick (2015): Genese natürlicher Entscheidungsprozesse und Determinanten kluger Entscheidungen. Theoretische und empirische Reflexionen im Spannungsfeld zwischen analytisch-bewusstem und intuitivem Entscheiden. Wiesbaden: Springer Gabler.

Brodsky, Joseph (2000): Der sterbliche Dichter. Über Literatur, Liebschaften und Langeweile. Frankfurt am Main: Fischer-Taschenbuch-Verl. (Fischer, 14597).

Brown, D.; Warner, M. et al. (1997): Effect of intrasoperative anesthetic events on postoperative patient satisfaction. In: *Mayo clinic Proceedings* 72 (1), S. 20–25.

Bruhn, Manfred; Meffert, Heribert (Hg.) (2001): Handbuch Dienstleistungsmanagement. Von der strategischen Konzeption zur praktischen Umsetzung. 2. überarb. u. erw. Aufl. Wiesbaden: Gabler.

Bundesärztekammer (Hrsg.) (2015): Muster Berufsordnung für die in Deutschland tätigen Ärztinnen und Ärtze. Hg. v. Bundesärztekammer. Frankfurt. Online verfügbar unter http://www.bundesaerztekammer.de/fileadmin/user_upload/downloads/pdf-Ordner/MBO/MBO_02.07.2015.pdf.

Bundesausschuss (2008). Unter Mitarbeit von A. Meeßen. Hg. v. GKV Spitzenverband der Krankenkassen.

Bundesregierung (27.11.2013): Deutschlands Zukunft gestalten. Koalitionsvertrag zwischen CDU, CSU und SPD. 18. Legislaturperiode. http://www.bundesregierung.de/Content/DE/_Anlagen/2013/2013-12-17-koalitionsvertrag.pdf?__blob=publicationFile.

Buresh, Bernice; Gordon, Suzanne; Börger, Heide; Abt-Zegelin, Angelika; March, Britta; Benner, Patricia (Hg.) (2006): Der Pflege eine Stimme geben. Was Pflegende wie öffentlich kommunizieren müssen. Bern: Huber.

Bürgel, Lutz (2007): Die Hälfte seines Lebens wartet der Mensch vergebens. In: Ärzte Woche (Springer), 19.07.2007, S. 22.

Büscher, Andreas (Hg.) (2014): Expertenstandard Schmerzmanagement in der Pflege bei chronischen Schmerzen. Deutsches Netzwerk für Qualitätsentwicklung in der Pflege. Osnabrück: Hochschule Osnabrück.

Busse, Reinhard (2014): Deutsche Krankenhäuser im europäischen Vergleich. Ergebnisse des EuroDRG-Projektes. Hg. v. European Observatory on Health Systems and Policies. Technische Universität Berlin. Berlin. Online verfügbar unter https://www.frankfurt-university.de/fileadmin/de/Forschung/Institute/ZGWR/OP-Barometer2015/Pr%C3%A4sentation_OP-Barometer_2015_final_quer.pdf, zuletzt geprüft am 17.04.2016.

Busse, Thomas (2015): OP Barometer 2015. Hg. v. University of Applied Sciences. Online verfügbar unter https://www.frankfurt-university.de/fileadmin/de/Forschung/Institute/ZGWR/OP-Barometer2015/Pr%C3%A4sentation_OP-Barometer_2015_final_quer.pdf, zuletzt geprüft am 27.05.2016.

Caesar, Ulla; Karlsson, Jon; Olsson, Lars-Eric; Samuelsson, Kristian; Hansson-Olofsson, Elisabeth (2014): Incidence and root causes of cancellations for elective orthopaedic procedures. A single center experience of 17,625 consecutive cases. In: *Patient Saf Surg* 8 (1), S. 24. DOI: 10.1186/1754-9493-8-24.

Cameron, Rachel A.; Mazer, Benjamin L.; DeLuca, Jane M.; Mohile, Supriya G.; Epstein, Ronald M. (2015): In search of compassion. A new taxonomy of compassionate physician behaviours. In: *Health Expect* 18 (5), S. 1672–1685. DOI: 10.1111/hex.12160.

Carr, E.C.; Mann, E.M. (2014): Schmerz und Schmerzmanagement, Bern: Huber.

Chartrand, Tanya L.; Bargh, John A. (1999): The chameleon effect. The perception-behavior link and social interaction. In: *Journal of Personality and Social Psychology* 76 (6), S. 893–910. DOI: 10.1037/0022-3514.76.6.893.

Christ, Michael; Bingisser, Roland; Nickel, Christian (2016): Bedeutung der Triage in der klinischen Notfallmedizin. In: *Deutsche medizinische Wochenschrift* 141 (05), S. 329–335. DOI: 10.1055/s-0041-109126.

Coker, Brent L.S. (2012): Seeking the opinions of others online. Evidence of evaluation overshoot. In: *Journal of Economic Psychology* 33 (6), S. 1033–1042. DOI: 10.1016/j.joep.2012.06.005.

Collialti, Markus (2014): Geschichte einer Transplantation. Ein Herz für Ellen. In: *Frankfurter Allgemeine Zeitung* 2014, 11.01.2014 (Online). Online verfügbar unter http://www.faz.net/aktuell/gesellschaft/gesundheit/geschichte-einer-transplantation-ein-herz-fuer-ellen-12722250.html, zuletzt geprüft am 05.03.2014.

Cracknell, Deborah; White, Mathew P.; Pahl, Sabine; Nichols, Wallace J.; Depledge, Michael H. (2015): Marine Biota and Psychological Well-Being A Preliminary Examination of Dose-Response Effects in an Aquarium Setting. In: *Environment and Behavior*, S. 1–28. DOI: 10.1177/0013916515597512.

Davis, M.; Heineke, J.: Understanding the Roles of the Customer and the Operation for Better Queue Management. In: *International Journal of Operations & Production Management* 1990 (05), S. 21–34. Online verfügbar unter http://dx.doi.org/10.1108/01443579410056777.

DeAngelis, Tori (2009): Unmasking „racial micro aggressions“. In: *Monitor on Psychology* (2).

Debrot, A.; Schoebi, D.; Perrez, M.; Horn, A.B. (2013): Touch as an Interpersonal Emotion Regulation

Process in Couples' Daily Lives. The Mediating Role of Psychological Intimacy. In: *Personality and Social Psychology Bulletin* 39 (10), S. 1373–1385. DOI: 10.1177/0146167213497592.

Destatis (2015): Staat & Gesellschaft – Ausstattung mit Gebrauchsgütern – Ausstattung privater Haushalte mit Informations- und Kommunikationstechnik – Deutschland-Statistisches Bundesamt (Destatis). Internet. Online verfügbar unter https://www.destatis.de/DE/ZahlenFakten/GesellschaftStaat/EinkommenKonsumLebensbedingungen/AusstattungGebrauchsguetern/Tabellen/Infotechnik_D.html, zuletzt aktualisiert am 17.02.2015, zuletzt geprüft am 17.04.2016.

Deutscher Bundestag (2014). Antwort der Bundesregierung auf kleine Anfrage. Unterschiedliche Wartezeiten von gesetzlich und privat Krankenversicherten. Online verfügbar unter http://dip21.bundestag.de/dip21/btd/18/020/1802050.pdf, zuletzt geprüft am 30.05.2016.

DNQP Deutsches Netzwerk für Qualitätsentwicklung in der Pflege (Hg.) (2015): Expertenstandard Schmerzmanagement in der Pflege bei chronischen schmerzen, Entwicklung, Konsentierung, Implementierung. Hochschule Osnabrück. Online verfügbar unter https://www.dnqp.de/en/expertenstandards-und-auditinstrumente/, zuletzt geprüft am 25.05.2016.

Doehlemann, Martin (1991): Langeweile? Deutung eines verbreiteten Phänomens. 1. Aufl. Frankfurt am Main: Suhrkamp (Edition Suhrkamp, 1641 = N.F., 641).

Doppler, Klaus (2005): Change Management: Den Unternehmenswandel gestalten. Frankfurt am Main: Campus.

Doppler, Klaus (2011): Der Change Manager. Sich selbst und andere verändern. 2. aktualisierte und erw. Aufl. Frankfurt am Main: Campus-Verl.

Dorner, Christoph (2016): Ihr könnt mich mal. Die Welttour von Madonna endet mit seltsamen Auftritten. In: *Süddeutsche Zeitung*, 22.03.2016, S. 8.

Dowideit, Anette; Ettel, Anja (2016): So kaufen sich Kassenpatienten einen Privat-Termin. Online verfügbar unter http://www.welt.de/wirtschaft/article152760917/So-kaufen-sich-Kassenpatienten-einen-Privat-Termin.html, zuletzt aktualisiert am 29.02.2016, zuletzt geprüft am 06.04.2016.

Drauschke, Pia; Drauschke, Stefan; Albrecht, Michael (2014): Die wichtigsten Prinzipien eines wirksamen Change-Managements. Strategien für erfolgreiche Veränderungsprozesse im Krankenhaus. In: *Klinik Wissen Managen* Frohberg Thieme (2).

Dreikurs, Rudolf; Soltz, Vicki; Blumenthal, Erik A.; Rogge, Jan-Uwe (2014): Kinder fordern uns heraus. Wie erziehen wir sie zeitgemäß? 19. Aufl. Stuttgart: Klett-Cotta.

Droste, Maria; Gün, Ali Kemal; Kiefer, Hedwig; Koch, Eckhardt; Naimi, Ilknur; Reinecke, Heike et al. (2015): Das kultursensible Krankenhaus. Ansätze zur interkulturellen Öffnung für Migration, Flüchtlinge und Integration. Hg. v. Bundesregierung: Beauftragte für Migration. Online verfügbar unter https://www.bundesregierung.de/Content/Infomaterial/BPA/IB/Das_kultursensible_Krankenhaus_09-02-2015.pdf?__blob=publicationFile&v= 17, zuletzt geprüft am 29.02.2016.

Duden: Online-Lexikon. Hg. v. Bibliographisches Institut GmbH. Dudenverlag. Berlin, zuletzt geprüft am 30.05.2016.

Durchdenwald, Gudrun (2003): Gegen die unterschätzte Gefahr. In: *Pflegezeitschrift Kohlhammer* http://tisrv09.kohlhammer.de/pflegezeitschrift.de/download/Portale/Zeitschriften/Pflegezeitschrift/Archiv/Zusatzinfo2003/Info_Heft05.pdf.

Durso, G.R.O.; Luttrell, A.; Way, B.M. (2015): Over-the-Counter Relief from Pains and Pleasures Alike. Acetaminophen Blunts Evaluation Sensitivity to both Negative and Positive Stimuli. In: *Psychological science* 26 (6), S. 750–758. DOI: 10.1177/0956797615570366.

Eagleman, David (2012): Inkognito. Die geheimen Eigenleben unseres Gehirns. 1. Aufl. München: Campus-Verlag.

Ekmekcioglu, Cem; Ericson, Anita (2011): Der unberührte Mensch. Wien: Edition A.

Ellis, Albert (1997): Grundlagen und Methoden der rational-emotiven Verhaltenstherapie. München: Pfeiffer.

Erlenwein, J.; Studer, D.; Lange, J-P; Bauer, M.; Petzke, F.; Przemeck, M. (2012): Process optimization by central control of acute pain therapy: implementation of standardized treatment concepts and central pain management in hospitals. In: *Der Anaesthesist* 61 (11), S. 971–983. DOI: 10.1007/s00101-012-2095-0.

Erlinger, Rainer (2015): Die Gewissensfrage. Sie dürfen Platz nehmen. In: *Süddeutsche Magazin* (25/2015).

Erlinger, Rainer (2012): Gewissensfragen auf den Grund gegangen. Frankfurt: Fischer TB-Verlag.

Ernst, Heiko (2015 b): Unbegreiflich schnell. In: *Psychologie Heute* (9), S. 28.

Ernst, Heiko (2015): Langeweile konfrontiert uns mit uns selbst. In: *Psychologie Heute* (5), S. 25.

European Journal of Marketing (2013): Employee emotional labour and quitting intentions.

Falk, Juliane (2014): Versagensangst und Lernen. In: Thomas Hax-Schoppenhorst und Anja Kusserow (Hg.): Das Angst-Buch für Pflege- und Gesundheitsberufe. Praxishandbuch für die Pflege- und Gesundheitsarbeit. 1. Aufl. Bern: Huber, S. 110–121.

Falkenberg, Irina; McGhee, Paul E.; Wild, Barbara (2013): Humorfähigkeiten trainieren. Manual für die psychiatrisch-psychotherapeutische Praxis. Stuttgart: Schattauer.

Feddock, Christopher A.; Hoellein, Andrew R.; Griffith, Charles H.; Wilson, John F.; Bowerman, Jennifer L.; Becker, Natasha S.; Caudill, Timothy S. (2005): Can Physicians Improve Patient Satisfaction with Long Waiting Times? In: *Eval Health Prof* 28 (1), S. 40–52. DOI: 10.1177/0163278704273084.

Ferrari, Robert (2015): Effect of a pain diary use on recovery from acute low back (lumbar) sprain. In: *Rheumatol Int* 35 (1), S. 55–59. DOI: 10.1007/s00296-014-3082-3.

Fischer, Johannes (2012): Krankheit und Spiritualität. In: *Schweizerische Ärztezeitung* 93, 2012 (45), S. 1672–1675. Online verfügbar unter http://www.saez.ch/docs/saez/2012/45/de/saez-01036.pdf.

Fischer, Thomas (2014): Pflegerische Maßnahmen zur Schmerzlinderung. In: Martina Lauster (Hg.): Pflege heute. Lehrbuch für Pflegeberufe. 6. vollst. überarb. Aufl. München: Elsevier Urban & Fischer, S. 553–574.

Fissenewert, Peter (2006): Die Arztpraxis in der Insolvenz: Nicht zwangsläufig das Ende. Hg. v. Deutscher Ärzte-Verlag GmbH und Redaktion Deutsches Ärzteblatt (103(20): [16]). Online verfügbar unter http://www.aerzteblatt.de/archiv/51471, zuletzt geprüft am 17.04.2016.

Flecker, Johannes (2014): Die Bedeutung von Musik für die Gestaltung von Markenpersönlichkeit. Wiesbaden: Springer Gabler.

Forschungsgruppe Wahlen, Kassenärztliche Bundesvereinigung: Versichertenbefragung der Kassenärztlichen Bundesvereinigung 2014. Online verfügbar unter http://www.kbv.de/media/sp/MHH_Studie_2014_Bericht_24072014.pdf, zuletzt geprüft am 16.04.2016.

Fraisse, Peter; Fraisse, Paul (1985): Psychologie der Zeit. Konditionierung, Wahrnehmung, Kontrolle, Zeitschätzung, Zeitbegriff. München: Ernst Reinhardt.

Frankl, Viktor E. (1987): Logotherapie und Existenzanalyse. München: Piper.

Frank-Soltysiak, Marie; Court, Charles (2002): Waiting time and satisfaction of patients attending the emergency surgery unit of a university hospital center. In: *Presse medicale (Paris, France: 1983)* 31 (36), S. 1690–1695.

Frick, Eckhard; Roser, Traugott (Hg.) (2011): Spiritualität und Medizin. Gemeinsame Sorge um den kranken Menschen. 2. aktual. Aufl. Stuttgart: Kohlhammer.

Frick, Jürg (2015): Wie können Lehrer gesund bleiben? Interview mit Jürg Frick. In: *Psychologie Heute* 2015 (10/2015), S. 87 f.

Frick, Jürg (2011): Die Kraft der Ermutigung. Grundlagen und Beispiele zur Hilfe und Selbsthilfe. 2. überarb. und erg. Aufl. Bern: Huber.

Fromme, Carmen (2014): Der OP als Unternehmen. In: *Thieme CNE Im Op*, 2014 (04), S. 183–185.

Frömming-Ohmke (2000): Pflegende auf dem Weg in die Kundenorientierung. Den Patienten als Kunden wahrnehmen. In: *Pflege Aktuell* (2), S. 92–94.

Frucht, Christiane (2013): Sprechen Sie Patientisch? In: *Die Schwester Der Pfleger* (7).

Furrer, L.; Ganter, M.T.; Klaghofer, R.; Zollinger, A.; Hofer, C.K. (2006): Preoperative fasting times: patients' perspective. In: *Der Anaesthesist* 55 (6), S. 643–649. DOI: 10.1007/s00101-006-0991-x.

G-BA (2014): Gemeinsamer Bundesausschuss. Online verfügbar unter https://www.g-ba.de/, zuletzt geprüft am 25.05.2016.

Gebhard, Josef (2016): Wie die Grippewelle das Donauspital überrascht hat. Nach Chaos am Wochenende droht jetzt noch stärkerer Zustrom von Kranken. In: *Kurier (Wien)*, 03.02.2016. Online verfügbar unter http://kurier.at/chronik/wien/wie-die-grippewelle-das-donauspital-ueberrascht-hat/178.668.910, zuletzt geprüft am 29.02.2016.

Geißler, Karlheinz A. (2007): Ticken wir noch richtig? Ist unser Leben zu schnell geworden? Vortrag in Beratzhausen. Hg. v. Hanns Seidel Stiftung. Online verfügbar unter http://www.hss.de/fileadmin/migration/downloads/070716_RM_Geissler_01.pdf.

Geißler, Karlheinz A. und Jonas (2015): Time is honey: Vom klugen Umgang mit der Zeit. München: Oekom.

Geraeds, Max; Brechtel, Thomas; Zöll, Ralf (2014): Wie werden Pflegeeinrichtungen ausgewählt. In: *Die Schwester Der Pfleger* (5), S. 476.

Geuter, Ulfried (2015): Was der Körper zeigt. In: *Psychologie Heute* (8), S. 44.

Gigerenzer, Gerd (2014): Risiko. Wie man die richtigen Entscheidungen trifft. 3. Auflage. München: btb.

Godeau, Emma (1999): Einer wartet immer. Unausweichliches Schicksal oder nur ein Moment? 1. Aufl. Berlin: Aufbau-Verlag.

Goetz K, Campbell S, Willms S, Rochon J, Klingenberg A, Szecsenyi J (2011): How do chronically ill patients evaluate their medical care? An observational study with 46919 patients in 676 primary care practices. In: *Int J Pers Cent Med*, S. 338-346.

Goldratt, Eliyahu M.; Pyka, Petra (2002): Die kritische Kette. Ein Roman über das neue Konzept im Projektmanagement. Frankfurt/Main: Campus Verlag.

Gollwitzer, M.& Schmitt, M. (2006) Sozialpsychologie. Workbook. Weinheim: Beltz.

Gómez-Urquiza, Jose L.; Hueso-Montoro, César; Urquiza-Olmo, Josefa; Ibarrondo-Crespo, Rocío; González-Jiménez, Emilio; Schmidt-Riovalle, Jacqueline (2016): A randomized controlled trial of the effect of a photographic display with and without music on pre-operative anxiety. In: *J Adv Nurs*, S. 1666 – 1676DOI: 10.1111/jan.12937.

Gosmann, Ulla (2014): Falsches Lächeln in der Servicewüste. Studie. In: *Psychologie Heute* (8), S. 12.

Gouthier, Matthias (Hg.) (2013): Kundenbegeisterung durch Service Excellence. Erläuterungen zur DIN SPEC 77224 und Best-Practices. Deutsches Institut für Normung. 2. überarb. und erw. Aufl. Berlin: Beuth.

Grimm & Grimm (2016): Wörterbuchnetz - Deutsches Wörterbuch von Jacob Grimm und Wilhelm Grimm. Trier Center for Digital Humanities / Kompetenzzentrum für elektronische Erschließungs- und Publikationsverfahren in den Geisteswissenschaften an der Universität Trier. Online verfügbar unter http://woerterbuchnetz.de/DWB/?sigle=DWB&mode=Vernetzung&lemid=GW07482#XGW07482, zuletzt geprüft am 26.05.2016.

Groger, Uta (2008): Medizinische Fachangestellte 1. Ausbildungsjahr. 1. Aufl. Berlin: Cornelsen.

Guerre, Nadine (2015): Pflege als Hoffnungsträger. In: *Die Schwester Der Pfleger* (7), S. 30.

Hankela, Sirpa; Kiikkala, Irma (1996): Intraoperative Nursing Care as Experienced by Surgical Patients. In: *AORN Journal* 63 (2), S. 435-442. DOI: 10.1016/S0001-2092(06)63231-6.

Harrison, A.T. (1988) Appointment systems: evaluation of a flexible system offering patients limited choice. BMJ, 296: 685-6 Haslbeck.

Hatch, Frank; Maietta, Lenny (2003): Kinästhetik. Gesundheitsentwicklung und menschliche Aktivitäten. 2., komplett überarb. Aufl. München, Jena: Urban und Fischer.

Hatfield, E.; Capioppo, J.T.; Rapson, R.L. (1994): Emotional Contagion. New York: Cambridge University Press.

Hax, Peter-Michael; Hax-Schoppenhorst, Thomas (2012): Kommunikation mit Patienten in der Chirurgie. Praxisempfehlungen für Ärzte aller operativen Fächer. 1. Aufl. Stuttgart: Kohlhammer.

Hax-Schoppenhorst, Thomas; Kusserow, Anja (Hg.) (2014): Das Angst-Buch für Pflege- und Gesundheitsberufe. Praxishandbuch für die Pflege- und Gesundheitsarbeit. 1. Aufl. Bern: Huber.

Heilmann, Claudia; Stotz, Ulrike; Burbaum, Christina; Feuchtinger, Johanna; Leonhart, Rainer; Siepe, Matthias et al. (2016): Short-term intervention to reduce anxiety before coronary artery bypass surgery - a randomised controlled trial. In: *J Clin Nurs* 25 (3-4), S. 351-361. DOI: 10.1111/jocn.13055.

Heinrich, Christian; Hürter, Tobias; Kara, Stefanie; Wüstenhagen, Claudia (2011): Die Kunst der Entscheidung. Hg. v. Zeit Online. Zeit Online. Online verfügbar unter http://www.zeit.de/zeit-wissen/2011/06/Entscheidungen, zuletzt geprüft am 29.02.2016.

Helbig, M.; Helbig, S.; Kahla-Witzsch, H.A.; May, A. (2009): Quality management: reduction of waiting time and efficiency enhancement in an ENT-university outpatients' department. In: *BMC health services research* 9, S. 21. DOI: 10.1186/1472-6963-9-21.

Hertenstein, Matthew J.; Holmes, Rachel; McCullough, Margaret; Keltner, Dacher (2009): The communication of emotion via touch. In: *Emotion* 9 (4), S. 566–573. DOI: 10.1037/a0016108.

Hieronimus F.; Matlachowsky P.; Schminke C. (2010): Wow! Kunden begeistern, Mehrwert schaffen. In: *Akzente* (3), S.S. 16 – 21.

Hisom, Alexandra; Sorgatz, H. (Hg.) (2011): Entschließungen, Empfehlungen, Vereinbarungen. Ein Beitrag zur Qualitätssicherung in der Anästhesiologie. Deutsche Gesellschaft für Anästhesiologie und Intensivmedizin. 5. Aufl. Ebelsbach: Aktiv Dr. & Verlag.

Hochschild, Arlie Russell (2006): Das gekaufte Herz. Die Kommerzialisierung der Gefühle. Frankfurt am Main u.a.: Campus.

Hoehl, Mechthild (Hg.) (2012): Gesundheits- und Kinderkrankenpflege. 4. Aufl. Stuttgart: Georg Thieme Verlag.

Hoffmann, Barbara (2015): Müller, Meyer, Schulze? Fall des Monats. In: *Die Schwester Der Pfleger* (2), S. 81.

Hoffstetter, P.; Fischer, B.; Hammer, S.; Rohrl, S.; Rohrl, S.; FDendl, L-M et al. (2012): As time goes by. Is it worth intensifying patient care during the waiting period for radiological examinations? In: *RoFo: Fortschritte auf dem Gebiete der Rontgenstrahlen und der Nuklearmedizin* 184 (11), S. 1043–1048. DOI: 10.1055/s-0032-1313049.

Hohensee, Thomas (2015): Gelassenheit beginnt im Kopf. München: Knaur.

Hohensee, Thomas (2012): Das spirituelle Wunschgewicht. Ändere dein Bewusstsein und du wirst schlank. München: Nymphenburger.

Hole, Jenny; Hirsch, Martin; Ball, Elizabeth; Meads, Catherine (2015): Music as an aid for postoperative recovery in adults. A systematic review and meta-analysis. In: *The Lancet* 386 (10004), S. 1659–1671. DOI: 10.1016/S0140-6736(15)60169-6.

Ijzerman, Theo; Bender, Roderik (2013): Wie mache ich aus einem Elefanten wieder eine Mücke? Mit Emotionen konstruktiv umgehen. Göttingen, Bern: Hogrefe.

Innes, Kelli; Jackson, Debra; Plummer, Virginia; Elliott, Doug (2015): Care of patients in emergency department waiting rooms – an integrative review. In: *J Adv Nurs* 71 (12), S. 2702–2714. DOI: 10.1111/jan.12719.

Jamerson, Patricia A.; Scheibmeir, Monica; Bott, Marjorie J.; Crighton, Frances; Hinton, Ruthellyn H.; Cobb, Ann Kuckelman (1996): The experiences of families with a relative in the intensive care unit. In: *Heart & Lung: The Journal of Acute and Critical Care* 25 (6), S. 467–474. DOI: 10.1016/S0147-9563(96)80049-5.

Jehle, F.; Hollstein, B.; Kriegel, J. (2010): Patientenorientierung im Krankenhaus – Evaluation von Patientenwartezeiten in der stationären Krankenhausversorgung. In: *Gesundh ökon Qual manag* 15 (06), S. 286–291. DOI: 10.1055/s-0029-12455 57.

Johannßen, Christian, Frenzel, Jürgen (2014): Präoperative Angst. In: Thomas Hax-Schoppenhorst und Anja Kusserow (Hg.): Das Angst-Buch für Pflege- und Gesundheitsberufe. Praxishandbuch für die Pflege- und Gesundheitsarbeit. 1. Aufl. Bern: Huber, S. 181–190.

Jörg (2008): Bewältigung komplexer Medikamentenregime aus Sicht chronisch Kranker. In: *Pflege und Gesellschaft* 13 (1), S. 48–61.

Kabat-Zinn, Jon (2013): Gesund durch Meditation. Das große Buch der Selbstheilung mit MBSR. München: Knaur.

Kalischewski, Jennifer (2015): Angriffe auf Klinikpersonal in Notaufnahmen. Online verfügbar unter http://www.derwesten.de/staedte/duisburg/angriffe-auf-klinikpersonal-in-notaufnahmen-aimp-id10320396.html, zuletzt aktualisiert am 24.05.2016, zuletzt geprüft am 25.05.2016.

Kansagra, Susan M.; Rao, Sowmya R.; Sullivan, Ashley F.; Gordon, James A.; Magid, David J.; Kaushal, Rainu et al. (2008): A Survey of Workplace Violence Across 65 U.S. Emergency Departments.

In: *Academic Emergency Medicine* 15 (12), S. 1268–1274. DOI: 10.1111/j.1553-2712.2008.00282.x.

Käppeli, Silvia (2004): Vom Glaubenswerk zur Pflegewissenschaft. Geschichte des Mit-Leidens in der christlichen, jüdischen und freiberuflichen Krankenpflege. 1. Aufl. Bern: Huber.

Kaul, Eva (2014): Atemarbeit bei Angstkrankheiten. Hg. v. IBP Institut (5). Online verfügbar unter file:///C:/Users/German%20Quernheim/Downloads/ibp_magazin_5_140708_Web.pdf.

Keller, Alan; Villarreal, Francisco Sanchez; Rodriguez, Aurora Rabago de; Correu, Sergio (1975): The Impact of Organization of Family Planning Clinics on Waiting Time. In: *Studies in Family Planning* 6 (5), S. 134. DOI: 10.2307/1964748.

Kempe, Lisa (2011): Systemintegration im Krankenhaus. OP-Management im Wandel. In: *Deutsches Ärzteblatt* 47, 2011 (108), S. A-2562 / B-2142 / C-2114. Online verfügbar unter http://www.aerzteblatt.de/archiv/114206.

Kern, Maria T. (2008): Langeweile. Modell eines psychologisch-anthropologischen Phänomens. Egg: Thesis.

Kern, Maria T. (op. 2009): Langweilen Sie sich? Eine kurzweilige Psychologie der Langeweile. 1. Aufl. München, Basel: E. Reinhardt.

Kersting, Karin (2013): „Coolout“ in der Pflege. Eine Studie zur moralischen Desensibilisierung. Univ., Diss. Frankfurt am Main: Mabuse.

Kishon, Ephraim (2015): Alle Satiren. Limitierte Sonderausg. München: LangenMüller.

Kitz, Volker (2013): Sympathie schlägt Argument. In: *Managerseminare* (8), S. 34–37.

Klapproth, Florian (2010): Der Einfluß temporaler Erwartung auf das Erleben einer kurzen Wartesituation. Techn. Univ., Habil. — Berlin, 2010. Hamburg: Kovač (Studienreihe Psychologische Forschungsergebnisse, 155).

Klein, Stefan (2011): Zeit. Der Stoff, aus dem das Leben ist. Eine Gebrauchsanleitung. 4 Aufl.: Fischer Taschenbuch.

Knight, Andrew; Lembke, Tony (2014): Appointment zen – shaping demand and matching capacity. In: *Australian family physician* 43 (4), S. 234–238.

Koch-Klaucke, Norbert (2015): Zu viele Patienten, stundenlange Wartezeiten. Notfall Notaufnahme. Online verfügbar unter http://www.berliner-kurier.de/berlin/kiez — -stadt/zu-viele-patienten — stundenlange-wartezeiten-notfall-notaufnahme-22817288, zuletzt geprüft am 25.05.2016.

Köhler, Andrea (2007): Lange Weile: Über das Warten. Berlin: Insel.

Kohräde-Warnken, Corinna: Hiobsbotschaften – Kommunikation mit Angehörigen. In: *Die Schwester Der Pfleger* 2015 (9), S. 42 f.

Kolcaba, Katharine (2014): Pflegekonzept Comfort. Theorie und Praxis der Förderung von Wohlbefinden, Trost und Entspannung in der Pflege. Hg. v. Diana Staudacher. Bern: Hans Huber.

Kronberger, M. (2010): Communication with palliative care patients: truth and hope — a contradiction? In: *Wiener medizinische Wochenschrift (1946)* 160 (13-14), S. 319–324. DOI: 10.1007/s10354-010-0776-3.

Kross, E.; Bruehlman-Senecal, E.; Park, J.; Burson, A.; Dougherty, A.; Shablack, H. et al. (2014): Self-talk as a regulatory mechanism: how you do it matters. In: *Journal of Personality and Social Psychology* 106 (2), S. 304–324. DOI: 10.1037/a0035173.

Krys, K.; Vauclair, M.C.; Capaldi, C..; Lun, V. et al. (2016): Be Careful Where You Smile: Culture Shapes Judgments of Intelligence and Honesty of Smiling Individuals in Journal of nonverbal behavior. Jg 40. Heft 2, S. 101–116.

Labudek, Bernhard: Infantile Sprache. Leserbrief zu Artikel: Wenn die Arzthelferin sagt: „Sie dürfen sich jetzt hinlegen“ in Ausgabe 3/2016. In: *Chrismon – Das evangelische Magazin* (4/2016), S. 52.

Lamers, Werner (2014): So lässt sich die Wartezeit in der Praxis reduzieren: Springer Medizin Verlag GmbH, Berlin. In: Ärzte Zeitung, 05.08.2014. Online verfügbar unter http://www.aerztezeitung.de/praxis_wirtschaft/praxismanagement/praxisfuehrung/article/866177/tipps-laesst-wartezeit-praxis-reduzieren.html, zuletzt geprüft am 27.02.2016.

Lamers, Werner Matthias (2002): Terminplanung in der Arztpraxis. Das Praxishandbuch gegen lange Wartezeiten. 1. Aufl. Espelkamp: Meyer-Wagenfeld.

Lauster, Martina, Drescher, Anke; Wiederhold, Dagmar; Menche, Nicole (Hg.) (2014): Pflege heute. Lehrbuch für Pflegeberufe. 6. Aufl. München: Elsevier Urban & Fischer.

Lee, Kwo-Chen; Chao, Yu-Huei; Yiin, Jia-Jean; Hsieh, Hsin-Yi; Dai, Wen-Jan; Chao, Yann-Fen (2012): Evidence that music listening reduces preoperative patients' anxiety. In: *Biological research for nursing* 14 (1), S. 78–84. DOI: 10.1177/1099800410396704.

Legg, A. M.; Sweeny, K. (2014): Do You Want the Good News or the Bad News First? The Nature and Consequences of News Order Preferences. In: *Personality and Social Psychology Bulletin* 40 (3), S. 279–288. DOI: 10.1177/0146167213509113.

Leick, Romain (2012): Das Ich ist ein Märchen. Spiegel-Gespräch mit David Eagleman. In: *Der Spiegel*, 13.02.2012 (7), S. 65. Online verfügbar unter http://www.spiegel.de/spiegel/print/d-83977257.html.

Levine, Robert (2009): Eine Landkarte der Zeit. Wie Kulturen mit Zeit umgehen. 15. Aufl. München: Pipe.

Liedtke, Stefanie (2016): Notaufnahmen in Kinderkliniken überfüllt: Kranke Kinder müssen warten. Hg. v. Frankfurter Neue Presse. Online verfügbar unter http://www.fnp.de/lokales/frankfurt/Kranke-Kinder-muessen-warten;art675,1903271, zuletzt geprüft am 25.05.2016.

Liehn, Margret; Richter, Heike; Kasakov, Leonid (Hg.) (2014): OTA-Lehrbuch. Ausbildung zur Operationstechnischen Assistenz. Berlin: Springer Medizin.

Lin, L. Y.; Wang, R. H. (2005): Abdominal surgery, pain and anxiety: preoperative nursing intervention. In: *Journal of advanced nursing* 51 (3), S. 252–260. DOI: 10.1111/j.1365-2648.2005.03502.x.

Lincoln, Abrahahm: Zitate auf ZitatezumNachdenken.com. Online verfügbar unter http://zitatezumnachdenken.com/abraham-lincoln/5598, zuletzt geprüft am 18.05.2016.

Lindbom, D.; Skoldenberg, O.; Kelly-Pettersson (2011): Waiting for surgery increases the risk of medical complications in hip fracture patients. In: *Indian Journal of Orthopaedics* 45 (1), S. 27–32. Online verfügbar unter http://www.ncbi.nlm.nih.gov/pmc/articles/PMC3004074/, zuletzt geprüft am 25.05.2016.

Ling, C. H.; Taekema, D.; Craen, A. J. de; Gussekloo, J.; Westendorp, R. G.; Maier, A. B. (2010): Handgrip strength and mortality in the oldest old population: the Leiden 85-plus study. In: *CMAJ : Canadian Medical Association journal = journal de l'Association medicale canadienne* 182 (5), S. 429–435. DOI: 10.1503/cmaj.091278.

Löhmer, Cornelia; Standhardt, Rüdiger (2012): Timeout statt burnout. Einübung in die Lebenskunst der Achtsamkeit. 1. Aufl. Stuttgart: Klett-Cotta.

Lotz, M. (2000): Zur Sprache der Angst. Eine Studie zur Interaktion im pflegerischen Aufnahmegespräch. Frankfurt am Main: Mabuse.

Lovato, E.; Minniti, D.; Giacometti, M.; Sacco, R.; Piolatto, A.; Barberis, B. et al. (2013): Humanisation in the emergency department of an Italian hospital. New features and patient satisfaction. In: *Emergency Medicine Journal* 30 (6), S. 487–491. DOI: 10.1136/emermed-2012-201341.

Lukas, Elisabeth (2011): Der Schlüssel zu einem sinnvollen Leben. Die Höhenpsychologie Viktor E. Frankls. München: Kösel.

Lüthy, Anja; Buchmann, Uta (2009): Marketing als Strategie im Krankenhaus. Patienten- und Kundenorientierung erfolgreich umsetzen. Kohlhammer Verlag.

Macdonald, Kath (2006): Living in limbo – patients with cystic fibrosis waiting for transplant. In: *Br J Nursing* 15 (10), S. 566–572. DOI: 10.12968/bjon.2006.15.10.21134.

Magnusson, H.; Fellander-Tsai, L.; Hansson, M. G.; Ryd, L. (2011): Cancellations of elective surgery may cause an inferior postoperative course. The invisible hand' of health-care prioritization? In: *Clinical Ethics* 6 (1), S. 27–31. DOI: 10.1258/ce.2011.011005.

Maister, David (1985): The Psychology of Waiting Lines. Online verfügbar unter http://davidmaister.com/articles/the-psychology-of-waiting-lines/, zuletzt geprüft am 04.04.2016.

Man, Stefanie de; Gemmel, Paul; Vlerick, Peter; Dierckx, Rudi (2004): Waiting for Godot. Waiting in nuclear medicine. In: *European Journal of Nuclear Medicine and Molecular Imaging* 31 (12), S. 1572–1574.

Mantovan, F. (2010): Die Handhabung der präoperativen Nüchternheit bei elektiven Eingriffen in der allgemeinen Chirurgie. Eine explorative Untersuchung an italienischen und österreichischen Krankenhäusern. In: Pflegewissenschaft, H. 1, S. 29–33.

Mantz, S. (2016) Kommunizieren in der Pflege. Stuttgart: Kohlhammer.

Mathews, Maria; Ryan, Dana; Bulman, Donna (2015): What does satisfaction with wait times mean to cancer patients? In: *BMC Cancer* 15 (1), S. S92. DOI: 10.1186/s12885-015-2041-z.

Matschnig, Monika (2008): Körpersprache. Verräterische Gesten und wirkungsvolle Signale. 3. Aufl. München: Gräfe und Unzer.

Matschnig, Monika (2013): Körpersprache im Beruf. Wie Sie andere überzeugen und begeistern. 2., Aufl. München: Gräfe und Unzer.

Maurer, Manuel (Hg.) (2011): Warteschlangen und ihre Behandlung als Phänomen des Marketings. München: GRIN Verlag GmbH.

McAleer, Phil; Todorov, Alexander; Belin, Pascal; Larson, Charles R. (2014): How Do You Say ‚Hello'? Personality Impressions from Brief Novel Voices. In: *PLoS ONE* 9 (3), S. e90779. DOI: 10.1371/journal.pone.0090779.

McCaffery, Margo; Beebe, Alexandra; Latham, Jane; Osterbrink, Jürgen (Hg.) (1997): Schmerz. Ein Handbuch für die Pflegepraxis. Berlin: Ullstein Mosby.

McCarthy, Melissa L.; Ding, Ru; Zeger, Scott L.; Agada, Noah O.; Bessman, Sara C.; Chiang, Wesley et al. (2011): A Randomized Controlled Trial of the Effect of Service Delivery Information on Patient Satisfaction in an Emergency Department Fast Track. In: *Academic Emergency Medicine* 18 (7), S. 674–685. DOI: 10.1111/j.1553-2712.2011.01119.x.

McGrath, Joseph E.; Tschan, Franziska (2015): Temporal matters in social psychology: Examining the role of time in the lives of groups and individuals. Hg. v. American Psychological Association. Online verfügbar unter http://psycnet.apa.org/books/10659.

Melms, Tobias: Skypen vom Intensivbett. In: *Pflegen Intensiv* (2015-01), S. 24–26.

Menden, Alexander (2012): Her mit der Langeweile. In: *Süddeutsche Zeitung*, 01.12.2012 (278), S. V2.

Messina, Gabriele; Vencia, Francesco; Mecheroni, Silvana; Dionisi, Susanna; Baragatti, Lorenzo; Nante, Nicola (2015): Factors affecting patient satisfaction with emergency department care: an Italian rural hospital. In: *Global journal of health science* 7 (4), S. 30–39. DOI: 10.5539/gjhs.v7n4p30.

Metcalfe, D.Chowdhury, R. (2015): What are the consequences when doctors strike in BMJ; 351:h6231

Metzger, Jochen (2015): Momente der Begegnung. In: *Psychologie Heute* (7), S. 23.

Metzner, Michael Stefan (2013): Achtsamkeit und Humor. Das Immunsystem des Geistes. Stuttgart: Schattauer.

Mießgang, Thomas (2013): Die Kultur der Unhöflichkeit. [Scheiss drauf]. 1. Aufl. Berlin: Rogner & Bernhard.

Millich, Nadine (2016): Registrieren, versorgen, Hoffnung geben. In: *Die Schwester Der Pfleger* (18–21).

Mills, Edward; Eyawo, Oghenowede; Lockhart, Ian; Kelly, Steven; Wu, Ping; Ebbert, Jon O. (2011): Smoking cessation reduces postoperative complications: a systematic review and meta-analysis. In: *The American journal of medicine* 124 (2), S. 144–154.e8. DOI: 10.1016/j.amjmed.2010.09.013.

Mischel, Walter (2015): Der Marshmallow-Test. Willensstärke, Belohnungsaufschub und die Entwicklung der Persönlichkeit. 2. Aufl. München: Siedler.

Möbius, Dagmar (2013): Meine Praxis — einrichten und gestalten. In: *der junge zahnarzt* 4 (2), S. 34–46. DOI: 10.1007/s13279-013-0964-9.

Mojdeh, S.; Zamani, M.; Kooshki AM.; Jafari M. (2013): Effect of watching a movie on family members' anxiety level during their relatives' surgery. In: *Iran Journal Nursing Midwifery Research.* (July), S. 329–332.

Möller, Susanne (2010): Einfach ein gutes Team. Teambildung und -führung im Gesundheitswesen. Berlin: Springer.

Montovan, Franco (2009): Die Handhabung der präoperativen Nüchternheit bei elektiven Eingriffen in der allgemeinen Chirurgie. Eine explorative Untersuchung an italienischen und österreichischen Krankenhäusern. Mühlen in Taufers. Online verfügbar unter http://www.pflege-wissenschaft.info/component/mtree/2010/januar/404-EGMTVLYKSJPZDWNBUCXHFR, zuletzt geprüft am 25.05.2016.

Müller, Gunther (2013): Die Krone der Schöpfung. Die größten Irrtümer über uns Menschen. 1. Aufl. Köln: Lübbe.

Müller, Rudolf (2005): Stress und Coping. Lehrbuch für Pflegepraxis und -wissenschaft. 1. Aufl. Hg. v. Virginia Hill Rice. Bern: Huber.

Müller-Mundt, Gabriele (2008): Bewältigungsherausforderungen des Lebens mit chronischem Schmerz-Anforderungen an die Patientenedukation. In: *Pflege und Gesellschaft* 13 (1), S. 32–48.

Muller-Staub, M.; Meer, R.; Briner, G.; Probst, M.T.; Needham, I. (2008): Measuring patient satisfaction in an emergency unit of a Swiss university hospital: occurrence of anxiety, insecurity, worry, pain, dyspnoea, nausea, thirst and hunger, and their correlation with patient satisfaction (part 2). In: *Pflege* 21 (3), S. 180–188. DOI: 10.1024/1012-5302.21.3.180.

Nagl-Cupal, Martin (2011): „Den eigenen Beitrag leisten." Krankheitsbewältigung von Angehörigen auf der Intensivstation. Herdecke, Univ., Diss. — Witten, 2010. Online verfügbar unter http://www.socialnet.de/rezensionen/isbn.php?isbn=978-3-9814259-2-5.

Nerdinger, Friedemann W. (1994): Zur Psychologie der Dienstleistung. Theoretische und empirische Studien zu einem wirtschaftspsychologischen Forschungsgebiet. Stuttgart: Schäffer-Poeschel.

Nerdinger, Friedemann W. (2003): Kundenorientierung. Göttingen: Hogrefe.

Nerdinger, Friedemann W. (2011): Psychologie der Dienstleistung. Göttingen: Hogrefe.

Nestler, Nadja; Portsteffen, Andreas (2012): Pflege von Patienten mit Schmerzen. In: Susanne Schewior-Popp, Liliane Juchli und Jasmin Schön (Hg.): Thiemes Pflege. Das Lehrbuch für Pflegende in Ausbildung. 12., vollst. überarb. und erw. Aufl. Stuttgart: Thieme, S. 1167–1187.

Niesert, Wolfgang; Zenz, Michael (2005): Prophylaxe chronischer Schmerzen. Hg. v. Deutscher Ärzte-Verlag GmbH und Redaktion Deutsches Ärzteblatt (1586–1593, Heft 22). Online verfügbar unter http://www.aerzteblatt.de/archiv/47086, zuletzt geprüft am 16.04.2016.

Nietzsche, Friedrich (2013): Menschliches, Allzumenschliches: Ein Buch für freie Geister: Hofenberg.

Nöllke, Matthias (2009): Schlagfertigkeit Trainer. 3., Auflage 2009. Freiburg im Breisgau: Haufe.

O.V. (2013): Entscheidend ist eine Haltung der Eingelassenheit. Interview mit Günter Bamberger. In: *Die Schwester Der Pfleger* 2013 (7).

O.V. (2016): Glück zur bevorstehenden Operation. Sprüche. Online verfügbar unter http://www.sprueche.co/glueck-zur-bevorstehenden-operation-sprueche/, zuletzt geprüft am 18.05.2016.

O.V. (2016): Notaufnahme. Kliniken gehen Wartezeitenproblem an. In: Ärzte Zeitung. Online verfügbar unter http://www.aerztezeitung.de/praxis_wirtschaft/klinikmanagement/article/910462/notaufnahme-kliniken-gehen-wartezeitenproblem.html, zuletzt geprüft am 25.05.2016.

O.V. (2016): Plaudertaschen in vielen Praxen. Diskretion beim Arzt. In: *Test (Stiftung Warentest)* 2016 (3), S. 88–91.

O.V. (2015): Pret-á-docteur. In: *Psychologie Heute* 2015 (5), S. 53.

O.V. (2014): Was Lächeln bedeutet. In: *Psychologie Heute* 2014 (12), S. 13.

O.V. (2005): Mit Musiktherapie gegen postoperative Schmerzen. Musik nach Operation kann Morphinbedarf reduzieren. Hg. v. Ärzte Zeitung. Online verfügbar unter http://www.aerztezeitung.de/medizin/krankheiten/schmerz/article/368809/musiktherapie-postoperative-schmerzen.html, zuletzt geprüft am 18.04.2016.

O.V. (2007): Ausfallhonorar wegen Nichterscheinens zu einem Exklusiv-Termin. In: *MedR* 25 (9), S. 546–549. DOI: 10.1007/s00350-007-2013-7.

O.V. (2007): Krankenhausportale. Gute Infos im Netz. In: *Test (Stiftung Warentest)*, 2007 (11).

O.V. (2014): Die Nacktfalle. Wartezeit beim Arzt. Hg. v. Spiegel-Online. Online verfügbar unter http://www.spiegel.de/gesundheit/diagnose/wartezimmer-beim-arzt-die-nacktfalle-a-943465.html, zuletzt aktualisiert am 15.01.2014.

O.V. (2015): Sind wir zu doof zum Anstehen, Herr Wentzel? Interview mit Prof. Daniel Wentzel. In: *Der Spiegel*, 05.09.2015 (37), S. 56.

O.V. (2016): Iran soll uns in Ruhe lassen. SPIEGEL-Gesprach mit dem saudi-arabischen Außenminister Adel al-Jubeir. In: *Der Spiegel* 2016, 20.02.2016 (8), S. 92–95.

Ohlbrecht, H.; Bartel, S.; Kardorff, E. von; Streibelt, M. (2009): Gewalt in der Notaufnahme. In: *Prävention und Gesundheits*förderung 4 (1), S. 7–14. DOI: 10.1007/s11553-008-0146-9.

Okimoto, Tyler G.; Wenzel, Michael; Hedrick, Kyli (2013): Refusing to apologize can have psychological benefits (and we issue no mea culpa for this research finding). In: *Eur. J. Soc. Psychol.* 43 (1), S. 22–31. DOI: 10.1002/ejsp.1901.

Oshodi, T. O. (2007): The impact of preoperative education on postoperative pain. Part 2. In: *British journal of nursing (Mark Allen Publishing)* 16 (13), S. 790–797. DOI: 10.12968/bjon.2007.16.13.24244.

Osterloh, Margit; Weibel, Antoinette (2006): Investition Vertrauen. Prozesse der Vertrauensentwicklung in Organisationen. Wiesbaden: Betriebswirtschaftlicher Verlag Dr. Th. Gabler.

Otto, Jürgen H. (Hg.) (2000): Emotionspsychologie. Ein Handbuch. Weinheim: Beltz Psychologie-Verl.-Union.

Padova, Thomas de (2015): Allein gegen die Schwerkraft. Einstein 1914 – 1918. München: Hanser.

Papanastassiou, I.; Anderson, R.; Barber, N.; Conover, C.; Castellvi, A. E. (2011): Effects of preoperative education on spinal surgery patients. In: *SAS journal* 5 (4), S. 120–124. DOI: 10.1016/j.esas.2011.06.003.

Paris, Rainer (2001): Warten auf Amtsfluren. In: *Koelner Z.Soziol.u.Soz.Psychol* 53 (4), S. 705–733. DOI: 10.1007/s11577-001-0106-2.

Pateisky, Norbert; Härting, Hans (2013): Patientensicherheit im Krankenhaus. Das Wichtigste in Kürze. Wien: Austrian Standards plus GmbH.

Paul, Chris (2013): Keine Angst vor fremden Tränen! Trauernden Freunden und Angehörigen begegnen. Gütersloh: Gütersloher Verl.-Haus.

Pauli, P.; Birbaumer, N. (2000): Psychophysiologische Ansätze. In: Jürgen H. Otto (Hg.): Emotionspsychologie. Ein Handbuch. Weinheim: Beltz Psychologie-Verl.-Union, S. 75–84.

Pedro, Iara Cristina da Silva; Nascimento, Lucila Castanheira; Poleti, Livia Capelani; Lima, Regina Aparecida Garcia de; Mello, Débora Falleiros de; Luiz, Flávia Mendonça Rosa (2007): Playing in the waiting room of an infant outpatient clinic from the perspective of children and their companions. In: *Rev. Latino-Am. Enfermagem* 15 (2), S. 290–297. DOI: 10.1590/S0104-11692007000200015.

Picker-Institut (Hg.) (2014): Qualitätsdiskussion in Deutschland. Gleichung mit zwei Unbekannten (09). Online verfügbar unter http://www.pickerinstitut.de/assets/content/pdf/PICKER-REPORT_2014_Kurzversion.pdf, zuletzt geprüft am 25.05.2016.

Piontek, Jochem (2009): Bausteine des Logistikmanagements. 3. Aufl. Herne: nwb.

Plüss, Matthias (2006): Zwölf Minuten und 58 Sekunden. In: *Weltwoche.ch* (34), zuletzt geprüft am 31.05.1016.

Pohlmann, Martin (2005): Beziehung pflegen. Eine phänomenologische Untersuchung der Beziehung zwischen Patienten und beruflich Pflegenden im Krankenhaus. Bern: Huber.

Poser, M.; Schlüter, W. (2001): Kunden-Orientierung & Beschwerde-Management in der ambulanten und stationären Altenpflege. München: Neuer Merkur.

Puffer, E.; Messer, T.; Pajonk, F.-G. B. (2012): Psychiatrische Versorgung in der Notaufnahme. In: *Anaesthesist* 61 (3), S. 215–223. DOI: 10.1007/s00101-012-1991-7.

Quernheim, G. (2014): Wann gehts denn los? Das Erleben der OP-Verschiebung. In: *Die Schwester Der Pfleger* (2), S. 116–121.

Quernheim, G.; Keller, C. (2015): Prekäre Personalsituation: Bettenschließung wegen Überlastung. In: *Heilberufe* (1).

Quernheim, German (2010): Arbeitgeber Patient. Kundenorientierung in den Gesundheitsberufen. Berlin: Springer.

Quernheim, German (2010 a): Nicht ärgern-ändern. Raus aus dem Burnout. Berlin: Springer.

Quernheim, German (2013 a): Das sollten Sie (sich) bieten (lassen). Kundenorientierung im Krankenhaus. In: *CNE.fortbildung*, 2013 a (5).

Quernheim, German (2013 b): Spielend anleiten und beraten. Hilfen zur praktischen Pflegeausbildung. 4. Aufl. München: Elsevier Urban & Fischer.

Quernheim, German (2013): Warten und Durchhalten. Das Patientenerleben bei OP-Verzögerung und -Verschiebung. 1. Aufl. Bern: Huber.

Quernheim, German (2015): Als Arbeitgeber überzeugen. Employer Branding. In: *Die Schwester Der Pfeger* (2).

Raupold, Claudia (2009): Konsumentenverhalten und Warteschlangen-Management: Die psychologischen Einflussfaktoren in Warteschlangen besser verstehen und gezielt beeinflussen. Hamburg: Diplomica.

Reti, S. (1994): Patient waiting times. In: *The New Zealand medical journal* 107 (974), S. 104–106. Online verfügbar unter http://www.schwabenverlag.

de/4zeitsch/meditation/10_04/Meditation-Leseprobe-2010-4-02.pdf.

Reuschenbach, Bernd; Mahler, Cornelia (Hg.) (2011): Pflegebezogene Assessment-Instrumente. Internationales Handbuch für Pflegeforschung. Bern: Huber.

Richter, Miriam Tariba (2014): Das Phänomen der Angst im Krankenhaus. In: Thomas Hax-Schoppenhorst und Anja Kusserow (Hg.): Das Angst-Buch für Pflege- und Gesundheitsberufe. Praxishandbuch für die Pflege- und Gesundheitsarbeit. 1. Aufl. Bern: Huber (Pflegepraxis), S. 85–97.

Riedel, Christoph; Deckart, Renate; Noyon, Alexander (2002): Existenzanalyse und Logotherapie. Darmstadt: Wiss. Buchges.

Ritter, Simone (2014): Wie wir auf gute Ideen kommen. Wie lässt sich Kreativität steigern. Interview mit Simone Ritter (Sozialpsychologin). In: *Psychologie Heute* (5), S. 33.

Roach, M. Simone (2002): Caring, the human mode of being. A blueprint for the health professions. 2nd rev. ed. Ottawa, Ont.: CHA Press.

Rosa, Hartmut (2005): Beschleunigung. Die Veränderung der Zeitstrukturen in der Moderne. Orig.-Ausg. Frankfurt am Main: Suhrkamp.

Rosenberg, Marshall B. (2002): Gewaltfreie Kommunikation. Aufrichtig und einfühlsam miteinander sprechen. 3. Aufl. Paderborn: Junfermann.

Ruf, Jürgen (2015): Notärzte in Not. In: *Der Spiegel online* (online am 27.12.2015).

Rügheimer, Hannes (2015): Internet im Wartezimmer. Sicherer WLAN-Zugang für Patienten. In: *der junge zahnarzt* 6 (2), S. 46–47. DOI: 10.1007/s13279-015-5187-9.

Safranski, Rüdiger (2015): Zeit. Was sie mit uns macht und was wir aus ihr machen. München: Hanser.

Şahinöz, Cemil (2010): Patient oder Kunde? [eine empirische Studie über Konzepte, Strukturen und Kundenorientierung in Krankenhäusern]. 1. Aufl. Reutlingen: Achalm-Wissenschaftsverlag.

Salecl, Renata; Badal, Yvonne (2014): Die Tyrannei der Freiheit. Warum es eine Zumutung ist, sich anhaltend entscheiden zu müssen. München: Blessing.

Schädle-Deininger, Hilde (2014): Pflegephänomen Angst. Hilfen und Handlungsstrategien. In: Thomas Hax-Schoppenhorst und Anja Kusserow (Hg.): Das Angst-Buch für Pflege- und Gesundheitsberufe. Praxishandbuch für die Pflege- und Gesundheitsarbeit. Bern: Huber, S. 98–109.

Schäfer, Annette (2014): Nostalgie. Warum ein bisschen Wehmut uns guttut. In: *Psychologie Heute*, 2014 (6), S. 31–36.

Schäfer, Annette (2015): Kleine Griffe, große Wirkung. In: *Psychologie Heute*, 2015 (8), S. 30.

Schäfer, Annette (2016): Nur leicht berührt. In: *Psychologie Heute* (2), S. 34.

Schäfer, Klaus (2009): Trösten – aber wie? Ein Leitfaden zur Begleitung von Trauernden und Kranken. Regensburg: Pustet.

Scharnagl, Tobias; Karowski, Sascha (2016): Krankenhaus-Report: So viele Patienten beschweren sich. Online verfügbar unter https://www.tz.de/leben/gesundheit/patienten-muenchen-beschweren-sich-ueber-umgang-kliniken-6019633.html, zuletzt aktualisiert am 24.05.2016, zuletzt geprüft am 25.05.2016.

Scheerer, Harald (2004): Durch Rat zur Tat. Zitate für Manager. Offenbach am Main: GABAL.

Schewior-Popp, Susanne; Juchli, Liliane; Schön, Jasmin (Hg.) (2012): Thiemes Pflege. Das Lehrbuch für Pflegende in Ausbildung. 12. Aufl. Stuttgart: Thieme.

Schilling, Heinz (Hg.) (2002): Welche Farbe hat die Zeit? Recherchen zu einer Anthropologie des Wartens. Frankfurt a.M.: Inst. für Kulturanthropologie und Europ. Ethnologie (Kulturanthropologie-Notizen, Bd. 69).

Schmid, Erik (2006): Eine Philosophie des Wartens. Mensch Design, Texte und Bilder. Online verfügbar unter http://schmiddesign.tumblr.com/post/31409908470/eine-philosophie-des-wartens, zuletzt geprüft am 16.04.2016.

Schmidbauer, Wolfgang (2002): Helfersyndrom und Burnout-Gefahr. München: Urban & Fischer.

Schmidt, K. (2012): Sind die Patienten zufrieden? In: *Der Kassenarzt* 19 (18), S. 23.

Schmidt, K.; Meyer, J.; Jahnke, I.; Wollenberg, B.; Schmidt, C. (2009): Patientenzufriedenheit in der ambulanten Versorgung – Eine Pilotstudie zum Kundenmanagement in der HNO. In: *HNO* 57 (3), S. 251–256. DOI: 10.1007/s00106-008-1782-2.

Schmitt, T.K.; Pajonk, F.G.; Poloczek, S. (2000): Psychiatrische Notfälle und Krisen. In: *Notfall & Ret-*

tungsmedizin 3 (8), S. 531–538. DOI: 10.1007/s100490070007.

Schmitz, Achim; Schmidt, Alexander R. (2014): Preanesthetic fluid and food intake- current recommendations. In: *Praxis* 103 (23), S. 1379–1384. DOI: 10.1024/1661-8157/a001837.

Schneider, Frank (2004): Untersuchung der Bedeutung einer präoperativen Pflegevisite für die perioperative Schmerztherapie. Wissenschaftliche Studie. Fern-Hochschule, Hamburg.

Schneider, Gerd (2013): Geschäftskultur Japan kompakt. Meerbusch: Conbook-Verl.

Schnell, Martin W. (2012): Warten bis zum nächsten Essen. Wenn die Zeit sich dehnt – eine ethische Betrachtung. In: *Pflegen: Demenz*, H. 23/12.

Schnell, Martin W. (2001): Zugänge zur Gerechtigkeit. Diesseits von Liberalismus und Kommunitarismus. Zugl.: Bochum, Univ., Habil.-Schr., 1999. München: Fink.

Schoenaker, Theo (2007): Mut tut gut. Das Encouraging-Training. 15. Aufl. Bocholt: RDI-Verl.

Schüller, Anne M.; Dumont, Monika (2013): Die erfolgreiche Arztpraxis. Patientenorientierung – Mitarbeiterführung – Marketing. 4. Aufl. Berlin: Springer Medizin.

Schwerdt, Ruth (Hg.) (2002): Gute Pflege. Pflege in der Beurteilung von Menschen mit Pflegebedarf. Stuttgart: Kohlhammer.

Seidl, E.; Walter, I. (2005): Chronisch kranke Menschen in ihrem Alltag. Das Modell von Mieke Grypdonck, bezogen auf PatientInnen nach Nierentransplantation. Wien: Maudrich.

Seitz, Wido (2010): Dufte Luft. In: Ärzte Zeitung online, 09.12.2010. Online verfügbar unter http://www.aerztezeitung.de/extras/extras_specials/arztraum/article/633143/dufte-luft.html?sh=1&h=2082154099, zuletzt geprüft am 25.05.2016.

Seligman, Martin E.P. (2004): Erlernte Hilflosigkeit. Weinheim: Beltz.

Seltzer LJ; Prososki AR; Ziegler TE; Pollak SD (2012): Instant messages versus speech: hormones and why we still need to hear each other. In: *official journal of the human behaviour and evolution society* (33 (1)), S. 42–45.

Shiga, T.; Waijima, Z.; Ohe, Y.: Temporal matters in social psychology: Examining the role of time in the lives of groups and individuals. In: *Canadian Journal of Anaesthesia* 55 (H 3 2008), S. 146–154.

Shortnews (2016): Zürich: Scheich gab Krankenhaus-Mitarbeitern bis zu 3.000 Franken Trinkgeld. Online verfügbar unter http://shortnews.de/id/1186929/zuerich-scheich-gab-krankenhaus-mitarbeitern-bis-zu-3-000-franken-trinkgeld#, zuletzt geprüft am 19.04.2016.

Siebenbrock, Heinz (2013): Führen Sie schon oder herrschen Sie noch? Eine Anleitung zum fairen Management. Marburg: Tectum-Verlag (Tectum-Sachbuch).

Simon, Catherine (2015): Immer mehr Übergriffe gewalttätiger Patienten in Krankenhäusern. Südwest Presse Online-Dienste GmbH. Online verfügbar unter http://www.swp.de/ulm/nachrichten/vermischtes/Immer-mehr-Uebergriffe-gewalttaetiger-Patienten-in-Krankenhaeusern;art4304,3034992, zuletzt aktualisiert am 01.01.2015, zuletzt geprüft am 25.05.2016.

Simon, Coen; Wilhelm, Ira (2015): Warten macht glücklich! Eine Philosophie der Sehnsucht. Darmstadt: Theiss.

Simunovic, N.; Devereaux, P.J.; Sprague, S.; Guyatt, G.; Schemitsch (2010): Effect of early surgery after hip fracture on mortality and complications: systematic review and meta-analysis. In: Canadian Medical Association or its licensors. Unter Mitarbeit von E., J. DeBeer und M. Bhandari. Online verfügbar unter http://www.ncbi.nlm.nih.gov/pubmed/20837683, zuletzt geprüft am 25.05.2016.

Smektala, R.; Hahn, S.; Schräder, P.; Bonnaire, F.; Schulze Raestrup, U.; Siebert, H. et al. (2010): Mediale Schenkelhalsfraktur. Einfluss des Versorgungszeitpunkts auf die Ergebnisqualität. In: *Unfallchirurg* 113 (4), S. 287–292. DOI: 10.1007/s00113-009-1674-2.

Speck, Regina (2010): Warten Sie gerne? Oder: Warum Lebkuchen zur Weihnachtszeit am besten schmecken? AG, Schwabenverlag. In: *Meditation* (4), S. 1–6. Online verfügbar unter http://www.schwabenverlag.de/4zeitsch/meditation/10_04/Meditation-Leseprobe-2010-4-02.pdf, zuletzt geprüft am 16.04.2016.

Spintge, Ralph (2012): Musik in der Schmerzbehandlung. Hg. v. Deutsche Schmerzgesellschaft e.V. Online verfügbar unter http://www.dgss.org/patienteninformationen/ergaenzende-verfahren/

musik-in-der-schmerzbehandlung/, zuletzt geprüft am 18.04.2016.

Sprenger, Reinhard K. (2015): Die Entscheidung liegt bei dir! Wege aus der alltäglichen Unzufriedenheit. Frankfurt am Main: Campus-Verlag.

Steinbeißer, Kathrin (2015): Ersteinschätzung in der Notaufnahme: Warum kommen andere Patienten vor mir dran? Hg. v. Focus Online (03.08.2015). Online verfügbar unter http://www.focus.de/gesundheit/arzt-klinik/mein-arzt/triage-system-in-der-notaufnahme-ersteinschaetzung-in-der-klinik-warum-kommen-andere-patienten-in-der-notaufnahme-frueher-dran-als-ich_id_4828672.html, zuletzt aktualisiert am 30.07.2015, zuletzt geprüft am 29.05.2016.

Steinke, Lorenz (2014): Kommunizieren in der Krise. Nachhaltige PR-Werkzeuge für schwierige Zeiten. Wiesbaden: Springer Gabler.

Steinmayer, R.; Reuschenbach, Bernd (2011): Erfassung von Angst im Krankenhaus. In: Bernd Reuschenbach und Cornelia Mahler (Hg.): Pflegebezogene Assessment-Instrumente. Internationales Handbuch für Pflegeforschung. Bern: Huber, S. 441–456.

Stewig-Nitschke, Andrea; Niebuhr, Peter (2014): Zwischen Zeitdruck und Mitgefühl. Patienten in der Notaufnahme. In: *Die Schwester Der Pfleger* (11), S. 1126.

Stiftung Warentest (2015): Zu spät wegen Sturm. Az 36a C 251/13 Amtsgericht Hamburg. In: *Test* 2015 (3).

Stiftung Warentest: Datenschutz beim Arzt. In: *Test* 2016 (3).

Stiftung Warentest (2016): Fluggastrechte: Verspätet in den Urlaub. In: *Test* 2016 (8).

Strobel, R. (2001): Kundenorientierung im Krankenhaus. Modewort oder dringende Notwendigkeit. In: *Pflegezeitschrift* 11, 2001, S. 821–824.

Sutter, Matthias (2014): Die Entdeckung der Geduld – Ausdauer schlägt Talent. Salzburg: Ecowin.

Tewes, Renate (2009): Führungskompetenz ist lernbar. Praxiswissen für Führungskräfte in Gesundheitsfachberufen. Heidelberg: Springer.

Thiele, A. (2003): Wie entlarve ich Lügner in der Business-Kommunikation? In: *Io new management* (10).

Thiele, Albert (2012): Sag es stärker! Das Trainingsprogramm für den verbalen Schlagabtausch. Frankfurt am Main: Campus-Verlag.

Thill, Klaus-Dieter (2005): Marketing in der Arztpraxis. Analyse, Strategie, Instrumente. Köln: Dt. Ärzte-Verlag.

Thoke-Colberg, Anette (Hg.) (2003): Pflegeforschung – Aktivitäten am Klinikum rechts der Isar. Beispiele nationaler und internationaler Projekte. München: Techn. Univ. München.

Thompson, D.A.; Yarnold, P.R.; Adams, S.L.; Spacone, A.B. (1996): How accurate are waiting time perceptions of patients in the emergency department? In: *Annals of emergency medicine* 28 (6), S. 652–656.

Thompson, D.A.; Yarnold, P.R.; Williams, D.R.; Adams, S.L. (1996 b): Effects of actual waiting time, perceived waiting time, information delivery, and expressive quality on patient satisfaction in the emergency department. In: *Annals of emergency medicine* 28 (6), S. 657–665.

Tomas, Chris (2015): Warten, bis der Arzt kommt. Wer in Deutschland psychisch krank wird, muss besonders stark sein. In: *Süddeutsche Magazin* (9/2015).

Trillinger, Otto C. (1997): Bestellsystem und Planung – das Problem in der Arztpraxis. In: *Deutsches Ärzteblatt* 94 (94/7). Online verfügbar unter http://www.aerzteblatt.de/archiv/5139, zuletzt geprüft am 25.05.2016.

Troy, Allison S.; Shallcross, Amanda J.; Mauss, Iris B. (2013): A person-by-situation approach to emotion regulation: cognitive reappraisal can either help or hurt, depending on the context. In: *Psychological science* 24 (12), S. 2505–2514. DOI: 10.1177/0956797613496434.

Turan, Alparslan; Mascha, Edward J.; Roberman, Dmitry; Turner, Patricia L.; You, Jing; Kurz, Andrea et al. (2011): Smoking and perioperative outcomes. In: *Anesthesiology* 114 (4), S. 837–846. DOI: 10.1097/ALN.0b013e318210f560.

Uhde, Robert (2009): Der Duft der Praxis. Der Einsatz von ätherischen Ölen trägt zum Wohlbefinden von Patienten bei. In: *bzb-online – Bayerisches Zahnärzteblatt*, 2009 (3), S. 45–47. Online verfügbar unter http://www.bzb-online.de/mae09/45_47.pdf, zuletzt geprüft am 25.05.2016.

Ullrich, Lothar; Stolecki, Dietmar; Grünewald, Matthias (Hg.) (2005): THIEMEs Intensivpflege und Anästhesie. Stuttgart: Thieme.

van Zuuren, F.J.; Grypdonck, M.; Crevits, E.; Vande, Walle C.; Defloor, T. (2006): The effect of an information brochure on patients undergoing gastrointestinal endoscopy: a randomized controlled study. In: *Patient education and counseling* 64 (1-3), S. 173-182. DOI: 10.1016/j.pec.2005.12.014.

Vavra, Yvonne (2015): Bist du Freund oder Feind. In: *Psychologie Heute*, 2015 (10), S. 46.

Vazzaz, Monica (2016): „Genesung ist Arbeit". Das Krankheitserleben von Menschen mit Cystischer Fibrose zwischen Realität und Fiktion. Hg. v. Scheizerische Gesellschaft für Gesundheitspolitik. Bern: SGGP (128).

Venn, Axel; Schmitmeier, Herbert; Venn-Rosky, Janina; Karl, Wolf D. (Hg.) (2011): Farben der Gesundheit. Das Planungshandbuch für Gestalter im Gesundheitswesen = Colours of health & care. RAL Gemeinnützige GmbH. München: Callwey.

Veselinovic, Tanja; Schneider, Frank (2014): Angststörungen im klinischen Alltag. Ein Überblick. In: Thomas Hax-Schoppenhorst und Anja Kusserow (Hg.): Das Angst-Buch für Pflege- und Gesundheitsberufe. Praxishandbuch für die Pflege- und Gesundheitsarbeit. Bern: Huber (Pflegepraxis), S. 65-82.

Voglmair, Christoph (2011): Livebildkamera im Wartezimmer. Hg. v. Linzer Institut für Gesundheitssystem - Forschung (LIG). Online verfügbar unter https://www.infofueraerzte.at/index.php/2011/05/livebildkamera-im-wartezimmer/, zuletzt geprüft am 19.04.2016.

Vöpel, Christian (2010): Kleiner Kompass der wichtigsten Lebensgrundhaltungen. 25 biblische Grundsätze gegen die mentalen Fallstricke des Alltags. Remscheid: Re-Di-Roma-Verlag.

Waldman (2014): Keep Calm and Don Your Video Glasses. Loping Gazelles, Talking Toys Effectively Distract Patients, Shows First Such Study of Interventional Radiology Treatments. In: *PR Newswire*. Online verfügbar unter http://www.prnewswire.com/news-releases/keep-calm-and-don-your-video-glasses-251957751.html, zuletzt geprüft am 25.05.2016.

Walsh, Gianfranco; Bartikowski, Boris (2013): Employee emotional labour and quitting intentions. Moderating effects of gender and age. In: *European Journal of Marketing* 47 (8), S. 1213-1237. DOI: 10.1108/03090561311324291.

Walter, Ute; Heppekausen, C. (2012): Das neue Patientenrechtegesetz und die Bedeutung des Entwurfs für Krankenhäuser. In: *Pflege- und Krankenhausrecht* (3).

Wasner, Anouschka (2011): 5 Tricks um Wartezeiten für Patienten zu vermeiden. Online verfügbar unter http://www.medical-tribune.de/home/praxis-und-geld/praxisfuehrung/artikeldetail/5-tricks-um-wartezeiten-fuer-patienten-zu-vermeiden.html, zuletzt geprüft am 05.04.2016.

Watt-Watson, Judy; Garfinkel, Paul; Gallop, Ruth; Stevens, Bonnie; Streiner, David (2000): The Impact of Nurses' Empathic Responses on Patients' Pain Management in Acute Care. In: *Nursing Research* 49 (4), S. 191-200. DOI: 10.1097/00006199-200007000-00002.

Watt, J.D. & Blanchard, M.J. (1994) Boredom Proneness and the Need for Cognition, Journal of Research in Personality, 28, 44-51.

Watzlawick, Paul (2007): Anleitung zum Unglücklichsein. Taschenbuchsonderausg., 7. Aufl. München: Piper.

Welk, Ina (2012): Perioperative Pflege. In: Susanne Schewior-Popp, Liliane Juchli und Jasmin Schön (Hg.): Thiemes Pflege. Das Lehrbuch für Pflegende in Ausbildung. 12. Aufl. Stuttgart: Thieme, S. 1219-1234.

Welk, Ina; Bauer, Martin (Hg.) (2006): OP-Management: praktisch und effizient. Berlin, Heidelberg: Springer Medizin Verlag.

Wentzel, Daniel (2015): Interview. In: *Der Spiegel* 2015 (37), S. 56.

Werner, Markus (2011): Bis bald. Roman. Frankfurt am Main. Fischer Taschenbuch Verlag.

Westermann-Binnewies, Anneliese (2004): Zeit und Macht im Krankenhaus. Eine organisationspsychologische Studie in Krankenhäusern der Basis- und Regelversorgung. Berlin: uni-edition.

Wild, Barbara (2012): Humor in Psychiatrie und Psychotherapie: Neurobiologie, Methoden, Praxis. Stuttgart: Schattauer.

Wild, Barbara; Buchkremer, Gerhard; Kernberg, Otto (2012): Humor in Psychiatrie und Psychotherapie. Neurobiologie, Methoden, Praxis; mit 8 Tabellen. Hg. v. Barbara Wild, Gerhard Buchkremer und Otto F. Kernberg. Stuttgart: Schattauer.

Wilkinson, M.D. (1989): Appointment systems. In: *British dental journal* 166 (11), S. 420–422.

Winter, Steffen (2015): Husten, Schnupfen, Herzinfarkt. In: *Der Spiegel* 2015, 19.12.2015 (52).

Wolff, Horst-Peter; Wolff, Jutta (2011): Krankenpflege. Einführung in das Studium ihrer Geschichte. 2. Aufl. Frankfurt am Main: Mabuse.

Zegelin, Angelika (2013): Gute Pflege – es gibt sie noch. In: *Die Schwester Der Pfleger* (12), S. 1172.

Zegelin, Angelika (2016): Leben in die Bude bringen: Bewegungsförderung. Interview mit Angelika Zegelin. In: *Die Schwester Der Pfleger* (3), S. 20.

Zhou, Rongrong; Soman, Dilip (2006): Consumers Waiting in Queues. The Role of First-order and Second-order Justice. In: *SSRN Journal. DOI:* 10.2139/ssrn.875660.

Zöllner, Ulrike (2004): Die Kunst der langen Weile. Über den sinnvollen Umgang mit der Zeit. Stuttgart: Kreuz.

Abkürzungsverzeichnis

a.a.O.	am angegebenen Ort (Literatur)
ANP	Advanced Nursing Practice
ArbZG	Arbeitszeitgesetz
BPI	Brief Pain Inventory
CRM	Crew-Ressource-Management
CT	Computertomographie
DRG	Diagnosis Related Groups
ESA	European Society of Anaesthesiology
EU	Europäische Union
FIFO	First in and first out
G-BA	Gemeinsamer Bundesausschuss (im Gesundheitswesen)
GKV	Spitzenverband Bund der Krankenkassen
I-GeL	Individuelle Gesundheitsleistungen
MFA	Medizinische Fachangestellte
MTA	Medizinisch-technische Assistentin
MTS	Manchester-Triage-System
NRS	Numerische Ratingskala
OP	Operation
PEG	Perkutane endoskopische Gastrostomie
QM	Qualitätsmanagement
TEP	Total-Endoprothese
TOC	Theory of Constraints
uGVD	untere Grenzverweildauer
V.I.P.	Very important person
VAS	Visuelle Analogskala
VRS	Verbale Ratingskala

Sachwortverzeichnis